ABRÉGÉS

Toxicomanies

Pierre ANGEL
Professeur de psychopathologie
Université Paris VIII
Psychiatre, thérapeute familial
Directeur général du Centre Monceau, Paris
Responsable pédagogique du D.E.S.U.
« Toxicomanies »,
Université Paris VIII

Denis RICHARD
Chef de service
Centre hospitalier Laborit, Poitiers
Chargé d'enseignement
Faculté de pharmacie, Poitiers

Marc VALLEUR
Praticien hospitalier
Centre médical Marmottan, Paris
Membre de la Commission interministérielle
des stupéfiants et des psychotropes

Mise à jour coordonnée par :

Éric CHAGNARD
Psychologue, thérapeute familial
Centre Monceau, Paris
Coordinateur pédagogique du D.E.S.U.
« Toxicomanies »,
Université Paris VIII

2e édition

Avec la collaboration de
F. AISSI, S. ANGEL, C. CARRANDIE, F. FACY,
M. HAUTEFEUILLE, C. OLIEVENSTEIN,
S. PIROT, J.-L. SENON
Et le concours de l'O.F.D.T.
(F. BECK, S. LEGLEYE,
P. PERETTI-WATEL, S. SPILKA)

Préface du Pr C. OLIEVENSTEIN

ISBN : 2-294-01897-4

MASSON S.A.S. – 21, rue Camille Desmoulins, 92789 Issy Les Moulineaux Cedex 09

LISTE DES COLLABORATEURS

AISSI Franck, biologiste.

ANGEL Sylvie, psychiatre, thérapeute familial, directeur médical du Centre Monceau, Paris.

BECK François, statisticien, Observatoire français des drogues et des toxicomanies (OFDT), Centre de recherche psychotropes santé mentale société, UMR 8 136 CNRS-Université Paris 5, INSERM U611 (CESAMES).

CARRANDIE Clotilde, documentaliste au pôle Toxibase du centre médical Marmottan.

FACY Françoise, épidémiologiste, directeur de recherche INSERM.

FARGES Florent, psychiatre, docteur en psychologie, chargé d'enseignement, université Paris VIII.

HAUTEFEUILLE Michel, praticien hospitalier au centre médical Marmottan, directeur de la société d'enseignement SERT – Marmottan, Paris.

JÉRÔME Éric, psychiatre, médecine attaché au centre médical Marmottan.

LEGLEYE Stéphane, statisticien, Observatoire français des drogues et des toxicomanies (OFDT).

LHOMME Jean-Pierre, médecin généraliste attaché au centre médical Marmottan, directeur du bus Méthadone et du programme « échange de seringues », Médecins du Monde, Paris.

OLIEVENSTEIN Claude, ancien médecin chef du centre médical Marmottan, Paris, ethno-anthropologue, directeur d'études, université Lyon I.

PAGÈS-BERTHIER Janine, psychologue clinicienne.

PERETTI-WATEL Patrick, sociologue, Observatoire régional de la santé de Provence-Alpes-Côte d'Azur (ORS Paca), Unité 379 de l'Inserm, Marseille.

PIROT Sylvain, pharmacologue, association pour la neuro-psycho-pharmacologie, Paris.

ROUAULT Thomas, directeur du réseau national d'information et de documentation Toxibase, Lyon.

SENON Jean-Louis, professeur des universités, praticien hospitalier, chef du service de psychiatrie et de psychologie médicale, centre hospitalier Henri-Laborit et CHU, Poitiers.

SPILKA Stanislas, statisticien, Observatoire français des drogues et des toxicomanies (OFDT).

PRÉFACE

Il manquait aux pays francophones un précis, mis à jour, simple et ambitieux sur les toxicomanies. Cet ouvrage indispensable paraît aujourd'hui dans la collection *Abrégés de Médecine.*

Ce qui frappe d'emblée les lecteurs est la quantité énorme d'informations, de documentations et de réflexions qu'apporte ce nouvel ouvrage. Il le fait en toute modestie, essayant de donner une vision clinique et honnête des diverses théories et approches. Sa mission est certes universitaire et scolaire, et il est largement accessible aux étudiants et aux enseignants; mais elle permet également de réfléchir sur les différentes données théoriques et pratiques que pose une approche à la fois clinique et théorique des toxicomanies.

C'est l'un des acquis de la clinique du toxicomane que de pouvoir parler aujourd'hui du plaisir et de l'agir. Cette liberté s'exprime également quant aux relations entre le médecin et les drogues. On notera à ce sujet des avancées qui font sortir de leur confusion les notions de dépendance et d'addiction, car derrière les mots simples se cachent des situations humaines extrêmement complexes. Cela ne va pas sans un rappel scientifique et minutieux des actions pharmacologiques; tel est le cas notamment des problèmes posés par le cannabis. Le sida a également bouleversé la clinique, mais laisse intacte une réflexion sur les traitements de substitution.

Enfin, la psychanalyse elle-même n'est pas oubliée, résumant le débat — qui a toujours lieu — sur ce qui appartient à la structure et sur ce qui ne lui appartient pas.

Une autre nouvelle présence est la question du manque du manque, qui pose la problématique de la non identité égalitaire chez les toxicomanes.

Pour conclure, le lecteur pourra s'initier aux divers aspects des thérapeutiques aujourd'hui utilisées et toujours discutées.

Ainsi, nous avons affaire à une œuvre dont la densité est garante de l'importance du contenu. Au-delà des approches scientifiques, à chaque pas, c'est le mystère de l'homme qui est en interrogation.

Professeur C. OLIEVENSTEIN

Ancien médecin chef du centre médical Marmottan, Paris

TABLE DES MATIÈRES

AVANT-PROPOS

Après trente-cinq ans de lutte contre les toxicomanies, il est possible de dresser un état des lieux des divers paradigmes qui sous-tendent les choix opérés en matière de soins et de prévention. Les présupposés idéologiques orientent bien souvent la recension des faits étudiés, leur compréhension, la généralisation des conclusions. Chaque discipline a tendance, à partir d'un corpus limité, à présenter sa théorisation comme explicative de l'ensemble du phénomène étudié. Or, le domaine des pharmacodépendances est trop complexe pour qu'on puisse ignorer certains des paramètres mis en jeu. Ces derniers sont multiples, fluctuants, imprécis. Leur analyse dépend, entre autres, du degré de tolérance ou des interdits qui régulent une société, de l'apparition de nouvelles drogues, de la définition de la dépendance, de la sensibilité différente des individus aux mêmes drogues. La toxicomanie s'inscrit dans une dynamique anthropologique de multiples façons. Les schémas socioculturels d'utilisation des drogues et les stratégies de réduction de la demande varient selon les contextes historiques, géographiques ou économiques.

Plusieurs classifications des théories de la toxicomanie ont été publiées. Le NIDA (*National Institute on Drug Abuse*) à Washington en recense plus de quarante. Nombre de ces approches réduisent un phénomène bio-socio-psychologique à sa seule dimension neurobiologique. L'ordre de l'intentionnalité, du désir est écarté au profit de processus biologiques longtemps qualifiés d'irréversibles pour justifier un traitement de maintenance au long court, en particulier la méthadone. Certains adoptent une perspective épidémique au sens réducteur du terme, évoquant une contagion psychosociale. Il s'agit de développer des enquêtes épidémiologiques afin d'éliminer l'agent contaminant, la drogue, et de dépister les drogués aussi précocement que possible afin de leur assurer la meilleure chance de réhabilitation. Selon les partisans de ce modèle, la prévention primaire aura peu d'effets sur les drogués invétérés qui devront se soumettre à un régime prolongé de réhabilitation pour se libérer de la drogue.

En France, la référence au modèle psychodynamique est prévalente. De nombreuses propositions théoriques ont été formulées qui éclairent les significations prises par les conduites toxicomaniaques dans l'économie psychique du sujet. D'une certaine façon le toxicomane crée la drogue. Certains profils psychopathologiques majorent la vulnérabilité des jeunes exposés aux toxiques, qu'il s'agisse des organisations génitales, des personnes fusionnelles, des états limites selon le vocabulaire des psychopathologues. Le toxique est inscrit dans une logique du besoin, non du désir. Il représente une solution illusoire pour colmater les failles du psychisme, réguler l'angoisse, prévenir l'émergence d'une violence indifférenciée.

Bien d'autres modèles, phénoménologique, behavioriste, plus récemment cognitiviste sont présentés dans ce livre. Quelle que soit leur formation, les cliniciens mesurent les obstacles majeurs rencontrés lors des prises en charge marquées par une élaboration transférentielle et contre transférentielle problématique, la fréquence des passages à l'acte, la mésestime de soi ineffaçable du toxicomane qui est une leçon d'humilité.

Cet ouvrage collectif a pour ambition de rendre compte de l'état des savoirs dans le domaine des toxicomanies sans développer des points de vue partisans ni s'engager dans de vaines polémiques.

L'équipe de rédaction, animée par Pierre Angel et Marc Valleur, est la suivante : Florent Farges, Janine Pagès-Berthier, Éric Jérôme, Thomas Rouault, Jean-Pierre Lhomme.

La coordination éditoriale de la première édition a été assurée par Michel Hautefeuille, Marc Valleur et Pierre Angel.

La seconde édition a été coordonnée par Éric Chagnard avec qui j'anime le Diplôme d'études spécialisées (DESU) sur les toxicomanies de l'université Paris VIII.

Les réunions se sont tenues au centre médical Marmottan, fondé en 1971 par Claude Olievenstein. Plusieurs auteurs participent depuis de longues années aux activités des quatre pôles spécifiques de l'institution : l'accueil, l'hospitalisation, la consultation de médecine générale et le service formation recherche (SERT).

Les auteurs ont bénéficié, sur le plan documentaire, du concours de *Toxibase*, le réseau national de documentation sur les pharmacodépendances, animé par Thomas Rouault. Clotilde Carrandié, la documentaliste du centre Marmottan, s'est chargée de la recherche et de la mise à disposition des documents nécessaires au travail rédactionnel.

Le secrétariat du centre de thérapie familiale Monceau, dirigé par Sylvie et Pierre Angel, a été mis à contribution, et nous remercions Véronique Médici et Claudine Leclercq, directrice administrative, pour leur aide.

Claire Laroche a assumé avec compétence la tâche délicate de correction du manuscrit.

ITACA, association européenne d'intervenants en toxicomanie, qui défend avec conviction l'indispensable pluralisme des modèles de référence pour aborder ce champ complexe, nous a également apporté son concours.

La seconde édition a bénéficié du concours irremplaçable de chercheurs de l'Observatoire français des drogues et des toxicomanies (OFDT). Je tiens à remercier, en particulier, François Beck et ses collègues qui ont su, de façon claire, détailler les données épidémiologiques les plus récentes sur les usages de substances psychoactives licites et illicites dans notre pays. Leurs contributions portent sur les usages de drogues en milieux scolaire et universitaire, sur la consommation de psychotropes chez les personnes âgées et sur les relations complexes entre sport et usages de substances psychoactives.

Nous avons conjugué nos efforts pour proposer un ouvrage rendant compte de la diversité des substances psychotropes, de l'évolution de leurs usages et des dépendances qui en découlent.

Professeur P. ANGEL

INTRODUCTION DROGUES : PLAISIR, JEU, TRANSGRESSION

M. VALLEUR

La fascination des hommes pour les « drogues » n'est en rien un phénomène nouveau, comme pourrait le faire penser le sensationnalisme avec lequel, d'ordinaire, les médias traitent de ce problème complexe. Les grandes catégories de drogues psychoactives existent depuis la nuit des temps et toutes les sociétés ont connu des modes de régulation — interdits et prescriptions — de leur usage : une bonne part de la philosophie des Grecs de l'époque classique est basée sur le souci que doit avoir l'homme de ne pas se laisser engloutir dans le désir dévorant, lié à différentes sources de plaisir : la nourriture, le sexe, l'argent, la boisson… Nous reconnaissons dans ces catégories les différents champs de conduite qui constituent aujourd'hui les formes les plus actuelles de « maladies » : les addictions au sens large (troubles des conduites alimentaires, sexuelles, jeu pathologique, abus de substances psychoactives…).

L'abus et la dépendance, par exemple l'ivrognerie, ne sont pas plus que les drogues des découvertes modernes. Mais la construction, par la société, de la toxicomanie est un domaine à la fois complexe et mouvant : pensable en termes de maladie depuis au moins le début du XIXe siècle, celle-ci n'est considérée comme le nouveau fléau de nos sociétés que depuis trois décennies. De nos jours émergerait — avec pour modèle le toxicomane « substitué » utilisant des opiacés prescrits médicalement —, la figure du toxicomane « normal » et inséré, qui succéderait au toxicomane « sauvage » et excessif, sinon ouvertement délinquant, du moins activement marginal.

À une époque où les prescriptions de médicaments psychotropes tendent à dépasser le traitement de maladies pour devenir une réponse à toutes les difficultés de l'existence, cette normalisation de dépendants « contrôlés » représente une évolution qui peut paraître logique : elle devrait déboucher sur une réelle remise en cause de la prohibition, du moins de la pénalisation de l'usage simple de drogues; mais en rendant la dépendance acceptable (à condition qu'elle s'assortisse d'un minimum de mesure, de contrôle et de normalité sociale), cette évolution peut aussi renvoyer à un surcroît d'opprobre l'excès et la démesure, bref ce qui nous est apparu — un temps du moins — comme la « vraie » toxicomanie…

Parallèlement, l'importance que prend le domaine des « nouvelles addictions » dans la littérature scientifique comme auprès du grand public est en soi révélatrice d'un changement du regard posé sur la relation de l'individu au plaisir, à la dépendance, au risque et à la mort.

LE PLAISIR ET L'AGIR : SIGNES DES TEMPS

Avec la première vague de morphinomanie par injection, les toxicomanies modernes ont été décrites comme des maladies (par Levinstein, Pichon, Chambard...), dans la seconde partie du XIXe siècle. Mais il s'agit de maladies particulières, alors évidemment interprétées comme une manifestation de la dégénérescence (Morel, 1857) : avec les alcooliques, les syphilitiques, les tuberculeux ou les pauvres, ces « malades sociaux » présentent une faiblesse à la fois physique, psychologique et morale. Leur rapport au plaisir et à la transgression est le résultat de deux formes de défaut, d'infériorité, de carence :

– d'une part, un manque de volonté, de retenue et de « maintien ». Faiblesse psychique (trouble de la volonté) et faiblesse morale (l'agénésie du sens moral définira longtemps le déséquilibre psychique ou la psychopathie) se conjuguent pour expliquer le « vice », la malignité, les perversions... ;

– d'autre part, une impossibilité à accéder à des plaisirs « normaux » ou d'ordre supérieur; dans son remarquable travail « *Poisons sacrés, ivresses divines* » (1936), P. De Félice interprète les diverses formes de dépendances ou d'abus de drogues comme le résultat d'une carence, d'une incapacité de certains à atteindre une dimension spirituelle : l'opium devient la religion du peuple et les toxicomanies sont une « *forme inférieure de la mystique* ».

Par ailleurs, Freud a situé le refoulement — donc une forme d'excès de « maintien » — au centre de la problématique hystérique; il donnera aux mécanismes de défense (le Surmoi) une fonction centrale dans la genèse des différents troubles psychiques : l'impossibilité d'un accès simple à la satisfaction sexuelle — valorisée comme la bonne manière, normale, de prendre du plaisir — deviendra peu à peu la base de la plupart des interprétations psychiatriques des diverses formes de névrose et de perversion.

La fin des années soixante a vu naître la vague actuelle de toxicomanies chez les jeunes comme un phénomène nouveau, immédiatement perçu comme produit d'une crise de la civilisation, au moins d'un conflit de générations, sinon fruit du « désenchantement du monde ». Le lien entre l'usage de drogues, les problèmes émergents de l'adolescence et les mouvements sociologiques « contre-culturels » obligeait à voir dans la toxicomanie un phénomène complexe (rencontre d'une personnalité, d'un produit, d'un moment socioculturel, selon C. Olievenstein), et non plus la résultante d'une simple carence morbide individuelle.

Dans les descriptions cliniques ou phénoménologiques servant de base à la construction théorique du « toxicomane », deux questions occupent une place centrale : celle de la transgression (l'usage des opiacés, comme du cannabis, etc. est interdit en France depuis 1916) et celle du plaisir, de son caractère ineffable, irremplaçable, presque traumatique.

La drogue fait toujours peur. Mais cette peur, tout en restant celle de l'autre, de l'étranger, de l'affrontement à des marginaux transgresseurs — voire à de nouvelles « classes dangereuses » —, est aussi peur de la séduction, chant des sirènes auprès des jeunes, par la réalité même du plaisir qu'elle peut procurer. « *L'héroïne, c'est si bon, qu'il vaut mieux ne jamais commencer.* » Cette mise en garde à visée préventive pourrait résumer la position des soignants de l'époque : reconnaissance de la réalité du plaisir procuré par la drogue et crainte des conséquences de l'accès à ce plaisir « autre ».

Il est significatif que l'ancien message préventif soit devenu aujourd'hui slogan publicitaire : en 1997 une marque d'alcool a fait campagne sur le thème : « *Ne commencez jamais…* ». La drogue est devenue un modèle de produit de plaisir et de passion, la dépendance soulignant davantage encore l'importance de ce plaisir. Moyen de plaisir intense et immédiat, la drogue devient donc l'exemple de ce qui est désirable, dans un univers où agir et prendre du plaisir seraient des impératifs sociaux, comme auparavant *se contenir* équivalait à faire preuve de « maintien ».

Signe des temps ? La « normalisation » des usagers de drogues, désormais citoyens-consommateurs, pourrait symboliser l'évolution du regard de la société non seulement sur l'emploi de substances psychoactives, mais aussi sur le plaisir, l'agir, la consommation. Avec J. Gagnepain[1], on pourrait souligner le passage de pathologies de l'inhibition, du « trop de contrôle » (l'hystérie, la névrose…) qui caractériseraient une société « victorienne », à des pathologies de l'excès, de l'agir (la « psychopathie », les toxicomanies, les addictions…), liées à une société de consommation.

QUESTION DU RISQUE

Dans ce contexte de valorisation de la consommation, du plaisir et de l'agir, la place du risque lui-même est paradoxale. Il est d'abord ce qu'il faut éviter, fuir : en matière de toxicomanies, le mot d'ordre est à la réduction des risques. L'heure est au pragmatisme, les stratégies de santé publique visent légitimement à promouvoir le « shoot propre » et des formes de dépendance « normalisées » par le recours aux opiacés prescrits médicalement.

De façon générale, dans notre société prophylactique, la prévention transforme l'éducation en apprentissage de recettes pour éviter le risque. Si le plaisir tend à devenir une valeur positive, la maladie et la mort deviennent le mal absolu. Mais dans le même temps, le risque reste ou devient sinon une valeur, du moins un élément de distinction : risque des hommes d'affaires, de ceux qui acceptent l'insécurité, opposés aux « nantis » ou aux fonctionnaires ; et toujours risque héroïque des sportifs (l'exploit médiatisé tenant de l'aventure et de l'extrême, et les formes modernes d'épreuves ordaliques se multipliant, du saut à l'élastique aux rallyes africains).

Ainsi le corps mis en risque devient-il l'espace d'une profanation, espace que Michel Foucault attribuait à la sexualité, depuis Sade, Freud, et Bataille : « […] *elle autorise une profanation sans objet, une profanation vide et repliée sur soi, dont les instruments ne s'adressent à rien d'autre qu'à eux-mêmes. Or une profanation dans un monde qui ne reconnaît plus de sens positif au sacré, — n'est-ce pas à peu près cela qu'on pourrait appeler la transgression ?* » En dehors de toute

1. J. Gagnepain. *Corps à corps. In* : Violence, délinquance, psychopathie. Université de Rennes, 1990.

sexualité, la mise en risque du corps nous semble permettre, comme la sexualité dans le discours de Foucault, cette profanation, qui aurait valeur de hiérophanie.

L'usage de drogues chez des adolescents a bien évidemment le plus souvent valeur d'expérimentation, de transgression mineure, d'initiation à un monde différent de celui que contrôlent les adultes. Dans ce cadre, l'expérience « initiatique » remplit le plus souvent son rôle. Quelques ivresses, quelques phases de prise de risques, voire des tentatives de suicide, n'empêchent pas la majorité des jeunes de traverser la période difficile de l'adolescence. Pour beaucoup, de nos jours, fumer du cannabis n'a qu'une faible dimension transgressive, tant cet usage est banalisé.

L'usage de drogues est alors chargé de sens : par exemple la cigarette peut représenter une façon magique de s'approprier un attribut d'adulte; satisfaction orale régressive, infantile, elle est aussi symbole de virilité. Transgression et prise de risque, puisque fumer n'est pas bon pour la santé, c'est aussi une manière de faire comme tout le monde, bref un acte à la fois de révolte et de conformisme, où se concentrent les paradoxes de l'adolescence.

La plupart des expérimentateurs et des usagers, même pour les drogues les plus addictives et les plus illicites, ne deviendront pas des toxicomanes. C'est pour une petite part d'entre eux que les mécanismes de la dépendance prendront par la suite la place de ces motivations initiales, et que le sens même de l'usage de drogues va s'évanouir, disparaître derrière le simple besoin. Les approches scientifiques des dépendances ne font alors que confirmer les approches cliniques des toxicomanies : la toxicomanie, sous sa forme de dépendance aux drogues opiacées et son « manque » physique, est devenue non pas une exception aberrante, mais le modèle d'une relation au plaisir, à la dépendance, au manque.

Inscrite dans le biologique, la dépendance vient ainsi ôter à l'usage de drogues son sens initial, même si la recherche active de cette dépendance est l'une des motivations possibles, inconscientes, de cet usage.

BIBLIOGRAPHIE

Comité consultatif national d'éthique pour les sciences de la vie et de la santé. Rapport du Comité sur les Toxicomanies. Paris : CCNESVS, 1994.

Felice P (de). *Poisons sacrés, ivresses divines : essai sur quelques formes inférieures de la mystique*. Paris : Albin Michel, 1970. (1re éd. : 1936).

Furst PT. *La chair des Dieux : l'usage rituel des psychédéliques*. Paris : Seuil, 1974.

Henrion R. Rapport de la commission de réflexion sur la drogue et la toxicomanie. Paris : La documentation Française, 1995.

Roques BP. *La dangerosité des drogues*. Rapport effectué à la demande de M. B. Kouchner, secrétariat d'État à la Santé. Paris : Odile Jacob, 1998.

Valleur M. *Jeunesse, toxicomanie et délinquance : de la prise de risques au fléau social*. *In :* Brisson P. L'usage des drogues et la toxicomanie, p. 297-309. Montréal : Gaëtan Morin, 1988.

Valleur M. *Drogues : plaisir, jeu, transgression*. *In :* Commission sociale de l'épiscopat — Drogues, Église et société. Paris : Bayard/Cerf, 1997, p. 71-83.

1 CONTEXTE : DROGUES ET SOCIÉTÉ

HISTORIQUE

P. ANGEL, S. ANGEL, M. VALLEUR

Drogues

Les Anciens

Si l'usage de drogues fait aujourd'hui partie de notre environnement et se présente comme l'un des plus grands problèmes que nos sociétés aient à gérer, il a toujours été, dans l'histoire de l'humanité, une préoccupation quotidienne. Sur les huit cent mille plantes que compte le monde végétal, une soixantaine était connue par les premiers hommes pour leurs pouvoirs. Elles ont alors des fonctions diverses, et liées entre elles : en favorisant le « voyage », l'extase et le contact avec les puissances supérieures, elles sont le véhicule des premières religions, la source d'un plaisir lié au sacré et au secret. Médicaments, elles guérissent des maux de l'âme et de la souffrance du corps; poisons, elles risquent d'entraîner l'homme dans la déchéance et la mort.

Dès qu'apparaissent les hommes, ils s'adonnent donc à l'usage de certaines substances dont la fonction ne consiste pas à nourrir mais à procurer, lorsqu'ils en sentent le besoin, un état passager d'euphorie et de confort, une impression d'accroissement de leur bien-être. Dès la plus haute antiquité, les hommes reconnurent cette propriété singulière aux breuvages alcooliques et à quelques plantes, employées aujourd'hui encore dans un but identique.

Par elle-même, la découverte des propriétés excitantes ou stupéfiantes de certaines plantes, et de la façon de s'en servir, suffit déjà à révéler, chez les peuples primitifs, une ébauche de connaissances expérimentalement acquises dans le domaine des sciences de la nature. On peut considérer comme un signe de la civilisation naissante le fait que des populations primitives ne se contentent plus de la simple nourriture, mais au contraire prennent goût à l'usage de certains excitants artificiels du système nerveux.

Les Égyptiens connaissent le pavot d'où est extrait l'opium qu'ils utilisent à la fois comme médicament et comme poison. Ils ont recours également à la jusquiame, cette herbe des chevaux, ou encore à « l'herbe aux poules », administrée comme calmant, dont on a mis aujourd'hui en évidence les propriétés narcotiques et toxiques. En Égypte, le chanvre (indien) est déjà très prisé, deux mille ans avant notre ère : dans cette société, on prend de la drogue essentiellement pour oublier les soucis quotidiens, la faim et la fatigue, peut-être aussi pour tenter de se rapprocher des dieux puisqu'elle est consommée sous le contrôle voire l'injonction des grands prêtres.

Chez les Assyriens, peuple qui occupait la partie moyenne du bassin du Tigre, le chanvre fait partie de la liturgie : qui veut adorer Assur se doit d'en avoir consommé. Aussi loin que l'on puisse remonter, les civilisations qui, entre le cinquième et le premier millénaire avant J.-C., s'épanouissent dans cette région (appelée actuellement Proche ou Moyen-Orient), ont apprécié les « bienfaits » de certaines substances végétales.

C'est l'Orient, qui, le premier, a découvert l'incontestable efficacité de ces plantes face à la maladie. Les textes hindous en apportent la preuve ; ils traitent non seulement du chanvre, qui est l'apanage des religieux, favorisant la méditation, mais encore du sôma, la drogue qui provoque des crises et des hallucinations, et de rauwolfia serpentina, le « médicament du sommeil de l'enfant », qui calme la folie et apporte l'apaisement.

Les Sumériens, vivant cinq mille ans avant J.-C. dans une région proche du golfe Persique, ont été les premiers à nous laisser leurs témoignages sur cette relation intime, étrange et fascinante des hommes avec des drogues ; sur leurs tablettes, un idéogramme désigne l'opium : il est pour eux synonyme de « joie » et de « réjouissance ».

Hérodote évoque, dans plusieurs de ses écrits, les vertus thérapeutiques de l'opium. Hippocrate, initiateur de l'observation clinique, préférait avoir recours à des traitements simples. Il préconisait « *Laissez la nature agir* », mais reconnaissait que l'on peut soulager le mal grâce à l'opium. Dans l'*Odyssée*, Homère nous livre le secret d'Hélène : elle fait boire à Télémaque un breuvage qui lui permet d'oublier sa douleur et son malheur. Certes, nul ne connaît la composition de ce philtre, mais le Népenthès ressemble étrangement au jus d'opium dont parlera bien plus tard, au troisième siècle avant J.-C., le philosophe Théophraste.

Les Romains connaissent également le pavot et l'opium. Le poète Virgile en parle dans l'*Enéïde* et les *Géorgiques*. Pline l'Ancien, auteur d'une vaste encyclopédie de l'histoire de son temps, « *L'histoire naturelle* », explique même comment on peut obtenir de l'opium à partir du pavot.

Galien, le premier médecin « moderne », influença toutes les sciences médicales du IIe au XVIIe siècle de notre ère. En ce qui concerne la thérapeutique, il fait référence à la thériaque (préparation pharmaceutique d'usage commun contre les morsures de serpent), qui ne comportait pas moins de 70 ingrédients : si du miel épais lui donnait sa consistance, l'opium en constituait le fond.

En Occident, à l'aube du Moyen-Âge et depuis fort longtemps dans la Grèce antique et à Rome, l'alcool et surtout les « alcools de raisin » étaient à l'honneur.

La Chine, du IIe au IVe siècle

Ce sont les alchimistes qui utilisent dans leurs recherches les plantes qui font « s'envoler ». À la fin de la dynastie des Han, les Chinois possèdent ainsi « la poudre aux cinq pierres, la poudre qui fait manger froid ». Cette drogue est entièrement minérale, composée de « lait », de stalactite, de soufre, de quartz, d'améthyste et d'ocre délayés dans de l'alcool chaud ; elle s'absorbe à petites doses et elle a des vertus sédatives et euphorisantes. Dès les premières gouttes, elle met le « feu au corps » et il faut avoir froid afin d'en compenser les effets. Il est indispensable de marcher pour mieux l'assimiler : celui qui « marchait sa poudre » perdait très vite la notion du temps. Le processus de déchéance, lié à un vieillissement prématuré, était relativement rapide : dix ans pour un homme jeune et fort, beaucoup moins pour tous les autres. Une fois engagé sur cette voie, il n'y avait plus de retour en arrière possible, il s'agissait d'un véritable suicide. Durant les IIIe et IVe siècles, l'usage de la « poudre aux cinq pierres », associé au cannabis et au gaz alchimique, se répandit massivement.

Cette première toxicomanie à grande échelle s'est développée à l'occasion d'un « choc » de civilisation; elle ne s'appuyait sur aucun fondement rituel et n'était plus justifiée par la pratique d'une religion.

Le Moyen-Âge

Malgré des formes très diverses de médicaments (philtres, poudres, élixirs, onguents…), la pharmacopée occidentale est assez pauvre. La jusquiame sert davantage à conjurer les démons qu'à traiter : dualisme de la drogue, dont témoignent les aventures tragiques de Tristan et Iseult. Ils boivent le breuvage d'amour, mais ne connaîtront pas la joie sans la douleur : la drogue est un miroir à double face.

Au XIIIe siècle, un étrange personnage, médecin de son état, invente le « *specific anodyn* » : il s'agit d'un mélange d'opium, de safran, de cannelle, de girofle et de vin de Malaga. Alchimiste, Paracelse enseigne à Bâle; il remet en cause les théories de Galien et d'Avicenne. Il utilise en chirurgie l'extrait de pavot et sa médication, ancêtre du Laudanum, lui permet de soulager ses patients de tous leurs maux.

Les thérapeutes de la fin du Moyen-Âge n'ont guère le choix des médicaments : ils connaissent le pavot, la mandragore qui sert d'anesthésique pour les uns et d'aphrodisiaque pour les autres, la jusquiame utilisée par le père de la chirurgie moderne, Roger de Salerme, pour endormir ses patients, la stramoine (herbe des magiciens et herbe du diable), la laitue, fort appréciée en fin de repas pour ses effets calmants, le nénuphar qui tient une grande place dans la pharmacopée médiévale comme sédatif et anti-aphrodisiaque.

En Europe, le chanvre indien est peu employé en médecine, mais davantage comme drogue de l'esprit. Depuis que le Coran a interdit l'alcool, il représente pour les musulmans arrivés dans nos contrées un secours inestimable. Selon le dosage et la pureté, il devient euphorisant, stimulant ou hallucinogène. Encore faut-il qu'il soit de bonne qualité et possède les propriétés qu'on lui attribue en Orient, qui fascinèrent Marco Polo.

Du XIIe au XVe siècle, les Incas vivent trois siècles de gloire. Leur médecine est archaïque, mais ils connaissent les effets des drogues végétales. Dans le *Codex Badanius*, figure un petit mémento écrit par un médecin indien du collège de Santa Cruz qui possède, sinon une connaissance scientifique, du moins une grande expérience : on peut y lire la description de 251 plantes. En 1552, ce chiffre est absolument extraordinaire, les praticiens de l'Orient ou de l'Occident n'en avaient sans doute pas recensé autant! Les premiers Américains ignorent tout du pavot, du chanvre, du thé et du café. En revanche, les Incas usent de la coca et les populations du Mexique fument le tabac sous forme de cigares ou de pipes. Ils mâchent le peyotl, un petit cactus aux effets hallucinogènes très puissants. Cette plante « qui fait des yeux émerveillés » et dont on connaît aujourd'hui le principe actif, la mescaline, est souvent réservée à des fins religieuses mais les Aztèques la consomment librement. Ils connaissent également d'autres cactées possédant elles aussi des propriétés « magiques », et des champignons dont le statut se rapproche de celui du peyotl.

Des progrès de la médecine aux toxicomanies modernes

Depuis Paracelse, l'opium occupe une place importante dans la médecine, lorsque l'Anglais Sydenham met au point le laudanum en 1660. Cette préparation reprend les grands principes du « *specific anodyn* », mais écarte ses composants inactifs. Nombreux sont ceux qui désormais vont en user et en abuser, même si la bourgeoisie anglaise fait appel à la « poudre de Dover », un remède fortement dosé en opium et proposé dans les premières années du XVIIIe siècle.

L'opiomanie se développe et, au milieu du XIXe siècle, il existe des fumeries semi-clandestines à Paris mais aussi dans les grands ports (Marseille, Bordeaux, Sète, Toulon). La colonisation de l'Indochine rend l'opium encore plus accessible et, à l'aube du XXe siècle, la France compte des milliers d'endroits où l'on peut fumer en toute impunité. En Grande-Bretagne, les premiers toxicomanes se gavent de pilules d'opium.

Nous verrons que l'Anglais Thomas De Quincey, auteur en 1822 des célèbres *Confessions*, peut être considéré comme l'un des premiers toxicomanes modernes. Telle que nous la connaissons aujourd'hui, la toxicomanie est à la fois l'avatar d'une entreprise culturelle, le fruit des recherches médicales et l'objet des tentatives de contrôle et d'interdictions.

À cette époque, les plantes médicinales connaissent un bel essor. Pinel traite les crises maniaques par l'ellébore noir, le houblon sert d'hypnotique, la jusquiame est prescrite contre l'épilepsie; la valériane, la mélisse et la pivoine ont également leurs adeptes.

La fin du XVIIIe siècle est déjà marquée par la volonté de certains chercheurs de purifier l'opium. On cherche à rendre plus performant encore le suc de pavot : il semble qu'Armand Seguin, en 1804, ait bien extrait de l'opium ces fameux cristaux incolores qui ne sont autres que de la morphine; la découverte en revient pourtant officiellement à Friedrich William Sertürner. En 1817, il donne le nom de morphium (de Morphée, dieu du sommeil) au produit qu'il vient d'extraire du lait de pavot. Cet alcaloïde n'a aucun effet quand il est pris par voie orale, mais il sera fort utile pour anesthésier les blessés et les malades pendant la guerre de 1870. On l'injecte alors sous la peau, grâce à la seringue mise au point en 1850 par Charles Gabriel Pravaz.

À partir de la morphine, le chimiste allemand Dreser synthétise un nouveau produit encore plus puissant : l'héroïne, mise sur le marché comme médicament en 1898.

La cocaïne apparaît en Europe à la même époque. Elle est utilisée comme anesthésique dès 1860. Les feuilles de coca rapportées du Pérou par Karl von Schnerzer ont livré leur secret au chimiste allemand Albert Niemann en 1859. En Europe, la cocaïne supplante l'opium et la morphine, juste avant la guerre de 1914. Les médecins constatent les premiers états de dépendance chez les militaires, et bientôt chez les membres de la bonne société. Parallèlement, les conquêtes coloniales méditerranéennes de la France semblent à l'origine de la diffusion du haschich en France.

La prohibition ne provient pas simplement du constat de ces abus : elle est le résultat d'une histoire complexe et, sans doute en premier lieu, un effet paradoxal des guerres de l'opium menées par les Occidentaux contre la Chine, pour obliger ce pays à accepter l'importation de l'opium produit par les colons anglais.

L'opium que les Chinois utilisent depuis des siècles dans leur pharmacopée ne devient « drogue » qu'à la fin du XVIIe siècle, époque où l'usage du tabac se répand en Chine. En 1729, l'importation de l'opium est interdite dans tout l'Empire. La guerre de l'opium impose aux Chinois l'ouverture de plusieurs ports francs au commerce européen. La Chine devient au XIXe siècle le premier producteur mondial (30 000 tonnes), devant l'Inde, la Perse et la Turquie.

Les États-Unis seront à la pointe des croisades prohibitionnistes, notamment du fait de l'usage d'opium importé par les immigrants chinois. La France réglemente en 1889 le commerce de l'opium en Cochinchine, au Tonkin et en Annam. Il faut attendre le 30 septembre 1906 pour que le ministre des Colonies se décide à étudier les conséquences financières de la suppression de la régie de l'opium. La vente de l'opium est interdite le 3 octobre 1908, ce qui entraîne la quasi-disparition des fumeries.

La « lutte contre la drogue » est devenue une préoccupation pour tous les gouvernements. L'internationalisation de l'action se concrétise pour la première fois en 1909 : à l'invitation des États-Unis, treize pays adoptent des résolutions visant à supprimer l'usage de l'opium et à limiter l'emploi de ses dérivés à des fins strictement médicales. Une Commission internationale de l'opium est instaurée lors d'une conférence se tenant à Shanghai.

Les grandes lois de prohibition seront, pour les États-Unis, le *Harrison act* (1914) et, pour la France, la loi sur les stupéfiants (1916). En créant, parmi les substances dangereuses, la catégorie des stupéfiants (totalement interdits ou dont la prescription est très contrôlée), cette loi vise autant les consommateurs que les médecins et les pharmaciens : elle marque une étape dans le recul de l'expérimentation des drogues comme moyen d'exploration, et non seulement comme traitement de maladies.

Ainsi, Jacques Moreau (dit Moreau de Tours), éminent psychiatre élève de Jean Esquirol, avait-il prescrit, vers 1842, du haschisch à ses patients, au retour d'un voyage au Proche-Orient. Il pensait qu'au-delà de ses effets proprement thérapeutiques, le chanvre permettait une « exploration en matière de pathologie mentale ». C'est en intellectuel qu'il fréquenta « le club des haschichins », fondé par Théophile Gautier à l'hôtel de Pimodan, sur l'île

Saint-Louis. Ce cercle d'initiés fut le rendez-vous du Tout-Paris des Lettres et des Arts, dans la seconde moitié du XIXe siècle : outre Gautier, Alexandre Dumas, Charles Baudelaire et Eugène Delacroix le fréquentèrent.

Au début du XXe siècle, les drogues, l'opium et le chanvre, en particulier, ne sont pas l'apanage des milieux artistiques. Elles « descendent dans la rue » avec l'apparition de la cocaïne, et ne cessent dès lors de proliférer. Les recherches scientifiques apportent périodiquement — à intervalles de moins en moins espacés — de nouvelles connaissances et de nouveaux produits.

Pendant la Seconde Guerre mondiale, alors que de nombreux soldats utilisent des amphétamines, Albert Hoffman découvre, en 1943, l'acide lysergique dans le cadre du laboratoire pharmaceutique suisse Sandoz.

Ayant absorbé par inadvertance cette poudre blanche, Albert Hoffman effectue le premier « voyage » sous LSD. Cette découverte devait entraîner des recherches sur l'emploi des hallucinogènes en thérapeutique des troubles mentaux. Mais la révolution pharmacologique des années cinquante, après la découverte (par Delay et Deniker) des effets antipsychotiques de la chlorpromazine de Laborit, a mis fin aux recherches officielles en la matière. La classification des drogues devient désormais celle des médicaments, et les hallucinogènes se trouveront rangés dans la classe hétérogène des « psychodysleptiques ».

Les médicaments psychotropes, stimulants (noo-analeptiques ou thymo-analeptiques), ou calmants (hypnotiques, sédatifs, anxiolytiques, neuroleptiques) visent à réduire des symptômes ou des maladies, non à explorer les faces cachées du psychisme. Pourtant, dans les années soixante, Timothy Leary, un jeune docteur en psychologie de l'université de Harvard, est séduit par ses expériences hallucinogènes dues à des champignons mexicains. Il rencontre Aldous Huxley, auteur du « *Meilleur des mondes* », qui avait anticipé dans ce livre l'usage des drogues comme tranquillisants. Timothy Leary et son élève Richard Alpert vont travailler sur les effets du LSD 25. Leary publie « *L'expérience psychédélique* », dont le succès est foudroyant. Les premières communautés hippies s'installent en 1966, sur les hauteurs de San Francisco, et, à partir de 1967, les États-Unis connaissent une extension épidémique de l'usage de drogues.

La France a subi l'influence américaine avec retard, et le mouvement hippie n'y fut jamais d'une grande ampleur. L'épopée mystique marquant la période hippie connaît pourtant une certaine audience et, sur la route de l'Inde, on rencontre quelques centaines de Français parmi des milliers d'Anglo-Saxons. Le « temps des fleurs » est bien loin quand, déçus par l'expérience de leur voyage en Inde, les anciens hippies reviennent malades, souvent « accrochés » aux drogues dures qu'ils avaient rejetées avant leur départ. En France, le problème prend de l'ampleur; le gouvernement s'en préoccupe et le 31 décembre 1970, la loi de référence sur l'usage et le trafic des stupéfiants est publiée au Journal officiel. L'internationalisation du trafic et de la consommation de drogues inquiète au plus haut point les responsables de la sécurité publique et ceux de la santé, d'autant que l'usage ne se limite plus à certaines classes sociales. De 1969 à 1971, le nombre de toxicomanes connaît une ascension vertigineuse : en 1969, il y a 210 interpellations pour usage ou trafic d'héroïne, 982 en 1971.

Évolution des conceptions en matière de toxicomanies

L'histoire des toxicomanies ne saurait se résumer à celle des drogues. Il faut aussi s'interroger sur la construction sociale de « maladie » (la toxicomanie, l'alcoolisme ou les addictions); celle-ci est peut-être l'un des modes de régulation proposé par la société de la relation entre l'être humain et les substances psychoactives et, de façon générale, avec des sources de plaisir qui pourraient devenir incontrôlables.

Avec Louise Nadeau, professeur de psychologie à l'université de Montréal, nous pouvons très schématiquement distinguer quelques modes de compréhension de l'abus, de l'intempérance et de la dépendance, qui correspondent à de longues périodes de l'histoire de l'humanité.

Modèle moral ou religieux

Nous avons vu que les drogues, remèdes ou poisons, furent d'abord un moyen d'approcher ou d'interpeller les puissances supérieures, d'accéder au sacré.

Avant l'époque moderne, la façon naturelle d'aborder l'intempérance, les abus et les excès de toutes sortes a sans doute été un regard religieux : les prêtres puis les médecins (qui exerçaient un art sacré), avaient pour tâche de prescrire ou de proscrire, de façon rituelle, l'usage des drogues. Dans ce cadre, l'intempérance sous toutes ses formes est un vice ou un crime, en tout cas un péché, un gaspillage des dons divins. Le « traitement » de l'abus est donc celui du sacrilège et relève de la justice… La source la plus profonde de la prohibition des drogues tient sans doute à ces liens éternels entre les drogues et le sacré; de là l'interdiction de leur usage en dehors des cadres prescrits par la religion. Toute une part de la philosophie de la Grèce classique, de Platon aux stoïciens en passant par les épicuriens, tend à promouvoir la tempérance et le contrôle de soi.

Dans un contexte moderne, démocratique, celui d'un monde « désenchanté », la question morale se reposera avec acuité : les tabous religieux seront remplacés par la morale de l'effort, du travail et du mérite, qui s'oppose aux facilités de « voies courtes », qu'il s'agisse de plaisirs « artificiels », de jeu de hasard, de sexe ou de nourriture.

Modèle « monovarié » de maladie

Avec nombre d'auteurs nord-américains, on peut admettre que le premier « modèle de maladie » d'une addiction remonte à 1785, avec le travail du médecin américain Benjamin Rush concernant l'effet des spiritueux sur le corps et l'âme. L'ivrognerie et les effets nuisibles des spiritueux étaient connus depuis longtemps, mais c'est à la fin du XVIIIe siècle qu'il devient possible d'en parler clairement en termes de maladie.

L'idée d'un processus inexorable lié à l'action des spiritueux constituait la première vision médicale d'une toxicomanie désormais pensable : à l'aube de la modernité, avec l'avènement de l'ère industrielle, de la démocratie et de l'individualisme, apparaît ce modèle des « pathologies de la dépendance » qui nous posent aujourd'hui tant de problèmes. À l'opprobre peut succéder la compassion, à la punition le traitement ou la réadaptation. Dans cette conception, le mal est en quelque sorte contenu dans la substance, qui déclenche le processus morbide. Nous sommes dans un modèle du type « intoxication » (d'où les noms en -isme, comme le saturnisme) : l'alcoolisme chronique (M. Huss) recevra son nom au milieu du XIXe siècle, les toxicomanies à la fin de ce même siècle.

Que le produit toxique soit la cause du mal entraîne logiquement l'idée de l'éradication de ce produit : en Amérique du Nord, les campagnes prohibitionnistes aboutiront, en 1919, à l'interdiction de consommer de l'alcool. Dans ces mouvements historiques, ce qui est en question est à la fois la lente séparation de la médecine et de la religion, et l'appropriation par la médecine de problématiques qui, jusque-là, étaient principalement vécues comme d'ordre moral ou religieux.

Modèle « bivarié »

La construction de la toxicomanie comme maladie ne peut donc être simplement conçue comme l'effet des progrès de la science, la découverte par la médecine d'une problématique jusqu'alors ignorée. Elle serait le produit de l'abandon progressif d'une vision morale et religieuse qui, sous l'Ancien Régime, primait tout autre cadre explicatif.

Mais cette autonomie de la clinique médicale par rapport aux vues religieuses n'empêche pas la persistance, à l'intérieur même du discours médical, de considérations morales. Durant tout le XIXe siècle, le courant hygiéniste montre en effet comment l'alliance du pouvoir, de la science et de la morale donne aux médecins le rôle que le sociologue américain H. Becker désignera comme celui d'« entrepreneurs de morale » : des personnes qui œuvrent pour le bien de tous, en militant pour faire adopter comme norme, règle ou lois, leurs propres conceptions de ce qui est bon.

Avant que l'hygiénisme — à travers les actions de Pasteur et de Koch — devienne santé publique, la frontière entre science et morale n'est pas toujours très claire... À supposer qu'elle le soit de nos jours, particulièrement dans le domaine qui nous occupe.

Le sort des malades, soumis au regard médical et traités de l'extérieur pour une maladie qui leur échappe, n'est pas forcément devenu beaucoup plus enviable. Par exemple, la psychiatrie du XIXe siècle et de la première partie du XXe siècle est fortement marquée par la théorie générale de la dégénérescence, proposée par B.A. Morel en 1857. Dans cette conception, certains individus sont plus faibles que d'autres, tout à la fois sur les plans physique, mental et moral. Cette faiblesse constitutionnelle est transmise par hérédité et aggravée par des causes extérieures, dont des infections comme la tuberculose ou des intoxications comme l'alcoolisme. Les « maladies sociales », que sont la syphilis, l'alcoolisme, la tuberculose puis les toxicomanies, sont donc le fait de « dégénérés » : leur descendance étant *a priori* suspecte de présenter des troubles encore plus graves, nombre d'auteurs de l'époque les considèrent comme un péril pour la race ou la nation.

Malgré le progrès qu'il constitue et son immense importance historique, ce grand modèle explicatif de la dégénérescence (et sa persistance à travers l'hérédosyphilis ou l'hérédoalcoolisme) montrera que le concept de maladie ne permet pas à un discours médical de s'opposer à une vision morale : tous deux sont intriqués, et se retrouvent souvent dans les propositions les plus radicales de traitement des toxicomanies. La coercition — l'enfermement —, avec pour but initial de préserver la société de la contagion, s'applique tant à certains malades qu'aux délinquants. La dégénérescence est sans doute le premier grand modèle « bivarié », en ce qu'elle fait une place à la fois à l'individu et à la substance.

En Amérique du Nord, c'est au mouvement des Alcooliques anonymes que revient, depuis 1934, la diffusion d'un tel modèle de maladie. Selon cet organisme, l'alcoolisme est une maladie comparable à une allergie : cette maladie se développe comme une intoxication, mais ne concerne que des individus prédisposés, « sensibilisés ». Il faut noter que c'est en 1933 que la consommation d'alcool fut à nouveau autorisée aux États-Unis : la doctrine des membres Alcooliques anonymes représente donc un moyen de poursuivre les objectifs de la prohibition, mais en l'appliquant seulement aux sujets concernés.

Modèle « trivarié » : produit, personnalité, moment socioculturel

Au début des années soixante-dix, est apparue la remise en question d'une vision strictement médicale ou purement psychologique des toxicomanies et de l'alcoolisme, la critique de ce que les Nord-Américains nomment le modèle de maladie. Cette critique est issue en partie du champ scientifique lui-même, d'obstacles épistémologiques qui, selon L. Nadeau, auraient conduit à une « *crise paradigmatique dans le champ de l'alcoolisme* »; avec elle, nous pouvons citer parmi les éléments de ce changement de conception :

– les études de suivi montrant qu'un certain pourcentage de sujets dépendants réussissaient à devenir des consommateurs modérés et contrôlés; le dogme de l'abstinence totale comme seul « traitement » était battu en brèche, et avec lui la conception monolithique de maladie héritée, depuis 1934, du discours des Alcooliques anonymes;

– en matière de toxicomanies, les études sur les soldats américains de la guerre du Vietnam ont eu un effet similaire : si, pour une majorité, la fin de la guerre et le retour au pays ont été le meilleur traitement de l'héroïnomanie, c'est bien que la drogue elle-même n'était pas purement et simplement dotée d'un pouvoir diabolique; outre l'interaction entre le sujet et la substance, il fallait aussi faire une place, non négligeable, au contexte, à ce que Claude Olievenstein a appelé le « *moment socioculturel* »;

– les études sur les effets placebo de l'alcool (A. Marlatt) ont aussi contribué à démontrer expérimentalement que les effets d'une drogue, indéniablement liés à l'action pharmacologique, sont toutefois largement modulés par la culture, l'apprentissage, les croyances des utilisateurs.

Ces remises en question ont pu favoriser les études des toxicomanies comme « carrières », au sens de la sociologie interactionniste : citons par exemple celles de H. Becker sur les fumeurs de marijuana… Mais l'élément le plus essentiel est évidemment d'ordre sociologique : l'apparition des toxicomanies actuelles, comme un phénomène de jeunesse lié aux mouvements contre-culturels (le mouvement hippie en Amérique, celui de mai 1968 en France), ne pouvait être simplement considérée comme une maladie, même épidémique.

L'importance évidente du contexte, du cadre, de la société et de la culture nous oblige donc à envisager désormais les addictions comme un phénomène complexe, « *rencontre d'une personnalité, d'un produit et d'un moment socioculturel* » (C. Olievenstein) ou « *Set, Setting, Substance* » (N. Zinberg), à aborder comme « *bio-psychosocial* » (D. Cormier).

BIBLIOGRAPHIE

Bachmann C, Coppel A. *La drogue dans le monde : hier et aujourd'hui.* Paris : Albin Michel, 1991 (Coll. Points actuels, A 106).

Dugarin J, Nomine P. *Toxicomanie : historique et classifications.* Confrontations Psychiatriques, 1987 (28), p. 9-61.

Nadeau L. *La crise paradigmatique dans le champ de l'alcoolisme. In :* Brisson P. L'usage des drogues et la toxicomanie. Montréal : Gaëtan Morin, 1988.

Yvorel J.-J. *Les poisons de l'esprit : drogues et drogués au* XIXe siècle. Paris : Quai Voltaire, 1992.

DÉPENDANCE, ABUS, USAGE

F. FARGES

« Toxicomanie » est un terme ancien, figé par la tradition, recouvrant en fait des réalités diverses. Il englobe des pratiques consommatoires hétérogènes concernant la nature des produits, la fréquence d'utilisation et les motivations du sujet.

Contrairement aux termes en -isme (alcoolisme, saturnisme, etc.), qui désignent des intoxications, ou aux formes passives (drogué, morphinisé, etc.), qui eurent le même sens, la « manie (folie) du toxique » renvoie au début de ce siècle, à l'époque de la dégénérescence comme grand cadre explicatif des troubles psychiatriques.

Tous les morphinisés ne devenaient pas morphinomanes (Chambard), et les morphinomanes étaient souvent aussi héroïnomanes, cocaïnomanes, alcooliques. Dès l'origine, le terme générique de « toxicomanie » est donc synonyme de nos actuelles « polytoxicomanies ».

En raison de la diversité des professionnels intervenant dans le champ de la toxicomanie (et de la multiplicité des références utilisées), le besoin s'est fait sentir d'uniformiser et de standardiser la définition afin d'établir une base commune d'observation en ce qui concerne les comportements de consommation de substances psychoactives. Les critères diagnostiques des deux classifications internationales (CIM, 1992; DSM, 1994) sont proches; ils ont permis d'unifier la littérature et les recherches, en distinguant trois grands types de comportements de consommation : la dépendance, l'abus ou utilisation nocive pour la santé, et l'usage.

Dépendance

Après avoir tenté, dans les années 1950, de définir la toxicomanie, l'Organisation mondiale de la santé (OMS) recommandait, en 1964, l'abandon de ce concept peu opérant pour le remplacer par la notion de « dépendance ». L'OMS définissait, en 1969, la « pharmacodépendance » comme : *« Un état psychique et quelquefois également physique, résultant de l'interaction entre un organisme vivant et une drogue, se caractérisant par des modifications de comportement et par d'autres réactions, qui comprennent toujours une pulsion à prendre le produit de façon continue ou périodique afin de retrouver ses effets psychiques et quelquefois d'éviter le malaise de la privation. Cet état peut s'accompagner ou non de tolérance. Un même individu peut être dépendant de plusieurs produits. »*

Cette définition est globalisante et prend en compte les notions de dépendance psychique (autrefois appelée accoutumance), de dépendance physique et, enfin, de tolérance :

– la dépendance psychique correspond à un état mental caractérisé par une impulsion qui requiert l'usage périodique ou continu d'une drogue dans le but de créer un plaisir ou d'annuler une tension;

– la dépendance physique correspond à une exigence de l'organisme nécessitant, pour conserver son équilibre, l'apport régulier d'une substance chimique exogène. Cette dépendance se manifeste à travers les symptômes physiques survenant lors du sevrage et par la tolérance;

– la tolérance est le processus d'adaptation d'un organisme à une substance, qui se traduit par l'affaiblissement progressif des effets de celle-ci et entraîne la nécessité d'augmenter la dose pour obtenir les mêmes effets.

En 1964, l'introduction du concept de dépendance a permis de mieux cerner le champ de la toxicomanie :

– de façon réductrice, en évitant d'assimiler les phénomènes culturels ou sociologiques à la consommation pathologique d'un produit;

– en élargissant son domaine : plutôt que de rester limité aux substances illicites (héroïne, cocaïne, etc.), le concept de pharmacodépendance intègre toute substance dont le sujet ne peut se passer; il permet de désigner le noyau commun aux différents produits, interdits ou autorisés : héroïne, cannabis, mais aussi alcool, tabac, médicaments (par exemple benzodiazépines).

Les critères diagnostiques des classifications internationales ont provoqué une autre évolution sensible des idées dans ce domaine : le manuel diagnostique et statistique des troubles mentaux (DSM) proposé par l'Association américaine de psychiatrie (APA), ainsi que la CIM, élaborée par l'OMS pour établir un diagnostic psychiatrique après l'examen d'un patient, se réfèrent à une classification des syndromes reposant uniquement sur la description de symptômes et de troubles du comportement, sans préjuger de leur étiologie et pathogénie. Dans le DSM IV (1994) comme dans la CIM 10 (1992), les critères diagnostiques de la dépendance, communs à l'ensemble des substances psychoactives, n'impliquent pas la présence nécessaire ou suffisante des items de sevrage et de tolérance (dépendance physique). Celle-ci n'est plus indispensable pour porter le diagnostic de dépendance à une substance. Il existe une nette prédominance numérique des items concernant les troubles comportementaux et psychologiques, par rapport aux symptômes psychobiologiques de tolérance et de sevrage. C'est le mode d'utilisation compulsive de la substance qui caractérise désormais la dépendance.

Dans cette perspective, la dépendance ne concerne pas tant l'objet (le produit) mais le sujet. Ainsi, au lieu de focaliser son intérêt sur la nature des produits, ce concept permet de se recentrer sur la problématique de ceux qui s'y adonnent. Sans doute sommes-nous (mais il s'agit de classements de maladies) dans le cadre d'un « modèle de maladie », essentiellement « bivarié » (interaction sujet-produit), discuté par nombre d'écoles de psychologie ou de sociologie. Mais il redonne une place centrale au sujet, soulignant que le potentiel pharmacologique d'une substance ne suffit pas à expliquer la dépendance. C'est l'amorce d'une évolution vers la notion globale d'addiction, qui regroupe sous un même terme la dépendance à un produit ou à un comportement (jeu, achats, etc.).

Dépendance à une substance (DSM IV)

Elle est définie comme *le mode d'utilisation inadapté d'une substance conduisant à une altération du fonctionnement ou à une souffrance cliniquement significative, et caractérisée par la présence de trois (ou plus) des manifestations suivantes :*

1. la tolérance est définie par l'un des symptômes suivants :
   - besoin de quantités notablement plus fortes de la substance pour obtenir une intoxication ou l'effet désiré,
   - effet notablement diminué en cas d'utilisation continue d'une même quantité de la substance;
2. le sevrage est caractérisé par l'une ou l'autre des manifestations suivantes :
   - syndrome de sevrage caractéristique de la substance,
   - la même substance (ou une substance très proche) est prise pour soulager ou éviter les symptômes de sevrage;
3. la substance est souvent prise en quantité plus importante ou pendant une période plus longue que prévu (par exemple, la personne continue à boire jusqu'à l'intoxication sévère bien qu'elle se soit fixée une limite à un seul verre);
4. il y a un désir persistant, ou des efforts infructueux, pour diminuer ou contrôler l'utilisation de la substance;
5. un temps important est consacré à des activités nécessaires pour obtenir la substance (par exemple consultation de nombreux médecins ou déplacement sur de longues distances), à utiliser le produit (par exemple fumer sans discontinuer) ou à récupérer de ses effets;

6. des activités sociales, professionnelles ou de loisirs importantes sont abandonnées ou réduites à cause de l'utilisation de la substance;

7. l'utilisation de la substance se poursuit alors que la personne sait qu'elle souffre d'un problème psychologique ou physique persistant ou récurrent, susceptible d'avoir été causé ou exacerbé par la substance (par exemple, poursuite de la prise de cocaïne, bien que la personne admette une dépression liée à la cocaïne, ou poursuite de la prise de boissons alcoolisées, bien que le sujet reconnaisse l'aggravation d'un ulcère du fait de la consommation d'alcool).

Il faut préciser :

– avec dépendance physique : signe de tolérance ou de sevrage (item 1 ou 2 présent);

– sans dépendance physique : pas de signe de tolérance ou de sevrage (items 1 et 2 absents).

Cette définition de la dépendance a le mérite d'intégrer des données d'ordre biologique (critères 1 et 2), psychologique (critères 3 et 4), et comportemental (critères 5, 6 et 7).

Les critères de la CIM 10 sont proches de ceux du DSM IV, les sept critères du DSM étant condensés en cinq de la CIM qui ajoute un autre item concernant le désir puissant ou compulsif d'utiliser une substance *(craving)*.

Syndrome de dépendance (CIM 10)

Au moins trois des manifestations suivantes doivent habituellement avoir été présentes en même temps au cours de la dernière année :

– désir puissant ou compulsif d'utiliser une substance psychoactive;

– difficultés à contrôler l'utilisation de la substance (début ou interruption de la consommation ou niveaux d'utilisation);

– syndrome de sevrage physiologique quand le sujet diminue ou arrête la consommation d'une substance psychoactive, comme en témoigne la survenue d'un syndrome de sevrage caractéristique de la substance ou l'utilisation de la même substance (ou d'une substance apparentée) pour soulager ou éviter les symptômes de sevrage;

– mise en évidence d'une tolérance aux effets de la substance psychoactive : le sujet a besoin d'une quantité plus importante de la substance pour obtenir l'effet désiré (certains sujets dépendants de l'alcool ou des opiacés peuvent consommer des doses quotidiennes qui seraient létales ou incapacitantes chez les sujets non dépendants);

– abandon progressif d'autres sources de plaisir et d'intérêt au profit de l'utilisation de la substance psychoactive, et augmentation du temps passé à se procurer la substance, la consommer, ou récupérer de ses effets;

– poursuite de la consommation de la substance malgré la survenue de conséquences manifestement nocives (par exemple atteinte hépatique due à des excès alcooliques, épisode dépressif après une période de consommation importante ou altération du fonctionnement cognitif liée à la consommation d'une substance); on doit s'efforcer de préciser que le sujet était au courant, ou qu'il aurait dû être au courant, de la nature et de la gravité des conséquences nocives.

L'évolution d'une dépendance est variable mais en général chronique, se prolongeant des années avec des périodes d'exacerbation et de rémission partielle ou complète. Il peut y avoir des périodes de prise massive avec des problèmes graves, des périodes d'abstinence totale et des périodes d'utilisation sans problème, se prolongeant parfois pendant des mois. Durant les douze premiers mois de rémission, le sujet est particulièrement susceptible de rechuter. La classification DSM offre l'intérêt de rendre compte de l'évolution et de la diversité dans le temps des comportements de dépendance, ainsi que de leur spécificité :

– la rémission précoce complète : pendant au moins un mois, mais moins de douze mois, aucun critère de dépendance ou d'abus n'a été présent ;

– la rémission précoce partielle : pendant au moins un mois, mais moins de douze mois, au moins un critère de dépendance ou d'abus a été présent (sans que les critères complets de la dépendance aient été présents) ;

– la rémission prolongée complète : à aucun moment pendant au moins douze mois, aucun critère de dépendance ou d'abus n'a été présent ;

– la rémission prolongée partielle : à aucun moment pendant au moins douze mois, les critères complets de la dépendance n'ont été présents ; toutefois au moins un critère de dépendance ou d'abus a été présent ;

– la rémission sous traitement agoniste de substitution : le sujet reçoit une médication agoniste sur prescription, et aucun critère de dépendance ou d'abus n'a été présent pour cette classe de médication pendant au moins le dernier mois ;

– la rémission en environnement protégé : le sujet se trouve dans un environnement où l'accès à l'alcool et aux substances réglementées est limité, et aucun critère de dépendance ou d'abus n'a été présent pendant au moins le dernier mois. Des exemples de cet environnement sont les prisons avec surveillance intensive et interdiction des substances psychoactives, les communautés thérapeutiques ou les unités fermées dans les hôpitaux.

Enfin, chez une personne en rémission complète, toute rechute correspondant aux critères pour l'abus de substance doit être considérée comme une dépendance en rémission partielle. La différenciation entre une rémission totale prolongée et une guérison repose sur la prise en considération de la durée écoulée depuis la dernière période comportant des anomalies, leur durée totale et la nécessité de continuer la surveillance.

Abus ou utilisation nocive pour la santé

À côté de la dépendance, il a été nécessaire de créer une catégorie intermédiaire pour des états entraînant manifestement un préjudice pour le sujet. En effet, des usages occasionnels ou répétés, (sans qu'il y ait dépendance) sont susceptibles de provoquer des problèmes de santé ou/et sociaux. Ce sera « l'abus » pour le DSM et « l'utilisation nocive pour la santé » pour la CIM. À la différence des critères de dépendance, cette catégorie n'inclut pas la tolérance, le sevrage ou un mode compulsif d'utilisation, mais seulement les conséquences néfastes de consommation répétée.

Il s'agit donc d'un mode d'utilisation inadéquat mis en évidence par des conséquences indésirables, récurrentes et significatives. Ce diagnostic est plus courant chez les sujets n'ayant que récemment commencé à prendre la substance, mais la dépendance n'est pas la voie finale obligée. Des épisodes d'abus ou d'utilisation nocive pour la santé peuvent se produire sur des périodes prolongées sans jamais évoluer vers la dépendance. Il existe néanmoins un continuum de l'abus à la dépendance, le passage de l'un à l'autre concernant en général le même produit. Cela est particulièrement vrai pour les toxiques entraînant facilement tolérance, sevrage et modes d'utilisation compulsifs (cas de l'héroïne).

Les critères du DSM et de la CIM diffèrent sensiblement. Le DSM insiste sur les conséquences sociales négatives de consommation de drogue en termes d'emploi, de prise de risques, de justice et de conflits interpersonnels. La CIM ne retient pas ces complications sociales comme suffisantes pour le diagnostic, mais insiste sur les dommages sanitaires tant sur le plan physique (par exemple hépatite) que psychiatrique (par exemple état dépressif).

Abus d'une substance (DSM IV)

Il est défini comme *le mode d'utilisation inadéquat d'une substance conduisant à une altération du fonctionnement ou à une souffrance cliniquement significative, caractérisée par la présence d'au moins une des manifestations suivantes :*

1. utilisation répétée d'une substance conduisant à l'incapacité de remplir des obligations majeures au travail, à l'école ou à la maison (par exemple absences répétées ou mauvaises performances au travail, absences, exclusions temporaires ou définitives de l'école, négligence des enfants ou des tâches ménagères);
2. utilisation répétée d'une substance dans des situations où ce comportement peut être physiquement dangereux (par exemple lors de la conduite d'une voiture, en faisant fonctionner une machine, en faisant de l'escalade);
3. problèmes judiciaires répétés liés à l'utilisation d'une substance (par exemple arrestations pour comportement anormal, violence, agressions);
4. utilisation de la substance malgré des problèmes interpersonnels ou sociaux, persistants ou récurrents, causés ou exacerbés par les effets de la substance (par exemple difficultés conjugales ou divorce, disputes, bagarres).

Les symptômes n'ont jamais atteint, pour cette classe de substance, les critères de la dépendance à une substance.

Utilisation nocive pour la santé CIM 10

Il est défini comme *le mode de consommation d'une substance psychoactive qui est préjudiciable à la santé. Les complications peuvent être physiques (par exemple hépatite consécutive à des injections) ou psychiques (par exemple épisodes dépressifs secondaires à une forte consommation d'alcool).*

Le diagnostic repose sur des preuves manifestes que l'utilisation d'une ou de plusieurs substances a entraîné des troubles psychologiques ou physiques. Ce mode de consommation donne souvent lieu à des critiques et a souvent des conséquences sociales négatives. La désapprobation par autrui ou par l'environnement culturel et les conséquences sociales négatives (par exemple une arrestation, la perte d'un emploi ou des difficultés conjugales) ne suffisent toutefois pas pour poser le diagnostic. De même, une intoxication aiguë ou une « gueule de bois » ne sont pas en elles-mêmes « nocives pour la santé », selon la définition donnée ici.

Usage

Cette catégorie n'existe pas en tant que telle dans les classifications internationales, puisqu'elle ne relève pas de la pathologie. Néanmoins, la distinction établie par le DSM et la CIM entre usage et abus, ou utilisation nocive pour la santé, pose explicitement le fait qu'il pourrait y avoir, pour certaines substances et certaines modalités de consommation, une utilisation sans risque et non dommageable pour la personne.

Les usagers occasionnels (appelés aussi « expérimentateurs ») sont des sujets qui utilisent une substance psychoactive à des fins récréatives, festives. Ils maintiennent une vie sociale, et l'usage est caractérisé par une consommation n'entraînant ni complication, ni dommage.

Cette approche, sous-tendant donc que l'usage ne saurait être considéré comme relevant d'une problématique pathologique, fait l'objet d'une forte controverse scientifique et politique. Bien acceptée pour l'alcool, cette conception est très critiquée concernant le cannabis, *a fortiori* l'héroïne. Pour les substances illégales, on considère actuellement en France que tout usage est nocif d'emblée ou à terme car faisant courir un risque pour le consommateur (modalité d'obtention ou de consommation, activité pharmacologique de la substance, modification du fonctionnement psychique) : c'est ce qui fonde en partie la loi de 1970 qui pénalise le simple usage de drogues.

CADRE LÉGISLATIF : LA LOI DE 1970 ET L'INJONCTION THÉRAPEUTIQUE

T. Rouault

Le cadre pénal français en matière de toxicomanie continue actuellement à s'appuyer sur le socle de la loi du 31 décembre 1970 et sur ses textes d'application, ou les lois complémentaires (lois du 17 janvier 1986 et du 31 décembre 1987), qui n'ont pas remis en cause la philosophie politique de ses orientations.

Le maintien en l'état de la loi de 1970 (inégalement appliquée selon les départements) est aujourd'hui dénoncé de toutes parts, que ce soit par les politiques ou les acteurs de terrain. La situation française apparaît d'autant plus singulière que plusieurs pays européens ont profondément révisé leur dispositif législatif depuis de nombreuses années, dans le sens d'un assouplissement des peines pour usage simple de produit stupéfiant et dans l'optique d'une politique de santé publique en direction des usagers de drogues.

Loi de 1970

Le contexte d'origine de la loi de 1970 ne doit pas être oublié pour en comprendre les motivations politiques. Dans les années soixante, le problème de la toxicomanie est essentiellement perçu en France sous l'angle de la répression du trafic. L'évolution socioculturelle de la fin des années soixante, en particulier les événements de mai 1968, aura une incidence importante sur l'objectif de la loi qui vise pour la première fois à réprimer l'usage de drogues distinctement du trafic (une répression de l'usage existait en France depuis 1916). Les trois objectifs de la loi sont :

– l'interdiction de l'usage qui est sanctionné pénalement;

– l'alternative d'une obligation de soins aux sanctions pénales (l'injonction thérapeutique);

– la répression du trafic et de la publicité en faveur de la consommation.

La loi de 1970 tente donc de concilier un objectif de répression (la drogue est inacceptable socialement) et un objectif de prévention secondaire avec l'ouverture d'une démarche de soins alternative aux sanctions pénales, en appliquant les principes de l'anonymat et de la gratuité des soins. Elle place ainsi l'usager de drogues (ou « le toxicomane » suivant la terminologie adaptée) dans un statut contradictoire de malade ou de délinquant : tout en l'obligeant à se soigner, elle le maintient dans une clandestinité paradoxale.

Les principes de la loi de 1970 sont intégrés dans le Code de la santé publique. Depuis 1992, le Nouveau Code pénal inclut lui aussi les dispositions relatives au trafic (art. 223-34 à 222-44), suivant ainsi le cadre des conventions internationales et reprenant les dispositions relatives à l'usage plus particulièrement réglées par le Code de la santé publique.

La législation française est l'une des plus sévères pour *la répression du trafic*. Depuis 1970, les peines ont été constamment aggravées par les textes d'application. Le Nouveau Code pénal distingue ainsi les délits simples, des délits aggravés. Il criminalise certains types de trafic comme la direction ou l'organisation de groupements ainsi que la production et la diffusion en bande organisée. Plusieurs mesures conservatoires peuvent encore aggraver les sanctions pour trafic : peine de sûreté, expulsion du territoire, confiscation des biens, interdictions professionnelles et privation de droits. On constate donc que la répression du trafic figure parmi les crimes les plus graves prévus par la loi française.

Toute consommation d'une substance classée comme stupéfiant est réprimée : individuelle, collective, publique ou privée, occasionnelle ou régulière. En cas de première infraction, le procureur peut néanmoins classer sans suite le dossier ou le renvoyer à un médecin de la DDASS. La seconde possibilité consiste à mettre en œuvre une mesure d'injonction thérapeutique.

Répression de l'usage et injonction thérapeutique

La loi de 1970 introduit l'obligation de soins (l'appellation « injonction thérapeutique » ne figurant pas en tant que telle dans cette loi) qui peut être proposée à l'usager à l'entrée dans la procédure judiciaire par le procureur de la République; elle peut lui être imposée en cours de procédure judiciaire — la cure est ordonnée par un juge d'instruction ou un juge des enfants dans le cadre du contrôle judiciaire —, ou encore par une juridiction de jugement. L'application de ces mesures exige une coopération entre les autorités judiciaires et sanitaires.

Dans l'esprit du législateur, la mesure d'injonction thérapeutique (IT) représentait le moyen idéal pour éradiquer progressivement les problèmes de toxicomanie. Dans la réalité, elle est restée quasiment inutilisée au cours des années soixante-dix (< 1 000 IT/an), faiblement mise en œuvre du fait de l'absence de moyens de suivi dans les tribunaux de grande instance (TGI) et de la notion restrictive de « cure » de traitement jusqu'en 1987 (< 3 000/an). À cette époque, une première évaluation[1] a relancé son utilisation en particulier comme moyen de premier recours aux soins, la majorité des toxicomanes ne bénéficiant pas de protection sociale. En fait, c'est seulement depuis 1995 qu'une circulaire[2] préconise l'extension des mesures d'IT (8 630 IT prononcées en 1995, davantage ensuite). Encore faut-il nuancer ces données du fait de fortes disparités régionales : en 1994, 38 % des TGI n'ont prononcé aucune mesure d'IT; 23 % en ont prononcées de 1 à 10, 29 % de 11 à 99 et 10 % plus de 100 (dont la région parisienne). L'une des raisons du faible nombre d'IT est parfois l'absence ou l'insuffisance de structures de soins locales. Autre élément de pondération : les produits à l'origine de l'IT; bien que l'on ne dispose pas de statistiques fiables en fonction des produits, il semble que le cannabis reste à l'origine de nombreuses IT, malgré les recommandations des circulaires insistant pour que ce produit ne motive pas une telle mesure : selon l'OCRTIS, il représentait pourtant 62 % des interpellations en 1994. Enfin, un certain nombre d'IT ne sont pas prononcées au motif de l'usage simple mais pour un autre type d'infraction (par exemple la détention de substance, les usagers-vendeurs ou les vols) ou pour des infractions multiples donnant lieu à un contrôle judiciaire et à des mesures de probation. Cela illustre bien le dilemme de la loi de 1970 : soigner (surveiller) ou punir, selon l'analyse de Michel Foucault.

La question de l'efficacité de la mesure d'IT au regard de l'évolution des problèmes de dépendance reste entière. Selon les statistiques de la direction générale de la santé (DGS), 6 072 personnes ont effectivement suivi un traitement en centre de soins en 1995, soit environ 10 % des usagers accueillis dans les centres, et qui proviennent d'une origine judiciaire, sans préciser la part réelle de l'IT dans ce chiffre. Par ailleurs, l'accroissement spectaculaire des interpellations ces dernières années (62 325 dont 84 % pour usage simple en

1. Circulaire CAB 87-02 du 12 mai 1987 (NOR : JUSA8700057C).
2. Circulaire conjointe DGLDT/CRIM/DGS n° 20 du 28 avril 1995. BO Justice n° 58 du 30 juin 1995.

1995, contre moins de 30 000 dans les années quatre-vingt) montre en effet que seulement 14 % d'IT ont été prononcées pour l'ensemble de ces interpellations. Si l'on écarte les usagers de cannabis, on arrive à un meilleur résultat de 40 %. Il apparaît aussi que la mesure d'IT souffre des transferts de décisions entre les juridictions et les administrations (du magistrat au commissariat puis à la DDASS), ce qui provoque une déperdition du nombre d'IT réellement mises en œuvre.

Entre répression et soins : une évolution incertaine

Depuis 1994, plusieurs commissions et rapports indépendants ont préconisé l'évolution de la loi de 1970 : la commission Henrion (1995, commanditée par le ministère de la Santé et des Affaires sociales), le Comité national d'éthique (1994, qui s'est autosaisi sur la question de la toxicomanie), le rapport de l'épiscopat français (1997) et le rapport de la commission Roques (1998, commandité par le secrétariat d'État à la Santé).

Complétés par les avis des professionnels de soins (en particulier au cours de la première conférence nationale sur la toxicomanie, organisée par le secrétariat d'État à la Santé en décembre 1997), ces rapports ont mis en évidence plusieurs éléments essentiels pour progresser sur la question du débat législatif et judiciaire.

La notion de dépendance a considérablement évolué depuis 1970 : l'émergence ou le retour de nouvelles substances psychotropes (amphétamines, crack, ecstasy...) rend caduque la notion déjà floue en 1970 entre substances licites et illicites, drogues dures et drogues douces. Or, la loi de 1970 se basait sur une vision restrictive de la notion de dépendance (en fonction de la classification des substances prévue par les conventions internationales). L'enjeu de santé publique s'est aujourd'hui élargi à l'usage détourné ou abusif de certaines substances (médicaments, alcool, tabac, dopage) voire de comportements addictifs et de conduite à risques (jeu pathologique, achats compulsifs, suicide, etc.) auxquels la loi de 1970 ne peut répondre, ou face auxquels elle introduit même une incohérence dans le suivi des usagers dépendants.

L'impact des problèmes de toxicomanie s'est considérablement accru. La loi ne peut faire face à toutes les situations de dépendance pour une population « toxicomane » bien plus importante qu'il y a trente ans, et qui concerne désormais toutes les couches de la société. Il faudrait aujourd'hui concentrer l'action sur les produits les plus dangereux.

La notion de traitement (la « cure » en 1970) a nettement évolué avec l'apparition des problèmes infectieux (sida, hépatites...) et avec la précarisation sanitaire croissante des usagers, que ce soit en termes de dispositifs (apparition des traitements de substitution, rôle des médecins généralistes, réseaux ville-hôpital), ou de méthodes thérapeutiques. Dans ce contexte, l'injonction thérapeutique constitue-t-elle encore un « filet » efficace de premier recours aux soins, alors que ce rôle est de plus en plus joué par les mesures de réduction des risques (échange de seringues, groupes d'autosupport, accueil d'urgence, points-écoute, etc.) ?

L'application de la loi, ou sa non-application jusqu'en 1987, a fait la preuve de sa relative inefficacité en matière de lutte contre le trafic et l'usage, ainsi que de son inégalité dans la mise en œuvre locale de l'injonction thérapeutique. Même si la question de l'anonymat et de la gratuité du traitement mérite d'être réexaminée avec attention, en garantissant une éthique du traitement, l'injonction thérapeutique modèle « 1970 » paraît bien avoir vécu.

Entre maintien ou évolution de la loi, entre la dépénalisation de l'usage simple pour certains produits ou tous les produits et la libéralisation de l'usage, le débat peut-il être tranché? Les orientations politiques et cliniques françaises actuelles prennent plutôt le chemin d'une approche pragmatique et réaliste (vider progressivement la loi de son contenu) face aux partisans, encore nombreux, d'un interdit pur et simple.

BIBLIOGRAPHIE

Bernat De Celis J. *Drogues : consommation interdite : la genèse de la loi de 1970 sur les stupéfiants*. Paris : L'Harmattan, 1996.

Caballero F. *Droit de la drogue*. Paris : Dalloz, 1989.

Simmat-Durand L, Rouault T. Injonction thérapeutique et autres obligations de soins. *Revue documentaire Toxibase*, 1997 (3).

TRAFIC DE STUPÉFIANTS : PERSPECTIVES GÉOPOLITIQUES ET ÉCONOMIQUES

T. Rouault

Marché de la drogue dans le monde

Pour mesurer le volume et l'accroissement du trafic de drogues, on dispose de sources d'information précises, dont la validité est pourtant souvent remise en cause par la presse ou certains experts. Il s'agit principalement du rapport annuel de l'OICS[1] (*cf. Politiques internationales*) qui dresse un état du trafic pour chaque région du monde, réalisé à partir des rapports nationaux communiqués par chaque gouvernement; ces données sont parfois très contestables, en particulier pour les pays producteurs dont l'économie repose essentiellement sur la production de substances et qui fournissent fréquemment des chiffres sous-estimés. Un certain nombre de gouvernements omettent également de transmettre leur rapport annuel à l'OICS.

Une seconde source importante est celle des données rassemblées par les États-Unis dans le cadre de leur politique de « certification » des pays producteurs. Enfin, le PNUCID[2] réalise aussi, depuis 1997, son propre rapport, plus synthétique et intéressant que celui de l'OICS. Les sources « neutres », réunies

1. Organisation internationale de contrôle des stupéfiants (OICS).
2. Programme des Nations unies pour le contrôle international des drogues.

par des ONG comme l'OGD[1] en France, sont rares et difficilement vérifiables. Les chiffres du trafic de drogues sont principalement estimés à partir des saisies effectuées par les services des douanes ou les services de police chargés de la répression du trafic et de l'usage. Les saisies ne sont qu'un indicateur partiel de l'offre et de la demande; il permet d'évaluer des tendances, mais non d'avoir une idée exacte de l'ampleur du trafic à l'échelle internationale. Pour ce faire, il est en effet indispensable de mesurer l'ensemble de la chaîne économique de production, en partant des paysans et agriculteurs — ou des chimistes spécialisés dans les *designer drugs* pour les drogues de synthèse —, pour en arriver aux dealers de proximité qui livrent les consommateurs, en passant par tous les intermédiaires à l'œuvre dans le trafic.

On comprend donc à quel point il est difficile, sinon impossible, de dresser un tableau exact et à jour de la situation du trafic de drogues dans le monde, quelles que soient les substances. On peut néanmoins décrire les principales tendances du marché. Sans surprise, le premier constat porte sur l'accroissement continu du volume du trafic international et local. Par exemple, dans les pays de l'Union européenne, le nombre des saisies a été multiplié par deux depuis le début des années quatre-vingt-dix. L'accroissement général du trafic est incontestable pour presque toutes les substances. La production de la coca, localisée à 98 % en Amérique du Sud (Bolivie, Colombie, Pérou) a doublé depuis 1985; elle représente environ 300 000 tonnes de feuilles de coca permettant de produire en moyenne 1 000 tonnes de cocaïne par an. Malgré la politique du PNUCID d'éradication des cultures, menée avec une certaine réussite ces dernières années, et la baisse du prix de la feuille de coca en 1996-1997, ce marché reste florissant. La production annuelle d'opium, dont les deux tiers sont retraités pour la fabrication d'héroïne (le reste étant consommé sous form hectares de production dans le monde permettant de produire 5 000 tonnes d'héroïne. L'apparition des drogues de synthèse, amphétamines et stimulants comme l'ecstasy (ou le retour d'anciennes substances tel le LSD), est une autre tendance récente importante puisque les saisies ont triplé ces trois dernières années. Produites massivement dans les pays de l'Est, ces substances apparaissent très difficiles à contrôler en raison de la facilité de production de nouvelles molécules. Si l'on compare les volumes de production à celui des saisies, l'écart semble manifeste; cela pose un certain nombre de questions quant à l'efficacité des politiques de contrôle de la production : ainsi en 1995, 31 tonnes d'héroïne sur 5 000 tonnes produites ont été saisies; pour la cocaïne, le bilan est de 251 tonnes saisies pour 1 000 tonnes produites…

Le PNUCID estime que 140 millions de personnes (soit 3,3 % à 4,1 % de la population mondiale) consommeraient des drogues illicites, ce qui reste très inférieur à la consommation de substances licites comme l'alcool (50 % de la population mondiale) ou le tabac (20 %). La consommation des stimulants toucherait environ 30 millions de personnes, devançant largement l'héroïne

1. Observatoire géopolitique des drogues.

(8 millions) ou la cocaïne (13 millions). Enfin, la consommation de cannabis concernerait environ 141 millions d'individus.

Certains pays justifient ouvertement la production de substances comme source de profit. Ainsi les talibans, depuis leur prise de pouvoir en Afghanistan, utilisent la production d'opium (l'une des plus importante du monde) comme arme diplomatique. Pour d'autres pays, comme la Russie où la lutte contre le trafic est sans cesse présentée par le gouvernement comme un enjeu national, la dégénérescence politique et l'emprise croissante de la mafia contredisent toujours davantage le discours officiel. L'effondrement politique des pays de l'Est depuis 1989 a fait plonger les économies de plusieurs États de l'ex-URSS dans le trafic : on estime que 14 % de la population russe est impliquée, à un titre ou un autre, dans l'économie de la drogue. Dans ce cas, le cruel paradoxe est que l'argent de la drogue représente l'un des rares facteurs de stabilité au sein de la tourmente économique que connaît l'ancien empire soviétique. Enfin, les pays consommateurs (essentiellement occidentaux) ne peuvent plus se réfugier aussi facilement que par le passé dans la dénonciation de la responsabilité des pays producteurs en ce qui concerne la progression du trafic et de la consommation; la demande de drogues est en effet en pleine expansion dans la plupart d'entre eux.

Diversification et mondialisation du trafic

L'histoire moderne du trafic de drogue a commencé au lendemain de la Seconde Guerre mondiale avec la fin des derniers monopoles coloniaux sur la production de substances (déjà) illicites. Depuis, les régions de production ont largement dépassé leurs aires traditionnelles (Triangle d'or en Asie, Croissant d'or au Moyen-Orient) pour atteindre de nouveaux pays et impliquer de nouveaux réseaux de distribution. L'arrivée des drogues de synthèse à la fin des années quatre-vingt a encore compliqué la situation.

Comme toute industrie, le commerce des drogues s'est profondément transformé ces dernières décennies. Il est devenu plus complexe, mondialisé pour toutes les filières de production, toujours davantage lié à l'évolution du contexte sociologique, économique et politique des pays producteurs et consommateurs.

Le marché européen est approvisionné par trois routes principales de trafic : l'Ouest (Espagne et Portugal essentiellement) pour la cocaïne produite dans les Caraïbes, l'Europe constituant après les États-Unis le second marché pour ce produit; le Sud (Maroc, pays sub-sahariens) pour le cannabis; l'Est (Balkans, Turquie, Chypre, Liban) représente traditionnellement les voies du transit de l'héroïne d'Asie. Plusieurs pays d'Europe de l'Ouest jouent un rôle de plaque tournante, en particulier la Belgique et les Pays-Bas; cela conduit à fragiliser leur propre modèle de traitement social et sanitaire de la toxicomanie, et engendre des conflits politiques au sein de l'Union européenne elle-même (récemment entre la France et les Pays-Bas par exemple). Le trafic de drogue s'affranchit pourtant de plus en plus de la notion de frontière entre les États, et ne peut être appréhendé qu'à l'échelle du continent et de sa périphérie. Certains pays, comme la Suisse, continuent à banaliser les circuits de blanchiment de l'argent de la drogue.

Dans bon nombre de pays producteurs, économiquement « émergents » ou sous-développés, la demande de drogue a fortement progressé. En termes économiques, c'est aussi la demande intérieure qui soutient désormais l'économie de la drogue, à l'importation comme à l'exportation. Au Moyen-Orient, la Turquie joue plus que jamais un rôle pivot ne se limitant plus au transit de l'héroïne d'Asie vers l'Europe. Le trafic de drogues est devenu l'un des enjeux de certains conflits locaux, comme au Kurdistan, au Liban ou au Caucase.

Le marché de l'Asie de l'Est et du Sud-Est connaît également un bouleversement important. Il constitue le plus gros marché mondial de consommation (et de production) d'héroïne. La criminalisation de type mafieuse y est de plus en plus puissante, avec l'entrée en jeu de pays comme la Chine. Certains pays, comme la Birmanie, peuvent être considérés comme de véritables « narco-États ».

En Afrique, le Nigeria, le Kenya et l'Afrique du Sud sont les pays les plus impliqués dans l'organisation du trafic. Le développement rapide de la production de cannabis sur tout le continent a un impact négatif sur l'appauvrissement agricole, le cannabis étant 50 à 60 fois plus rentable que les cultures traditionnelles.

L'Amérique du Sud et l'Amérique Centrale, principaux producteurs de cocaïne, sont placés sous l'influence de la politique des États-Unis. La drogue reste plus que jamais une composante essentielle de l'économie locale : on estime qu'elle représente en Bolivie près de 10 % du PNB (et environ le même niveau d'emploi dans la population), 8 % au Pérou, 6 % en Colombie. L'implication du trafic dans les conflits et guérillas locales ainsi que dans les circuits du blanchiment y est considérable.

Le marché des États-Unis, du Canada et du Mexique (Alena) représente à lui seul le plus vaste espace de consommation et de trafic du monde. La politique des États-Unis demeure très ambiguë, passant de la « guerre à la drogue » menée dans les années quatre-vingt, à la politique actuelle de « certification ». Dénoncé par plusieurs pays comme une pratique offensante, le processus de certification consiste pour l'administration américaine à délivrer chaque année aux pays producteurs un brevet de bonne conduite en matière de contrôle du trafic. Le pays qui n'obtient pas la certification se voit infliger des sanctions économiques et financières. Vingt-deux pays ont subi ce processus en 1998. Ce système masque de moins en moins la volonté des États-Unis de maîtriser ses zones d'influence géostratégiques, la question du contrôle du trafic étant reléguée au second plan alors que, paradoxalement, le système de répression de la consommation reste très sévère sur le territoire américain lui-même. En ce qui concerne les limites de la politique américaine, et afin d'illustrer l'accroissement du trafic mondial, citons les deux tendances suivantes : entre 1985 et 1996, le trafic vers les États-Unis en provenance du Mexique a été multiplié par quatre ; en provenance de la Colombie et du Venezuela, il a été multiplié par trois.

Au sein de ce nouveau « désordre mondial », il importe de distinguer les différents niveaux d'implication des États dans l'économie de la drogue. L'OGD en distingue cinq : les narco-États (pays dans lesquels l'État — ou un secteur de l'appareil d'État — est impliqué dans le trafic ou utilise ses profits); les États-trafiquants (pays où l'État — ou un secteur de l'appareil d'État — se livre à toute sorte de trafics, dont celui de la drogue); les territoires de trafic (États dans lesquels un gouvernement ne contrôle pas une région où se développe un trafic de drogue); les États sous influence (pays dans lesquels des membres de l'appareil d'État sont personnellement impliqués dans le trafic); les États sensibles (pays qui côtoient ou reçoivent de front le trafic de drogues, et sont susceptibles de devenir un État sous influence).

Filières de trafic, criminalisation et blanchiment

Un élément particulièrement préoccupant réside dans le fait que le développement du marché des drogues s'inscrit de plus en plus dans une perspective de financement des conflits interethniques ou entre États. Par exemple, en Europe, l'éclatement du marché avec l'accroissement des vendeurs de demi-gros (de 1 à 20 kg) qui agissent en dehors des filières classiques de la « grande » distribution, est la conséquence du renforcement de l'adéquation entre circuits de distribution courts et conflits longs. La drogue est donc un produit « agissant » sur le contexte économique et possédant sa propre dynamique géostratégique. Elle joue un rôle central dans la résurgence d'affrontements historiques parfois très anciens, à la fois prétexte et enjeu de conflit. Les exemples abondent : « nettoyages ethniques » en Birmanie, guerres au Sierra Leone et au Liberia, conflit en Tchétchénie, etc.

Véritable industrie à l'échelle planétaire, la drogue est donc un marché volatil de plus en plus difficile à contrôler. Les acteurs du trafic sont multiples, ils n'appartiennent plus seulement à des systèmes mafieux organisés et deviennent d'autant plus difficiles à repérer. Face à ces enjeux, le contrôle et la répression du trafic et du blanchiment, malgré une volonté politique qui s'affirme (création de l'unité drogues de Europol en 1994 et du GAFI, Groupe d'action financière, par le G7, rôle de l'Organisation mondiale des douanes, convention des Nations unies et de l'Union européenne sur le blanchiment), apparaissent encore insuffisants par rapport aux moyens considérables du trafic et à sa capacité d'adaptation.

Les systèmes de blanchiment de l'argent de la drogue illustrent bien les difficultés du contrôle de substances qui permettent de dégager une plus-value 700 à 2 000 fois supérieures, du cultivateur au consommateur final : il s'agit là d'un exemple unique de plus-value d'une matière première sur le plan économique ! Le blanchiment est assurément le risque le plus sous-estimé que fait courir le marché des drogues à l'ensemble du système bancaire et financier international : on estime qu'il représente environ 100 milliards de dollars par an dans le monde. Depuis plusieurs années, les techniques du blanchiment sont toujours plus professionnelles et internationales. Elles utilisent habilement les lacunes législatives de certains États ou les paradis fiscaux des autres (Luxembourg, Suisse, Îles Caraïbes…) pour recycler l'argent suivant des étapes et des montages très complexes. Certains scandales, comme celui de la BCCI du Pakistanais Agha Hasan Abedi à la fin des années quatre-vingt, ont permis de mieux comprendre cette organisation.

Dans ce contexte, l'impact des programmes d'aide internationaux est parfois négatif : déforestation et dégradation de l'environnement écologique, disparition de modes de consommation traditionnels culturellement admis et moins dangereux en termes de santé publique; ainsi en Thaïlande, l'un des effets indirects du programme du PNUCID a été le remplacement de l'opium fumé par l'héroïne injectée, avec des conséquences désastreuses de contamination de sida et d'autres infections. Chez les pays donateurs comme pour les pays bénéficiaires de l'aide internationale, les objectifs poursuivis sont autres que la réduction des cultures illicites. Chacun trouve son intérêt à un système qui se perpétue et s'adapte constamment aux évolutions géopolitiques : « *en ce sens les politiques publiques antidrogue doivent être considérées comme constitutives des marchés* » dans la mesure où « *le caractère marchand de ceux-ci explique le faible niveau de répression effective* »[1].

Rapport coût/efficacité des politiques publiques

Si la drogue représente un marché économique de grande envergure dans le monde, il paraît important d'évaluer l'efficacité des politiques publiques et leur coût. L'évaluation des coûts est une approche particulièrement complexe, peu développée en France alors qu'elle a été davantage appliquée aux États-Unis en ce qui concerne par exemple les traitements cliniques, tout en restant un instrument de mesure imparfait. Une recherche récente[2] a tenté une première comparaison internationale entre la France, les États-Unis et les Pays-Bas, représentant chacun trois modèles de politique publique assez différents : le coût public serait de 73 milliards de francs pour les États-Unis (soit 1,3 % du budget de l'État), 1,7 milliard aux Pays-Bas (0,32 %) et 4,5 milliards en France (0,3 %). Encore faut-il analyser ces chiffres avec prudence car il ne s'agit que d'estimations; l'opacité des budgets publics étant importante, un grand nombre de lignes budgétaires ne sont pas explicitement dévolues à la lutte contre la toxicomanie. On peut néanmoins en déduire des équilibres très divers : par exemple la part du budget consacrée aux traitements est de 15 % aux États-Unis, contre 30 % aux Pays-Bas. En conclusion, la mesure des politiques publiques et la compréhension économique du trafic dans toute son ampleur nécessitent des analyses macroéconomiques, géopolitiques mais aussi microéconomiques afin de mieux comprendre la dimension « souterraine » du phénomène puisqu'il s'agit de substances demeurant illicites.

---

1. Choiseul Praslin (de). *La drogue, une économie dynamisée par la répression : la marée blanche.* Paris : Presses du CNRS, 1991.
2. ARMI (Association de recherche sur les marchés informels), Kopp (P.), Palle (C.). *Vers l'analyse du coût des drogues illégales.* Paris : OFDT, 1998, 80 p.

BIBLIOGRAPHIE

ARMI (association de recherche sur les marchés informels), Kopp P, Palle C. *Vers l'analyse du coût des drogues illégales*. Paris : OFDT, 1998.

Choiseul Praslin (de) Ch. *La drogue, une économie dynamisée par la répression : la marée blanche*. Paris : Presses du CNRS, 1991.

Duprez D, Kokoreff M, Verbeke A. *Des produits aux carrières : contribution à une sociologie du trafic des stupéfiants*. Lille : CLERSE; IFRESI-CNRS, 1995.

Joubert M. Trafic de drogues et modes de vie. *Revue documentaire Toxibase*, 1995 (4).

Labrousse A, Koutouzis M. *Géopolitique et géostratégies des drogues*. Paris : Arnette, 1997.

POLITIQUES INTERNATIONALES

T. ROUAULT

Histoire des politiques internationales

C'est au début du XXe siècle que l'on assiste à l'émergence d'une politique internationale de contrôle des drogues, ainsi qu'à la promulgation des premières lois sur l'usage et le trafic dans les pays occidentaux. Le XIXe siècle a vu l'organisation du marché par les pays européens : marché de l'opium contrôlé par les Anglais en Chine et par les Français en Indochine; développement en Allemagne de l'industrie pharmaceutique et chimique, basée sur la production de la morphine et des opiacés. À l'initiative des États-Unis, du fait de l'extension de la consommation et d'une morale puritaine qui ne peut tolérer la consommation de substances psychotropes (dont l'alcool en premier lieu), une première conférence à Shanghai en 1909 puis la convention de La Haye en 1912 constitueront les prémices des deux conventions internationales de Genève de 1925. La première convention de Genève (non approuvée par les États-Unis ni la Chine, favorables à la prohibition totale) sur « la suppression du commerce et de l'usage de l'opium préparé » organise le contrôle de la production par un monopole d'État; la seconde convention sur l'opium met en place un système d'évaluation et de contingentement des besoins nationaux en substances pour utilisation médicale. Les conventions de Genève et leurs suites (conventions et protocoles de 1931, 1936, 1946, 1948, 1953) constitueront le fondement de la politique internationale pendant près d'un demi-siècle.

Cette première époque du contrôle international est caractéristique de l'inefficacité et de l'hypocrisie des instances internationales de l'entre-deux-guerres. Il est en effet avéré que l'exploitation coloniale de l'opium ne cessera véritablement qu'après la Seconde Guerre mondiale et le début du processus de décolonisation. La vision politique des États reste basée sur la prohibition et l'éradication de la consommation, alors même qu'apparaissent de nouveaux modes d'usages et de nouveaux réseaux de criminalité organisée, et que la

Seconde Guerre mondiale laisse en héritage une cohorte d'anciens soldats dépendants à la morphine et aux amphétamines.

La nouvelle étape du contrôle international est marquée par l'adoption de la convention unique sur les stupéfiants des Nations Unies en 1961 (révisée en 1972, ratifiée par 158 États en 1996), et par la convention de Vienne en 1971. À la même époque, l'OMS précise les concepts de dépendance et d'addiction. Les substances naturelles ou synthétiques sont classées selon leur danger en quatre tableaux universels. Les pays signataires s'engagent à respecter cette classification, et à adapter leur législation à l'objectif de prohibition et de contrôle du trafic (cf. *cadre législatif : la loi de 1970 et l'injonction thérapeutique*, pour la France). La convention organise le contrôle international et prévoit un système de sanctions pour les pays qui ne respecteraient pas ces règles. Dans les faits, la convention oppose pays producteurs et pays consommateurs, alors que l'impact de la consommation progresse considérablement à partir de cette époque et que les modes d'usage se diversifient. Elle s'avérera tout aussi difficile à appliquer que les conventions de 1925, mais constitue cependant le pilier des politiques nationales mises en œuvre depuis trente ans. Pour l'Europe, le développement des institutions politiques de l'Union européenne définira un cadre coopératif et législatif complémentaire.

La dernière convention internationale en vigueur est celle de 1988 sur le trafic illicite. Ratifiée en 1997 par 142 pays — dont la France —, elle renforce considérablement la coopération policière et judiciaire entre les États, notamment pour lutter contre le blanchiment de l'argent, et pour le contrôle des produits précurseurs (en particulier les produits chimiques avec le développement des drogues de synthèse comme l'ecstasy).

Organisations et instances internationales

OICS (Organisme international de contrôle des stupéfiants)

C'est en quelque sorte le « comité scientifique » de l'ONU pour l'application des conventions internationales. Il se compose de treize membres, experts qui agissent indépendamment de leur origine nationale. Installé à Vienne, l'OICS publie un rapport annuel permettant de faire le point sur l'évolution du trafic et de la consommation à partir des données fournies par les États.

Commission des stupéfiants

Composée de quarante membres qui représentent un compromis entre pays producteurs et consommateurs, la commission siège à l'ONU à New York au moins une fois par an; elle a compétence pour donner son avis sur toutes les questions relatives aux drogues et à l'évolution des conventions internationales.

PNUCID (Programme des Nations unies pour le contrôle international des drogues)

Créé en 1971, il est basé à Vienne et financé par les contributions volontaires des États. Le PNUCID met en œuvre des programmes de substitution pour la culture des drogues dans les pays producteurs, des programmes de prévention ; il développe aussi des recherches épidémiologiques et scientifiques. La plupart de ces programmes sont instaurés dans les pays du tiers-monde, et souvent critiqués pour leurs conséquences « homéopathiques » ou les bouleversements qu'ils ont provoqués dans certaines populations. En 1997, le PNUCID a publié son premier rapport général sur les drogues.

INTERPOL

Fondée en 1923, l'organisation internationale de police criminelle est le « bras armé » des conventions internationales sur les stupéfiants, dont le contrôle occupe l'essentiel de son activité.

GAFI (Groupe d'action financière)

Créé en 1989 à l'instigation du G7 (groupe des sept pays les plus industrialisés) le GAFI rassemble actuellement 28 pays. Il supervise la lutte contre le blanchiment de l'argent du trafic de drogue et la mise en œuvre des conventions internationales.

OMS (Organisation mondiale de la santé)

L'OMS joue un rôle important dans la mise à jour des tableaux des stupéfiants ; elle recueille de nombreuses informations épidémiologiques et scientifiques, par l'intermédiaire de ses bureaux continentaux et de ses experts.

OMD (Organisation mondiale des douanes)

Les douanes jouent un rôle essentiel pour les saisies et le contrôle des organisations criminelles. Pour l'Europe, les saisies ont été multipliées par deux depuis le début des années quatre-vingt-dix, la part des saisies restant très limitée par rapport à l'ensemble du trafic.

BIT (Bureau international du travail)

Le BIT et l'Unesco mènent également plusieurs programmes et études sur les drogues.

Groupe de Dublin

Créé à l'instigation des États-Unis, le groupe de Dublin intercontinental sur les drogues est un organe de coordination avec les pays européens.

Coordination politique européenne en matière de drogue

Parallèlement aux conventions et programmes internationaux sur les drogues, on assiste depuis une dizaine d'années au développement de la coopération européenne sur le sujet, avec divers organismes et instances.

Europol

Créée par les accords de Schengen en 1985, l'Organisation européenne de police dispose depuis 1994 d'une unité « Drogues » chargée de gérer une banque de données sur le trafic afin de favoriser la coopération policière entre les États.

Conseil de l'Europe

Le Conseil soutient depuis 1973 l'action du groupe Pompidou, chargé de promouvoir et soutenir la mise en œuvre de programmes nationaux et d'actions de coopération, dans une approche multidisciplinaire pour une quarantaine de pays. Les travaux du groupe Pompidou font référence en matière de recherche et d'épidémiologie; il organise de très nombreux séminaires sur des actions-pilotes et des thèmes variés (questions pénales, prévention, finances publiques, thérapies et réhabilitation, nouvelles tendances...).

Union européenne

Depuis 1992, le traité de l'UE a donné une impulsion nouvelle à la politique communautaire sur les drogues, aboutissant à des plans d'action concertés. Les trois piliers du traité définissent un cadre légal à cette politique :

1. santé publique et coopération commerciale couvrent les aspects du blanchiment et de l'assistance externe à l'UE, en particulier pour les pays en voie de développement;
2. politique de la sécurité extérieure commune;
3. justice et affaires intérieures couvrent le domaine des législations et de la répression du trafic.

Les institutions politiques concernées par le sujet sont le Parlement européen, le Conseil européen pour les orientations politiques, la Commission européenne pour leur application. En 1996, le montant total des budgets de l'UE sur les drogues a été de 61 millions d'euros (environ 400 millions de francs); elle dispose de plusieurs institutions qui lui permettent une action concrète.

La Commission européenne gère elle-même plusieurs programmes importants par l'intermédiaire de ses directions générales (DG) en particulier :

– le programme prévention (DG5 SANCO);
– les actions Nord-Sud (DG1 et DG8);
– le programme technologique d'échange de données entre administrations (IDA);
– le programme PHARE destiné à aider les futurs adhérents de l'UE, en particulier les pays de l'Est, à élaborer leur stratégie nationale sur les drogues dans l'esprit des orientations communautaires.

OEDT (Observatoire européen des drogues et des toxicomanies)

Installé à Lisbonne depuis 1993, l'OEDT est chargé de développer de nombreux programmes de recherche et des actions-pilotes sur l'épidémiologie et les statistiques, la prévention et la réduction de la demande. Il coordonne le réseau REITOX (réseau européen d'information sur les toxicomanies), qui dispose d'un organisme de veille dans chaque pays (point focal).

En conclusion : la politique communautaire européenne progresse à petits pas. Si un certain niveau de consensus commence à exister entre les États, les divergences restent dominantes pour une harmonisation en termes de législation et de répression, de stratégies de prévention et de soins.

Évolution des politiques internationales

À la lecture du nouveau plan antidrogue adopté par près de 200 chefs d'États, lors de la session spéciale 1998 de l'ONU sur la drogue, les recettes préconisées pour lutter contre l'usage et le trafic paraissent toujours les mêmes; on se demande toutefois qui peut encore réellement croire à l'objectif «*d'un monde sans drogue en 2008*», pourtant officiellement proclamé. Les États-Unis, qui jouent plus que jamais le rôle de décideur (et principal contributeur financier des plans de lutte internationaux), ont mesuré les limites de leur stratégie de «guerre» contre la drogue dans les années quatre-vingt. Les pays producteurs leur reprochent — ainsi qu'aux autres pays occidentaux — d'avoir beaucoup lutté contre la criminalité, mais très peu donné pour la mise en œuvre de solutions économiques alternatives à la culture des substances.

Si la responsabilité des pays occidentaux consommateurs est désormais en cause au même titre que celle des pays producteurs, plusieurs autres évolutions compliquent sans cesse l'application des conventions internationales :

– la relative inefficacité des politiques de substitution de cultures suppose un effort économique sans précédent pour la mise en œuvre du plan de l'ONU à l'échelle mondiale, ce que ne manquent pas de rappeler les pays producteurs;

– les limites du rapport coût-efficacité du dispositif de contrôle international dans la progression de la consommation;

– l'impact du sida et des maladies infectieuses (hépatites, etc.) a conduit au développement d'une politique pragmatique de réduction des risques, mais est en contradiction avec l'esprit répressif des législations internationales et nationales;

– la philosophie tolérante de la politique de «réduction de la demande» dans les pays occidentaux (prévenir plutôt que guérir) est également en contradiction avec la logique répressive;

– l'évolution des substances synthétiques et des chaînes de production des produits précurseurs bouleverse les stratégies de contrôle international, qui paraissent avoir toujours un temps de retard sur cette évolution;

– l'évolution rapide des modes de consommation (polyconsommation, frontière floue entre produits illicites et produits licites comme l'alcool, le tabac, les médicaments psychotropes) rend désormais impossible la distinction entre utilisateurs de drogues «dures» ou «douces», voire entre usagers «occasionnels» ou «réguliers».

Avec l'an 2000, les politiques internationales semblent parvenues à une nouvelle étape de leur histoire.

BIBLIOGRAPHIE

Cattacin S, Lucas B, Vetter S. *Modèles de politique en matière de drogue : une comparaison de six réalités européennes.* Paris : L'Harmattan, 1996.

Cesoni ML *et al. Usage de stupéfiants : politiques européennes.* Genève : Georg éditeur, 1996.

2 APPROCHE ÉPIDÉMIOLOGIQUE

ÉLÉMENTS GÉNÉRAUX

M. VALLEUR

Il existe de grandes différences culturelles entre les pays, tant dans les pratiques de consommation que dans la construction de l'alcoolisme, des toxicomanies ou des diverses addictions comme problème social ou priorité de santé publique. La volonté scientifique d'unifier les discours en matière d'addictions ne doit pas éluder ces différences : par exemple, certaines consommations sont des problèmes planétaires (le tabagisme est largement répandu dans une majorité de cultures), alors que pour des modes d'usage très spécifiques, l'échelle pertinente d'observation et d'action est la ville, voire le quartier : c'est actuellement le cas, en France, pour l'usage de crack.

De plus en plus, c'est la pratique nord-américaine consistant à traiter dans le même groupe les problèmes liés aux consommations d'alcool, de tabac, de médicaments ou de drogues illicites qui prévaut.

Il convient toutefois de noter que le recueil de données épidémiologiques (les éléments permettant de quantifier l'ampleur du phénomène et ses variations) est toujours fortement influencé par le statut légal des drogues en cause : le caractère clandestin de l'usage de drogues illicites entraîne — d'autant plus si le contexte est très répressif — une partie « noire », non apparente, qui oblige à multiplier et à croiser les sources de données et les méthodes d'enquête.

Lorsqu'il s'agit de produits légaux (alcool, tabac, médicaments, ou jeu, par exemple), les chiffres de vente, rapportés à l'ensemble de la population concernée, sont de bons indicateurs de consommation. Les éléments recherchés sont d'abord la prévalence de l'usage d'une drogue (le pourcentage de personnes concernées dans une population) et son incidence (les nouveaux cas, apparus par exemple au cours d'une année).

Enquêtes en population générale

Il peut s'agir d'enquêtes *ad hoc*, élaborées autour de la consommation d'une ou plusieurs substances, auprès d'un échantillon représentatif de la population. Mais pour obtenir des données fiables, le nombre de personnes interrogées est très important : aussi, plus souvent, des questions sur les consommations de psychotropes sont incluses dans des enquêtes plus vastes concernant les consommations ou les conditions de vie.

Des enquêtes ciblées sur les jeunes, par exemple les collégiens et les lycéens, ont pour objet d'étudier l'incidence et les tendances émergentes en matière de consommation. Le plus souvent, ces enquêtes renseignent sur de grandes tendances en matière d'usage, mais ne sont guère aptes à fournir un nombre précis de personnes dépendantes ou de conduites d'abus : avant d'accorder crédit à des articles de presse annonçant « *Sept millions de drogués en France* », mieux vaut vérifier qu'il ne s'agit pas simplement de sept millions de gens ayant répondu « *Oui* » à la question : « *Avez-vous consommé du cannabis une fois dans votre vie* ».

Chiffres d'activité des services spécialisés

Centres de soins

Les centres d'accueil et de soins spécialisés, s'ils n'ont guère les moyens d'évaluer les prévalences de consommation en population générale, sont en revanche bien placés pour estimer les variations en termes d'abus, et surtout de dépendance. Les données recueillies permettent de dresser le profil psychologique et sociologique des personnes dépendantes, ainsi que leur état de santé, les morbidités et la mortalité reliées aux dépendances.

Services de police ou judiciaires

L'activité répressive est naturellement une source importante de données en matière de consommation de substances illicites. Au niveau des personnes concernées, les chiffres d'interpellations, d'incarcération, d'injonctions thérapeutiques, ne sont toutefois pas aisément interprétables : en France, les « ILS » (infractions à la législation sur les stupéfiants) regroupent les faits d'usage de drogues illicites, et les faits de trafic… Cette complexité correspond à une réelle intrication de problématiques : elle souligne l'importance des liens entre toxicomanie et délinquance, à travers en particulier l'existence de nombreux usagers-revendeurs.

Les chiffres de saisies de drogues peuvent aussi être des indicateurs de tendances : augmentation de certaines drogues, apparition de produits de synthèse, etc. Mais dans tous les cas, il reste difficile de faire la part entre les modifications de prévalence ou l'incidence d'une problématique d'usage, et les modifications de l'activité policière elle-même.

Une augmentation des interpellations pour usage de cannabis pourra ainsi refléter une augmentation de la consommation, ou bien un durcissement de l'activité de la police…

Enquêtes spécifiques

Tous les usagers de drogue ne se considèrent pas comme toxicomanes, ou n'ont pas accès aux centres de soins, et tous ne sont pas arrêtés par la police. Des enquêtes sociologiques, anthropologiques, d'ethnographie de terrain s'imposent, afin de cerner des pratiques minoritaires — souvent clandestines — n'apparaissant que très marginalement dans les enquêtes en population générale. Des « recherches-action » ou des observations participantes peuvent ainsi éclairer des pratiques sous-culturelles, comme l'usage d'ecstasy dans les rave-parties ou les boîtes de nuit, ou encore l'usage de crack dans certains quartiers. Des méthodes épidémiologiques permettent d'accéder à des groupes minoritaires (méthode de capture-recapture, méthode de « boule de neige »).

Exemple d'une addiction sans drogues : le jeu pathologique

Si l'on s'interroge au sujet des effets de la prohibition sur les pratiques de consommation, il peut être intéressant de se pencher sur une conduite légalisée, pourtant susceptible de donner lieu à abus et à dépendance : c'est le cas des jeux de hasard et d'argent, qui peuvent entraîner une dépendance (le jeu pathologique).

Le jeu est une conduite de masse, occupant une place importante, à la fois dans l'activité d'une partie majoritaire de la population et dans l'économie. En France, le chiffre d'affaires des établissements de jeu montre qu'ils sont source de revenus et d'emplois importants, mais aussi de prélèvements de l'État.

En 1995, il existait 154 casinos qui totalisaient un chiffre d'affaires équivalent à 930 millions d'euros. Les prélèvements de l'État se montaient à 470 millions d'euros.

Le PMU (Pari mutuel urbain), contrôlé par l'État, gère les paris sur les courses de chevaux, en dehors des hippodromes. Le « tiercé » reste une institution, avec un chiffre d'affaires de 5,5 milliards d'euros rapportant à l'État 850 millions d'euros.

La Française des jeux, dont les produits sont accessibles dans plus de 40 000 points de vente, gère le loto, le loto sportif et l'ensemble des jeux instantanés, fondés sur le support des cartes à gratter. Elle tend progressivement à dépasser le PMU quant au chiffre d'affaires : 5,11 milliards d'euros, rapportant à l'État 1,37 milliards. Les joueurs — si l'on appelle ainsi toute personne participant occasionnellement ou régulièrement à un jeu de hasard et d'argent — ne sont donc en rien des individus à problèmes ou des marginaux; au contraire, ils sont devenus majoritaires dans la société actuelle. Mais les études en population générale tendent à démontrer que le jeu pathologique est une réalité : le DSM III-R estime sa prévalence entre 2 % et 3 % de la population adulte, et note que le trouble est plus fréquent chez l'homme que chez la femme. Ces chiffres font l'objet de débats, et d'autres auteurs tendent à montrer qu'ils seraient plus près de 0,5 %. Cependant, l'essentiel est de noter que pour tous, cette prévalence du jeu pathologique est nettement plus affirmée dans les pays au sein desquels le jeu est légalisé, et le jeu « normal » répandu. Par exemple, aux États-Unis, le Nevada reste une région où le jeu pathologique est particulièrement présent, alors que l'Iowa (où le jeu est réprimé) compte moins de joueurs pathologiques que les autres États nord-américains.

BIBLIOGRAPHIE

Haut Comité de la Santé Publique. *La santé des Français*, Paris : éditions La Découverte, 1998.

Observatoire français des drogues et des toxicomanies. Drogues et Toxicomanies, indicateurs et tendances, éd. 1999.

Reynaud M. Du morphinisme aux conduites addictives : les liens entre l'évolution sémantique et l'évolution des concepts. *Dépendances*, 1993, *5*, 1, 4-11.

Valleur M. et Bucher C. *Le jeu pathologique*. Paris, PUF, Collection Que sais-je ?, 1997.

OUTILS DE MESURE SPÉCIFIQUES POUR L'APPROCHE DES TOXICOMANIES

F. FACY

Pour l'étude des conduites de dépendance, la nécessité de la prise en compte simultanée des composantes bio-psychosociales fait aujourd'hui consensus parmi les chercheurs et les cliniciens.

Les observations se sont régulièrement appuyées sur la méthode épidémiologique, d'autant plus que les besoins de soins et les aspects médicaux connaissaient une importance grandissante pour la population toxicomane. Le Conseil de l'Europe, au début des années quatre-vingt, installe un groupe d'experts en épidémiologie qui établit une liste d'indicateurs à mettre en place pour suivre les tendances en matière d'usages de drogues et toxicomanie. L'observatoire européen des drogues et toxicomanies, au milieu des années quatre-vingt-dix, reprend les recommandations, au niveau des pays, de suivre ces indicateurs, activités des services sanitaires ou répressifs et description des sujets demandeurs de soins directement ou indirectement en lien avec une toxicomanie.

Par ailleurs, au cours des dernières années, on a pu assister à un intérêt croissant des chercheurs dans l'utilisation d'instruments d'évaluation standardisés à des fins d'évaluation clinique ou de comparaison entre divers pays. Cet intérêt a été stimulé par la nécessité de l'évaluation des efforts de prévention, à travers la connaissance des facteurs associés à la prise de substances, et leur évaluation au cours des traitements.

Quelques instruments standardisés, utilisés dans différents contextes socioculturels, existent en Europe pour l'évaluation des personnes dépendantes. Cependant, la validité de ces instruments est réduite, les items centrés sur les caractéristiques socio-démographiques et sur la consommation de drogues étant liés exclusivement à des contextes locaux.

Au cours d'un colloque sur l'épidémiologie clinique organisé en 1993, la volonté de travailler au développement d'un instrument uniforme, standardisé et multidimensionnel, pour l'évaluation des personnes dépendantes en Europe, est apparue pour la première fois à partir de l'*Addiction Severity Index* (ASI).

Cette adaptation de l'ASI dans un contexte européen, et plus particulièrement en France, rencontre des difficultés, et son application en France illustre les limites des outils standardisés dans les études des conduites de dépendance.

Contexte français

Système de soins spécialisés en toxicomanie

Contrairement à d'autres pays, la France a développé, à partir des années soixante-dix, un système de soins spécifiques aux toxicomanes à partir de centres conventionnés, dissocié du système de prise en charge des alcooliques ou des malades mentaux. La fonction principale des centres de soins est de recevoir les toxicomanes et/ou leur entourage afin de leur offrir une prise en charge médico-psychologique, sociale et éducative (décret de 1992).

Depuis 1995, tous les centres spécialisés ont la possibilité de prescrire de la méthadone à des héroïnomanes ayant déjà échoué dans des tentatives de sevrage. Les sujets sont suivis dans les centres ou par des médecins relais.

L'autorisation de mise sur le marché d'un autre produit de substitution, le *Subutex*, avec prescription possible en cabinet de médecine générale, a modifié considérablement les prises en charge des toxicomanes en France.

Dans le système sanitaire général, l'hôpital prend en charge les conséquences somatiques et le sevrage, et les services de secteurs psychiatriques accueillent des patients au titre de comorbidité essentiellement.

Système de recueil des données

En l'absence de recensement d'une population toxicomane, les sujets étant par définition dans des situations illégales, un faisceau d'enquêtes depuis la population générale jusqu'à des « clientèles » de centres spécialisés est organisé pour donner des éclairages différents utiles aux prises de décision en santé publique pour des sous-groupes de populations ayant des besoins de santé distincts, de la prévention primaire à la prévention tertiaire.

À partir des centres spécialisés de soins aux toxicomanes, des enquêtes épidémiologiques nationales sont réalisées depuis 1986 par l'Inserm (Institut national de la santé et de la recherche médicale).

Les aspects envisagés concernent :

- la socio-démographie ;
- l'histoire de la toxicomanie ;
- le recours aux soins ;
- le parcours dans les structures ;
- les pathologies associées.

Les enquêtes épidémiologiques sont réalisées sur la base d'un volontariat des équipes intervenant dans le champ de la toxicomanie. Le respect de l'anonymat des centres est assuré par l'Inserm, les centres assurant eux-mêmes l'anonymat des sujets qui y sont décrits.

L'état de santé des toxicomanes au niveau des maladies infectieuses est suivi à partir d'enquêtes directes ou de registres indirects :

- le registre national des cas de sida organisé par la division sida et les enquêtes du ministère de la Santé (service des études et de la statistique) ;
- les enquêtes hospitalières ;
- la base de données Inserm auprès des centres spécialisés et les travaux effectués auprès des antennes en prison depuis 1986 et 1989.

Par ailleurs, des enquêtes et travaux spécifiques sont menés par des équipes de recherche en neurosciences ou en sciences humaines, suivant les moyens offerts par les ministères concernés par les problèmes de toxicomanie. Une synthèse récente a été réalisée par l'observatoire français des drogues et de la toxicomanie en 1997.

Contexte de la recherche épidémiologique

Les travaux épidémiologiques sont, de façon générale, réalisés par l'Institut national de la santé et de la recherche médicale ou des équipes universitaires de santé publique. Ils proviennent de questions générales posées par le ministère de la Santé (l'ampleur de l'usage de drogues chez les jeunes par exemple) ou d'hypothèses de recherche avancées par les cliniciens (critères d'efficacité des traitements à la méthadone par exemple).

L'épidémiologie est un mode de raisonnement statistique et probabiliste au niveau des populations (ou des groupes de sujets) introduit en médecine depuis fort longtemps pour l'étude des maladies transmissibles. L'étude des comportements entraîne des adaptations de la méthode et s'apparente à l'épidémiologie clinique, peu développée en France, contrairement à d'autres pays. Au Canada, par exemple, Jenicek a contribué à établir les bases scientifiques de cette approche nécessitant une coopération multidisciplinaire.

Du fait de la loi de 70, aucun registre en France n'est constitué à partir de population toxicomane, et les sources d'observation sont constituées par les lieux de soins, le plus souvent les centres spécialisés en toxicomanie.

Description des clientèles

En France, on observe une certaine diversité des outils de description des patients toxicomanes, alors qu'au Canada, l'outil ASI-IGT est systématiquement recommandé dans les centres.

Depuis les premières études de l'Inserm, une certaine « base » de données est reproduite dans de nombreux centres (même hospitaliers) et autorise des estimations statistiques.

Les estimations quantitatives indiquent un ordre de 150 000 toxicomanes dans les prises en charge.

Suivant les lieux d'observation et les critères de sélection des sujets, les profils de clientèles apparaissent différents. Ainsi, entre les antennes-toxicomanie en milieu carcéral et les centres spécialisés en milieu ouvert, ce sont les particularités des sujets judiciarisés qui dominent : surreprésentation masculine, données sociales et pénales plus défavorables. De même les sujets vus après injonction thérapeutique reflètent certains effets des sélections policières ou judiciaires.

Par ailleurs, entre les services d'urgence et la médecine de ville, ce sont les données médicales et les motifs de recours aux soins qui diffèrent le plus : tentatives de suicide, demande de sevrage, état de manque, intoxication aiguë et troubles psychiatriques dominent pour les sujets vus aux urgences.

Toutefois, quel que soit le lieu d'observation, les profils d'intoxication demeurent similaires : l'héroïnomanie est dominante chez les toxicomanes français, avec une polytoxicomanie fréquente (62 %). Les résultats sont issus de l'enquête 1995 du SESI (tableau 2.I), ils recoupent en grande partie les résultats des enquêtes menées par l'Inserm sur les structures de soins.

La répartition homme/femme est toujours de 3 hommes pour 1 femme, avec une prédominance masculine un peu plus marquée dans les centres sociaux (4 pour 1).

L'âge moyen des toxicomanes est de 28,9 ans dans les centres spécialisés, de 29,7 ans dans les hôpitaux et de 24,4 ans dans les centres sociaux. On observe un vieillissement régulier des toxicomanes repérés par l'enquête, notamment dans les centres spécialisés et les hôpitaux. Depuis 1987, l'âge moyen s'y est accru de deux ans.

Actuellement, il n'est pas possible de déterminer la part respective des facteurs intervenant dans le vieillissement des toxicomanes que l'on retrouve aussi bien dans les données sur la population en traitement que sur les interpellations pour usage de produits illicites.

Tableau 2.I. *Évolution de l'âge moyen des toxicomanes selon le type d'établissements entre novembre 1987 et novembre 1995 (source : SESI)*

	1987	*1990*	*1991*	*1992*	*1993*	*1994*	*1995*
Centres spécialisés	25,9	27,0	27,0	27,4	27,8	28,2	28,9
Établissements sanitaires	27,2	28,9	28,5	28,6	29,3	29,2	29,7
Établissements sociaux	23,2	23,7	23,4	24,2	24,4	24,5	24,4

La structure par âge est variable selon la catégorie d'établissements à laquelle le toxicomane s'adresse : la part des moins de 24 ans est de, respectivement, 24 % et 25 % dans les centres spécialisés et les hôpitaux, contre 60 % dans les centres sociaux.

Leur insertion professionnelle est mauvaise puisqu'en moyenne 7 sur 10 sont inactifs. C'est dans les hôpitaux et les centres sociaux que la proportion d'actifs est la plus faible (1 sujet sur 4).

N'ont pas de couverture sociale 6 % à 7 %, parmi eux 49 % ont moins de 24 ans ; 23 % à 26 % perçoivent le RMI (ce taux variant de 10 % parmi les actifs à 29 % parmi les inactifs).

Dans les centres spécialisés et les hôpitaux, la sérologie du VIH est déclarée « connue » dans 71 % des cas (74 % dans les centres spécialisés), le dépistage ayant été effectué dans 80 % des cas (83 % dans les centres spécialisés) ; 16 % à 23 % des toxicomanes sont séropositifs.

Le test de dépistage est plus fréquemment déclaré « effectué » et la sérologie plus souvent déclarée « connue » qu'en 1994.

Pour les toxicomanes utilisateurs de la voie intraveineuse, le dépistage a été effectué dans 88 % des cas et la sérologie est connue dans 80 % des cas ; 21 % à 26 % sont séropositifs au VIH.

En ce qui concerne le virus de l'hépatite C (HCV), dans les centres spécialisés et les hôpitaux, 72 % des toxicomanes déclarent avoir effectué le test de dépistage (contre 67 % en 1994). La sérologie est « déclarée positive » dans 50 % à 70 % des cas.

La description des sujets bénéficiant de traitement de substitution est réalisée de façon quasi exhaustive (7 000 patients actuels estimés) et a permis de suivre l'évolution de la politique de soins depuis 1995. Il n'en va pas de même des sujets à qui du *Subutex* est prescrit, évalués entre 45 000 et 50 000 selon le laboratoire.

Pour les sujets bénéficiant de prescriptions de méthadone depuis 1993, le profil suivant est établi : il s'agit d'usagers d'héroïne à 93 %, et, pour 82 % des consultants, c'est leur produit principal de dépendance; 37 % associent de la cocaïne, 47 % de la codéine, 33 % des médicaments, et 16 % de l'alcool; 79 % des sujets ont eu des sevrages institutionnels antérieurs à leur entrée dans le programme. Le test de sérodiagnostic VIH est effectué dans 96 % des cas, il est positif pour 29 % des sujets. Au niveau des hépatites virales B et C, 70 % sont infectés. La moyenne d'âge des sujets à l'admission est de 32 ans; 29 % sont des femmes. On remarque une présence familiale importante (47 % des parents, 40 % un conjoint, 28 % des enfants), seulement 12 % vivent seuls, 5 % vivent en institution, et 4 % sont SDF. Au bout du premier mois de prescription de méthadone, la dose moyenne est de 65 mg et il y a cinq venues hebdomadaires en moyenne; 14 % ont une dose supérieure à 80 mg.

D'après le rapport de la Cour des comptes (1998), reprenant certains constats déjà établis (rapports Padieu, Henrion, Trautman), la surveillance épidémiologique des patients toxicomanes n'est pas correctement exercée.

Le relevé des décisions prises par le comité interministériel de lutte contre la toxicomanie, le 17 septembre 1985, consacrait cinq de ses trente et une mesures à la recherche : priorité à certaines recherches déjà en cours et détermination de nouveaux axes (cocaïne et sida); possibilité pour la mission interministérielle de lutte contre la toxicomanie d'initier ou de participer au financement de contrats de recherche; mise en place d'un groupement d'intérêt public, organisme de recherche et d'enseignement, en matière de toxicomanie; organisation en décembre 1985, en collaboration avec la direction générale de la santé, d'un colloque sur le thème de la « pratique des soins »; mise en place, sous le contrôle de la mission, de systèmes d'évaluations de la thérapie par auto-évaluation et étude d'autres méthodes.

Évaluations

Parmi les récentes démarches d'évaluation réalisées en France, fortement incitées par les nouvelles politiques de soins aux toxicomanes, *une recherche des conditions optimales de prescription de méthadone* est entreprise. Il s'agit du suivi des patients recevant de la méthadone, à partir des lieux de soins et des équipes cliniques autorisées à délivrer de la méthadone. Étude nationale confiée à l'Inserm en 1993 par le ministère de la Santé, ses objectifs incluent :

– d'apprécier quantitativement les groupes de sujets traités;

– de caractériser les sujets traités et les comparer aux toxicomanes habituellement vus dans le système de soins;

– de rechercher l'existence de sous-groupes distincts par rapport au suivi du traitement.

Alors que l'outil d'évaluation clinique nord-américain ASI-IGT avait été proposé à la commission nationale des traitements de substitution au ministère, les experts, cliniciens et chercheurs ont préféré bâtir un outil spécifique avec des données socio-démographiques, toxicologiques, sanitaires, psychologiques et comportementales. Des échelles d'appréciation des risques et les difficultés rencontrées par les patients complètent les questions portant sur des événements ou des situations. Ces outils expérimentaux sont actuellement validés sur les trois cents premiers cas les plus expérimentés dans ce type de traitement, vus essentiellement dans les premiers centres (CISIA-Inserm, 1994).

L'étude statistique (refaite ensuite sur 1 600 cas) permet d'analyser les critères de fiabilité et de validité des outils, qui se révèlent de bonne qualité; l'utilisation visuelle des échelles préconisée au début, est à présent étalonnée suivant la dispersion des trois cents premiers cas (tableau 2.II). Le manuel d'utilisation des questionnaires tient compte de ces analyses, il précise les définitions et les cadres des informations recherchées.

Au niveau de la méthodologie, différents outils d'évaluation de patients bénéficiant de prescription de méthadone sont utilisés depuis de nombreuses années dans d'autres contextes de santé publique (Dole, 1965; Mc Lellan, 1980; Déglon, 1988). La commission nationale française, à partir de 1993, a opté pour un outil spécifique, qui tient compte des expériences des premiers programmes (Taboada, 1989) et des nouveaux besoins de soins, et qui est plus proche des préoccupations des cliniciens que certains outils de recherche (Annales de médecine interne, 1994). D'autres pays ont fait des choix semblables, même s'ils se privent ainsi de comparaisons internationales (Zannini, 1996; Marsden, 1995; Uchtenhagen, 1993). Cependant, des thèmes globaux sont similaires entre l'ASI-IGT et ces outils. Il importerait d'établir des comparabilités par les chercheurs.

Pour une moyenne de onze mois de suivi, on observe des évolutions différenciées par rapport aux critères cliniques retenus.

Tableau 2.II. *Patients sous méthadone*

Critères d'appréciation	*Évolution globale (%) (n = 3 936)*		
	Favorable	Stable	Défavorable
Troubles dépressifs	27	61	12
Troubles anxieux	30	59	11
Troubles du comportement	20	67	13
Troubles alimentaires	17	75	9
Troubles psychotiques	8	85	7
Risque de contamination sanguine	27	69	4
Risque de contamination sexuelle	23	71	6
Gravité des conduites de délinquance	13	84	3
Insatisfaction des relations familiales	15	77	3
Insatisfaction des relations sociales	16	76	8

Outils d'évaluation standardisés

L'ASI est un instrument d'évaluation des comportements de dépendance, mis au point en 1980 par une équipe américaine dirigée par Mc Lellan. Alors que les instruments développés jusque-là se contentaient de mesurer la consommation de toxiques, les objectifs de Mc Lellan sont de reconstituer, pour chaque patient, le contexte ayant abouti à l'abus de substances et d'établir un profil de gravité de la toxicomanie.

La version européenne de l'*Addiction Severity Index* (indice de gravité de toxicomanie) est une adaptation de la 5e édition de l'ASI. Celle-ci est le fruit d'un travail d'un groupe de chercheurs européens, ayant déjà une expérience de versions adaptées et traduites de l'ASI américain. Ce projet est en partie financé par le programme COST A6 de la Commission européenne.

Au début de l'année 1993, Christina Hartgers (Pays-Bas) et Anna Kokkevi (Grèce) sont à l'origine du développement de ce que l'on appelle maintenant l'EuropASI. Par la suite, d'autres chercheurs d'Italie, d'Allemagne, de Suisse et des Pays-Bas les ont rejoints. Le but de ce groupe de travail était de développer un ASI européen uniforme, afin de comparer les usagers de drogue et d'alcool non seulement à travers l'Europe, mais aussi au niveau international. Dans cette optique, les modifications et les adaptations de l'ASI américain ne sont pas très nombreuses : certains items qui ne paraissaient pas adaptés au contexte européen ont été reformulés, de même que certains items n'apparaissant pas dans la version américaine ont été ajoutés. Cela concerne principalement les domaines de l'état de santé physique (infection à l'hépatite et au VIH), de l'emploi et des ressources (dettes), de l'usage de drogue ou d'alcool (âge à la première utilisation, pratique des injections intraveineuses) et de l'état psychiatrique (nombre de tentatives de suicide) (A. Kokkevi, C. Hartgers, 1995).

Le projet a officiellement débuté le 15 juin 1994, à la signature du contrat entre l'*University Mental Health Research Institute* (UHMRI-Athens) et la Commission européenne. En janvier 1995, la participation de la France, par l'intermédiaire de l'Inserm, est proposée en remplacement de la Suisse et acceptée par la suite par la Commission européenne.

Expérience française

Méthodologie

Une étude pilote a été mise en place, à partir de 1995, auprès de patients alcooliques et toxicomanes, dans les régions du Nord, de l'Est et Rhône-Alpes.

L'envoi des questionnaires s'est accompagné d'un manuel de formation et de conduite des entretiens, permettant de répondre aux éventuelles interrogations des enquêteurs. Ce manuel a été établi par le groupe de travail européen, à partir du manuel de l'ASI 5e version, (« *Addiction Severity Index, fifth edition with preface, a guide to training and supervising ASI interviews based on the past ten years.* B. Fureman, G.A. Bragg, A.T. McLellan »). Ce manuel comprend des instructions générales quant à la conduite des entretiens (échelles d'évaluation par le patient, évaluation de gravité, clarification...) et des instructions plus spécifiques pour chaque domaine abordé dans le questionnaire.

Deux autres questionnaires sont joints à l'EuropAsi : le questionnaire CAGE et le questionnaire SCL-90R (*Symptom CheckList*), questionnaire d'auto-évaluation de santé mentale.

Les patients sont évalués lors de leur admission dans le centre ou dans la semaine qui suit, au cours d'un entretien d'environ une heure.

Difficultés rencontrées

Une des premières difficultés concerne la longueur du questionnaire : il nécessite un temps de passation au minimum d'une heure, ce qui demande un investissement et une concentration de la personne interrogée sur une période assez longue.

Les réticences des cliniciens sont de deux ordres essentiellement :

– générales, par rapport à tout instrument d'évaluation; l'amalgame entre évaluation et contrôle est souvent observé, avec des arguments parfois massifs, à partir d'expériences de limitations budgétaires consécutives à des études présentées au préalable dans un strict intérêt clinique; la culture française de l'évaluation clinique est encore balbutiante, pour deux raisons surtout : l'une, du fait de la formation des cliniciens excluant les outils standardisés, pratiquement, et l'autre de la grande confiance accordée par la société civile à ces professionnels de la santé en général et des conduites de dépendances en particulier;

– spécifiques, par rapport à l'EuropAsi; l'origine nord-américaine de l'outil constitue un frein souvent évoqué, du fait de la différence des contextes nationaux : pour les comportements d'usages et d'abus de substances psychoactives et les réponses sanitaires et sociales apportées, en termes de structures publiques ou d'initiatives privées.

Situation relative d'un échantillon français

Au cours de 1996 et 1997, 80 questionnaires sont recueillis, décrivant des toxicomanes.

C'est la 5e version de l'ASI/IGT qui est utilisée, comme pour l'EuropAsi. Les analyses suivantes se limitent à situer l'échantillon français, en comparaison avec la clientèle générale à Montréal, de centre de soins aux toxicomanes et alcooliques.

La répartition par sexe est sensiblement la même dans les deux échantillons avec une majorité d'hommes. L'âge moyen est un peu plus jeune dans l'échantillon EuropAsi (tableau 2.III).

La comparaison est difficile, les institutions et les législations n'étant pas les mêmes en France et au Québec. On peut cependant noter que la proportion de personnes travaillant est un peu plus faible en France. Dans cet échantillon, le

Tableau 2.III. *Sexe et âge*

		Domrémy-Montréal	*Europasi/France*
Sexe	Hommes	68,7 %	67,5 %
	Femmes	31,3 %	32,5 %
Âge moyen		35,8 ans	28,8 ans
Effectifs		300	80

pourcentage de personnes au chômage est beaucoup plus élevé, ce qui s'explique peut-être par la différence des réglementations entre les pays. Ainsi, la Sécurité du revenu peut être l'équivalent du RMI en France, ce qui reviendrait à comparer cette catégorie avec les personnes étant au chômage dans la nomenclature française : 37 % dans l'échantillon Domrémy-Montréal et 26,9 % dans l'EuropAsi (tableau 2.IV). L'écart diminue ainsi nettement. Cette proportion de chômeurs plus faible pour la France s'explique peut-être par la fréquence beaucoup plus importante de personnes vivant dans des conditions instables, notamment au niveau du travail à temps partiel mais irrégulièrement (catégorie que nous ne retrouvons pas dans la classification du Québec).

Tableau 2.IV. *Type d'emploi habituel au cours des trois dernières années*

Type d'emploi	*Domrémy-Montréal (%)*	*Europasi/France (%)*
Travail	42,1	38,5
Étude	3,7	0,0
Sécurité du revenu	37,0	–
Retraite/invalidité	3,0	2,6
Chômage	1,0	26,9
Institution	2,4	5,1
Foyer	1,0	0,0
Instable/temps partiel irrégulier	9,8	26,9

Les proportions de condamnation ou d'instance sont plus fortes en France, alors même que ces pourcentages ont augmenté depuis 1991 auprès de la population de Domrémy-Montréal (tableau 2.V). Les systèmes judiciaires français et québécois n'étant pas les mêmes, il est difficile de savoir s'il s'agit réellement d'une judiciarisation plus forte en France ou d'un biais dû aux deux systèmes. Cependant, au-delà de ces chiffres, on peut voir la généralité et l'importance du lien toxicomanie-délinquance et la nécessaire prise en compte des différents aspects du parcours des toxicomanes.

On note une différence fondamentale entre les deux pays : au Québec l'échantillon est constitué majoritairement de cocaïnomanes, alors qu'en France, il s'agit d'héroïnomanes (tableau 2.VI). C'est une différence qui existe d'une façon générale entre les deux pays : le continent américain est davantage touché par la cocaïne, alors qu'en France il s'agit de l'héroïne.

Tableau 2.V. *Judiciarisation*

État	*Domrémy-Montréal (%)*	*Europasi/France (%)*
Déjà condamnés pour un délit criminel	56,2	63,5
En instance d'inculpation, procès	19,1	25,3

Tableau 2.VI. *Substances consommées au cours de la vie*

Substance	*Domrémy-Montréal (%)*	*Europasi/France (%)*
Alcool	88,3*	87,0
Héroïne	7,3*	91,5
Méthadone	**	21,5
Divers (autres opiacés, amphé, hallucinogène)	33,9 *	56,3
Médicaments	33,6*	54,2
Cocaïne	61,5*	67,1
Cannabis	58,2*	83,1

* dans la classification canadienne la méthadone est regroupée avec « divers ».

Autre caractéristique, dans l'échantillon français, les pourcentages pour chaque drogue sont assez élevés, beaucoup plus que chez les patients de Domrémy-Montréal, ce qui signifierait que les toxicomanes interrogés en France consomment davantage différentes drogues au cours de leur vie et/ou que la polytoxicomanie y est plus importante (tableau 2.VII). La proportion de personnes consommant de l'alcool est en revanche la même dans les deux pays.

Tableau 2.VII. *Substances principales*

Substance	*Domrémy-Montréal (%)*	*Europasi/France (%)*
Alcool seul	29,7	3,8
Héroïne	1,7	23,8
Alcool et drogue	37,3	25,0
Polytoxicomanie	14,0	36,3
Médicaments	1,3	2,5
Cocaïne	13,4	5,0
Cannabis	3,0	1,3

Les substances principales sont celles qui causent le plus de problèmes au patient.

La polytoxicomanie est, effectivement, plus répandue dans l'échantillon français, alors que pour Domrémy-Montréal, c'est l'association alcool/drogue qui domine (tableau 2.VIII). Il est à noter que la polytoxicomanie est généralement reliée à une aggravation des situations et des problèmes associés à la prise de substances (Guyon, Landry, 1996, 1993).

Les scores composés reflètent la situation du patient dans chaque domaine, au cours des trente derniers jours; ils varient de 0 à 1.

Tableau 2.VIII. *Scores composés*

	Domrémy-Montréal (%)	*Europasi/France (%)*
Alcool	0,410	0,157
Drogue	0,165	0,150
État de santé	0,193	0,242
Situation familiale/sociale	0,296	0,292
État psychologique	0,356	0,295
Emploi/ressources	0,626	*
Situation légale	0,109	*

* Les scores emploi et situation légale n'ont pas pu être calculés.

Les scores les plus élevés dans l'échantillon Domrémy-Montréal se situent aux échelles emploi/ressources, alcool et état psychologique. On retrouve cette dernière échelle dans l'échantillon de toxicomanes français à un niveau un peu plus faible. Entre les deux échantillons, les scores sont plus élevés dans la population de Domrémy-Montréal, ce qui suggère que cette clientèle connaît une situation plus détériorée, notamment dans le domaine de l'alcool.

Les profils de gravité sont assez semblables dans les deux échantillons sauf aux échelles alcool et emploi/ressources et au niveau légal (tableau 2.IX). Pour l'alcool, on a pu voir auparavant qu'effectivement les patients de Domrémy-Montréal connaissaient davantage de problèmes à ce niveau que l'échantillon français. Alors que pour les autres échelles, les toxicomanes vus en France nécessitent une aide plus importante dans les domaines comme l'emploi ou le statut légal.

Tableau 2.IX. *Profils de gravité*

	Domrémy-Montréal (%)	*Europasi/France (%)*
Alcool	5	2,4
Drogue	4	5,7
État de santé	1	2,1
Problèmes familiaux	5	5,6
État psychologique	5	5,2
Emploi/ressources	1	4,3
Situation légale	0	2,7

Conclusion

Les experts français, cliniciens et chercheurs en toxicomanie disposent actuellement de constats nationaux, reconnus par les politiques, d'une insuffisance de données scientifiques, cliniques et épidémiologiques.

La mobilisation des instances publiques de recherche (universités, Inserm, CNRS) devrait permettre la structuration d'équipes, alliant compétences et moyens adaptés aux spécificités du champ des conduites de dépendance, ce qui n'a jamais été réalisé jusqu'à présent.

Il importe alors que des examens attentifs des outils déjà existants soient effectués en fonction des contextes d'utilisation : populations et moyens réellement affectés.

Les études exploratoires dans plusieurs pays ont permis de démontrer la pertinence de certains instruments (U. Nizzoli), aussi bien au niveau clinique qu'au niveau de la recherche. Ainsi, dans le champ clinique, l'ASI fournit une évaluation de premier ordre pour les personnes admises en traitement, une référence commune descriptive de la situation des consultants et permet une adaptation précise du traitement tout au long de la prise en charge (Martin et coll., 1996). Dans le champ de la recherche, il est très utile dans la mesure de l'efficacité des traitements offerts ainsi que pour la description de diverses populations en traitement (Guyon, Landry, 1993).

En revanche, les instruments de mesure construits dans les domaines de la santé mentale et des comportements rencontrent des difficultés d'application dans différentes situations de :

– demandes nationales d'évaluation globale; soutenus par de nombreux professionnels, les responsables politiques peuvent exiger des outils spécifiques au contexte local de réglementation et de particularités des populations;

– démarches cliniques, avec hypothèse et modèle à tester, nécessitant des données spécifiques;

– démarches de recherche orientées vers une discipline particulière, utilisant d'autres méthodologies d'observation que le questionnement individuel.

Par ailleurs, le risque de focalisation d'une équipe clinique sur un outil particulier est connu et souligné, surtout quand les populations concernées sont en évolution constante, sur le plan de leur comportement comme sur le plan de leurs besoins. Le modèle bio-psychosocial généralement admis peut souffrir s'il n'est observé qu'avec des outils rigides, et les cliniciens doivent disposer d'une panoplie d'outils elle-même en constante évolution si la recherche est suffisamment dynamique.

BIBLIOGRAPHIE

Landry M, Guyon L, Beauvais B. Évolution du profil bio-psychosocial de la clientèle toxicomane en réadaptation à Domrémy-Montréal entre 1991 et 1995. *Cahier de recherche du RISQ*, mars 1997.

MESURE DES USAGES ET USAGE DES MESURES : L'APPORT DES ENQUÊTES EN POPULATION GÉNÉRALE DE L'OFDT

F. BECK, S. LEGLEYE

L'Observatoire français des drogues et toxicomanies (OFDT) est un groupement d'intérêt public (GIP) mis en place en octobre 1995, bénéficiant d'une autonomie scientifique. Son rôle est d'assurer le recueil, l'analyse, la synthèse et la valorisation des connaissances dans le domaine des drogues et toxicomanies. L'OFDT informe les pouvoirs publics des évolutions et les éclaire dans leur prise de décision en fournissant des informations scientifiquement validées et actualisées. Depuis 1999, l'observation de l'OFDT porte sur les substances psychoactives licites et illicites.

Les niveaux d'usages de substances psychoactives en France : aperçu des données épidémiologiques

Les usages en population adulte

Quasi-inexistantes au début des années 1990, les enquêtes par sondage interrogeant un échantillon représentatif de la population sur ses usages de substances psychoactives et ses représentations des drogues ont connu un important développement en France, à la fin du siècle dernier. Dans plusieurs rapports, l'absence de ces enquêtes était apparue comme le manque le plus criant d'un dispositif reposant, en grande partie, sur des données issues des institutions sanitaire, sociale, répressive et judiciaire (Padieu, 1994; Henrion, 1995; Desesquelles, 1997; Faugeron et Kokoreff, 1999). En effet, seules les enquêtes effectuées auprès d'un échantillon représentatif des adultes français permettent d'appréhender le niveau et les comportements de consommation de ces produits dans l'ensemble de la population[1]. L'OFDT a donc beaucoup investi sur cette question, à partir de 1997, afin de monter un dispositif ayant la qualité nécessaire pour offrir à la fois un suivi barométrique fiable des usages et une lecture quantitative des principaux facteurs associés. Le rôle des enquêtes déclaratives représentatives de la population dans l'observation des conduites addictives est multiple. Il s'agit à la fois :

– de quantifier les niveaux d'usage des différents produits;
– de décrire la diversité de ces usages;
– de mesurer les liens avec d'autres facteurs;
– d'observer des tendances d'évolution dans le temps.

1. Toutefois, ces enquêtes rendent difficilement compte des consommations peu fréquentes au sein de la population française, telles que celles d'héroïne, de crack ou de kétamine, produits pour lesquels il semble plus prudent de n'observer que les tendances d'évolution de l'expérimentation (c'est-à-dire l'usage au cours de la vie). Par ailleurs, certaines populations marginalisées, qui occupent une place importante parmi les consommateurs de drogues, échappent aux dispositifs classiques d'enquête par téléphone ou au domicile. L'estimation du nombre de consommateurs d'opiacés ou de cocaïne doit dès lors, reposer sur d'autres méthodes s'appuyant sur les données institutionnelles (Costes, 2002).

La politique mise en œuvre par la Mission interministérielle de lutte contre la drogue et la toxicomanie, de 1999 à 2002, sur la question des drogues ne s'est plus centrée sur la notion d'abstinence et a remis en cause la pertinence du clivage licite/illicite. Dès lors, elle s'inscrivait dans la volonté d'user du terme générique de « substances psychoactives » pour qualifier l'ensemble des drogues illicites, mais aussi l'alcool, le tabac et les médicaments psychotropes. Elle privilégiait une approche attentive aux comportements autant qu'aux produits. C'est dans ce contexte que les enquêtes en population générale se sont développées et leur analyse reflète en grande partie ce paradigme.

Les données présentées ici proviennent des enquêtes en population générale les plus récentes : l'Enquête sur les représentations, opinions et perceptions sur les psychotropes (EROPP 2002) de l'OFDT, dont une partie du questionnaire était consacrée aux consommations et qui constitue l'enquête la plus récente, ainsi que sur le Baromètre santé 2000 coordonné par l'INPES, qui présente l'intérêt de poser davantage de questions et de reposer sur un échantillon plus important. Il présente d'abord les ordres de grandeurs des différents types de consommation, puis décrit dans un second temps les niveaux d'usages et les grandes caractéristiques des usagers.

Le tableau 2.X offre une vue d'ensemble, hiérarchisant nettement les produits entre eux en termes de nombre de consommateurs. Ces chiffres sont des ordres de grandeur et doivent être lus comme des données de cadrage. En effet, une marge d'erreur existe même si elle s'avère raisonnable. Par exemple, « 10,9 millions d'expérimentateurs de cannabis » signifie que le nombre d'expérimentateurs se situe entre 10,4 et 11,4 millions. Il apparaît clairement que ce sont les substances licites (alcool et tabac) qui sont les plus diffusées dans la population, mais aussi les plus consommées (qu'il s'agisse de l'usage régulier ou de l'usage quotidien). Le tabac apparaît moins souvent expérimenté que l'alcool, mais nettement plus souvent consommé quotidiennement, ce qui souligne son plus fort caractère addictif. Les médicaments psychotropes constituent une catégorie à part du fait de la variété de leurs usages, depuis la prescription médicale strictement respectée jusqu'à l'usage détourné (notamment en association avec l'alcool), en passant par l'usage thérapeutique sans prescription médicale (les chiffres présentés dans les tableaux 2.X et 2.XI concernent tous les usages, mais certaines distinctions peuvent être faites à partir des motifs d'usage comme on le verra plus loin). Ils se situent assez loin en termes de consommation, mais touchent cependant un public beaucoup plus nombreux que les substances illicites, avec plus de deux millions de consommateurs quotidiens. Le cannabis est la principale substance illicite diffusée en France, dix fois plus répandue que la cocaïne, et vingt fois plus que l'ecstasy et l'héroïne. Son usage quotidien concerne près d'un demi-million de personnes.

Parmi les adultes, 98 % ont déjà bu de l'alcool et 82 % ont fumé du tabac au moins une fois au cours de leur vie. À l'exception notable du cannabis dont la diffusion apparaît un peu supérieure à celle des médicaments psychotropes, l'expérimentation des drogues illicites est rare et les usages actuels plus encore. Les usages déclarés des autres substances illicites au cours de l'année ne dépassent jamais 0,3 % pour les 18-75 ans et culminent, pour les 18-25 ans, à 1,3 % pour l'ecstasy et 0,9 % pour la cocaïne.

Tableau 2.X. *Estimation du nombre de consommateurs de substances psychoactives en France métropolitaine parmi les 12-75 ans*

	Alcool	*Tabac*	*Médicaments psychotropes*	*Cannabis*	*Héroïne*	*Cocaïne*	*Ecstasy*
Expérimentateurs	44,4 M	36,6 M	//	10,9 M	450 000	1 M	500 000
Occasionnels	41,8 M	16 M	8,9 M	4,2 M	//	200 000	200 000
Réguliers	13,1 M	13 M	3,8 M	850 000	//	//	//
Quotidiens	7,8 M	13 M	2,4 M	450 000	//	//	//

Sources : ESCAPAD 2003, OFDT; ESPAD 2003, INSERM/OFDT/MJENR; EROPP 2002, OFDT; Baromètre Santé 2000, INPES, exploitation OFDT.

Légende :

-// : non disponible

- Expérimentateurs : personnes ayant déclaré avoir consommé au moins une fois au cours de leur vie

- Occasionnels : consommateurs dans l'année (sauf tabac : fumeurs actuels)

- Réguliers : au moins 3 consommations d'alcool dans la semaine pour les adultes et au moins 10 consommations dans le mois pour les adolescents, tabac quotidien, usage de somnifères ou tranquillisants dans la semaine, 10 consommations de cannabis dans le mois

- Quotidiens : usage quotidien (sauf médicaments : usage « quotidien ou presque » dans le mois)

NB : le nombre d'individus de 12-75 ans en 2001 est d'environ 46 millions.

Tableau 2.XI. *Expérimentation de substances psychoactives au cours de la vie (en %)*

	18-75 ans	18-25 ans	26-44 ans	45-75 ans	hommes	femmes
Alcool*	98	96	97	98	99	96
Tabac	82	80	85	81	88	76
Cannabis	23	48	31	8	29	17
Médicaments psychotropes*[1]	20	13	16	25	14	25
Colles et solvants*	2,7	5,7	4,0	0,6	3,6	1,7
Cocaïne	2,0	1,9	3,9	0,4	3,3	0,8
LSD	1,1	1,2	1,9	0,5	2,1	0,2
Amphétamines*	1,4	1,6	1,8	1,1	1,7	1,2
Ecstasy	0,8	2,3	1,1	0,1	1,4	0,2
Champignons hallucinogènes	1,1	2,3	1,6	0,3	1,4	0,9
Héroïne*	0,7	0,9	1,2	0,2	1,4	0,2

*Source : EROPP 2002, OFDT, sauf * : Baromètre Santé 2000, INPES, exploitation OFDT*

1. Usage au cours des 12 derniers mois d'anxiolytiques (tranquillisants), d'hypnotiques (somnifères) ou d'antidépresseurs, quel que soit le motif d'usage.

Exemple de lecture : 98 % des 18-75 ans ont déjà bu de l'alcool au cours de leur vie

L'expérimentation ne doit pas être interprétée autrement que comme une donnée de cadrage illustrant davantage une diffusion des produits dans la culture nationale que de réels niveaux d'usages. L'observation des consommations régulières est à ce titre plus instructive (tableau 2.XII). D'une façon générale, les consommations de drogues touchent surtout les jeunes hommes. Comme pour l'expérimentation, il existe un décalage majeur de niveau entre les produits licites et illicites.

Si les usages réguliers de tabac et d'alcool concernent environ trois adultes sur dix en France, à l'heure actuelle, le *sex ratio* s'avère nettement différencié entre ces deux produits : les comportements tabagiques sont relativement similaires, mais l'usage régulier d'alcool reste un comportement très masculin. Les hommes sont également nettement plus nombreux que les femmes à présenter un usage régulier de cannabis, celui-ci restant toutefois rare à l'échelle de la population générale adulte. Environ un adulte sur dix déclare un usage régulier de médicaments psychotropes, le *sex ratio* penchant cette fois nettement du côté des femmes. Les médicaments psychotropes sont le seul type de substances psychoactives à être plus souvent consommé par les femmes.

Les proportions des différents types d'usagers évoluent de façon contrastée avec l'âge suivant la substance, mais ces évolutions sont du même ordre chez les hommes et chez les femmes : l'usage quotidien de tabac et l'usage régulier de cannabis diminuent avec l'âge de façon continue dès 18 ans. À l'inverse, les usages d'alcool et de médicaments psychotropes augmentent régulièrement avec l'âge pour dépasser, parmi les plus de 64 ans, les deux tiers des hommes et le tiers des femmes pour l'usage régulier d'alcool et un homme sur cinq et le tiers des femmes pour l'usage récent de médicaments psychotropes.

En résumé, l'alcool et les médicaments psychotropes sont des produits consommés par des personnes plutôt âgées, tandis que l'inverse est observé pour le tabac et surtout le cannabis; enfin, l'usage de ces substances est surtout masculin (bien que l'écart entre les sexes soit relativement faible pour le tabac), à l'exception notable des médicaments psychotropes, largement féminins.

L'alcool : une boisson d'hommes mûrs

Plus des deux tiers des 18-75 ans déclarent avoir bu au moins une boisson alcoolisée au cours des sept derniers jours (fig. 2.1). La question posée précisait un certain nombre d'exemples tels que vin, bière, apéritif, alcool fort mais aussi cidre et champagne, ces derniers étant parfois implicitement exclus du lot des boissons alcoolisées, en raison respectivement d'une faible teneur en alcool et du caractère festif et exceptionnel de sa consommation. La majorité de ceux qui ont bu, au cours des sept derniers jours, l'a fait à une ou deux reprises (37 % de l'ensemble), 12 % des 18-75 ans ayant bu plus souvent, mais pas quotidiennement et 19 % ayant bu tous les jours. Les hommes s'avèrent nettement plus consommateurs que les femmes : près des quatre cinquièmes (78 %) ont bu de l'alcool au moins une fois au cours de la semaine précédant l'enquête, contre moins de six femmes sur dix (57 %). Enfin, les

Tableau 2.XII. *Usages réguliers des principales substances psychoactives en France par sexe et âge (% en ligne)*

	alcool 3 jours de consommation et plus par semaine	*tabac* usage quotidien	*médicaments psychotropes** usage de tranquillisants ou de somnifères au cours de la semaine	*cannabis** 10 usages et plus au cours du mois
Femmes				
18-25	8	37	3	3,4
26-34	10	39	5	0,5
35-44	18	31	9	0,2
45-54	20	21	15	0,0
55-75	34	10	22	0,0
Total femmes	20	26	12	0,6
Hommes				
18-25	24	52	2	9,1
26-34	25	35	3	3,2
35-44	37	34	5	1,4
45-54	51	33	7	0,2
55-75	62	19	11	0,1
Total Hommes	43	32	6	2,3
Total	31	29	9	1,4

Observatoire français des drogues et des toxicomanies (OFDT), Enquête sur les représentations opinions et perceptions sur les pychotropes, EROPP 2002.
*Sauf * : Baromètre Santé 2000, INPES, exploitation OFDT.*

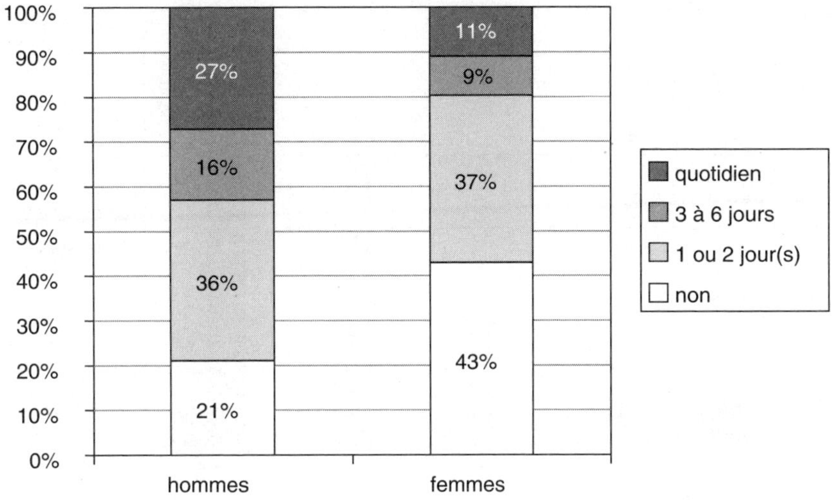

Fig. 2.1. *Usage d'alcool au cours des sept derniers jours en 2002 selon le sexe, parmi les 18-75 ans.*

Source : EROPP 2002, OFDT

buveurs quotidiens sont presque trois fois plus nombreux que les buveuses quotidiennes (Beck *et al.*, 2003).

L'alcool le plus couramment consommé est le vin (84 % des 18-75 ans en ont bu au cours de l'année), devant les alcools forts (60 %) et la bière (57 %) (Legleye *et al.*, 2001). L'usage quotidien d'alcool au cours de la semaine précédant l'enquête concerne surtout les générations âgées (fig. 2.2) : il passe de 4 % parmi les 18-25 ans à 38 % parmi les 55-75 ans. Plus généralement, l'alcool et les médicaments psychotropes sont les seules substances psychoactives dont l'usage augmente avec l'âge parmi les adultes (Beck *et al.*, 2003).

La proportion de buveurs quotidiens (mesurée au cours de la semaine) est en baisse mesurable, depuis le milieu des années 1990 : elle est passée de 23 % des adultes en 1995 (Baudier et Arènes, 1997) à 19 % en 2002, à structure de population constante. Ceci est dû en particulier à la diminution de la consommation quotidienne de vin (Legleye *et al.*, 2001) qui s'observe, depuis le début des années 1960, par les données de vente enregistrées par l'INSEE en litres d'alcool pur par adulte de 15 ans et plus (Besson, 2004) : le cidre et les vins de table sont en nette baisse, la bière et les alcools forts n'ont pas connu d'évolution notable sur cette période et les vins de qualité s'avèrent nettement plus consommés, en particulier depuis le milieu des années 1980. Globalement, l'ensemble des indicateurs de consommation d'alcool est resté orienté plutôt à la baisse au cours de la dernière décennie. C'est le cas, par exemple, de la proportion d'individus déclarant avoir bu la veille de l'enquête : 39 % des 18-75 ans en 2002 contre 45 % en 1996 (Guilbert et Perrin-Escalon, 2004).

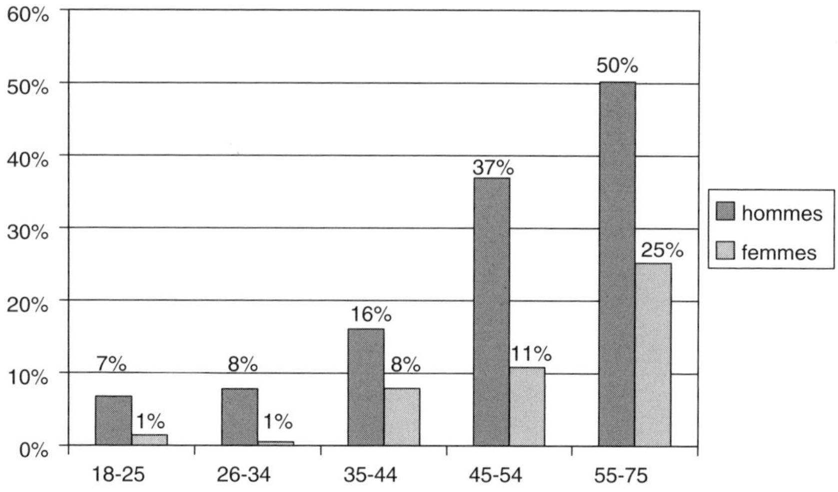

Fig. 2.2. *Usage quotidien d'alcool au cours des sept derniers jours en 2002 selon le sexe et l'âge.*

Source : EROPP 2002, OFDT

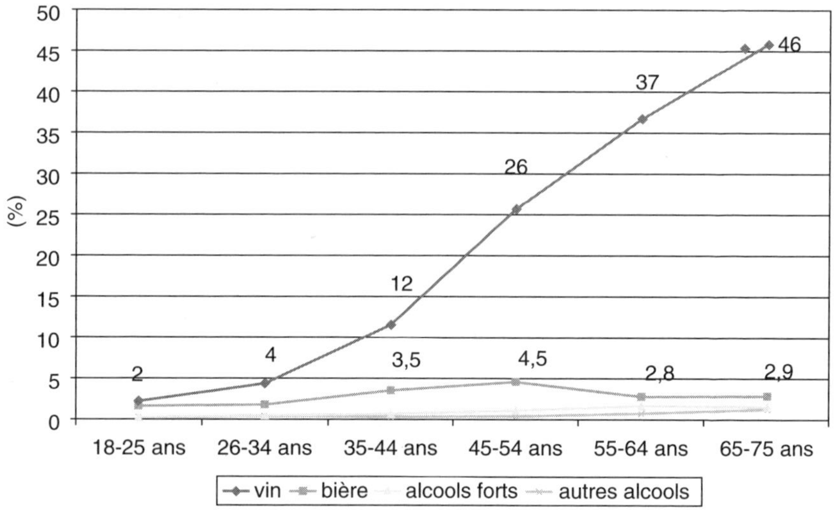

Fig. 2.3. *Fréquence de la consommation quotidienne d'alcool en population générale adulte en 2000, par âge et type de boissons.*

Source : Baromètre Santé 2000, CFES, exploitation OFDT

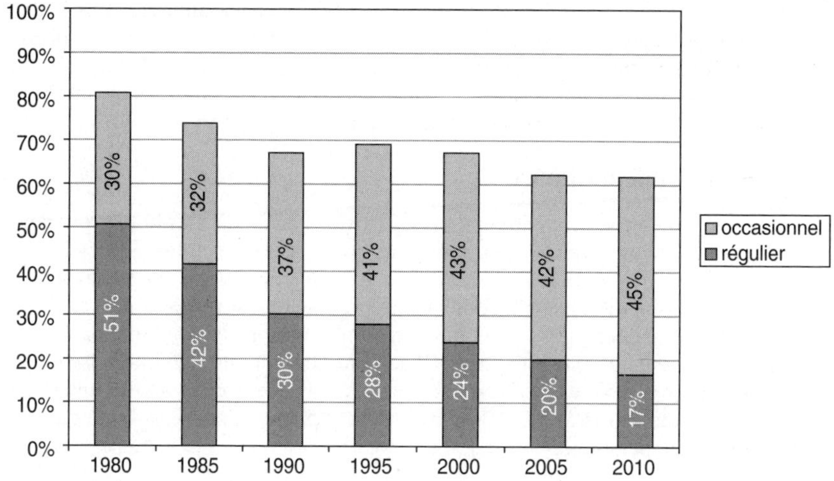

Fig. 2.4. *Évolution des comportements d'usage de vin parmi les 15 ans et plus.*
Source : Onivins — INRA 2000 (données 2005 et 2010 issues de simulations prospectives)

La quasi-totalité des consommations quotidiennes d'alcool concerne le vin, la bière atteignant à peine 5 % de chaque tranche d'âge et les autres types de boissons à peine 2 % (fig. 2.3). Selon une série d'enquêtes quinquennales[1] menées par l'Observatoire interprofessionnel des vins (ONIVINS) et l'Institut national de recherche agronomique (INRA) depuis 1980, la consommation de vin a diminué dans la population française au cours des vingt dernières années, mais la part des consommateurs s'est stabilisée aux deux tiers de la population des 15 ans et plus (Laporte *et al.*, 2001) (fig. 2.4). Il apparaît que les nouvelles générations apprécient toujours le vin, mais ont tendance à choisir plutôt des vins de qualité supérieure dont ils boivent de plus petites quantités et beaucoup moins des vins de consommation courante. Le repas reste le moment privilégié de consommation, surtout s'il se déroule en présence d'amis ou de famille, mais les contextes d'usage se sont diversifiés au cours des dernières décennies (apéritifs, digestifs, consommations hors des repas ou lors de grignotages, etc.), surtout parmi les jeunes générations.

Comme l'avait montré Pekka Sulkunen (1986) sur la période 1965-1980, la consommation quotidienne d'alcool s'avère nettement liée à la situation professionnelle. En 2000, les retraités constituent le groupe le plus consommateur, mais ceci est essentiellement dû à un effet de génération. En contrôlant cet effet grâce à des régressions logistiques, il apparaît que les catégories les plus

1. Enquête par quotas menée en face à face (en 2000, 4 010 personnes de plus de 14 ans ont été interrogées).

consommatrices sont les agriculteurs, les artisans et les ouvriers. Les cadres apparaissent dans la moyenne et les professions intermédiaires et les employés sont nettement moins consommateurs (Legleye et Beck, 2004). Comparés aux actifs exerçant un emploi de la même tranche d'âge, les étudiants du supérieur se déclarent un peu moins souvent consommateurs réguliers d'alcool.

❒ Usages problématiques

Il est également possible de repérer, à partir des enquêtes en population générale, grâce au test DETA, les individus ayant des difficultés avec l'alcool. Environ 9 % des adultes peuvent être considérés comme ayant, ou ayant eu, un usage problématique d'alcool[1]. Cette proportion est restée stable au cours de la dernière décennie. Ce type de consommation à risque d'alcoolodépendance augmente globalement avec l'âge pour atteindre un maximum parmi les 44-55 ans (fig. 2.5) et s'avère beaucoup plus fréquent chez les hommes que chez les femmes (15 % *vs* 4 % parmi les 18-75 ans). Cela représente environ 4 millions de personnes.

Par ailleurs, 12 % des 18-75 ans (18 % des hommes et 6 % des femmes) déclarent avoir bu la veille un nombre de verres de boisson alcoolisée supérieur à la

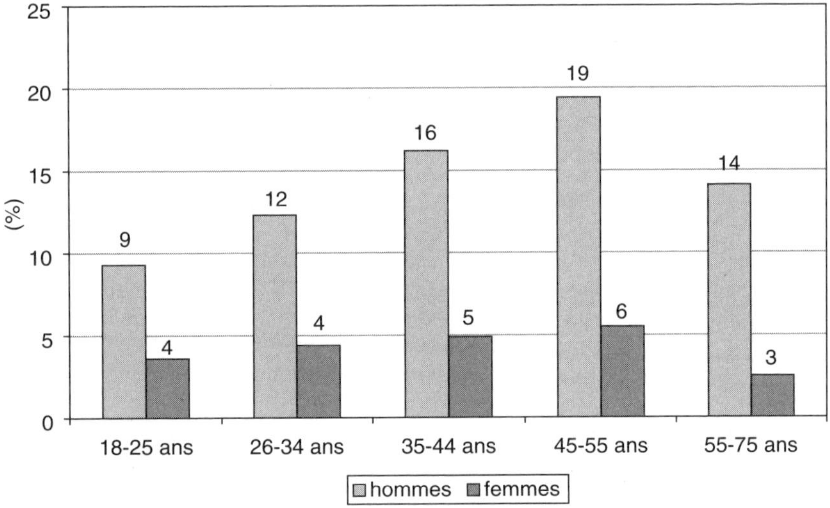

Fig. 2.5. *Proportion de personnes présentant des signes de dépendance potentielle à l'alcool au cours de la vie en 2000, par sexe et âge.*

Source : Baromètre santé 2000, CFES, exploitation OFDT

1. Un tel profil inclut donc des individus qui n'ont plus actuellement de problèmes avec l'alcool : ceci constitue à n'en pas douter une faiblesse de ce test, qui est parfois posé sur les 12 derniers mois plutôt que sur la vie entière.

norme fixée par l'OMS qui est de 3 verres standard pour les hommes et 2 pour les femmes. La fréquence de tels usages augmente avec l'âge : elle concerne près du tiers des hommes âgés de plus de 60 ans (Guilbert et Perrin-Escalon, 2004).

Du point de vue de la situation professionnelle, seuls les cadres déclarent plus fréquemment des signes d'alcoolisation problématique que les autres catégories (à âge contrôlé)[1]. Les chômeurs présentent légèrement plus souvent que les actifs occupés une consommation à risque d'alcoolodépendance (Legleye et Beck, 2004). Les étudiants sont aussi peu nombreux que les autres jeunes du même âge à présenter une consommation potentiellement problématique d'alcool.

❒ Ivresse

En 2000, 14 % des adultes déclarent avoir connu au moins un épisode d'ivresse au cours des douze derniers mois, 4,6 % déclarant en avoir connu au moins 3. Ces comportements sont restés stables entre 1995 et 2000. L'ivresse, au cours de l'année, s'avère trois fois plus fréquente parmi les hommes (22 %) que parmi les femmes (7 %), et varie significativement avec l'âge, le pic se situant entre 18 et 25 ans (51 % des hommes et 22 % des femmes). Pour ceux qui déclarent avoir été ivres dans l'année, le nombre moyen d'ivresses est de 4,6 (5 pour les hommes et 3 pour les femmes); il atteint 6 parmi les 18-25 ans (7 parmi les hommes et 3 parmi les femmes).

Les étudiants du supérieur sont légèrement plus nombreux à déclarer avoir été ivres au moins dix fois au cours des douze derniers mois : 10 % contre 7 %. Ces particularités renvoient très vraisemblablement à une approche festive dans l'alcoolisation, caractérisée par une fréquence d'usage et des quantités moyennes absorbées plus modérées que celles du reste de la population, mais par un rapport plus étroit à l'ivresse.

L'activité professionnelle est un facteur important de rapprochement des comportements de consommation des hommes et des femmes. Par exemple, parmi les actifs exerçant un emploi, le *sex ratio* pour l'usage quotidien d'alcool vaut environ 6 parmi les ouvriers, 5 parmi les agriculteurs, 3 parmi les employés et les professions intermédiaires, mais 2 parmi les cadres et professions libérales ou intellectuelles supérieures. Pour l'ivresse, les *sex ratio* sont respectivement de 4 pour les ouvriers et les employés, plus de 3 parmi les professions intermédiaires contre un peu plus de 2 pour les cadres, professions libérales et professions intellectuelles supérieures. Autrement dit, les comportements de consommation d'alcool des femmes se rapprochent de ceux des hommes à mesure que la catégorie d'emploi s'élève (Legleye et Beck, 2004). Ce résultat est particulièrement vrai en ce qui concerne les cadres par rapport aux autres catégories. Schématiquement, il est dû au fait que les femmes des catégories sociales supérieures déclarent plus souvent boire tous les jours ou avoir été ivres au cours de l'année écoulée que les autres, tandis que c'est l'inverse pour les hommes de ces mêmes catégories élevées.

---

1. Cette observation résulte en partie d'une représentation différenciée des usages excessifs d'alcool, ainsi qu'un entourage plus ou moins enclin à faire des remarques sur la consommation d'alcool.

❒ Comparaisons européennes

Malgré la baisse importante des consommations depuis les années 1960, qui apparaît moins forte dans les autres pays, la France reste l'un des pays les plus consommateurs d'alcool en Europe, quels que soient la source et l'indicateur utilisés (données Eurostat, OCDE, OMS), en compagnie du Luxembourg, de l'Irlande, la Hongrie, la République tchèque, l'Allemagne le Portugal et l'Espagne. Si les pays conservent des particularités culturelles dans les usages d'alcool, en termes de type de boissons comme de pratiques d'alcoolisation, il apparaît une certaine uniformisation depuis quelques années. L'usage régulier d'alcool se rencontre toutefois plus souvent dans les pays latins et les usages moins fréquents mais plus importants en termes de quantité bue dans les pays nordiques, voire anglo-saxons (Knibbe et Bloomfield, 2001). L'Europe apparaît de loin le continent où la consommation d'alcool par habitant est la plus élevée : les vingt premiers pays sont européens (WARC, 2004).

Le tabac : un écart hommes/femmes de plus en plus faible

Parmi les 18-75 ans, plus d'un tiers des individus se déclarent actuellement fumeurs de tabac, soit 29 % de fumeurs quotidiens et 5 % d'occasionnels (fig. 2.6). Environ la moitié des fumeurs actuels consomment plus de 10 cigarettes par jour (55 % pour les hommes et 45 % pour les femmes).

La proportion d'usagers actuels de tabac chez les 18-75 ans diminue fortement avec l'âge, en particulier après 45 ans (fig. 2.7). Cette diminution s'observe pour les deux sexes, mais avec une intensité différente[1]. Ainsi,

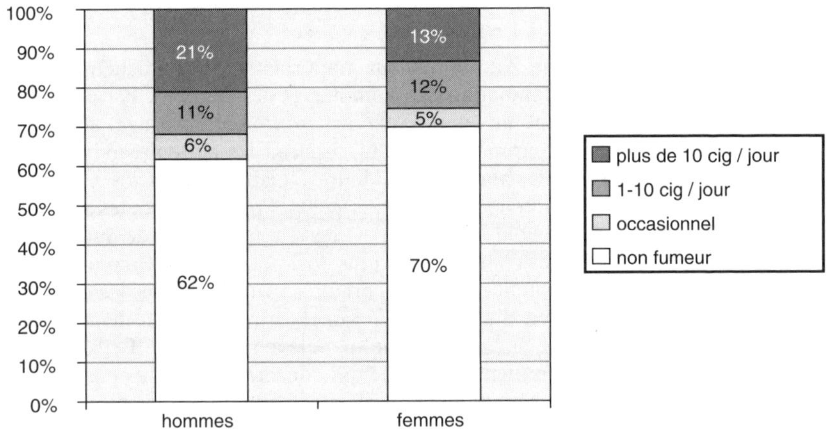

Fig. 2.6. *Usages de tabac en 2002 parmi les 18-75 ans.*
Source : EROPP 2002, OFDT

1. Elle traduit sans doute un effet génération observé dans le Baromètre Santé 2000 (Oddoux *et al.*, 2001).

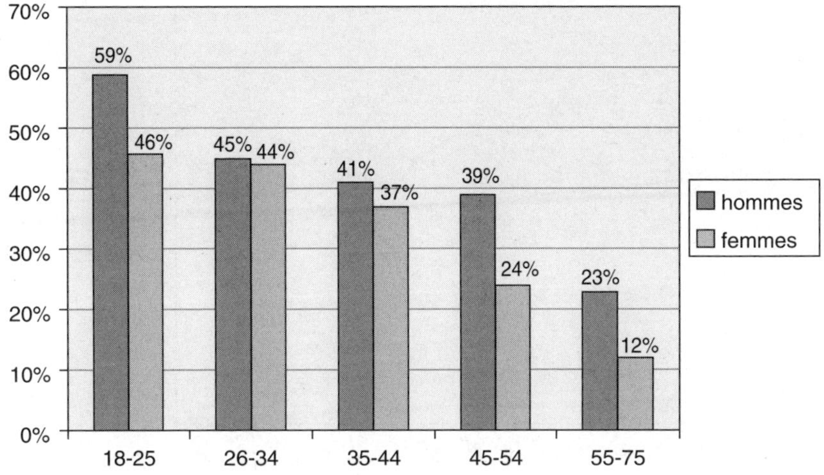

Fig. 2.7. *Pourcentage de fumeurs déclarés en 2002 selon le sexe et l'âge.*
Source : EROPP 2002, OFDT

l'écart hommes/femmes, qui augmente avec le niveau de consommation, croît également avec l'âge et devient plus important au-delà de 45 ans.

L'important écart homme/femme à 18-25 ans se retrouve dans d'autres enquêtes récentes (Enquête IFOP/CFES 1998; Oddoux *et al.*, 2001). Il devrait toutefois se réduire à terme, étant donné la quasi-identité des comportements tabagiques observés actuellement entre garçons et filles à l'adolescence (Beck *et al.*, 2004). Bien que le tabagisme masculin soit en recul depuis les années 1970 (Baudier *et al.*, 2000), en 2002, les hommes restent encore plus souvent fumeurs de tabac que les femmes (38 % *vs* 31 %) (fig. 2.8). Pour les femmes, la tendance apparaît relativement stable sur cette période, même si les évolutions ponctuelles et la faible taille d'échantillon de certaines de ces enquêtes donnent à la courbe une allure plutôt erratique.

Les ventes de tabac ont augmenté entre les années 1950 et 1991, date de mise en application de la loi Evin. La baisse des quantités vendues s'accompagne d'une diminution de la part des cigarettes dans le total du tabac vendu au profit, principalement, des scaferlatis (tabac à fumer pour la pipe et à rouler) (source : Altadis). Fin 2004, le prix de la cigarette la plus vendue en France est de 5 € le paquet de 20.

Il convient de noter que l'enquête de l'Institut national de prévention et d'éducation pour la santé (INPES), menée par IPSOS en décembre 2003 (fig. 2.8), montre une nette baisse de la prévalence tabagique depuis 2002 (Arwidson *et al.*, 2004). Les 15-75 ans sont 30 % à déclarer fumer contre 34 % en 2002, cette diminution étant plus marquée chez les femmes (25 % contre 31 % en 2002) que chez les hommes (36 % contre 38 % en 2002). Elle est également plus forte parmi les jeunes (36 % des 12-25 ans contre 45 % en 2002) que parmi les 26-75 ans (29 % contre 32 % en 2002). Ce sondage, mené peu après les fortes hausses de prix du tabac intervenues en janvier 2003 (+ 11 % de hausse pour les

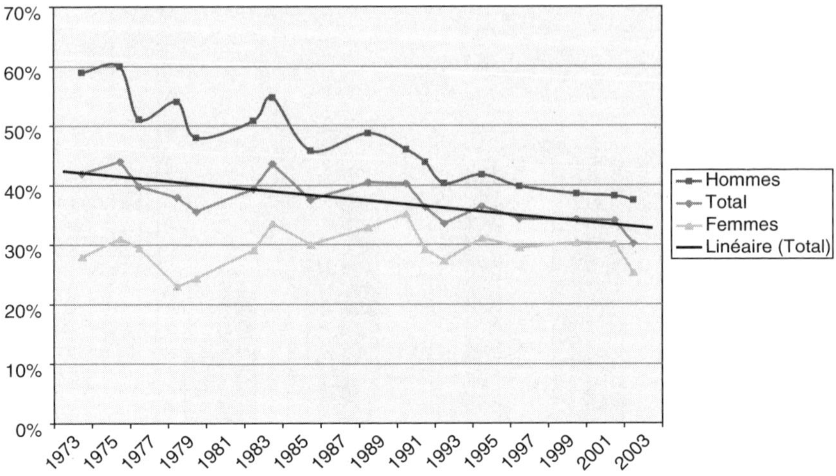

Fig. 2.8. *Proportions de fumeurs parmi les 18-75 ans de 1974 à 2003.*

Sources : enquêtes CFES de 1974 à 2000; EROPP 2002, OFDT, INPES/IPSOS 2003
NB : Les méthodologies mises en œuvre dans ces enquêtes étant parfois différentes, avec notamment certains des échantillons de petite taille pour les enquêtes menées avant les années 1990, il convient d'accorder moins d'importance au niveau d'usage figurant sur cette courbe qu'à la tendance de long terme décrite par la droite de régression linéaire.

cigarettes) et surtout à peine deux mois après celle d'octobre 2003 (+ 18 %), montre clairement l'efficacité à court terme de l'augmentation du prix du tabac. Parallèlement, l'importance du prix comme motif d'arrêt a augmenté depuis la fin des années 1990 : le prix est passé du 4e au 2e rang des motivations ayant incité les anciens fumeurs à s'arrêter, et du 4e au 1er rang des motivations des fumeurs ayant fait une ou plusieurs tentatives d'arrêt d'au moins une semaine. Ainsi, les trois quarts des fumeurs déclarent avoir envie d'arrêter de fumer, contre moins de 60 % en 1999. Un récent sondage, mené en octobre 2004 pour l'Alliance contre le tabac auprès de 1 008 personnes âgées de 15 ans et plus, confirmerait cette baisse du tabagisme dans une certaine pérennité, avec 28 % de fumeurs parmi les 15-75 ans. Les données du Baromètre Santé 2004-2005, grâce à un échantillon de taille beaucoup plus importante, devraient permettre de conclure de façon robuste sur cette évolution récente du tabagisme.

❒ Forte dépendance au tabac

Le test de Fagerström permet d'évaluer le degré de dépendance physique au tabac grâce à six questions simples. Les enquêtes en population générale ne posent que deux de ces questions : *« Combien de cigarettes fumez-vous par jour en moyenne ? »* et *« Le matin, combien de temps après votre réveil fumez-vous votre première cigarette ? »* à partir desquelles Fagerström a établi un système de scores simplifié pour évaluer le degré de dépendance de l'individu (pas ou peu de dépendance, dépendance moyenne et dépendance forte).

En 2000, parmi les fumeurs quotidiens, 10 % déclarent fumer leur première cigarette dans les cinq premières minutes suivant le réveil, et 23 % entre 6 et 30 minutes suivant le réveil, cette précocité de la première cigarette pouvant être interprétée comme un signe de dépendance. Si l'on tient compte à la fois du délai entre le réveil et la première cigarette, et des quantités fumées en moyenne chaque jour (mini-test de Fargerstöm), 31 % des fumeurs réguliers présentent de signes de dépendance moyenne et 13 % de dépendance forte. Cette dépendance s'avère significativement plus fréquente parmi les hommes. Contrairement au tabagisme quotidien, qui décroît globalement avec l'âge, les signes de forte dépendance croissent d'abord à la fin de l'adolescence pour culminer vers 25-34 ans et décroître ensuite (fig. 2.9).

Il existe d'importantes disparités pour le tabagisme au sein de la population, en fonction du statut étudiant ou de la situation professionnelle. Ainsi, les chômeurs sont plus souvent fumeurs quotidiens que les actifs occupés du même âge. Parmi les actifs occupés, les artisans, employés et ouvriers se distinguent par une surconsommation, tandis que les cadres, les professions intermédiaires et surtout les agriculteurs se distinguent au contraire par une sous-consommation. Le tabac apparaît donc comme un produit surconsommé par les couches les plus vulnérables ou les moins favorisées de la population (Legleye et Beck, 2004). Les étudiants du supérieur sont toutefois moins souvent fumeurs quotidiens et présentent moins souvent des signes de forte dépendance à ce produit que les actifs occupés du même âge.

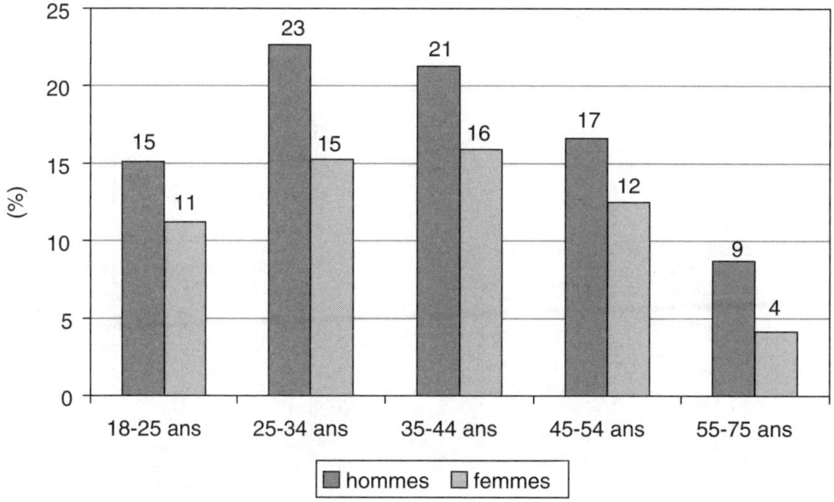

Fig. 2.9. *Proportions d'individus présentant des signes de forte dépendance au tabac parmi les 18-75 ans (en %).*

Source : Baromètre santé 2000, CFES, exploitation OFDT

❐ Comparaisons européennes

La comparaison avec les données des pays européens s'avère assez délicate car les années, les âges et les définitions adoptées changent selon les pays. Depuis le début des années 1990, la France se situerait dans une moyenne plutôt haute (source : OMS). En 1999, pour l'usage actuel de tabac chez les 15 ans et plus, la France se situait en 2e position (38 %) en compagnie de l'Espagne, loin derrière la Grèce (45 %). Le Portugal était classé comme le pays lę moins consommateur de tabac et la moyenne européenne était de 34 % (source : Eurostat). Avec, fin 2003, un taux de fiscalité de 79 % sur la classe de cigarette la plus demandée, la France se trouve au deuxième rang des quinze pays de l'Union européenne (derrière le Royaume-Uni) pour le poids de la fiscalité. Celui-ci est supérieur à ceux de tous les pays limitrophes, ce qui se répercute mécaniquement sur les prix, pour lesquels la France se situe au-dessus de l'Allemagne, la Belgique, le Luxembourg, la Suisse, l'Espagne et l'Italie, mais en dessous du Royaume-Uni (source : CDIT).

Cannabis : une consommation croissante depuis le début des années 1990

Davantage encore que la consommation de tabac, l'usage de cannabis est surtout le fait des tranches d'âge les plus jeunes : au-delà de 45 ans, l'usage au cours de l'année est très rare (fig 2.10).

Par ailleurs, cette consommation concerne surtout les hommes, quel (le) que soit la tranche d'âge ou le niveau d'usage observés (avec toutefois cette limite

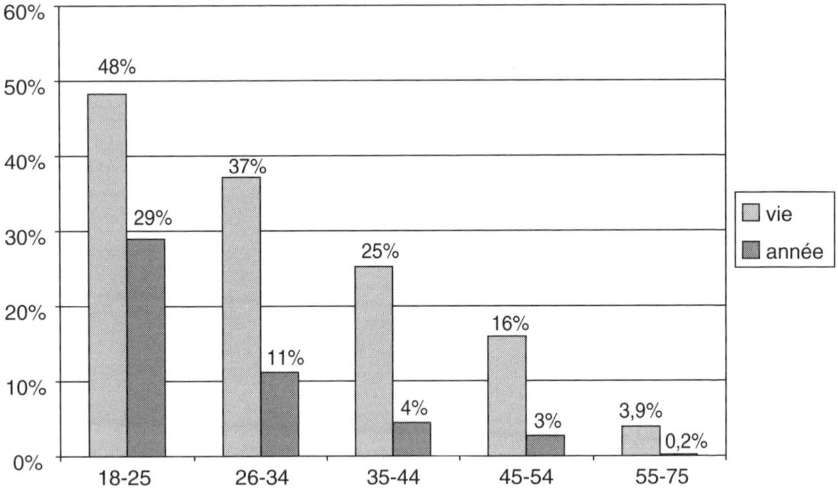

Fig. 2.10. *Usages de cannabis au cours de la vie et au cours de l'année en 2002, selon l'âge.*

Source : EROPP 2002, OFDT

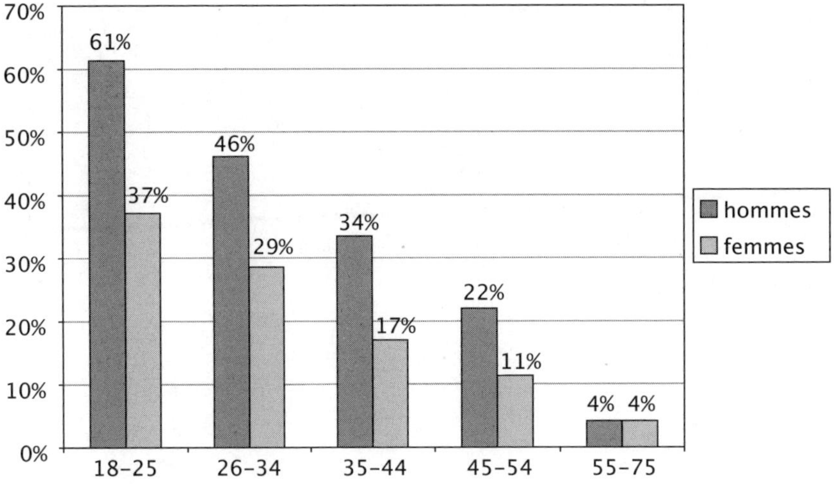

Fig. 2.11. *Usage de cannabis au cours de la vie selon le sexe et l'âge en 2002.*
Source : EROPP 2002, OFDT

qu'au-delà de 55 ans, les usages sont suffisamment rares pour que les différences entre les sexes ne soient plus significatives) (fig. 2.11). Ainsi, l'usage au cours de l'année concerne 9 % des hommes contre 6 % des femmes.

Une hausse assez nette de l'expérimentation est apparue entre 1999 et 2002, de 20 % à 23 %, se situant dans la continuité de celle qui est observée depuis le début des années 1990. Bien que l'évolution soit à peine significative, l'usage, au cours des douze derniers mois, suit la même tendance, passant de 6 % à 7,5 % entre 1999 et 2002. Celle-ci se vérifie en particulier chez les jeunes adultes : parmi les 15-34 ans, quatre individus sur dix l'ont déjà expérimenté et deux sur dix en ont consommé au cours de l'année.

Pour illustrer cette évolution, il est possible de comparer les niveaux d'expérimentation de cannabis sur une tranche d'âge commune à toutes les enquêtes françaises récentes auprès des adultes : les 18-44 ans. Pour cette tranche d'âge, l'expérimentation de cannabis atteint 35 % en 2002 et l'usage au cours de l'année, 13 %. Les figures 2.12 et 2.13 soulignent l'augmentation de l'expérimentation et de l'usage actuel observés depuis 1992.

La droite de régression linéaire tracée au milieu du nuage de points figure une nette tendance à la hausse sur la décennie 1992-2002 (en moyenne 1,6 points d'augmentation annuelle).

L'augmentation est d'autant plus forte que la population observée est jeune. Ainsi, celle qui est mesurée parmi les 18-25 ans dépasse celle des 26-44 ans. Les enquêtes spécifiques menées auprès des jeunes confirment cette évolution (voir « Les usages en population adolescente », p. 268). À l'heure actuelle, il

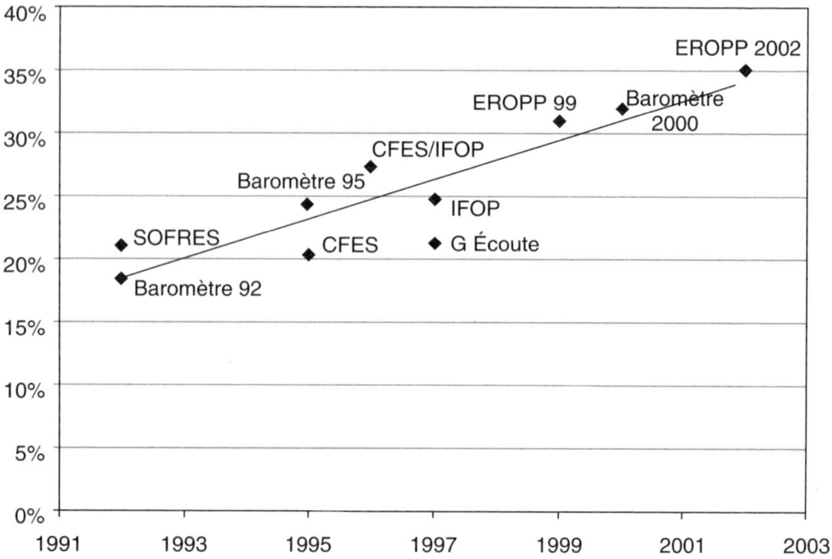

Fig. 2.12. *Évolution de l'usage de cannabis au cours de la vie parmi les 18-44 ans depuis 1992.*

Sources : SOFRES 1992; CFES 1992, 1995, 1996, 2000; IFOP 1997; Publimétrie Grande Écoute, 1997; EROPP-OFDT 1999, 2002

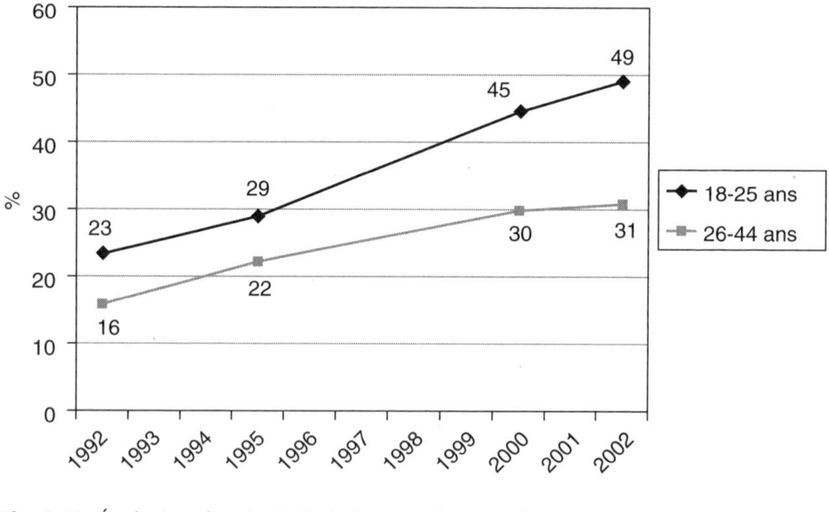

Fig. 2.13. *Évolution depuis 1992 de l'usage de cannabis au cours de la vie, parmi les 18-25 ans et les 26-44 ans.*

Sources : Baromètres Santé 1992, 1995, 2000, INPES exploitation OFDT; EROPP 2002, OFDT semble cependant prématuré de prédire si l'usage de cannabis va s'étendre ou si les jeunes consommateurs actuels cesseront d'en consommer en vieillissant.

L'usage de cannabis apparaît différencié suivant le statut étudiant ou la situation professionnelle. Ainsi, les chômeurs apparaissent plus consommateurs que les actifs occupés du même âge; de même, parmi les actifs occupés, ce sont les artisans et les employés qui affichent les plus hauts niveaux d'usage, alors que les plus faibles sont observés parmi les ouvriers (Legleye et Beck, 2004). Enfin, les étudiants apparaissent nettement sur-consommateurs de cannabis comparés aux actifs du même âge, présentant ainsi un profil d'usage de cannabis similaire à celui des ivresses alcooliques.

Si l'observation des usages de cannabis s'est nettement améliorée depuis le début des années 1990, l'étude des facteurs associés et des liens entre les différentes formes d'usage de ce produit avec, d'une part les caractéristiques sociodémographiques, d'autre part les situations socio-sanitaires, reste à approfondir. Il existe un lien statistique entre la consommation de cannabis et certains troubles psychiatriques, comme la dépression mais aussi la schizophrénie et certaines psychoses, notamment dans le cas d'arrêts brutaux de l'usage. Les épidémiologistes ne tirent toutefois un tel constat que dans les cas de dépendance avérée au produit : pour la dépression par exemple, il semble que l'usage quotidien de cannabis favorise la survenue ou aggrave la dépression (Zammit *et al.*, 2002, Patton *et al.*, 2002). En ce qui concerne la schizophrénie, la causalité est difficile à mettre en évidence du fait de la faible incidence de cette maladie et des produits consommés conjointement avec le cannabis; de plus, l'existence d'une prédisposition des patients ne peut jamais être écartée (Rey *et al.*, 2002). Par ailleurs, une récente analyse secondaire menée sur une cinquantaine d'études épidémiologiques a permis de montrer que les preuves fournies par ces travaux ne créditaient pas l'existence d'une relation causale entre l'usage de cannabis et la détresse psychosociale, tout en ne permettant pas non plus de rejeter formellement une telle idée (MacLeod *et al.*, 2004). Quoi qu'il en soit, ces problèmes demeurent très rares au regard de l'ampleur de la consommation de cannabis.

Dans les différents pays de l'Union européenne, l'expérimentation de cannabis concerne entre un et trois individus sur dix. La consommation récente (douze derniers mois) concerne principalement les jeunes adultes avec une fréquence qui varie selon les pays entre 5 et 18 %, la France et la Grande-Bretagne ayant les proportions de consommateurs les plus élevées. Les chiffres des différents pays de l'Union européenne indiquent une hausse du niveau d'expérimentation au cours des années 1990, avec une stabilisation récente dans la plupart des pays (OEDT, 2003).

Médicaments psychotropes : une consommation féminine augmentant fortement avec l'âge

L'usage de médicaments psychotropes au cours de l'année concerne 14 % des hommes et 25 % des femmes. Ces médicaments se différencient des autres produits psychoactifs par le fait que leur consommation est beaucoup plus féminine : 6 % des hommes et 12 % des femmes ont fait usage d'antidépresseurs au cours de l'année, ces chiffres étant respectivement de 12 % et 20 % pour la catégorie comprenant les tranquillisants (anxiolytiques) et les somnifères (hypnotiques). À l'instar de l'usage quotidien d'alcool, la prise de médicaments psychotropes, au cours de l'année, augmente avec l'âge, passant de 7 % entre 18 et 25 ans à 11 % chez les plus de 55 ans pour les antidépresseurs et de 9 % à 23 % pour les tranquillisants et somnifères. Chez les 55-75 ans, environ une femme sur trois a consommé des médicaments psychotropes au cours des douze derniers mois, contre un homme sur cinq (fig. 2.14 et 2.15).

Près d'un adulte de 18 à 75 ans sur dix (9 %) déclare avoir consommé des tranquillisants ou des somnifères au cours de la semaine précédant l'enquête, les femmes deux fois plus souvent que les hommes (12 % *vs* 6 %), ce *sex ratio* restant stable avec l'âge (fig. 2.15). Ces usages réguliers s'avèrent relativement fréquents au sein des générations les plus âgées : ils concernent une femme sur cinq et un homme sur dix parmi les 55-75 ans. Il faut souligner le poids des représentations sexuellement différenciées pour expliquer l'écart entre hommes et femmes : il est souvent plus admissible pour les filles que pour les garçons de reconnaître un malaise d'ordre psychologique (Le Moigne, 1999; Lovell et Fuhrer, 1996). Les médecins ont plus volontiers tendance à diagnostiquer chez elles une origine psychologique à certains désordres physiques, de même qu'elles investissent plus fréquemment le rôle de patient, là où les garçons tenteraient volontiers de nier une souffrance psychologique ou de la gérer différemment, hors cadre, souvent en ayant recours à d'autres substances psychoactives.

Le contexte d'acquisition des médicaments pris au cours de l'année donne une indication sur le type d'usage. Dans les trois quarts des cas, ceux-ci ont été

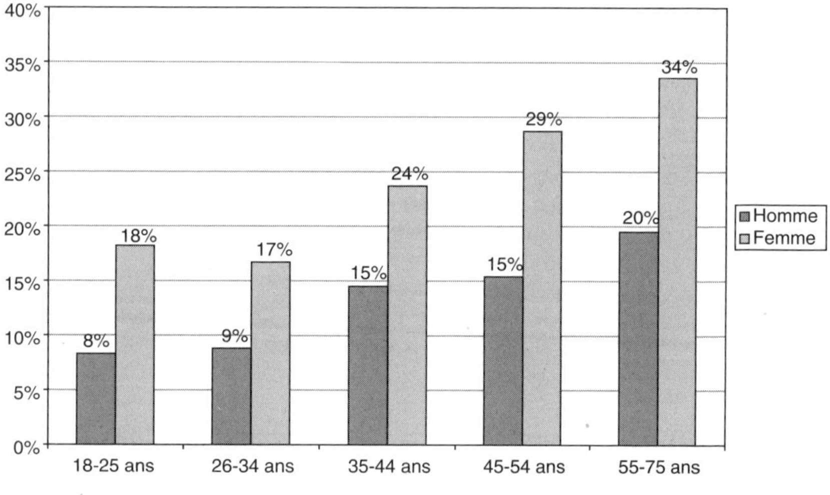

Fig. 2.14. *Usage de médicaments psychotropes (tranquillisants, somnifères, antidépresseurs) au cours des douze derniers mois parmi les 18-75 ans en 2000, par sexe et âge.*

Source : Baromètre Santé 2000, INPES, exploitation OFDT

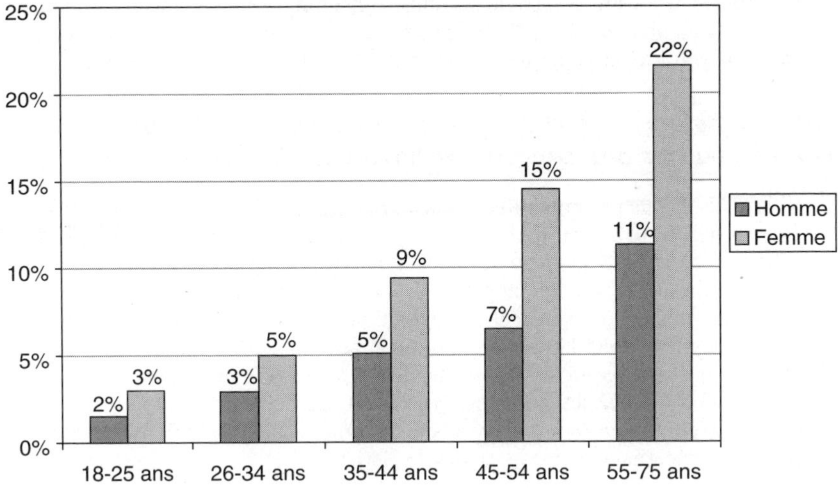

Fig. 2.15. *Consommation de tranquillisants ou de somnifères au cours de la semaine passée chez les 18-75 ans en 2000, par sexe et âge.*

Source : Baromètre Santé 2000, INPES, exploitation OFDT

prescrits par un médecin. Ils peuvent aussi provenir des restes d'une ancienne prescription pour soi (12 %) ou pour quelqu'un de la famille (5 %), ou avoir été prescrits par un pharmacien (7 %). Ils sont plus rarement obtenus auprès de quelqu'un d'autre (2 %). Il reste toutefois délicat de distinguer parmi l'ensemble des consommations celles qui sont excessives ou révélatrices d'une dépendance. Au cours des dix dernières années, les indicateurs de consommation sont restés relativement stables pour les anxiolytiques et les hypnotiques. En revanche, la tendance pour la consommation d'antidépresseurs est à une nette augmentation.

Au cours des années 1990, les ventes de médicaments psychotropes ont progressé, tendance essentiellement due aux antidépresseurs dont la quantité de cachets vendus a doublé entre 1988 et 2002 (source : AFSSAPS). Les années 1990 ont vu l'apparition, sur le marché, des antidépresseurs, des inhibiteurs de la recapture de la sérotonine et de la noradrénaline (dont le plus connu est le *Prozac*). Les neuroleptiques, essentiellement prescrits par les psychiatres et consommés dans un contexte thérapeutique, s'avèrent nettement moins consommés que les autres médicaments psychotropes.

Il existe des disparités dans l'usage de médicaments psychotropes suivant la situation professionnelle. Ainsi, les chômeurs apparaissent plus souvent consommateurs au cours de l'année que les actifs occupés du même âge; de même, parmi les actifs occupés, les cadres apparaissent plus souvent consommateurs que le reste des actifs, tandis que les agriculteurs affichent une sous-consommation marquée (Legleye et Beck, 2004). Enfin, les étudiants n'apparaissent pas plus souvent consommateurs que les actifs occupant un emploi du même âge.

La France est l'un des pays les plus consommateurs de médicaments au monde (Chambaretaud, 2000). Elle se situe également en tête pour les médicaments psychotropes (Legrain et Lecomte, 1997; Pélissolo *et al.*, 1996).

Autres substances psychoactives : des usages assez stables à un niveau très bas, concernant surtout les hommes

Si les usages des produits illicites autres que le cannabis restent marginaux en France (tableaux 2.X et 2.XI), certaines substances ont néanmoins connu une diffusion croissante au cours des années 1990, comme la cocaïne et, dans une moindre mesure, les hallucinogènes (LSD et champignons hallucinogènes). Il en va de même des substances synthétiques, telle(s) que l'ecstasy ou les amphétamines, dont l'expérimentation a fait plus que doubler entre 1995 et 2000, passant, parmi les 18-44 ans, de 0,7 % à 1,6 % chez les femmes et de 1,8 % à 3,5 % chez les hommes[1] (fig. 2.16). Les niveaux d'expérimentation d'héroïne sont, pour leur part, restés relativement stables sur l'ensemble de la période, concernant environ 1 % des 18-44 ans.

Les conséquences négatives des usages de drogues illicites restent en majorité liées à la consommation d'héroïne, principal produit à l'origine des prises en

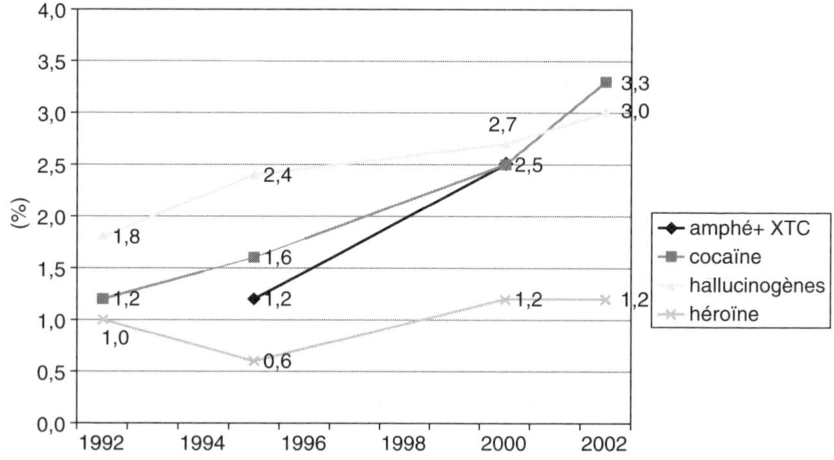

Fig. 2.16. *Évolution de l'expérimentation des principales autres drogues depuis 1992, parmi les 18-44 ans.*

NB : les amphétamines faisaient encore récemment partie de la pharmacopée et à ce titre, n'étaient pas forcément perçues comme des drogues : mesurer précisément leur usage nécessite un contexte de questionnement précis que n'offrait pas EROPP 2002, qui vise surtout à observer les représentations.

1. Cette hausse vient principalement du fait que l'ecstasy était à peine apparue en France au milieu des années 1990.

charge sanitaires et sociales d'usagers de drogues illicites. Pour une moindre part, mais qui s'avère croissante depuis la fin des années 1990, la consommation de cocaïne, souvent en association avec les opiacés, se trouve également concernée. Au cours des années 1990, la pratique de la polytoxicomanie s'est également développée, avec notamment le recours à des boissons alcoolisées et à des médicaments psychotropes.

Les extrapolations menées à la fin des années 1990, notamment à partir des données pénales et sanitaires pour dénombrer les usagers à problème d'opiacés et de cocaïne évaluent leur effectif entre 150 000 et 180 000 (Costes, 2002). Une part importante de la population concernée par cette consommation problématique d'opiacés ou de cocaïne fait l'objet d'une prise en charge sanitaire, notamment d'un traitement de substitution. C'est une population relativement jeune (environ 30 ans en moyenne) mais vieillissante, nettement masculine et en difficulté sociale (Palle et Bernard, 2004). Le nombre d'individus sous traitement de substitution est d'environ 90 000. Le nombre total de décès annuels dus aux drogues illicites ne peut pas être estimé exactement. Les principales données disponibles sont les décès par surdose, constatés par les services de police, et les décès par Sida parmi les usagers de drogues. Grâce à la mise en place d'une politique de réduction des risques au début des années 1990, le nombre de ces décès est en diminution; ils étaient de l'ordre de 300 en 2000, le nombre de décès par surdose est pour sa part passé de quelques unités au début des années 1970 à 564 cas en 1994, avant de chuter à 89 décès en 2003 (OCRTIS, 2004).

Les infractions à la législation sur les stupéfiants pour usage, usage-revente ou trafic ont donné lieu à plus de 125 000 interpellations en 2003. Celles-ci, en hausse quasi-constante depuis le début des années 1970, concernent principalement des usagers et, plus particulièrement, des consommateurs de cannabis (91 % des interpellations pour usage). Au cours des années 1990, l'évolution du nombre d'interpellations a suivi plusieurs tendances : la hausse du nombre d'interpellations liées au cannabis, la forte chute de celles pour usage d'héroïne depuis 1995, la croissance de celles qui sont liées à la cocaïne et l'apparition et le développement de celles pour usage d'ecstasy. L'offre de stupéfiants, telle qu'elle est vue par l'activité des services répressifs, se révèle dominée par le cannabis dont les quantités saisies ont triplé au cours des dix dernières années, son prix modéré et sa grande disponibilité en faisant un produit très accessible.

En 2003, les individus interpellés par les services de police et de gendarmerie pour usage de cannabis ont en moyenne 22 ans, contre 23 ans pour les usagers d'ecstasy interpellés, 23 ans pour ceux de champignons hallucinogènes ou de LSD, 24 ans pour ceux d'amphétamines, 29 ans pour ceux d'héroïne et de cocaïne, 34 ans pour ceux de crack. Ceci conduit à opposer, d'une part, le cannabis, l'ecstasy, le LSD, les champignons hallucinogènes les amphétamines, produits dont les usagers interpellés sont plus souvent des adolescents et des jeunes adultes, avec, d'autre part, la cocaïne, le crack et l'héroïne, pour lesquels ils sont majoritairement des adultes plus âgés.

Les statistiques sanitaires confirment cette différenciation. Ainsi, en centre de soins spécialisés, les prises en charge liées au cannabis correspondent, dans la majorité des cas, à un consommateur de moins de 25 ans, contre seulement une fois sur huit lorsque la prise en charge est consécutive à l'usage d'héroïne. Par ailleurs, la population prise en charge dans ces établissements tend à vieillir (27 ans en moyenne en 1987, contre 31 ans en 1999).

Conclusion

Il convient, au final, de souligner le poids notable des drogues licites (alcool, tabac et médicaments psychotropes), dans l'ensemble des usages de substances psychoactives, ainsi que les limites du dispositif d'observation quantitative : l'observation épidémiologique de pratiques telles que le dopage, de conduites addictives « sans produit » comme la pratique compulsive d'internet ou le jeu pathologique est encore inexistante. Contrairement aux approches ethnographiques, les données épidémiologiques ne permettent pas encore de distinguer très clairement les usages récréatifs ou festifs des usages plus problématiques, et ne considèrent que très sommairement la quantité consommée ou la qualité des produits. La complexité et la diversité des usages de drogues illicites rendent nécessaire le recours à des outils d'observation de nature différente, qui s'avèrent complémentaires.

L'ENQUÊTE EROPP

L'Enquête sur les représentations, opinions et perceptions sur les produits psychoactifs (EROPP) a été menée en 1999 et 2002 par téléphone (système CATI[1]). Elle repose sur un échantillon par quotas[2] de 2 009 personnes âgées de 15 à 75 ans, représentatives de la population française métropolitaine. Un autre échantillon comprenant 201 individus, possédant un téléphone portable mais pas de ligne fixe, a également été interrogé, afin d'essayer d'évaluer l'impact d'une telle lacune de la base de sondage. Les résultats sur ces individus ont donné lieu à une étude méthodologique exploratoire (Beck *et al.*, 2004).

L'objectif de cette enquête est d'observer et de suivre les évolutions des opinions sur la politique publique et les mesures à prendre au regard des perceptions sur les produits et sur les risques. L'anonymat et le respect de la confidentialité étaient garantis par une procédure d'effacement du numéro de téléphone ayant reçu l'aval de la Commission nationale informatique et liberté (CNIL). EROPP a par ailleurs obtenu l'avis d'opportunité du Conseil national de l'information statistique (CNIS) et s'est vue attribuer le label d'intérêt général par le Comité du label.

1. Collecte assistée par téléphone et informatique
2. Les critères retenus pour les quotas sont le sexe, l'âge, la profession de la personne de référence du ménage, la région et la catégorie d'agglomération.

LE BAROMÈTRE SANTÉ 2000

Le Baromètre Santé 2000 est une enquête en population générale centrée sur la santé, réalisée en novembre et décembre 1999, à l'aide du système CATI (Guilbert *et al.*, 2001). L'échantillon repose sur un sondage aléatoire à deux degrés : les numéros de téléphone des ménages ont d'abord été obtenus par génération aléatoire sur la base de l'annuaire téléphonique, puis grâce à une itération. Avant les appels, une lettre-annonce à en-tête du CFES a été envoyée à tous les ménages (à l'exception de ceux sur liste rouge qui se la voyaient proposer *a posteriori*), mettant l'accent sur l'importance de l'étude afin de minorer les refus de répondre. Pour être éligible, un ménage devait comporter au moins une personne âgée de 12 à 75 ans et parlant le français. Les numéros étaient recomposés automatiquement 30 ou 90 minutes plus tard s'ils ne répondaient pas ou sonnaient occupés : jusqu'à 12 tentatives étaient effectuées, à des heures et des jours différents si nécessaire, l'enquêteur raccrochant après 8 sonneries. Ensuite, à l'intérieur de chaque foyer, l'individu sélectionné était celui dont l'anniversaire était le prochain à venir. Si celui-ci n'était pas présent ou disponible au moment du contact, un rendez-vous téléphonique lui était proposé, et en cas de refus de participation de sa part, le ménage était abandonné. L'anonymat et le respect de la confidentialité étaient garantis par une procédure d'effacement du numéro de téléphone ayant reçu l'aval de la Commission nationale informatique et liberté (CNIL).

L'impact de ces différentes précautions sur les valeurs obtenues sur les usages de substances psychoactives a été évalué dans une étude méthodologique (Beck *et al.*, 2004).

Les données ont été pondérées par la probabilité de tirage au sein du ménage (pour compenser le fait qu'un individu d'un ménage nombreux a moins de chance d'être tiré au sort) et calées sur les données du dernier recensement de la population de 1999. Les taux de refus ont été les suivants : 25,1 % pour les ménages, 6,6 % pour les individus; 1,9 % des individus ont abandonné en cours d'entretien. L'échantillon comprend 13 685 personnes de 12 à 75 ans.

BIBLIOGRAPHIE

Arwidson P, Léon C, Lydié N, Wilquin JL, Guilbert P. *Évolutions récentes de la consommation de tabac en France*. BEH n° 22-23, 2004, p. 95-96.

Baudier F, Arènes J. *Baromètre santé adultes 95/96*. Vanves : Les éditions du CFES, 1997, 288 p.

Beck F, Legleye S. *Les Français adultes et les substances psychoactives.* Regards sur l'actualité, n° 307, La Documentation Française, 2005.

Beck F, Legleye S, Peretti-Watel P. *Using the telephone in general population surveys on drugs. In :* Decorte T, Korf DJ (Eds). European studies on drugs and drug policy. Proceedings of the 14 th International Conference of the European Society for Social Drug Research (ESSD) in Ghent from 2-4 October 2003. Brussels : VUB Press, 2004, p. 113-140.

Beck F, Legleye S, Peretti-Watel P. *Penser les drogues : représentations des produits et opinions sur les politiques publiques EROPP 2002.* Rapport OFDT, 2003, 226 p.

Beck F, Legleye S, Peretti-Watel P. *Drogues illicites : pratiques et attitudes. In :* Guilbert P, Baudier F, Gautier A (dir). Baromètre santé 2000. volume II : résultats. Vanves : CFES, 2001, p. 237-278.

Besson D. *Boissons alcoolisées : 40 ans de baisse de consommation.* Insee-Première, 966, mai 2004.

Chambaretaud S. *La consommation de médicaments dans les principaux pays industrialisés.* DREES Études et Résultats, n° 47, 2000, p. 1-8.

Costes JM. *Country report : France. In :* EMCDDA, Prevalence and Patterns of Problem Drug use for all European Union Member States. Final report. Luxembourg : Office for official publications of the European communities, 2002.

Désesquelles A. *Consommation de stupéfiants en France : expertise d'un système d'information et mesure du phénomène.* Thèse de doctorat de démographie, 1997, 399 p.

Faugeron C, Kokoreff M. *Les pratiques sociales des drogues : éléments pour une mise en perspective des recherches en France.* Sociétés contemporaines, n° 36, 1999, p. 5-17.

Guignon N, Mormiche P, Sermet C. *La consommation régulière de psychotropes.* INSEE Première, n° 310, 1994, p. 1-4.

Guilbert P, Baudier F, Gautier A. *Baromètre Santé 2000.* Vanves : Éditions du CFES, 2001, 474 p.

Guilbert P, Perrin-Escalon H. *Baromètre Santé Nutrition 2002.* Saint-Denis : éditions CFES, 2004, 259 p.

Henrion R. *Rapport de la commission de réflexion sur la drogue et la toxicomanie.* Paris : ministère des Affaires Sociales de la Santé et de la Ville, 1995, 156 p.

Knibbe RA, Bloomfield K. Alcohol consumption estimates in surveys in Europe : Comparability and sensitivity for gender differences. *Substance Abuse*, 2001 ; 22 (1) : 23-38.

Laporte JP, d'Hauteville F, Morrot G, Siriex L *et al. La consommation du vin en France : comportements, attitudes et représentation. Évolution de 1980 à 2000 et projection sur 2010.* Onivins Série études, *2001*, 78 p.

Lecadet J, Vidal P, Baris B, Vallier N, Fender P, Allemand H et le groupe Médipath. Médicaments psychotropes : consommation et pratiques de prescription en France métropolitaine. I Données nationales, 2000. *Revue Médicale de l'Assurance Maladie*, 2003 ; 34 (2) : 75-84.

Legleye S, Ménard C, Baudier F. *Alcool. In :* Guilbert P, Baudier F, Gautier A. Baromètre Santé 2000, Résultats. Vanves : Éditions du CFES, 2001, p. 123-159.

Legleye S, Beck F. Différenciation des usages de produits psychoactifs au sein de la population active en France. *Toxibase*, 2004 ; 15 h 12-15.

Legleye S, Beck F. *Faire genre et bien boire : les différences de consommation d'alcool des hommes et des femmes.* Note OFDT, 2004.

Legrain M, Lecomte T. La consommation des psychotropes en France et dans quelques pays européens. *Bulletin de l'Académie nationale de médecine*, 1997; 181 (6) : 1 073-1 087.

Le Moigne P. *Anxiolytiques, hypnotiques : les facteurs sociaux de la consommation.* Documents du GDR Psychotropes, Politique et Société, n° 1, 1999, 50 p.

Lovell A, Fuhrer R. *Troubles de la santé mentale : la plus grande « fragilité » des femmes remise en cause. In :* Saurel-Cubizolles MJ, Blondel B. La santé des femmes. Paris : Flammarion, 1996, p. 252-283.

MacLeod J, Oakes R, Copello A, Crome I, Egger M, Hickman M, Oppenkowski T, Stokes-Lampard H. Psychosocial and social sequelae of cannabis and other illicit drug use by young people : a systematic review of longitudinal, general populations studies. *Lancet*, 2004; 363 (9 421) : 1 579-1 588.

OCRTIS (Office central pour la répression du trafic illicite des stupéfiants). *Usage et trafic de produits stupéfiants en France en 2003.* Paris : Ministère de l'intérieur, 2004.

Oddoux K, Peretti-Watel P, Baudier F. *Tabac. In :* Guilbert P, Baudier F, Gautier A. Baromètre Santé 2000 — Résultats. Vanves : Éditions du CFES, 2001, p. 77-118.

Observatoire européen des drogues et toxicomanies (OEDT). *Rapport annuel 2003 : état du phénomène de la drogue dans l'Union européenne et en Norvège.* Luxembourg : Office des publications officielles des communautés européennes, 2003, 82 p.

OFDT (Observatoire français des drogues et des toxicomanies). *Drogues et dépendances : indicateurs et tendances.* Paris : OFDT, 2002.

Padieu R. *L'information statistique sur les drogues et toxicomanies.* Paris : La documentation française, 1994, 183 p.

Palle C, Bernard C. *CSST en ambulatoire — Tableaux statistiques 1998-2002*, Paris : OFDT, 2004.

Patton GC, Coffey C, Carlin JB, Degenhardt L, Linskey M, Hall W. Cannabis use and mental health in young people : cohort study. *British Medical Journal*, 2002; 325 (7 374) : 1 195-1 198.

Pélissolo A, Boyer P, Lépine JP, Bisserbe J.-C. Epidémiologie de la consommation des anxiolytiques et des hypnotiques en France et dans le monde. *Encephale*, 1996; 22 : 187-196.

Rey JM, Sawyer MG, Raphael B, Patton GC, Linskey M. Mental health of teenagers who use cannabis. Results of an Australian survey. *Br J Psychiatry*, 2002; 180 : 216-221.

Sulkunen P. Drinking in France 1965-1979. An Analysis of Household Consumption Data. *British Journal of Addiction*, 1989; Vol. 84, Issue 1.

World Advertising Research Center (WARC) in association with the Comission for distilled spirits. *World Drink Trends 2004*. Henley on Thames : Oxfordshire, 2004, 182 p.

Zammit S, Allebeck P, Lundberg I, Lewis G. Self reported cannabis use as a risk factor for schizophrenia in Swedish conscripts of 1969 : historical cohort study. *BMJ*, 2002; 325 (7 374) : 1 199.

Zarifian. *Le prix du bien-être : psychotropes et société*. Paris : Odile Jacob, 1996, 282 p.

Le repérage précoce des usages problématiques de drogues

Pour une société qui a rejeté l'utopie d'un monde sans drogue, l'enjeu crucial n'est pas de repérer les usagers de drogues mais ceux qui se trouvent dans une situation problématique du fait de leur consommation de drogues. Il s'agit ainsi de distinguer les usages susceptibles d'induire des dommages sanitaires et sociaux importants pour soi ou pour autrui, parmi lesquels peuvent être isolés l'usage nocif, l'abus (ou usage excessif) et la dépendance, qui se traduit par l'impossibilité de s'abstenir d'un produit. Les dommages subis peuvent être liés directement à la consommation mais aussi relever de comorbidités. Ces situations doivent idéalement pouvoir être repérées de façon précoce par les professionnels de santé afin d'apporter une information et, éventuellement, une prise en charge adaptées, notamment pour éviter une évolution vers la dépendance.

L'expérience anglo-saxonne montre que les tests courts peuvent être de bons instruments pour le dépistage (*screening*) et que les questions directes sont souvent plus efficaces que les questionnements plus complexes (Rost *et al.*, 1993; Svanum et McGrew, 1995). Un tel repérage précoce est déjà mené dans le cadre d'interventions brèves en tabacologie ou en alcoologie où il rencontre un vif succès (Daeppen, 2004). Il repose sur des outils utilisés à la fois comme aide au diagnostic lors de l'entretien clinique (ou destinés à normaliser les interrogations cliniques et les descriptions de cas qui s'ensuivent), mais aussi dans les enquêtes en population générale adulte ou adolescente afin de déterminer les niveaux d'usage problématique au sein de la population et de les décrire en termes épidémiologiques. Il faut ici préciser que l'utilisation de telles échelles dans les enquêtes en population générale ne permet pas d'entamer une discussion avec le répondant, dans la mesure où les nécessaires anonymat et confidentialité empêchent de retourner vers lui après le repérage. C'est donc, dans ce cas, plus une logique de mesure de l'ampleur du problème que d'établissement d'un diagnostic individuel.

Les tests disponibles sont très nombreux et leurs caractéristiques s'avèrent variables. Ils ne visent d'abord pas tous à repérer les mêmes types de situations ou d'usages : certains ont pour but d'isoler les situations de dépendance, d'autres les usages abusifs, etc. Ils varient ensuite suivant les produits considérés et les publics auxquels ils sont destinés (populations de patients de différents types ou population générale). Leurs degrés de validation ne sont également pas les mêmes : il peut s'agir d'une enquête statistique confrontant l'échelle à un test référence, mais aussi de confrontation avec le diagnostic de médecins, ces validations pouvant avoir été conduites sur des publics différents. En France, des services hospitaliers spécialisés en addictologie et des services d'aide, d'écoute et d'accueil ou de consultations psychologiques utilisent déjà des outils en tant qu'aide au diagnostic ou bien en tant que normalisateur de descriptions diagnostiques. Il s'agit souvent d'adaptations d'outils anglo-saxons. Toutefois, peu d'études ont été conduites pour valider ces outils en population générale ou clinique en France et en démontrer l'efficacité en termes de sensibilité et de spécificité du repérage. Cette courte présentation se restreint donc essentiellement à fournir quelques indications sur les tests les plus couramment utilisés en France, dans les enquêtes en population générale.

Alcool

Pour repérer les buveurs excessifs, les tests disponibles s'avèrent nombreux, en particulier en langue anglaise. La référence internationale est l'*Alcohol Use Disorders Identification Test* (AUDIT, Saunders *et al.*, 1993) dont il existe une version française (Michaud *et al.*, 2003) (tableau 2.XIII).

Tableau 2.XIII. Alcohol Use Disorder Identification Test *(AUDIT)*

	0	*1*	*2*	*3*	*4*
1. À quelle fréquence vous arrive-t-il de consommer des boissons contenant de l'alcool ?	jamais	une fois par mois ou moins	2 à 4 fois par mois	2 à 3 fois par semaine	au moins 4 fois par semaine
2. Combien de verres standards buvez-vous au cours d'une journée ordinaire où vous buvez de l'alcool ?	1 ou 2	3 ou 4	5 ou 6	7 ou 8	10 ou plus
3. À quelle fréquence vous arrive-t-il de boire six verres ou plus lors d'une même occasion ?	jamais	moins d'une fois par mois	une fois par mois	une fois par semaine	tous les jours ou presque
4. Au cours de l'année écoulée, combien de fois avez-vous constaté que vous n'étiez plus capable de vous arrêter de boire une fois que vous aviez commencé ?	jamais	moins d'une fois par mois	une fois par mois	une fois par semaine	tous les jours ou presque
5. Au cours de l'année écoulée, combien de fois le fait d'avoir bu de l'alcool vous a-t-il empêché de faire ce qui était normalement attendu de vous ?	jamais	moins d'une fois par mois	une fois par mois	une fois par semaine	tous les jours ou presque
6. Au cours de l'année écoulée, combien de fois avez-vous eu besoin de boire de l'alcool dès le matin pour vous remettre en forme après avoir beaucoup bu la veille ?	jamais	moins d'une fois par mois	une fois par mois	une fois par semaine	tous les jours ou presque

Tableau 2.XIII. Alcohol Use Disorder Identification Test *(AUDIT)* (suite)

	0	*1*	*2*	*3*	*4*
7. Au cours de l'année écoulée, combien de fois avez-vous eu un sentiment de culpabilité ou de regret après avoir bu ?	jamais	moins d'une fois par mois	une fois par mois	une fois par semaine	tous les jours ou presque
8. Au cours de l'année écoulée, combien de fois avez-vous été incapable de vous rappeler ce qui s'était passé la soirée précédente parce que vous aviez bu ?	jamais	moins d'une fois par mois	une fois par mois	une fois par semaine	tous les jours ou presque
9. Vous êtes-vous blessé ou avez-vous blessé quelqu'un d'autre parce que vous aviez bu ?	non		oui mais pas au cours de l'année écoulée		oui au cours de l'année
10. Un ami, un médecin ou un autre professionnel de santé s'est-il déjà préoccupé de votre consommation d'alcool ou vous a-t-il conseillé de la diminuer ?	non		oui mais pas au cours de l'année écoulée		oui au cours de l'année

Source : Gache P., Michaud P

Le score est calculé en faisant la somme des réponses aux dix questions, il est donc compris entre 0 et 40. Les résultats au test varient suivant les publics (les seuils peuvent être différenciés entre hommes et femmes par exemple). Dans sa version originale, un score supérieur à 8 est censé évoquer une consommation nocive d'alcool et un score supérieur à 12 une dépendance à l'alcool. En pratique, le test AUDIT s'avère souvent un peu trop long, que ce soit dans le cadre d'une administration au cours d'une intervention brève ou dans celui d'une enquête en population générale. Une version courte est donc parfois proposée afin de soulager les individus les moins concernés, en cinq items, à savoir les questions 1, 2, 4, 5 et 10 (Piccinelli *et al.*, 1997). Un score supérieur ou égal à 5 sur ces cinq questions doit conduire à un approfondissement de la discussion. Une version encore plus courte (les trois premières questions) existe également (Aertgeerts *et al.*, 2000).

Le test le plus souvent utilisé, dans les enquêtes en population générale en France, est le test Deta[1] (Mayfield *et al.*, 1974; Rueff, 1989). Sont repérés à risque d'alcoolodépendance les individus ayant répondu par l'affirmative à au moins deux de ces questions :

– Avez-vous déjà ressenti le besoin de diminuer votre consommation de boissons alcoolisées ?

1. Diminuer, Entourage, Trop, Alcool. Il s'agit d'une traduction du test américain CAGE. Ce test est utilisé dans le Baromètre santé de l'INPES.

– Votre entourage vous a-t-il déjà fait des remarques au sujet de votre consommation ?
– Avez-vous déjà eu l'impression que vous buviez trop ?
– Avez-vous déjà eu besoin d'alcool dès le matin pour vous sentir en forme ?

Un test en cinq questions est également disponible : il s'agit du *Fast Alcohol Consumption Evaluation* (FACE), qui s'avère efficace et maniable (Michaud, 2003) (tableau 2.XIV).

Tableau 2.XIV. Fast Alcohol Consumption Evaluation *(FACE)*

	0	*1*	*2*	*3*	*4*
1. À quelle fréquence consommez-vous des boissons contenant de l'alcool ?	jamais	une fois par mois ou moins	2 à 4 fois par mois	2 à 3 fois par semaine	au moins 4 fois par semaine
2. Combien de verres standards buvez-vous au cours d'une journée ordinaire où vous buvez de l'alcool ?	1 ou 2	3 ou 4	5 ou 6	7 ou 8	10 ou plus
3. Votre entourage vous a-t-il fait des remarques au sujet de votre consommation d'alcool ?	Non				Oui
4. Vous est-il arrivé de consommer de l'alcool le matin pour vous sentir en forme ?	Non				Oui
5. Vous est-il arrivé de boire et de ne plus vous souvenir ensuite de ce que vous avez pu dire ou faire ?	Non				Oui

Source : Arfaoui S., Michaud P., 2004

Un score inférieur à 5 pour les hommes et 4 pour les femmes signale un risque faible ou nul d'usage problématique d'alcool; un score compris entre 5 (respectivement 4 pour les femmes) et 8 indique une probable consommation excessive; un score supérieur à 8 est le signe d'une probable dépendance (Arfaoui *et al.*, 2004). D'autres échelles, telles que le *Fast Alcohol Screening Test* (FAST) ou le *Michigan Alcoholism Screening Test* (MAST), sont couramment utilisées aux États-Unis.

Tabac

Le cas du tabac est un peu différent de celui de l'alcool, dans la mesure où un consensus a été trouvé avec le test de Fagerström, qui évalue la gravité de la dépendance tabagique en six questions très simples (tableau 2.XV).

Le score de dépendance à la nicotine est calculé en faisant la somme des réponses aux six questions : de 0 à 2, pas de dépendance; de 3 à 4, dépendance faible; de 5 à 6, dépendance moyenne; de 7 à 8, dépendance forte et de 9 à 10, dépendance très forte à la nicotine. Le mini-test de Fagerström, dont le score se calcule sur les seules questions 1 et 4, est utilisé dans le Baromètre santé de

Tableau 2.XV. *Test de détection de la dépendance au tabac de Fagerström*

1 - Dans quel délai après le réveil fumez-vous votre première cigarette?	
moins de 5 minutes	3
6 à 30 minutes	2
31 à 60 minutes	1
après plus d'une heure	0
2 - Trouvez-vous difficile de ne pas fumer dans les endroits interdits?	
oui	1
non	0
3 - Quelle cigarette trouvez-vous la plus indispensable?	
la première	1
une autre	0
4 - Combien de cigarettes fumez-vous par jour?	
10 ou moins	0
11 à 20	1
21 à 30	2
30 ou plus	3
5 - Fumez-vous de façon plus rapprochée dans la première heure après le réveil que pendant le reste de la journée?	
oui	1
non	0
6 - Fumez-vous même si une maladie vous oblige à rester au lit?	
oui	1
non	0

Source : Fagerström K.O., Schneider N.G., 1989.

l'INPES. Le score de dépendance à la nicotine est alors le suivant : 0 ou 1, dépendance faible ou nulle; 2 ou 3; dépendance moyenne; 4 à 6, dépendance forte.

Cannabis

Dans le cas du cannabis, les outils disponibles sont plus récents. L'enjeu est, pour les acteurs de terrains comme pour les épidémiologistes, de détecter les situations où la consommation est en train de basculer vers un usage problématique, afin de proposer des solutions qui conviennent (information et prise de conscience des dangers de l'usage, voire proposition d'une orientation thérapeutique). Une des difficultés est que, parmi les gros consommateurs, les contextes et motifs d'usage peuvent être variés : ils peuvent alterner entre des usages solitaires, pour gérer le stress ou pour s'endormir par exemple, et des consommations plus sociales, pour faire la fête ou partager des moments entre amis. La même personne peut à la fois prendre du plaisir et parfois exprimer une souffrance.

Parmi les jeunes, les problèmes de dépendance liés au cannabis sont rares. Il s'agit plutôt, chez certains consommateurs, de signes de dépendance psychique (augmentée par le fait que le cannabis est presque toujours consommé avec du tabac), de situations à risque ou encore de difficultés de concentration, de motivation ou de problèmes de relation avec l'entourage. Il n'y a pas une cassure nette entre usage problématique de cannabis d'une part et usage non problématique d'autre part, mais plutôt un continuum, avec une certaine diversité dans les contextes observés.

Tableau 2.XVI. Cannabis abuse screening test *(CAST)*

Au cours des 12 derniers mois :	*Non*	*Oui*
Avez-vous déjà fumé du cannabis **avant midi** ?	0 ☐	1 ☐
Avez-vous déjà fumé du cannabis **lorsque vous étiez seul(e)** ?	0 ☐	1 ☐
Avez-vous déjà eu des **problèmes de mémoire** quand vous fumez du cannabis ?	0 ☐	1 ☐
Des amis ou des membres de votre famille vous ont ils déjà dit que vous devriez **réduire** votre consommation de cannabis ?	0 ☐	1 ☐
Avez-vous déjà essayé de **réduire** ou d'arrêter votre consommation de cannabis **sans y arriver** ?	0 ☐	1 ☐
Avez-vous déjà eu des problèmes **à cause de votre consommation** de cannabis (dispute, bagarre, accident, mauvais résultat à l'école…) ? Lesquels : /………………………………/	0 ☐	1 ☐

Source : Beck F, Legleye S, Reynaud M, Karila L. Étude ADOTECNO, 2004

Le test CAST (tableau 2.XVI) doit permettre de déterminer trois types de situation : les jeunes qui n'ont aucun problème, ceux qui ont besoin de faire un point sur leur consommation et ceux qui ont déjà besoin d'avoir une prise en charge avec un médecin ou un spécialiste des addictions. Le test CAST est actuellement en cours de validation clinique, en partenariat entre l'OFDT et le service d'addictologie de l'Hôpital Paul Brousse de Villejuif (Karila *et al.*, 2004). Elle servira à la fois dans les enquêtes pour faire une mesure globale des usages problématiques chez les jeunes mais aussi aux acteurs de terrain pour permettre une détection rapide de ce type de problème et une orientation vers les structures les mieux adaptées. Les seuils déterminés jusqu'à présent fournissent un complément utile pour normaliser les descriptions de cas et en évaluer la « gravité » potentielle : 2 réponses positives doivent amener à suggérer au répondant de s'interroger sur sa consommation et ses conséquences; au moins 3 réponses positives doivent permettre de suggérer au répondant que son usage peut aller en s'aggravant, et qu'il est souhaitable qu'il entreprenne de demander des conseils ou de l'aide pour le diminuer ou le stopper. D'autres tests sont également en cours de validation dans cette étude, notamment le test ALAC (tableau 2.XVII), utilisé comme outil d'auto-évaluation (un score de 2 indique un risque modéré d'abus et un score de 3 et plus un risque élevé d'abus).

Tableau 2.XVII. *Questionnaire cannabis de l'Alcohol Advisory Council (ALAC)*

		Non	*Oui*
1	Votre entourage s'est-il plaint de votre consommation de cannabis ?	1 ☐	2 ☐
2	Avez-vous des problèmes de mémoire immédiate ?	1 ☐	2 ☐
3	Avez-vous déjà eu des épisodes délirants lors d'usage du cannabis ?	1 ☐	2 ☐
4	Considérez-vous qu'il est difficile de passer une journée sans « joint » ?	1 ☐	2 ☐
5	Manquez-vous d'énergie pour faire les choses que vous faisiez habituellement ?	1 ☐	2 ☐
6	Vous êtes-vous déjà senti préoccupé par les effets de votre usage de cannabis ?	1 ☐	2 ☐
7	Avez-vous plus de difficultés à étudier, à intégrer des informations nouvelles ?	1 ☐	2 ☐
8	Avez-vous déjà essayé sans succès de diminuer ou d'arrêter votre usage de cannabis ?	1 ☐	2 ☐
9	Aimez-vous « planer », « être défoncé(e) », « être stoned » dès le matin ?	1 ☐	2 ☐
10	Êtes-vous de plus en plus souvent « défoncé(e) » ?	1 ☐	2 ☐
11	Avez-vous ressenti une envie très forte de consommer, des maux de tête, de l'irritabilité ou des difficultés de concentration quand vous diminuez ou arrêtez l'usage du cannabis ?	1 ☐	2 ☐

Source : Reynaud M, Karila L, Legleye S, Beck F. Étude ADOTECNO, 2004

Autres drogues

Pour les autres drogues, de nombreux questionnaires de repérage précoce existent (Reynaud, 2002) mais l'objet était ici de présenter ceux qui sont les plus utilisés en France actuellement. On peut retenir l'ADOSPA (6 questions), traduction française du CRAFFT en cours de validation (Karila *et al.*, 2004), ainsi que le DEPADO, conçu en langue française par une équipe canadienne (8 + 14 questions), utilisé largement au Québec auprès des adolescents, particulièrement par les écoles et les organismes de première ligne, et dont une version auto-administrée est utilisée dans le cadre d'une enquête épidémiologique en population générale (Landry *et al.*, 2002). La plupart de ces tests sont conçus pour toutes les substances psychoactives mais adaptables à un produit en particulier; d'autres sont spécifiques d'un seul produit. La *Severity of Dependence Scale* (SDS), conçue au départ pour l'héroïne et les opiacés (Gossop *et al.*, 1995), puis pour la cocaïne et les amphétamines, peut par exemple être utilisée pour le cannabis. Une revue de la littérature, concernant les tests et leurs degrés de validation, est en cours à l'OFDT, afin de décrire la diversité de l'offre en la matière.

BIBLIOGRAPHIE

Aertgeerts B, Buntix F, Ansoms S, Fevery J. Screening properties of questionnaires and laboratory tests for the detection of alcohol abuse or dependence in a general practice population. *British Journal of General Practice*, 2001 ; 51 : 206-217.

Arfaoui S, Dewost AV, Demortlere G., Abesdris J., Abramovici F, Michaud P. Repérage précoce du risque alcool : savoir faire « FACE ». *Rev Prat Med Gen,* 2004 ; 18 (641) : 201-205.

Daeppen J.-B. Interventions brèves en alcoologie. *Alcoologie et addictologie*, 2004 ; 26 (3 suppl.) : 3S-40S.

Fagerström KO, Schneider NG. Measuring nicotine dependence : a review of the Fagerström Tolerance Questionnaire. *J Behav Med*, 1989 ; 12 : 159-182.

Gossop M, Darke S, Griffiths P, Hando J, Powis B, Hall W. The Severity of Dependence Scale (SDS) : psychometric properties of the SDS in English and Australian samples of heroin, cocaine and amphetamine users. *Addiction*, 1995 ; 90 : 607-614.

Karila L, Legleye S, Donnadieu S, Beck F, Corruble E, Reynaud M. Consommations nocives de produits psychoactifs ; résultats préliminaires de l'étude ADOTECNO. *Alcoologie et Addictologie*, 2004 ; 26 (2) : 99-109.

Landry M, Guyon L, Bergeron J, Provost G. Développement et validation d'un instrument d'évaluation de la toxicomanie chez les adolescents. *Alcoologie et addictologie*, 2002 ; 24 (1) : 7-13.

Mayfield D, McLeod G, Hall P. The CAGE questionnaire : Validation of a new alcoholism instrument. *Am J Psychiatry*, 1974 ; 131 : 1121-1123.

Michaud P. Repérage précoce, les médecins en première ligne. *La santé de l'homme*. INPES, n° 368, 2003, p. 41-42.

Michaud P, Gache P, Batel P, Arwidson P. Intervention brève auprès des buveurs excessifs. *Rev Prat. Méd Gén*, 2003 ; 604 : 281-289.

Piccinelli M, Tessari E, Bordotolomasi M, Piasere O, Semenzin M, Garzotto N, Tansella M. Efficacy of the Alcohol use disorders identification test as a screening tool for hazardous alcohol intake and related disorders in primary care : A validity study. *BMJ*, 1997 ; 314 : 420-424.

Reynaud M. *L'usage et les usages à risques. In :* Reynaud M. *et al.* Usage nocif de substances psychoactives. La documentation Française, 2002, p. 19-36.

Rost K, Burnam MA, Smith GR. Development of Screeners for Depressive Disorders and Substance Disorder History. *Medical Care*, 1993 ; 31 : 189-200.

Rueff B. Dépistage des malades alcooliques par l'auto-questionnaire DETA *Presse Med*, 1989 ; 18 (33) : 1654-1656.

Saunders JB, Aasland OG, Babor TF, de la Fuente JR, Grant M. Development of the Alcohol Use Disorders Identification Test (AUDIT) : WHO Collaborative Project on Early Detection of Persons with Harmful Alcohol Consumption--II. *Addiction*, 1993 88 (6) : 791-804.

Svanum S, McGrew J. Prospective Screening of Substance Dependence : The Advantages of Directness. *Addictive Behavior,* 1995 ; 20 : 205-213.

Les opinions de la population à l'égard des drogues et de leurs politiques publiques

Un domaine étudié depuis peu

Les opinions du public en matière de drogues et de toxicomanies sont longtemps restées mal connues, en raison d'une part, du caractère fluctuant et polymorphe du champ, d'autre part, du faible investissement de recherche engagé sur cette question avant la fin des années 1990, ce qui ne permet guère de dégager des tendances (Beck, 1998). Outre l'Enquête sur les représentations, opinions et perceptions sur les psychotropes (EROPP), mise en place par l'OFDT et menée en 1999 puis 2002 (Beck et Peretti-Watel, 2000; Beck *et al.*, 2003), quelques enquêtes ont été réalisées dans les pays scandinaves, mais aussi en Espagne et en Irlande (Alvarez et Del Rio, 1995; Bryan *et al.*, 2000). Il ressort notamment de ces enquêtes que le public nourrit des opinions à la fois stéréotypées et hostiles à l'égard des usagers de drogues, et tout spécialement de l'héroïne, considérée de loin comme la drogue la plus dangereuse. Dans le cas français, les deux enquêtes EROPP permettent d'évaluer l'écho qu'a rencontré la politique publique mise en place au début des années 2000, politique caractérisée par une approche moins différenciée des différentes substances psychoactives et plus centrée sur les comportements.

Opinions sur les politiques publiques

Dans les deux vagues de l'enquête EROPP, une large majorité des personnes interrogées adhère au constat qui fonde la politique de réduction des risques : près des trois quarts d'entre elles ne pensent pas qu'il soit possible de parvenir à un monde sans drogues (73 % en 1999, 74 % en 2002). L'adhésion aux mesures existantes s'avère aussi stable : la prescription de produits de substitution recueille 82 % d'opinions favorables en 2002 (81 % en 1999), contre 60 % pour la vente libre des seringues (63 % en 1999). Par ailleurs, 51 % des enquêtés sont favorables à la prescription d'héroïne dans un cadre médicalisé (53 % en 1999) et, s'agissant du tabac, une large majorité juge favorablement l'interdiction de la vente aux mineurs (77 % en 2002, 74 % en 1999).

Globalement, la population reste attachée au cadre législatif existant pour les drogues illicites. Le consensus à l'égard de l'obligation de soins pour les usagers de drogues illicites interpellés reste également très fort (91 % d'avis favorables dans les deux enquêtes), mais ce résultat renvoie sans doute à deux attitudes contrastées, les uns plébiscitant son aspect coercitif, les autres le fait qu'elle permet d'éviter les poursuites judiciaires. S'agissant en particulier du cannabis, le consensus est moindre (77 % d'avis favorables en 2002). En 2002 comme en 1999, 65 % se prononcent contre l'autorisation de l'usage de cannabis sous certaines conditions et 88 % contre l'autorisation sous conditions de l'usage d'héroïne. Toutefois, la proportion se déclarant en faveur d'une mise en vente libre du cannabis connaît une nette progression : 24 % en 2002, contre 17 % en 1999. Si cette évolution se fait en partie sous l'effet de la banalisation de l'usage du cannabis (+ 10 points parmi ceux qui en ont déjà pris au cours de leur vie), la hausse est également visible parmi ceux qui n'en n'ont jamais consommé (+ 4 points). Lorsque l'usage de cannabis est envisagé à des fins thérapeutiques et sous contrôle médical, les opinions exprimées s'avèrent très différentes : une large majorité, en nette progression, se prononce en faveur de la prescription médicale de cannabis à certains grands malades (67 % en 1999, 75 % en 2002).

Concernant la création de centres de soins pour les usagers de drogues, seuls 5 % des personnes interrogées s'y disent opposées, mais cette proportion monte à 22 % s'il s'agit d'ouvrir un tel centre dans leur propre quartier. Il s'agit ici d'un résultat classique des études qui comparent l'accord sur le principe et celui sur la mise en pratique à proximité de l'enquêté, à savoir le syndrome NIMBY (*not in my backyard,* qui peut se traduire par « pas dans mon voisinage »), souvent évoqué à propos des programmes d'aide aux usagers de drogues, et qui ne s'estompe qu'à la faveur d'un réel effort pédagogique auprès des riverains. Enfin, pour l'alcool, comme pour le tabac et les autres drogues, plus de neuf enquêtés sur dix jugent utile l'information dispensée à l'école, mais les trois quarts l'estiment insuffisante, tandis que moins d'un sur dix y voit un danger.

Éléments de connaissances sur les drogues

En 2002, 61 % des personnes interrogées déclarent se sentir bien informés sur les drogues (contre 58 % en 1999). En réponse à la question « Quelles sont les principales drogues que vous connaissez, ne serait-ce que de nom? », les enquêtés citent en moyenne 3,8 produits. Le cannabis (et ses dérivés) est le produit le plus souvent cité, et sa « notoriété » s'avère en hausse, entre 1997 et 2002 (tableau 2.XVIII). Dans ce classement, le tabac et l'alcool se situent respectivement aux 6e et 7e places, cités en 1999 et 2002 par environ un enquêté sur cinq.

Tableau 2.XVIII. *Produits spontanément cités en tant que drogues par au moins 5 % des enquêtés*

Substance	*Publimétrie 1997*	*OFDT 1999*	*OFDT 2002*
Cannabis	67 %	78,0 %	82,0 %
Cocaïne	56 %	53,7 %	59,7 %
Héroïne	40 %	44,9 %	48,1 %
Ecstasy	29 %	39,1 %	37,4 %
LSD	22 %	26,7 %	26,6 %
Tabac	17 %	20,8 %	19,7 %
Alcool	14 %	20,3 %	18,8 %
Crack	-	12,2 %	13,4 %
Opium et autres opiacés	7 %	7,6 %	10,0 %
Morphine	7 %	7,5 %	5,4 %
Ne connaît aucun produit	14 %	6,2 %	3,7 %

Sources : Publimétrie 1997; EROPP 1999-2002, OFDT

Ce « classement » ne se confond bien sûr pas avec la liste des produits les plus consommés en France : ainsi, les produits à inhaler, les champignons hallucinogènes et les médicaments psychotropes (prescrits ou non) ont été rarement cités par les enquêtés, et sont pourtant beaucoup plus souvent consommés que des produits tels que l'ecstasy, le crack ou l'héroïne, qui reviennent fréquemment dans les listes énoncées.

Perceptions de la dangerosité des produits

En 2002, les Français expriment des opinions un peu plus sévères qu'en 1999, à l'égard des substances licites. Cette évolution s'observe à travers une baisse des seuils estimés de dangerosité des consommations quotidiennes : en moyenne, ce seuil est passé de 3,6 verres à 3,0 verres pour l'alcool, de 11,4 à 10,0 pour le nombre de cigarettes. De plus, cette évolution se traduit par une perception accrue des dangers des consommations occasionnelles ou de l'expérimentation : 15 % des enquêtés (contre 9 % en 1999) jugent qu'une consommation occasionnelle d'alcool peut être dangereuse, 25 % (contre 21 % en 1999) estiment que le tabac est dangereux dès la première cigarette. En outre, une large partie de la population est convaincue que le tabac (62 %) et l'abus d'alcool (70 %) représentent des dangers plus grands pour la société que la consommation de substances illicites.

La proportion de personnes, jugeant que le cannabis n'est pas dangereux dès la première prise, mais seulement à partir d'une consommation quotidienne, a augmenté (33 % contre 28 %). Toutefois, la moitié de la population continue à considérer que son expérimentation est déjà dangereuse (51 % en 1999 contre 50 % en 2002). En termes de dépendance, le produit dont il est jugé le plus difficile de se passer entre le tabac, le cannabis et l'alcool est le tabac pour environ la moitié des Français, devant l'alcool puis le cannabis. Par ailleurs, l'opinion, selon laquelle la consommation de cannabis conduirait à consommer par la suite des produits plus dangereux (la « thèse de l'escalade »), est partagée par les deux tiers de la population, en 1999 comme en 2002. Globalement, le cannabis semble ainsi jouir d'un statut à part, tant face aux autres substances illicites, comparé auxquelles il est jugé beaucoup moins dangereux, que face aux substances licites (alcool, tabac), comparé auxquelles il est jugé moins addictif.

Les prises d'héroïne et de cocaïne sont associées à un danger immédiat par une très forte majorité (environ 85 % de la population). La proportion de personnes jugeant que l'ecstasy est dangereuse dès l'expérimentation s'est accrue, passant de 76 % à 79 %, alors que, dans le même temps, la proportion de personnes qui disaient ne pas connaître la substance a décru, passant de 5 % à 3 %. Le produit jugé le plus dangereux par les Français reste l'héroïne, l'ecstasy et la cocaïne arrivant loin derrière, suivies par l'alcool et le tabac (tableau 2.XIX). Le cannabis se situe en dernière position, seules 2 % des personnes interrogées estimant qu'il est le produit le plus dangereux, cette proportion étant en légère baisse depuis 1999.

Tableau 2.XIX. *Produit jugé le plus dangereux : évolution entre 1999 et 2002 (% en colonne)*

	1999	*2002*
Héroïne	41,1 %	42,6 %
Ecstasy	16,7 %	21,4 %
Cocaïne	19,8 %	19,3 %
Alcool	6,4 %	6,9 %
Tabac	2,2 %	3,4 %
Cannabis	3,4 %	2,0 %
Autres	2,5 %	0,9 %
Ne sait pas	7,5 %	3,1 %
Ne veut pas dire	0,4 %	0,4 %

Source : EROPP 1999-2002, OFDT

Facteurs associés aux perceptions et aux opinions

Le rapport à chaque produit pèse sur les représentations : par exemple, les expérimentateurs de cannabis portent un regard plus tolérant sur ce produit et les consommateurs d'alcool et de tabac ont tendance à fixer des seuils de dangerosité plus hauts pour ces produits. Parmi les critères étudiés, c'est la proximité du cannabis (s'en être déjà vu proposer, ou connaître des consommateurs) et le fait d'en avoir déjà consommé qui semblent influencer le plus fortement les opinions relatives aux substances psychoactives (excepté pour les opinions les plus consensuelles, s'agissant par exemple de la dangerosité de l'héroïne).

Le niveau de diplôme et, dans une moindre mesure, l'âge apparaissent également très discriminants. Les plus diplômés sont plus enclins à distinguer le cannabis des autres produits illicites en termes de dangerosité, à juger qu'un monde sans drogue n'est pas possible, ou à citer spontanément l'alcool et le tabac parmi les drogues. Ils sont aussi plus nombreux à plébisciter les mesures de réduction des risques ou à se déclarer favorables à certaines propositions libérales concernant le statut légal du cannabis. L'âge, quant à lui, oppose globalement les plus âgés, moins tolérants vis-à-vis du cannabis, aux plus jeunes. Même si la plupart du temps, les écarts entre hommes et femmes sont faibles, ces dernières semblent plus inquiètes sur certains thèmes précis : elles citent plus souvent la drogue comme thème de préoccupation, adhèrent plus souvent à la thèse de l'escalade et rejettent plus volontiers les mesures libérales concernant le cannabis.

Au final, la politique de réduction des risques semble bien acceptée par les Français. Dans le même temps, une large majorité de la population reste attachée à l'interdiction de l'usage des stupéfiants, pour le cannabis et surtout pour l'héroïne, en subordonnant toutefois son avis aux modalités de cet usage : celui-ci est mieux accepté s'il est envisagé à des fins thérapeutiques et sous contrôle médical. Parallèlement, les opinions exprimées à l'égard de l'alcool et du tabac semblent de plus en plus critiques. Ces évolutions mettent en évidence le statut ambigu du cannabis : bien qu'une majorité de la population reste favorable à l'interdiction de son usage, il est perçu comme beaucoup moins dangereux que les autres drogues illicites, et tend aussi maintenant à être perçu, dans une certaine mesure, comme moins dangereux que le tabac et l'alcool.

BIBLIOGRAPHIE

Alvarez FJ, Del Rio MC. The harmful effects of drugs as perceived by the Spanish public. *Addiction*, 1995; 90 (8) : 1113-1116.

Beck F, Legleye S, Peretti-Watel P. *Penser les drogues : perceptions des produits et des politiques publiques. Enquête sur les représentations opinions et perceptions sur les produits psychotropes (EROPP) 2002*. Paris : OFDT, 2003.

Beck F, Peretti-Watel P, *EROPP 99 : enquête sur les représentations, opinions et perceptions relatives aux psychotropes*. Paris : OFDT, 2000.

Beck F. *Perceptions, opinions, attitudes et connaissances de la population française en matière de toxicomanie : état des lieux et étude des évolutions depuis la fin des années 1980*. OFDT, 1998, 62 p.

Bryan A, Moran R, Farrell E, O'Brien M. *Drug-Related Knowledge, Attitudes and Beliefs in Ireland. Report of a Nation-Wide Survey*. Dublin : The Health Research Board, 2000.

3 LES DROGUES ET LEUR MODE D'ACTION

D. RICHARD, S. PIROT, J.-L. SENON

LA DROGUE, LES DROGUES

Qu'est-ce qu'une drogue ?

L'origine même du terme « drogue » fait l'objet de controverses. Selon certains auteurs, ce vocable dérive du persan *droa* : odeur aromatique ; selon d'autres, il proviendrait de l'hébreu *rakab :* parfum ; selon d'autres encore, il aurait pour origine un mot néerlandais, *droog,* désignant les substances végétales séchées, et, particulièrement, les substances vendues par les apothicaires. Cela explique que pour le pharmacien, aujourd'hui, toute substance pharmacologiquement active sur l'organisme puisse — au sens large — être considérée comme une drogue. Les Anglo-Saxons n'établissent d'ailleurs pas de distinction entre les deux notions : ils peuvent désigner par le terme *drug* aussi bien un médicament qu'une « drogue », entendue au sens de stupéfiant.

Cette approche du terme diffère donc sensiblement de celle effectuée par les médias qui font des drogues des substances actives sur le psychisme (dites de ce fait « psychoactives » ou « psychotropes »), dont l'usage est réputé donner lieu à une dépendance et conduire à la déchéance, et dont l'utilisation est prohibée en raison de leur dangerosité singulière (à l'exception de médicaments bénéficiant d'une indication médicale, notamment dans le traitement de la douleur — telle la morphine — ou dans le traitement par substitution des toxicomanes aux opiacés — telle la méthadone).

La distinction puise ses sources à la fin du XIXe siècle, lorsque fut stigmatisée la notion d'usage « voluptueux » de psychotropes, avant tout sous forme d'opium fumable mais aussi de morphine injectable ou de cocaïne. Les prémices d'une réprobation sociale datent de cette époque, alors que la banalisation de l'utilisation des psychotropes, dans les milieux artistiques, intellectuels et médicaux, commençait à faire naître des interrogations sur leur toxicité. La problématique spécifique de la toxicomanie vint alors entacher péjorativement le terme de « drogue » et introduisit une rupture dans le rapport singulier de l'homme aux psychotropes.

Peut-on établir une classification des drogues ?

La variété chimique des substances psychoactives susceptibles d'engendrer une dépendance, la diversité de leur origine, de leurs usages, de leurs modes d'action et de l'intensité de leurs effets rendent caricaturale toute tentative de classement des drogues. Cependant, dans un souci de clarification, divers modèles de classification peuvent être proposés à la réflexion.

Classification selon les effets cliniques

La première classification des substances psychoactives fut introduite par un pharmacologue berlinois, Ludwig Lewin (1850-1929). Dans un traité publié en 1924, intitulé *Phantastica*, il proposa de distinguer cinq groupes de drogues : *Euphorica* (opium et ses alcaloïdes, coca et cocaïne, etc.), *Phantastica* (hallucinogènes), *Inebriantia* (alcool, éther, chloroforme, etc.), *Hypnotica* (barbituriques, chloral, kawa, etc.), *Excitantia* (café, tabac, khât, camphre, kola, etc.). Cette classification avait l'inconvénient de ne pas intégrer l'importance de la dose consommée et, surtout, de comporter des erreurs : elle fait par exemple de la cocaïne un calmant alors qu'il s'agit d'un stimulant (confusion probablement due à son action anesthésique locale mise en parallèle avec l'action analgésique des opiacés).

La classification actuelle des psychotropes fut introduite dans les années cinquante par Jean Delay (1907-1987) et Pierre Deniker (1916-1998) puis validée en 1961. Ces psychiatres distinguèrent trois catégories de substances psychoactives, selon leur activité sur le système nerveux central :

– des substances sédatives ou psycholeptiques, regroupant les hypnotiques (somnifères), les neuroleptiques, les anxiolytiques (tranquillisants);

– des substances excitantes ou psychoanaleptiques, regroupant les amphétamines, les psychotoniques mineurs comme le café ou le thé, les antidépresseurs;

– des substances perturbant de façon diverse l'activité psychique ou psychodysleptiques, groupant les hallucinogènes.

Cette classification, destinée à une médecine découvrant alors les premiers médicaments actifs sur la dépression nerveuse (antidépresseurs), les psychoses (neuroleptiques) ou l'anxiété (tranquillisants), n'incluait que les psychotropes susceptibles de donner lieu à usage médical (divers hallucinogènes étaient alors administrés en thérapeutique). Initialement, elle ne mentionnait ni l'alcool (introduit plus tardivement dans le groupe des psychodysleptiques), ni le tabac (qui en est demeuré exclu compte tenu de sa faible action sur le système nerveux central, selon des connaissances qui prévalurent jusque dans les années quatre-vingt).

Classification selon le pouvoir toxicomanogène

L'OMS a proposé, en 1971, une classification reposant sur le pouvoir addictif de chaque drogue, ainsi que sur sa capacité à induire une tolérance. Cette classification, qui donna lieu à controverse, est aujourd'hui jugée obsolète : par exemple, la cocaïne y était considérée comme susceptible d'induire une faible dépendance psychique et aucune dépendance physique ou tolérance; de plus, cette classification n'intégrait ni le tabac ni les tranquillisants.

En France, le rapport remis en 1978 au président Valéry Giscard d'Estaing par Monique Pelletier, ministre des Affaires Sociales, introduisit une distinction entre les stupéfiants, les médicaments détournés de leur usage thérapeutique et des psychotropes divers (alcool, tabac, solvants), mais évoqua toutes ces substances comme susceptibles de poser des problèmes de santé individuelle et sociale majeurs.

Depuis, de nombreux autres rapports remis au gouvernement illustrent l'évolution du regard porté sur la consommation de drogues; parmi les plus généraux d'entre ceux-ci, il est possible de rappeler que :

– le rapport Parquet (1997) a cerné les contours théoriques et pratiques d'une politique de prévention de la consommation de substances psychoactives efficiente;

– le rapport Roques (1998) est venu rappeler la toxicité individuelle (tabac, alcool) et sociale (alcool) des drogues légales (tableau 3.I);

– le rapport Reynaud (2000) a permis d'identifier les usages à risque, de proposer des outils de repérage précoce de ces conduites et de proposer des stratégies d'aide individuelles comme collectives.

Classification juridique

La distinction entre drogues licites et illicites n'a pas raison d'être au regard du pharmacologue, ni, le plus souvent, du clinicien. Il semble plus pertinent d'établir une distinction entre les modes de consommation (usage, usage abusif ou nocif, dépendance) et les risques que fait encourir cette consommation. Certains de ces paramètres font relever le consommateur d'un dispositif de soin, alors que d'autres situations ne posent pas de problèmes psychiques, physiques ou sociaux spécifiques.

Pour autant, le droit distingue deux groupes de substances soumises au contrôle de l'Organisation des nations unies (ONU) : les stupéfiants, soumis au régime de la Convention unique de 1961, et les psychotropes médicamenteux soumis à la Convention de Vienne de 1971.

Les « stupéfiants » constituent aujourd'hui, au sens juridique, un ensemble de produits des plus variables quant à leur structure, leurs propriétés pharmacologiques ou leur capacité à induire une pharmacodépendance. Les critères officiels de classement d'une substance comme stupéfiant reposent sur des considérations de deux ordres : son potentiel à induire un usage toxicomaniaque, les dangers qu'elle représente pour la santé publique.

La Convention unique de 1961 a établi quatre listes de produits soumis à réglementation selon les avis des experts de l'OMS. Les deux premières, dites listes I et II, regroupent l'ensemble des stupéfiants visés par les réglementations internationales :

– les substances classées sur la liste I sont *grosso modo* toutes celles qui sont susceptibles d'induire une toxicomanie d'une puissance comparable à celle de la morphine (et en tout cas supérieure à celle de la codéine), ou un risque d'abus comparable à celui que présentent le cannabis, le haschisch ou la cocaïne;

Tableau 3.I. *Toxicité individuelle et sociale des drogues*

	Morphine, héroïne, autres agonistes opiacés	*Cocaïne, crack*	*Ecstasy*	*Amphétamines*	*Alcool*	*Benzodiazépines (*)*	*Cannabis*	*Tabac*
Activation des circuits dopaminergiques de « récompense »	+++	++++	+++	++++	+	+/–	+	+
Établissement d'une hypersensibilité à la dopamine	++	+++	?	+++	+/–	?	+/–	?
Activation des récepteurs aux opiacés	++++	++	?	+	++	+	+/–	+/–
Dépendance physique	très forte	faible	très faible	faible	très forte	moyenne	faible	Forte
Dépendance psychique	très forte	forte mais intermittente	?	moyenne	très forte	forte	faible	très forte
Neurotoxicité	faible	forte	très forte ?	forte	forte	0	0	0
Toxicité générale	forte, sauf contrôle thérapeutique	forte	éventuellement très forte	forte	forte	très faible	très faible	très forte (cancer)
Dangerosité sociale	très forte	très forte	faible (?)	faible en général	forte	faible (sauf altération de la vigilance et création d'un état d'hypersuggestibilité)	faible (sauf altération de la vigilance)	0
Possibilité de traitement de substitution	oui	non	non	non	non	non recherché	non recherché	oui

(*) les benzodiazépines forment le groupe le plus important des tranquillisants actuellement prescrits. (Facteurs de risques pharmacologiques et sociaux des psychotropes d'après le rapport Roques, 1998).

– une substance classée sur la liste II est susceptible d'engendrer une toxicomanie d'une façon égale ou moindre que celle de la codéine, et au moins aussi marquée que celle du dextropropoxyphène;

– la liste III regroupe des médicaments contenant une ou plusieurs substances des listes I et II mais à des doses si faibles qu'elles ne peuvent donner lieu à toxicomanie, ou présentées de telle façon qu'il soit impossible d'en extraire les stupéfiants, afin d'en user dans une perspective non médicale : ces médicaments bénéficient d'une exemption; pour prendre un exemple, cela explique qu'il soit possible de se procurer, sans ordonnance, des spécialités contenant de la codéine dans le cadre du traitement symptomatique de la toux;

– la liste IV regroupe des stupéfiants considérés par les experts de l'OMS comme particulièrement toxiques et dénués d'intérêt thérapeutique (héroïne et cannabis notamment).

Ayant ratifié la Convention unique de 1961, la France est soumise aux dispositions du droit international pour l'ensemble des stupéfiants visés par les listes I et II. Elle peut de plus classer comme stupéfiants — dans son droit interne — des substances non visées par les textes internationaux, selon le principe d'indépendance du droit national. Le droit français ne définit d'ailleurs pas la notion de stupéfiant.

Drogues douces, drogues dures?

Dans les années 1970, une distinction entre des drogues réputées « douces » et d'autres dites « dures » est banalisée. Cette distinction ne va cependant pas de soi. Les drogues douces seraient celles qui ne donneraient pas lieu à des effets toxiques sensibles, chez une personne n'ayant pas d'antécédents de troubles psychologiques ou psychiques, et dont la consommation n'induirait pas de dépendance psychique ou physique. Le LSD est relativement peu toxique au plan somatique et sa consommation n'induit pas de dépendance : pour autant, il est extrêmement toxique au niveau psychique. Le juriste Francis Caballero oppose (*Droit de la drogue*. Dalloz, 2e édition, 2000, p. 24) un groupe de drogues, dont les actions seraient « douces », trouvées de façon spontanée dans la nature ou du moins d'origine végétale (cannabis, opium, kath, coca, peyotl, champignons hallucinogènes, tabac, alcool, thé, café, chocolat, etc.), à un groupe de drogues plus ou moins « dures », obtenues par synthèse chimique ou extraction (morphine et héroïne, cocaïne et crack, méthadone, analgésiques de synthèse, amphétamines, LSD, psilocybine, mescaline, solvants organiques, etc.). Cette typologie des psychotropes demeure objet de controverse, car les effets des produits, quels qu'ils soient, sont liés à la nature de la drogue, à la dose consommée, à la fréquence de la consommation mais aussi et surtout au contexte individuel et social de cette consommation. En pratique, s'agissant des drogues illicites, la drogue aujourd'hui abusivement présentée par certains de ses prosélytes comme « douce » demeure le cannabis. Les drogues légalisées (alcool, tabac) ont longtemps été présentées comme « douces » en dépit de leur propension à induire rapidement des comportements d'usage abusif ou des dépendances.

Qu'est-ce que le drug-design *?*

Le terme de *drug-design* ou de *designer-drugs* apparut dans les années soixante pour dénommer un ensemble de dérivés des amphétamines, les phényléthylamines, possédant des propriétés psychotropes inusitées. Les *designer-drugs* étaient alors consommées par des usagers américains jugeant les effets du LSD insuffisamment contrôlables. L'action psychédélique de ces produits est de fait intermédiaire, car elle est moins puissante et prolongée qu'avec le LSD ou d'autres dérivés indoliques, d'origine naturelle (ololiuqui, ayahuasca, etc.). Les *designer-drugs* ayant le plus d'effets psychodysleptiques sont le DOM (ou STP), puis le DOB et l'ecstasy. D'autres phényléthylamines (MDA, MMDA et MDE par exemple) sont au contraire plus franchement psychostimulantes.

Mais surtout, les *designer-drugs* sont des substances psychoactives intentionnellement conçues et synthétisées pour le trafic. Leur structure est imaginée de façon à obtenir des dérivés plus puissants, échappant autant que possible au contrôle légal car n'étant pas encore pris en compte sur les listes de stupéfiants. Nombreuses et difficiles à inventorier, ces drogues se présentent sous forme de comprimés ou de gélules dont la composition qualitative et quantitative demeure souvent incertaine. Elles peuvent être facilement synthétisées à proximité immédiate des sites de forte demande.

C'est dans le groupe des phényléthylamines, chimiquement apparentées à un produit naturel, la mescaline, que l'on trouve la majorité des *designer-drugs* (ecstasy, MDA, 2-CB, 2-CT-7, TMA-2, etc. : plus de deux cent dérivés sont connus aujourd'hui). Ces substances induisent des effets à la fois stimulants — évoquant ceux des amphétamines — et psychodysleptiques faibles. Pour autant, d'autres familles chimiques se prêtent aussi au *drug-design*. C'est le cas des opiacés, mais les produits y sont peu nombreux. Dans la pratique, il s'agit de dérivés du fentanyl : α-méthyl fentanyl dit aussi « héroïne *china-white* », 3-méthyl fentanyl, etc., voire de dérivés de la péthidine. C'est le cas enfin des tryptamines, avec des produits de synthèse comme la diméthyltryptamine (DMT), la diéthyltryptamine (DET) ou encore son analogue, la dipropyltryptamine (DPT) (ces dérivés indoliques sont structurellement apparentés à la bufoténine ou à la psilocybine) et des hexylamines, groupe fédérant quant à lui la phencyclidine (PCP) et ses dérivés, ainsi que des molécules proches tel (le) le ditran ou la kétamine.

Qu'est-ce qu'un diluant ?

Un agent adultérant est un produit utilisé pour couper les drogues, les diluer. Ce coupage des drogues permet d'augmenter artificiellement leur valeur et conditionne le bénéfice des revendeurs de détail. Il concerne, notamment, les produits à haute valeur ajoutée comme l'héroïne ou la cocaïne, et ne doit pas être confondu avec une association de plusieurs drogues entre elles. La substance ajoutée n'a généralement pas d'action psychotrope. Elle sert essentiellement à faire masse, à tromper l'acheteur sur la qualité du produit ou, parfois, à altérer le flair des chiens dressés à détecter les drogues. Elle peut parfois contribuer à limiter les risques d'intoxication aiguë en facilitant la manipulation de produits toxiques à très petites doses.

Si certains diluants ne sont pas ou peu dangereux (sucres divers comme le lactose, le glucose ou le mannitol, médicaments comme le paracétamol), d'autres exposent à des risques importants lors d'une injection, de par leur nature physique (talc, ciment, plâtre, fréquemment à l'origine d'embolies) ou leur action pharmacologique propre (quinine toxique pour les reins, strychnine neurotoxique) : l'amertume de cet alcaloïde peut laisser supposer que l'échantillon contient une forte proportion de drogue; de plus la strychnine exerce une action psychostimulante susceptible de potentialiser celle de drogues comme la cocaïne ou l'ecstasy. La teneur moyenne en drogue psychoactive des produits achetés sur le marché de détail est faible : de l'ordre de 2 % à 8 % pour l'héroïne, et de 10 % à 25 % pour l'ecstasy, mais souvent bien moins. Une part importante des décès par intoxication aiguë chez les toxicomanes résulte de l'adjonction de ces substances diluantes : un contrôle exercé sur la qualité des produits permettrait, selon les tenants d'une légalisation contrôlée des drogues, de limiter ce risque.

MODE D'ACTION DES DROGUES SUR LE CERVEAU

L'apport des connaissances neurobiologiques dans le domaine de la toxicomanie est indéniable : la description des différents mécanismes et systèmes neuronaux mis en jeu au niveau du cerveau, lors de la prise d'une drogue — que celle-ci soit illicite (cocaïne, amphétamines, ecstasy, morphine et héroïne, cannabis) ou licite (alcool, tabac, barbituriques et benzodiazépines) —, permet de mieux comprendre le plaisir et la dépendance psychique éprouvés par l'individu, et la dangerosité plus ou moins marquée du produit. Elle permet aussi d'apprécier le rôle clé joué par l'environnement dans les phénomènes de dépendance, de concevoir les phénomènes de tolérance et de dépendance physique induits par certaines substances comme un ensemble de mécanismes adaptatifs progressivement mis en place par l'organisme pour tenter de contrecarrer les multiples dérèglements induits par la drogue. Elle permet enfin et surtout de mieux appréhender l'importance des facteurs de « stress » dans la vulnérabilité individuelle vis-à-vis de la drogue, et de comprendre pourquoi nous ne sommes pas tous égaux face à celle-ci.

Notions de base sur le fonctionnement des cellules nerveuses

Les effets (hédonistes, stimulants, euphorisants) éprouvés lors de la prise d'une drogue s'expliquent par certains processus neurobiologiques qui se déroulent dans le cerveau. La description des effets, que produisent sur le cerveau les substances qui entraînent une toxicomanie (ou addiction), réclame par conséquent la compréhension du fonctionnement de la cellule nerveuse (le neurone) comme du rôle fondamental que joue, dans la transmission des informations dans les réseaux de neurones, un certain nombre de molécules : les neuromédiateurs.

Le neurone et son neuromédiateur

Le cerveau est constitué de neurones (ou cellules nerveuses), au nombre de plusieurs milliards, qui sont les principaux médiateurs de l'information : la propriété la plus remarquable du neurone est, en effet, sa capacité de transmettre l'information vers une autre cellule. La structure du neurone est parfaitement adaptée à cette fonction de transmission (fig. 3.1). Le neurone possède ainsi de nombreux prolongements, les dendrites, qui se distribuent dans l'espace environnant le corps de la cellule ; dans la plupart des cas, l'un de ces prolongements, l'axone, présente une morphologie différente car il est particulièrement long et s'arborise en de nombreuses terminaisons nerveuses. Les dendrites reçoivent des informations qui sont intégrées par le corps cellulaire et donnent naissance à un signal (le potentiel d'action), propagé le long de l'axone et dirigé vers les cellules suivantes. Lorsque ce signal atteint l'extrémité du neurone, il déclenche la libération d'une molécule, le neuromédiateur (ou neurotransmetteur), caractéristique du neurone émetteur. La

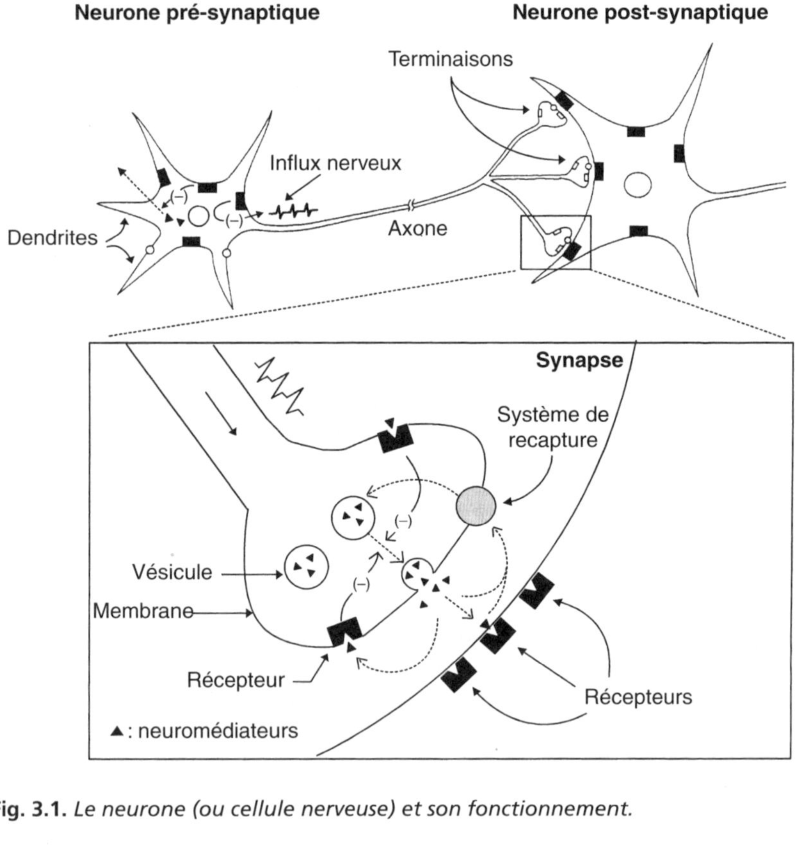

Fig. 3.1. *Le neurone (ou cellule nerveuse) et son fonctionnement.*

libération du neuromédiateur s'effectue dans l'espace qui sépare deux neurones consécutifs, la synapse; c'est finalement la liaison du neuromédiateur sur des sites spécifiques du neurone récepteur qui signe le passage de l'information d'une cellule à une autre.

Le cerveau est ainsi structuré en ensembles neuronaux, chacun d'eux ayant la propriété d'établir les communications entre les cellules nerveuses grâce à un ou plusieurs neuromédiateurs qui sont spécifiques d'un groupe neuronal.

Il existe, à l'heure actuelle, plus d'une soixantaine de neuromédiateurs identifiés, parmi lesquels la dopamine, la sérotonine, la noradrénaline — ces trois molécules appartiennent à la famille des monoamines —, les endorphines[1] et le GABA[2], dont le rôle est fondamental dans le mode d'action de nombreuses drogues. La dopamine est impliquée dans de nombreuses fonctions, parmi lesquelles le contrôle de l'activité locomotrice, les processus cognitifs et la régulation des états émotifs (dont le plaisir). La sérotonine intervient dans la plupart des processus physiologiques et comportementaux parmi lesquels le sommeil, l'apprentissage et la mémoire, la régulation des affects et de l'humeur, le contrôle de l'impulsivité et de l'agressivité, la douleur, les comportements sexuels et alimentaires. Comme la dopamine et la sérotonine, la noradrénaline joue un rôle majeur dans les mécanismes attentionnels et la régulation des états émotifs; elle semble aussi intervenir dans le cycle veille/sommeil. Les endorphines, substances opioïdes endogènes, interviennent dans le contrôle de différentes fonctions physiologiques : contrôle de la respiration, du système cardio-vasculaire (pression artérielle et rythme cardiaque), fonctions gastro-intestinales et régulations de certaines sécrétions hormonales; elles sont impliquées de façon prépondérante dans la perception de la douleur, comme en témoignent les puissants effets analgésiques de la morphine, mais sont également très concentrés dans les différentes structures du système limbique[3] et jouent à ce titre un rôle important dans la régulation des émotions.

La synapse et son fonctionnement

Les neuromédiateurs sont synthétisés puis stockés dans des vésicules au sein de la terminaison du neurone. L'arrivée du potentiel d'action à l'extrémité de l'axone entraîne la fusion des vésicules avec la membrane neuronale, et les vésicules déversent alors leur contenu en neuromédiateur dans la synapse (fig. 3.1). Le neuromédiateur libéré se lie ensuite à un certain nombre de récepteurs situés sur le neurone en aval de la synapse (neurone postsynaptique). Le neuromédiateur se fixe également à certains récepteurs localisés sur le neurone émetteur lui-

1. Les endorphines représentent une famille de neuromédiateurs appelés ainsi parce qu'ils correspondent à des « morphines endogènes » — terme contracté ensuite en « endomorphines » puis en « endorphines ».
2. Le GABA (acide gamma-amino-butyrique) est un neuromédiateur qui a un rôle exclusivement *inhibiteur* sur l'activité des neurones.
3. On désigne sous le nom de système limbique, parce qu'elles forment un anneau (ou « limbe ») autour du tronc cérébral, un ensemble de structures situées juste au-dessous du cortex cérébral et impliquées dans le contrôle de l'affect et des états émotifs.

même (neurone présynaptique), ces récepteurs ayant pour fonction essentielle de ralentir la synthèse et la libération du neuromédiateur.

Une fois que l'effet du neuromédiateur (sur ses récepteurs) est intervenu, il est rapidement inactivé. Certains neuromédiateurs sont détruits au voisinage immédiat de la synapse (c'est le cas des endorphines), mais nombre d'entre eux (par exemple les monoamines) sont recaptés par le neurone qui les a émis (fig. 3.1). La membrane de la terminaison du neurone présynaptique est en effet équipée dans certains cas de sites de recapture (ou transporteurs) qui reconnaissent le neuromédiateur et activent un système qui reconcentre le neuromédiateur à l'intérieur de l'axone. Grâce à ce mécanisme, le neurone récupère les molécules de neuromédiateur qu'il avait synthétisées et peut ainsi les réutiliser à plusieurs reprises.

Mode d'action moléculaire des drogues

La transmission des messages chimiques entre les neurones permet de comprendre comment agissent, sur le plan moléculaire, la plupart des drogues. Celles-ci interfèrent en effet à différents niveaux de la neurotransmission, perturbent profondément le fonctionnement de certains systèmes neuronaux, ce de différentes façons.

Les molécules de cocaïne bloquent le mécanisme de recapture de la sérotonine, de la noradrénaline et surtout de la dopamine, entraînant une augmentation importante des concentrations synaptiques de ces neuromédiateurs et une exacerbation globale de l'activité de ces systèmes.

L'amphétamine induit une augmentation massive de la libération de dopamine et de noradrénaline, mais par un mécanisme faisant intervenir le fonctionnement inversé de leur transporteur : le psychostimulant bloque la recapture de ces neuromédiateurs (il entre en compétition avec le transporteur), pénètre dans la terminaison présynaptique, se fixe au transporteur localisé sur les vésicules de stockage et les « vide » littéralement de leur contenu en neuromédiateur; celui-ci est finalement libéré dans la fente synaptique par le transporteur de la membrane neuronale, qui fonctionne alors de façon inversée. Ce mécanisme aboutit à une forte augmentation des concentrations extracellulaires du neuromédiateur et à une déplétion massive des stocks cérébraux en dopamine et noradrénaline.

La MDMA (ecstasy), dérivé de l'amphétamine, agit exactement de la même façon vis-à-vis des systèmes contenant la sérotonine.

Les opiacés (morphine et héroïne) miment l'action des endorphines sur certains de leurs récepteurs et se comportent ainsi comme des agonistes[1] vis-à-vis de

1. Un agoniste est une molécule qui mime l'action du neurotransmetteur sur son site récepteur et entraîne les mêmes effets; cette propriété provient des analogies structurales existant entre l'agoniste et le neurotransmetteur. Pour chaque neurotransmetteur, il existe des agonistes plus ou moins spécifiques d'un sous-type de récepteurs; de nombreux agonistes ne sont, par ailleurs, pas spécifiques d'un neurotransmetteur donné (et de ses sous-types de récepteurs). Un agoniste se caractérise donc par une spécificité (ou sélectivité) plus ou moins marquée pour un récepteur. Il se caractérise également par son affinité, autrement dit la force avec laquelle il se lie (et se dissocie) au récepteur.

ces récepteurs. La nicotine est aussi un agoniste se liant spécifiquement et avec une forte affinité à un sous-type de récepteur (appelé pour cette raison récepteur nicotinique) d'un neuromédiateur, l'acétylcholine.

Les cannabinoïdes, famille de composés contenus dans la plante de cannabis, sont aussi des agonistes qui se fixent sélectivement à des récepteurs aux cannabinoïdes cérébraux; parmi ces composés, citons le tétrahydrocannabinol[1] (THC), principe actif majeur du cannabis responsable de la plupart de ses effets psychotropes et analgésiques.

L'alcool (en fait, l'alcool éthylique ou éthanol) induit des effets pharmacologiques multiples qui restent assez mal connus. On a ainsi répertorié chez l'animal, en règle le rongeur et souvent *in vitro*, une série d'effets de l'éthanol sur différents systèmes de neurotransmission sans que leur signification physiologique et/ou leur pertinence chez l'homme apparaissent toujours nettement :

– l'alcool exerce un effet facilitateur sur l'activité des voies neuronales contenant le GABA; autrement dit, il potentialise l'inhibition qu'exerce le GABA sur l'activité neuronale — notamment en interagissant avec les récepteurs du neuromédiateur — et entraîne ainsi un effet anxiolytique sédatif à rapprocher de celui des benzodiazépines. Cependant, cet effet facilitateur sur la transmission GABA n'est observé que pour de fortes concentrations d'alcool; en outre, il s'épuise progressivement lors d'une consommation prolongée;

– l'alcool exerce des effets stimulants sur l'activité des voies neuronales contenant la dopamine par des mécanismes directs et/ou indirects. Les effets de l'alcool sur l'activité des voies neuronales contenant la noradrénaline et la sérotonine sont controversés;

– des études menées pendant la dernière décennie ont montré que l'éthanol se comporte en antagoniste[2] de certains récepteurs du glutamate, neuromédiateur au rôle excitateur;

– de nombreuses études ont démontré l'existence d'interactions entre alcool et endorphines. L'activité des systèmes à endorphines est en effet anormale chez les animaux et les individus appétents pour l'alcool : les

1. La mise en évidence de récepteurs cérébraux sur lesquels agit le THC suggère la présence au sein même du cerveau de systèmes cannabinoïdes endogènes. Le (ou les) neuromédiateur(s) de type cannabinoïde intervenant dans ces systèmes n'a (ont) cependant pas encore été clairement établi(s); il pourrait s'agir de l'anandamide, dérivé de l'acide arachidonique, mais la présence d'autres composés libérés en quantité importante dans le cerveau suggère l'existence d'autres substances cannabinoïdes endogènes.

2. Un antagoniste est une molécule synthétique dont l'action s'oppose à celle du neurotransmetteur — et de (ou des) agoniste(s) correspondant(s) — sur son site récepteur. Un antagoniste peut avoir une structure chimique très proche de celle de l'agoniste (c'est loin d'être systématiquement le cas), mais il n'engendre pas les mêmes effets physiologiques; au contraire, il bloque de manière sélective et efficace toute action ultérieure de l'agoniste. Un antagoniste se caractérise comme les agonistes par une spécificité (ou sélectivité) et par une affinité plus ou moins marquée selon le récepteur examiné. Certaines molécules possèdent, selon les concentrations auxquelles elles sont employées, une activité à la fois d'antagoniste et d'agoniste (qualifiée dans ce cas d'agoniste partiel).

rongeurs génétiquement appétents pour l'éthanol ont une activité basale de leurs neurones à endorphines anormalement élevée ; au contraire l'activité basale semble anormalement faible chez l'homme prédisposé à l'alcoolisme. En revanche les animaux génétiquement appétents et les sujets à risque présentent des réponses accrues aux effets stimulants de l'éthanol sur les systèmes à endorphine.

Système de récompense

Un neuromédiateur joue un rôle clé dans les propriétés addictives des drogues : la dopamine. Les neurones à dopamine — ou neurones dopaminergiques —, parce qu'ils occupent une place privilégiée au sein du système nerveux central et sont impliqués dans le contrôle des conduites affectives et des émotions (dont le plaisir), représentent ainsi la « voie commune » à l'action de la plupart des drogues.

Neurones dopaminergiques

Les neurones dopaminergiques, bien que minoritaires dans le cerveau (moins de 1 % de l'ensemble des neurones), envoient à partir de leurs corps cellulaires rassemblés dans une zone assez profonde (le mésencéphale) des projections divergentes dans différentes régions cérébrales. Plus précisément, les corps cellulaires des neurones dopaminergiques sont rassemblés dans deux noyaux : la substance noire et l'aire tegmentale ventrale.

Les neurones issus de la substance noire se projettent essentiellement vers le striatum, structure impliquée dans le contrôle de la motricité.

Les neurones issus de l'aire tegmentale ventrale envoient leurs axones vers l'avant de l'encéphale, dans des aires corticales et sous-corticales, en particulier le cortex préfrontal et le nucleus accumbens, régions impliquées dans les processus mnésiques, les réactions comportementales liées à l'émotivité et le contrôle des conduites affectives et motivationnelles. On parle de *projections méso-corticales* pour les projections vers le cortex préfrontal et de *projections méso-limbiques* vers le nucleus accumbens.

Cette position particulière des neurones dopaminergiques leur confère une place stratégique dans le cerveau et leur permet de contrôler l'équilibre entre les aires corticales et sous-corticales. Ces neurones établissent ainsi, selon la situation à laquelle l'individu doit faire face, une hiérarchie entre les différentes structures qu'ils innervent : si, à un moment donné, ces groupes de neurones activent une certaine zone du cerveau, dans la seconde qui suit, parce qu'un événement nouveau est survenu et qu'une information différente a été reçue, ils vont en activer d'autres. Par conséquent, les neurones dopaminergiques exacerbent le rôle fonctionnel des structures qu'ils innervent ; ce sont à la fois des « indicateurs » qui enregistrent et décodent la signification des événements (internes et externes), et des « décideurs » qui sollicitent les structures devant intervenir dans la réponse : ces neurones sont des neurones modulateurs.

Sur un plan fonctionnel, les neurones dopaminergiques sont particulièrement sensibles aux conditions environnementales comme les situations anxiogènes et le stress. En outre, les diverses structures qu'ils innervent (dont le cortex préfrontal et le nucleus accumbens) les font intervenir à la fois dans des fonctions motrices, émotives, motivationnelles et cognitives. Ils répondent à des stimulations qui, tout au moins chez l'animal, correspondent à des situations ayant une signification acquise par l'habitude et l'apprentissage. Par exemple, bien que les neurones dopaminergiques aient une importance reconnue dans le contrôle des actes moteurs, ce n'est pas le mouvement en tant que tel qui active ces cellules mais plutôt l'amorce du mouvement réalisé en réponse à une stimulation signifiante. C'est ainsi l'ouverture de la porte de l'animalerie — susceptible d'annoncer une arrivée de nourriture — qui déclenche une réaction d'orientation de l'animal, précédée et accompagnée d'une activation des neurones dopaminergiques. Par conséquent, les neurones dopaminergiques (en particulier les projections méso-limbiques) ne sont activés que par des stimuli ayant acquis au préalable un sens, une signification à travers l'histoire et le développement de l'animal ou de l'individu, en particulier dans les domaines émotionnels et/ou motivationnels. Ces *stimuli* peuvent signifier un stress ou une douleur, mais également et surtout un plaisir.

Drogues et plaisir

Parce qu'ils sont impliqués dans le contrôle des états émotifs — et donc activés par des *stimuli* ayant préalablement acquis une signification émotionnelle —, les neurones dopaminergiques appartiennent en fait, avec l'ensemble des régions limbiques qu'ils innervent (*nucleus accumbens*, cortex préfrontal et certaines régions de l'hypothalamus) à un « système de récompense » cérébral. Ce concept est né de la découverte du phénomène d'autostimulation intracrânienne par les physiologistes James Olds et Peter Milner en 1954 : ils ont démontré qu'un rat, chez lequel on avait implanté, dans certaines régions cérébrales, une électrode capable de délivrer de faibles quantités de courant électrique, se mettait à appuyer sur un levier relié à cette électrode pour se stimuler lui-même. Un tel comportement ne satisfait apparemment aucun besoin physiologique; bien au contraire, l'animal peut consacrer tout son temps et toute son énergie à s'autostimuler, jusqu'à négliger ses besoins les plus élémentaires (faim, soif, sommeil) et à en mourir. D'où l'hypothèse qu'il existe dans le cerveau un système de récompense dont la stimulation produit une « satisfaction cérébrale », en d'autres termes du plaisir.

Ce phénomène est évidemment à rapprocher du plaisir (effets hédonistes, stimulants, euphorisants) procuré par les drogues : si l'on active les zones de récompense du cerveau par un moyen extérieur comme la stimulation électrique, on empêche l'accès des informations internes, et l'animal (par extrapolation l'individu) ressent un état de bien-être. La plupart des drogues, sinon toutes, agissent ainsi selon le même principe : l'action du courant électrique est remplacée dans ce cas par une action pharmacologique due à une modification de la recapture (psychostimulants), ou à la stimulation de certains récepteurs (autres substances). De fait, l'aire tegmentale ventrale (le noyau mésencéphalique rassemblant les corps cellulaires des neurones dopaminergiques sensibles au

« plaisir ») est la région donnant lieu au comportement d'autostimulation le plus important. Or, cette structure contient des récepteurs opiacés, nicotiniques, cannabinoïdes et GABAergiques permettant aux drogues de stimuler, directement (cannabis, nicotine) ou indirectement (morphine, héroïne), l'activité des neurones dopaminergiques ; quant à l'alcool, son action sur le système dopaminergique résulte de processus à la fois directs et indirects.

Les neurones dopaminergiques, en particulier les projections méso-limbiques, représentent donc la « voie commune » à l'action de la plupart des drogues car quel que soit le produit envisagé, son ingestion aboutit *in fine* à l'exacerbation de cette transmission.

Cette convergence de l'effet des différents produits addictifs sur les neurones dopaminergiques (méso-limbiques) explique les sensations, en particulier le plaisir, éprouvées lors de la prise de drogue et permet de comprendre pourquoi le toxicomane peut passer sans difficulté d'un produit à l'autre. Elle explique également la dépendance psychique, autrement dit le besoin compulsif, quasi irrépressible de consommer le produit addictif afin d'en éprouver les effets renforçants, qui entraîne un comportement de recherche active et effrénée de ce produit. Cependant l'intervention du système dopaminergique dans les effets renforçants[1] des drogues n'est probablement pas exclusive : même si de nombreuses drogues agissent majoritairement (psychostimulants), voire sélectivement (opiacés, cannabis, nicotine), sur ces neurones, d'autres systèmes neuronaux sont vraisemblablement mis en jeu dans certains cas. L'exemple le plus frappant est celui de l'alcool, qui semble ne pas avoir de cible spécifique dans le cerveau. Par ailleurs, l'effet des drogues hallucinogènes (LSD, mescaline…), des solvants et de diverses autres substances (phencyclidine) sur les neurones dopaminergiques est loin d'être clairement établi en l'état actuel des connaissances.

Impact des drogues sur la neurotransmission

Les modifications de la neurotransmission engendrées par la prise chronique de drogue s'accompagnent de changements sur le plan moléculaire, consistant en des modifications importantes et à long terme de la « machinerie » cellulaire, et en une altération du fonctionnement de certains gènes. Ces variations jouent probablement un rôle capital dans la mise en place par l'organisme de processus adaptatifs, dont le but consiste à contrecarrer les multiples dérèglements produits par la drogue au cours de la toxicomanie. Nous l'illustrerons par deux exemples : la désensibilisation des récepteurs, et la modification de la synthèse de certaines protéines, notamment dans le *locus cœruleus*, structure du cerveau où sont localisés les corps cellulaires des neurones contenant la noradrénaline.

1. Le terme de « renforcement » a une définition opérationnelle : un *stimulus* et une substance sont des « renforceurs » s'ils augmentent la probabilité que l'individu reproduise la réponse comportementale à laquelle ils ont été associés de façon contingente. Les produits addictifs sont ainsi consommés pour les effets de renforcement positifs, hédonistes qu'ils procurent.

❐ Désensibilisation des récepteurs

La désensibilisation est un processus affectant le récepteur d'un neuromédiateur lorsque celui-ci est émis en trop grande quantité par le neurone émetteur. Cette désensibilisation résulte d'une altération des propriétés moléculaires du récepteur proprement dit; elle consiste généralement en une réduction du nombre et/ou de l'efficacité des récepteurs, et, plus rarement, en une réduction de leur affinité pour le neuromédiateur. On peut la considérer comme un processus opposant qui participe à la régulation de l'équilibre au sein d'un système neuronal : lorsqu'un système est sollicité de façon excessive — ce qui se traduit par une augmentation d'activité du neurone et de la libération du neuromédiateur, donc par une stimulation accrue des récepteurs —, une désensibilisation de ces derniers intervient rapidement pour tenter de contrebalancer l'excès d'activité. Ainsi, lors de la prise chronique d'héroïne ou de morphine, on observe, en raison de leur stimulation excessive, une désensibilisation rapide des récepteurs opiacés localisés au niveau de la moelle épinière. Ce phénomène est probablement en grande partie responsable de la tolérance[1] à l'analgésie et des symptômes de sevrage caractérisant la dépendance physique[2] induite par ces drogues. La prise répétée de nicotine entraîne aussi une désensibilisation rapide des récepteurs nicotiniques; la prise de cannabis induit également une désensibilisation des récepteurs aux cannabinoïdes. Quant à l'alcool, il entraîne soit une désensibilisation, soit au contraire une hypersensibilisation (phénomène inverse) selon le neuromédiateur et le sous-type de récepteur considéré : les données sont dans certains cas contradictoires. Dans tous les cas, puisque la transmission dopaminergique est finalement exacerbée, on observe également une désensibilisation de ses récepteurs.

❐ Modification de la synthèse protéique

La prise chronique de drogue entraîne la modification de la synthèse de nombreuses protéines dans diverses structures et systèmes neuronaux du

1. La tolérance se caractérise par la diminution progressive des effets psychoactifs d'une même dose de drogue; il y a donc une perte de sensibilité à la drogue. Pour reproduire les effets initiaux l'individu doit augmenter sa consommation, soit en répétant les administrations d'une même dose, soit en augmentant les doses administrées. Pour chaque individu, l'augmentation des doses s'opère en fait jusqu'à l'atteinte d'une dose optimale, une sorte de « plateau » propre à chacun, qui peut atteindre jusqu'à 100 fois les quantités qui tueraient un homme n'ayant jamais eu de contact avec le produit. Bien que considérée comme l'une des caractéristiques de la toxicomanie, la tolérance n'est ni nécessaire ni suffisante au déclenchement de la dépendance. Elle paraît tout au plus la faciliter dans la mesure où elle diminue les effets aversifs de la drogue et permet d'atteindre des doses plus élevées avec un risque moindre. Il existe d'ailleurs des substances non toxicomanogènes qui induisent une tolérance, les anti-hypertenseurs par exemple. Réciproquement, on n'observe pas de tolérance aux effets psychostimulants des amphétamines. La tolérance disparaît rapidement après une abstinence, c'est d'ailleurs une des causes des overdoses mortelles.

2. Le terme de dépendance physique caractérise l'état pour lequel l'utilisation de la drogue est indispensable au maintien de fonctions physiologiques normales. Cette dépendance apparaît à l'occasion de l'interruption de la prise chronique de certaines drogues (opiacés, alcool, nicotine, anxiolytiques) et se caractérise par un syndrome de sevrage ou d'abstinence, consistant en de nombreuses perturbations physiopathologiques, généralement qualitativement opposées aux effets de la drogue qui a induit la dépendance.

cerveau. À titre d'exemple, l'expression de l'enzyme de biosynthèse de la dopamine est accrue par de nombreuses drogues, ce phénomène contribuant probablement à une augmentation de la libération du neuromédiateur. Le *nucleus accumbens*, région où se projettent les neurones dopaminergiques méso-limbiques et qui joue un rôle prépondérant dans les propriétés renforçantes des drogues, est également le siège de profonds remaniements : s'y accumulent, en particulier, des protéines d'une durée de vie relativement longue, conduisant à la formation d'un facteur de transcription (appelé « complexe AP1 ») responsable de modifications à long terme de l'expression de nombreux gènes.

Le *locus cœruleus*, structure du cerveau où sont localisés les corps cellulaires des neurones contenant la noradrénaline, est aussi le siège de modifications de la synthèse de certaines protéines, ce processus participant pour une large part à la dépendance physique aux opiacés et aux symptômes de sevrage qui la caractérisent. En effet, en temps normal, la stimulation des récepteurs opiacés (récepteurs m) localisés dans le locus cœruleus inhibe l'activité des neurones à noradrénaline. En cas d'héroïnomanie/morphinomanie, l'exposition répétée et prolongée de ces récepteurs à la drogue entraîne un mécanisme de compensation, consistant en une augmentation de la synthèse de nombreuses protéines — en particulier de certains facteurs de transcription — qui augmente globalement l'excitabilité des neurones à noradrénaline du *locus cœruleus*. Cette hyperexcitabilité est en fait révélée lors du sevrage, en raison de l'interruption brutale de la mise en jeu des récepteurs opiacés, d'où les manifestations comportementales (instabilité psychomotrice, excitation, irascibilité et agressivité, oscillations extrêmement rapides des sentiments et de l'humeur) liées au manque de drogue.

L'une des applications thérapeutiques de cette découverte est l'utilisation d'un médicament connu comme anti-hypertenseur d'action centrale, la clonidine *(Catapressan)*, pour améliorer le sevrage : cette molécule, parce qu'elle est un agoniste des récepteurs à noradrénaline localisés dans le *locus cœruleus* et dont le rôle est d'inhiber l'activité de ces neurones (on parle d'auto-récepteurs présynaptiques), limite la libération du neuromédiateur et réduit par conséquent fortement certains symptômes de sevrage.

Modèles animaux

L'ensemble des modifications évoquées précédemment (exacerbation de la transmission dopaminergique ou d'autres transmissions, altération du fonctionnement de certains récepteurs et de l'expression de nombreux gènes) ont été mises en évidence chez l'animal, essentiellement le rat ou la souris. Les risques sont bien sûr ceux d'une simplification réductrice de la pathologie humaine examinée et d'une interprétation erronée des troubles comportementaux et/ou biochimiques de l'animal; mais les observations effectuées chez l'homme corroborent largement les résultats obtenus chez le rongeur ou le singe. Nous avons déjà évoqué l'intérêt du modèle d'autostimulation intracrânienne dans la mise en évidence du système de récompense cérébral. Essentiellement trois modèles animaux ont permis, par ailleurs, l'analyse directe du comportement addictif et des effets renforçants (hédonistes, stimulants, euphorisants) des drogues : la préférence de place, l'auto-administration intraveineuse et la sensibilisation comportementale.

Préférence de place et auto-administration

La préférence de place est un test de conditionnement spatial utilisant le choix, positif ou négatif, que l'animal fait vis-à-vis de son environnement. Dans ce type d'épreuve, un environnement donné est apparié avec l'administration d'une drogue : le *stimulus* environnemental associé aux effets de la drogue devient alors un agent renforçant conditionné de telle sorte que l'animal y répondra *en l'absence même* du renforcement primaire produit par la drogue. En pratique, lorsque l'animal a reçu de façon passive la drogue dans un environnement particulier, il y retourne ensuite spontanément, comme s'il cherchait une nouvelle administration : ce choix de l'environnement apparié (à la drogue) indique une préférence de place conditionnée.

L'auto-administration utilise le conditionnement préalable d'un animal à l'implantation à demeure d'un cathéter. Cette implantation est intraveineuse (dans la veine jugulaire), mais peut être aussi locale, lorsqu'une canule est logée directement dans une structure cérébrale. Le cathéter est relié à une seringue contenant la substance étudiée et permet ainsi à l'animal (par l'intermédiaire d'une pédale ou lorsqu'il introduit son museau dans un orifice de la cage) de s'auto-administrer cette substance. Il existe plus de 80 composés pouvant être auto-administrés chez l'animal, correspondant pour la plupart aux produits addictifs consommés par l'homme. Ces composés incluent les psychostimulants (cocaïne, amphétamine, ecstasy), les opiacés (morphine, héroïne, méthadone), la nicotine, la caféine, l'alcool et divers dépresseurs du cerveau (barbituriques, anxiolytiques). On admet généralement que l'auto-administration d'une substance est un bon index de ses potentialités addictives chez l'homme.

Sensibilisation comportementale

Chez le rat, la mesure de l'activité locomotrice donne une indication précise des modifications affectant la transmission dopaminergique lors de la prise de drogue. La cocaïne, l'amphétamine, les opiacés (morphine et héroïne) et même la nicotine induisent, en effet, chez l'animal une exacerbation de la transmission dopaminergique corrélée à un accroissement de l'activité locomotrice; cette hyperactivité augmente progressivement au cours d'injections successives d'une même quantité de produit. Tout se passe comme si l'organisme réagissait au produit de façon de plus en plus intense, au fur et à mesure des différentes injections; il n'est pas exclu que les modifications qu'entraîne chaque injection soient « mémorisées » (sur le plan cellulaire) de telle façon que l'injection suivante ait davantage d'effet : ce phénomène se nomme sensibilisation comportementale. La sensibilisation peut également être induite par le stress, et intervenir dès la seconde exposition au stress : rappelons que celui-ci est un *stimulus* « signifiant » qui active le système dopaminergique.

Il existe d'autre part des *sensibilisations croisées* entre certains produits, ce qui suggère l'existence de mécanismes communs. Par exemple, les opiacés, l'amphétamine et la cocaïne présentent une sensibilisation croisée : l'injection d'un produit entraîne une sensibilisation aux autres produits, et réciproquement. Il existe, par ailleurs, des sensibilisations croisées entre le stress et de nombreuses substances (opiacés, psychostimulants). Autrement dit, l'exposition à des facteurs de stress sensibiliserait l'animal (et par extrapolation l'individu) à l'action ultérieure des drogues, cette sensibilisation affectant en tout premier lieu les neurones dopaminergiques, en particulier les projections méso-limbiques. Notons que la nicotine ne présente pas de sensibilisation croisée avec les opiacés, les psychostimulants ou le stress; cette substance semble plutôt sensibiliser les projections dopaminergiques méso-corticales.

Il importe de souligner que ces processus de sensibilisation, qui paraissent *a priori* purement neurobiologiques, sont soumis à des facteurs environnementaux puisqu'ils semblent totalement dépendants des conditions dans lesquelles les différentes injections « sensibilisantes » ont été réalisées. Un animal, qui présente une sensibilisation à la morphine à la suite d'injections répétées dans sa cage habituelle, réagira à une nouvelle injection comme s'il s'agissait de la première si celle-ci est effectuée dans un nouvel environnement.

Au total, divers événements, le stress et des rencontres répétées avec les produits addictifs peuvent induire une adaptation fonctionnelle des voies dopaminergiques (méso-limbiques). Cette sensibilisation, puisque son installation dépend à la fois de la prise répétée de drogue et de l'environnement lui étant associé, pourrait représenter la voie d'entrée de la dépendance psychique. Celle-ci est, en effet, (tout comme la dépendance physique) également associée à certains *stimuli* environnementaux. L'importance de ces *stimuli* est clairement démontrée chez l'animal; chez l'homme, ces *stimuli* peuvent être de différentes natures : il peut s'agir d'un environnement particulier (on sait que de nombreuses rechutes de la toxicomanie se produisent lorsque le sujet retrouve les lieux et/ou les compagnons de son intoxication, et il est sans doute réducteur de n'y voir que le succès du prosélytisme de ces derniers), d'un autre produit addictif, des effets sensoriels du rituel de la consommation ou encore des effets subjectifs d'une faible quantité du produit.

Selon certains auteurs, la sensibilisation serait le déterminant essentiel du besoin compulsif de consommer les produits addictifs, et, par conséquent, en grande partie responsable de la dépendance psychique : le système dopaminergique méso-limbique serait responsable de l'attribution d'une signification motivante aux perceptions et aux représentations mentales des *stimuli* et des actions; sa sensibilisation résulterait donc en une augmentation de la signification motivante que le système nerveux central attribue à l'acte de consommer le produit; par ailleurs la co-activation de processus d'apprentissage associatif dirigerait l'activité de ce système sur des *stimuli* spécifiques associés au produit, d'où également augmentation de la signification motivante de ces *stimuli*; finalement, consommation et *stimuli* associés seraient de plus en plus attractifs, et les *stimuli* associés de plus en plus capables de gouverner le comportement. On voit que cette théorie se différencie fondamentalement de celles qui attribuent les effets motivationnels des drogues à leurs effets de renforcement positif, puisqu'elle dissocie au contraire motivation et plaisir.

Stress et vulnérabilité

Une autre question à résoudre est celle de la vulnérabilité particulière de certains individus aux effets de renforcement des produits addictifs; cette grande vulnérabilité les conduit à passer d'une « simple » consommation de type récréatif à un besoin compulsif de consommer qui gouverne leur comportement. Il existe ainsi non seulement une appétence pour les drogues, variable d'un sujet à l'autre, mais aussi une très forte variabilité individuelle dans les réponses aux propriétés toxicophiliques des drogues. Cette variabilité dans la sensibilité individuelle à la toxicomanie, probablement due à une grande variété de facteurs biologiques et sociaux, n'est pas spécifiquement humaine; elle est en fait largement retrouvée chez l'animal de laboratoire, qui représente là encore un bon modèle d'étude.

Chez l'homme, on admet généralement que les situations anxiogènes (pressions d'ordre économique, social, familial...) jouent un rôle prépondérant dans le développement de certaines pathologies, en particulier la toxicomanie. L'exposition à des événements stressants suffisamment précoces et intenses à des périodes critiques de la vie pourrait ainsi prédisposer certains individus (les plus vulnérables) à initier un comportement addictif ou tout autre comportement à risque. Cette importance des facteurs de stress se retrouve chez l'animal puisque les rats les plus facilement « stressés » (stress physiques, stress liés à l'environnement, stress d'origine prénatale) sont également les plus vulnérables : ils présentent, en effet, la plus forte prédisposition à s'auto-administrer une drogue, à des doses laissant indifférents les animaux témoins. Le stress chronique peut aussi restaurer chez eux, après l'extinction du comportement d'auto-administration, un comportement de recherche des opiacés.

Les rongeurs présentent ainsi (tout comme l'être humain) des différences individuelles très marquées quant à leur propension à développer un comportement addictif : il existe des animaux peu vulnérables qui ne s'auto-administrent de la drogue que pendant les premiers jours de l'expérience; au contraire, des animaux particulièrement vulnérables s'auto-administrent volontiers des produits addictifs, ce de façon durable. Ces animaux se caractérisent par des anomalies comportementales et neurobiologiques bien corrélées entre elles : d'une part, ils présentent une réactivité locomotrice anormalement importante au stress; d'autre part, on observe chez eux une dérégulation de l'axe corticotrope[1], se traduisant par une sécrétion surrénalienne anormalement élevée lors

1. L'axe hypothalamo-hypophyso-surrénalien, ou axe corticotrope, contrôle la sécrétion des hormones glucocorticoïdes par les glandes surrénales, en particulier lors d'un stress : il joue, à ce titre, un rôle clé dans les réponses adaptatives de l'organisme à des situations physiologiques ou pathologiques. Le glucocorticoïde présent chez le rat est la corticostérone, et chez l'homme le cortisol.

du stress. Enfin, la réactivité locomotrice au stress est, chez ces animaux, positivement corrélée à l'activité basale des neurones dopaminergiques de l'aire tegmentale ventrale et à leur réponse lors du stress. En fait, ils présentent une forte activité dopaminergique dans le *nucleus accumbens* et une activité dopaminergique réduite dans le cortex préfrontal. En d'autres termes, les animaux vulnérables se caractérisent par une hypersensibilité de l'axe corticotrope et des voies dopaminergiques méso-limbiques.

Les différences individuelles dans les réponses aux drogues peuvent, par conséquent, être (au moins en partie) imputées à celles qui sont relatives à la sensibilité au stress. Ces données mettent l'accent sur une prédisposition — liée à l'équipement neurobiologique de l'individu — et une précipitation induite par le produit addictif lui-même ou par le stress : elles sont toutefois obtenues chez l'animal et doivent être confirmées chez l'homme. La vulnérabilité vis-à-vis des drogues proviendrait de la relation fonctionnelle qui existe entre les glucocorticoïdes et le système dopaminergique : une augmentation de la sécrétion de corticostérone ou une augmentation de la sensibilité aux effets de cette hormone (naturellement présente chez certains individus ou induite par l'exposition répétée au stress chez d'autres) accroîtrait la vulnérabilité addictive de ces sujets, essentiellement par une augmentation d'activité — une sensibilisation — des neurones dopaminergiques.

En bref...

Quelle que soit la drogue envisagée, son ingestion aboutit *in fine* à l'augmentation d'activité des neurones dopaminergiques du cerveau, donc globalement à une exacerbation de la transmission mettant en jeu ces neurones. Les neurones dopaminergiques, impliqués dans la genèse et le contrôle des émotions, représentent ainsi une « voie finale commune » à l'action de la plupart des drogues. Cette convergence de l'effet des différents produits addictifs sur le système dopaminergique explique les sensations, en particulier le plaisir, éprouvées lors de la prise de drogue; l'intervention de ce système dans les effets hédonistes des drogues n'est cependant pas exclusive : même si la plupart des produits agissent majoritairement (psychostimulants, alcool), voire sélectivement (opiacés, nicotine, cannabis) sur ces neurones, d'autres ensembles neuronaux sont aussi mis en jeu.

Les *stimuli*, qui activent les neurones dopaminergiques, ont une valeur émotive et affective (plaisir, mais également douleur, stress) acquise au cours du développement et de l'histoire de l'individu, probablement par l'habitude ou l'apprentissage. L'information reçue par ces neurones résulte donc d'un traitement qui se réalise non seulement à travers l'intégration élaborée de l'événement immédiat, mais aussi en référence à toutes les informations qui ont pu s'accumuler au cours du développement. La régulation de la réactivité des neurones dopaminergiques s'est mise en place en fonction de l'environnement rencontré par l'individu durant son développement, selon des processus qui lui sont propres et qu'il a successivement utilisés pour « répondre » à cet environnement.

L'explication des vulnérabilités individuelles vis-à-vis de la drogue réside probablement là : nous avons vu plus haut qu'il semble en effet admis que des situations anxiogènes précoces et intenses, et l'exposition à des événements stressants à des périodes critiques de la vie, sont des facteurs susceptibles de prédisposer à la toxicomanie. Il n'est pas exclu que les activités de tout individu aient pour but *in fine* de maintenir un équilibre harmonieux entre ses différents systèmes dopaminergiques, et que la drogue soit une voie pharmacologique permettant d'atténuer l'effort que nécessite une interaction avec l'environnement.

S'il fallait privilégier, parmi les différents critères caractérisant une drogue, celui qui est susceptible d'apporter une meilleure compréhension des mécanismes de la toxicomanie, ce serait sans conteste celui de sensibilisation qui devrait être choisi. L'installation de la sensibilisation dépend, en effet, à la fois de la prise répétée de drogue et de l'environnement qui lui est associé, et pourrait bien représenter la voie de la dépendance psychique, responsable du besoin compulsif de consommer le(s) produit(s). L'intérêt des processus de sensibilisation vient également de ce qu'ils peuvent être appréhendés comme des modèles expérimentaux permettant d'analyser les circonstances et les mécanismes d'émergence des pathologies (comportements paranoïaques, psychoses) engendrées chez l'homme par les drogues. En outre, il est probable qu'un organisme ayant développé la capacité de créer de fortes variations d'activités de certains de ses circuits neuronaux devienne dépendant de ses propres aptitudes. Enfin, l'existence de sensibilisations croisées entre le stress, les psychostimulants et les opiacés montre non seulement l'existence d'un tronc commun entre ces différentes composantes (les neurones dopaminergiques), mais permet également de mieux comprendre pourquoi les toxicomanes peuvent passer sans difficulté d'un produit à l'autre.

La compréhension des mécanismes neurobiologiques de la toxicomanie permet de comprendre l'intérêt des stratégies thérapeutiques mises en œuvre dans le traitement de la dépendance et la prévention des rechutes (cf. l'intérêt de la clonidine dans le traitement des symptômes de sevrage aux opiacés). Par ailleurs, puisque le système dopaminergique semble jouer un rôle clé dans la dépendance psychique et les propriétés addictives des drogues, l'emploi d'antagonistes des récepteurs dopaminergiques a été tenté à de nombreuses reprises chez l'homme — avec toutefois un succès relatif —, probablement en raison du manque de sélectivité des molécules employées et parce que d'autres systèmes de neurotransmission sont impliqués (sensibilisés). En matière de substitution, le traitement par la méthadone s'appuie sur les propriétés d'agoniste de cette molécule vis-à-vis des récepteurs aux endorphines et sur sa cinétique d'action particulièrement lente. Ces propriétés entraînent de fait une réduction notable des prises d'opiacé (héroïne) par le toxicomane; grâce au contrôle strict de ces prises (en milieu hospitalier) et à un suivi affectif et psychologique adapté, elles contribuent à la réinsertion sociale de la personne.

BIBLIOGRAPHIE

Lewin L. *Phantastica : Drogues psychédéliques, Stupéfiants, Narcotiques, Excitants, Hallucinogènes.* Paris : Petite Bibliothèque Payot, 1970. (1re édition : 1927).

Roques BP. *La dangerosité des drogues.* Rapport effectué à la demande de M. B. Kouchner, secrétariat d'État à la Santé. Paris : Odile Jacob, 1998.

4 LES PRINCIPALES DROGUES

D. RICHARD, S. PIROT, J.-L. SENON

Évoquer les substances psychoactives susceptibles de donner lieu à addiction impose des choix. Dans un tel ouvrage, il importe de privilégier la présentation de produits déjà utilisés — ou commençant à l'être — en France, dans le cadre d'une consommation toxicomaniaque ou dans celui d'une consommation qui, sans généralement susciter une dépendance, n'en demeure pas moins risquée (amphétamines, ecstasy, hallucinogènes). Ces choix ne doivent pas pour autant empêcher l'évocation de plantes qui, bien qu'il ne s'agisse pas de « drogues » au sens populaire du terme, posent cependant de passionnantes questions sur les rapports qu'entretient l'homme avec les substances psychoactives, par exemple dans le contexte des pratiques de chamanisme[1].

C'est ainsi que ce chapitre évoque successivement, parmi les trois groupes de substances psychoactives, certaines molécules particulièrement remarquables parmi les plus banalement utilisées :

- psycholeptiques ou dépresseurs de l'humeur :
  - *cannabis*, variétés et préparations : *haschisch* (« shit »), *huile*,
  - *barbituriques*, d'usage plus rare aujourd'hui mais parfois associés à d'autres psychotropes (psychostimulants, opiacés),
  - *γ-hydroxybutyrate (GHB)*, un produit dont l'usage, répandu aux États-Unis depuis plusieurs décennies, s'est banalisé désormais en Europe,
  - *opiacés*, utilisés par voie injectable par les toxicomanes dans le cadre de leur dépendance (*héroïne* avant tout, occasionnellement *morphine*, et, historiquement, *opium*) ou dans le cadre d'un traitement médical de celle-ci (*méthadone*, *buprénorphine*) ;
- psychoanaleptiques ou psychostimulants :
  - *cocaïne* et son dérivé fumable, le *crack*,
  - *amphétamines* et *anorexigènes centraux*,

1. Le chamanisme est un mode de fonctionnement social reposant sur des pratiques magiques, dont une expression spectaculaire est un état de transe individuelle ou collective, souvent obtenue par utilisation de substances hallucinogènes d'origine naturelle. Le recours à des substances hallucinogènes, pour modifier l'état de conscience et parvenir à des états de transe favorables à la perception d'un monde surnaturel, constitue une pratique parmi d'autres (jeûne, flagellation, auto-mutilations, isolement sensoriel, exercices de respiration, méditation, yoga, percussions sonores), aussi ancienne que l'histoire de l'humanité. En effet, cette utilisation confronte, d'une façon simple, rapide et reproductible, l'expérimentateur à des visions d'une intensité parfois extraordinaire, qui contribuent à renforcer ses croyances en la réalité d'un univers « au-delà » de la nature qui l'environne. Cette présence récurrente du surnaturel est en quelque sorte la concrétisation de la réalité mystique pour les sociétés traditionnelles.

– dérivés amphétaminiques : *ecstasy* (MDMA), une amphétamine singulière dont l'utilisation dans les raves défraye désormais la chronique, et produits apparentés,

– *khât*, une plante psychostimulante de l'Afrique de l'Est;

– psychodysleptiques ou hallucinogènes :

– *LSD* ou « acide », un dérivé de synthèse de l'ergot du seigle, dont l'histoire est devenue presqu'une légende,

– *phencyclidine* (PCP, angel-dust), une drogue fréquemment utilisée aux États-Unis,

– *peyotl*, cactus utilisé par les chamans amérindiens, riche en mescaline,

– *daturas* (stramoine), des solanacées répandues dans de nombreuses régions du globe,

– *champignons hallucinogènes*, nombreux, très popularisés par les mythes et les légendes, donnant lieu à des usages rituels dans de nombreuses sociétés traditionnelles,

– *ayahuasca*, une préparation hallucinogène jouant un rôle majeur dans la thérapeutique des sociétés traditionnelles des bassins de l'Orénoque et de l'Amazone,

– *kétamine*, une drogue de synthèse dont l'usage devient de plus en plus fréquent aux États-Unis comme en Europe.

De nombreuses plantes hallucinogènes ne sont pas détaillées ici (sauge divinatoire, Rose des bois, etc.).

Enfin, deux chapitres évoquent des substances que singularisent leur usage et leurs propriétés, les *solvants organiques* et les *poppers*.

CANNABIS ET DÉRIVÉS

Le cannabis est une plante à l'origine de nombreuses préparations, dont l'activité psychotrope est principalement induite par l'un des cannabinoïdes qu'elle contient, le THC. Elle a de nombreux synonymes : *ganja* en Inde et à la Jamaïque, *marijuana* en Amérique du Nord comme du Sud, *pakalolo* dans tout le Pacifique et à Hawaï, *zamal* à La Réunion, etc.

La plante, sa culture et sa composition

Le cannabis est une plante dicotylédone (ordre des Urticales, famille des Cannabinacées, proche de celle des Urticacées), herbacée, pouvant atteindre deux à quatre mètres lorsque les conditions sont favorables. Après fécondation, les fleurs livrent chacune un akène ovoïde, lisse, brun à gris luisant; ces graines constituent le chènevis. Le chanvre est généralement dioïque : il existe des pieds mâles et des pieds femelles distincts. Les premiers se différencient des seconds par leur taille plus petite et leur aspect plus grêle. Il existe toutefois des variétés sélectionnées monoïques qui, comme la plupart des végétaux, portent les fleurs mâles et femelles sur un même pied.

La plupart des botanistes considèrent qu'il n'existe qu'une espèce de cannabis, *Cannabis sativa L.,* possédant de nombreuses variétés géographiques et chimiques. Cette plante est connue sous le nom de « chanvre ». Originaire des contreforts de l'Himalaya, elle s'est répandue avec les migrations humaines, car elle est utilisée depuis des millénaires (en thérapeutique et dans le cadre de pratiques chamaniques). Cela explique sa diffusion vers le continent indien puis l'Extrême-Orient, comme vers le Moyen-Orient et l'Europe.

Cannabis sativa existe sous de nombreuses formes, différant par leur morphologie, la durée de leur cycle végétatif ou leur composition chimique qualitative et quantitative en cannabinoïdes. Elles sont groupées, du point de vue de leurs utilisations, en deux ensembles :

– les variétés à fibre ou « textiles » ;

– les variétés communément désignées comme « chanvre indien » produisant une sécrétion — ou « résine » — au niveau des inflorescences femelles, qui se présente comme de fins cristaux adhérant notamment aux inflorescences et aux feuilles supérieures. Cette résine est riche en substances chimiques de la famille des cannabinoïdes. Les pieds femelles en livrent davantage que les pieds mâles.

La différence entre ces deux formes de cannabis n'est pas tranchée sur le plan botanique. Il existe des variétés intermédiaires. La teneur en THC constitue un critère de sélection fondamental. En France, la limite légale est fixée à 0,3 % de la matière sèche. Cette limite est désormais reprise dans les textes européens. Certaines variétés industrielles d'obtention moderne (années soixante – soixante-dix) contiennent moins de 0,01 % en principe inébriant.

Le cannabis se prête à une culture en intérieur ou en extérieur. Dans nos régions, il est maintenant cultivé aussi dans des zones sauvages ou dans des jardins privés.

La culture en intérieur, qui permet de se soustraire plus facilement à la détection, se généralise dans les pays occidentaux aussi bien au niveau individuel qu'en production de masse. Elle s'effectue dans des serres et, de plus en plus souvent, dans des sous-sols, ou encore des placards en appartement : les plantes sont alors cultivées dans de la terre ou en milieu hydroponique, sous de puissantes lampes.

La plus grande partie du cannabis cultivé aujourd'hui, en intérieur ou en extérieur, provient de croisements. Parvenant à maturité en quelques mois et plus riches en THC, ces variétés sont aptes à être cultivées en extérieur même dans des régions tempérées (notamment aux États-Unis et au Canada, en Angleterre, en Allemagne, en Suisse et aux Pays-Bas).

Préparations à base de cannabis

Des feuilles de cannabis écrasées puis mélangées à du lait, plus exceptionnellement à de l'eau, permettent de préparer une boisson enivrante, le *bhang*, traditionnellement utilisée en Inde dans le culte du dieu Shiva.

Les feuilles et sommités fleuries, simplement séchées (herbe, beuh, marijuana, ganja, pakalolo, yamba, zamal, etc.) peuvent se présenter sous la forme d'un produit rustique, contenant des graines et des brindilles, titrant 2 % à 4 % de THC en proportion de matière sèche. Au contraire, la sinsemilla ne contient pas de graines : les pieds mâles sont arrachés précocement afin de favoriser la croissance des pieds femelles plus riches en résine.

Les préparations à base de feuilles ou de bractées séchées sont fumées pures en Amérique du Nord (« joint », « stick »). En Europe, elles sont généralement mélangées à du tabac et roulées sous forme de cône (« pétard », « tarpé » en verlan).

La résine produite par la plante de cannabis constitue quant à elle la base de la préparation du haschisch (synonymes : *charas* en Inde, *chocolate* en Espagne, *shit* ou *teuch* par abréviation de *teuchi* — shit en verlan —, *chichon* chez les adolescents), qui titre de 2 % à 20 % en THC. Préparé à la main à partir de sinsemilla issue de variétés sélectionnées, il peut exceptionnellement titrer jusqu'à 40 % en THC. Une fois séparée de la plante, la résine est le plus souvent chauffée puis pressée en plaques généralement emballées dans des sacs de plastique. C'est la présentation qui donne lieu au trafic international. Les usagers détiennent plutôt des barrettes, voire une boulette, petit bout de haschisch représentant généralement au plus la quantité nécessaire pour préparer un ou deux joints. Ce haschisch est largement coupé, entre le producteur et le consommateur, avec des substances inoffensives comme le henné, mais aussi avec des substances moins anodines comme du cirage ou de la paraffine, voire avec des substances franchement toxiques comme de l'huile de vidange ou du caoutchouc.

Le haschisch entre dans la composition de préparations destinées à être fumées ou ingérées, plus rarement inhalées grâce à un vaporisateur. En Europe, il est le plus souvent émietté sur du tabac après avoir été chauffé à la flamme d'un briquet pour le rendre friable, et roulé sous forme de joint ou de cône.

En Orient, où la résine de cannabis est volontiers travaillée avec du sucre, des fruits secs, des amandes et des pistaches ou des épices comme la cannelle, le haschisch peut être incorporé à des confiseries ou pâtisseries traditionnelles (*dawamesk*, *majhoun*) pour des occasions festives, tels les mariages.

Les gâteaux cuisinés par les usagers de cannabis et contenant du haschisch sont appelés populairement *space-cakes*. Leur consommation peut induire des effets plus puissants et prolongés que ceux obtenus par inhalation, suscitant donc des risques accrus de troubles psychiques chez les sujets les plus vulnérables.

L'huile de cannabis est une préparation liquide obtenue à partir de cannabis, particulièrement concentrée en cannabinoïdes. Il s'agit d'un liquide visqueux, verdâtre à noir selon l'origine, d'odeur vireuse caractéristique, titrant jusqu'à 60 % en THC. Dans les pays occidentaux, on l'utilise mélangé à du tabac, par inhalation, dans des joints. C'est une forme d'usage relativement rare. Cette préparation ne doit pas être confondue avec l'huile alimentaire de cannabis, commercialisée dans certains magasins de diététique.

Action pharmacologique du cannabis

L'action pharmacologique du cannabis est induite par les cannabinoïdes (des dérivés terpéniques) contenus dans la résine. Les cannabinoïdes englobent de nombreuses substances chimiques apparentées : cannabinol, cannabidiol, cannabigérol, cannabivarine, cannabicyclol et 9-tétrahydrocannabinol (THC).

Le principe actif majeur du cannabis, responsable de ses effets psychotropes (euphorie, apathie, modifications des perceptions sensorielles et du temps vécu, etc.) et de son action analgésique, est précisément le THC, produit classé comme stupéfiant. Nombre d'autres composés dérivés (dont les produits résultant de son métabolisme hépatique) ont aussi une activité psychotrope, toutefois moindre.

Les cannabinoïdes exercent leurs effets pharmacologiques notamment (mais non exclusivement) en se fixant à des récepteurs spécifiques dont deux types ont été mis en évidence : le récepteur CB 1, localisé essentiellement dans le cerveau ; le récepteur CB 2, localisé uniquement dans des tissus périphériques (en particulier la rate).

Dans le cerveau, les récepteurs CB 1 sont concentrés dans différentes structures du système limbique et jouent, à ce titre, un rôle majeur dans la régulation des émotions. Leur abondance ainsi que leurs interactions à ce niveau avec la dopamine expliquent en partie les propriétés hédonistes et euphorisantes du cannabis. Les troubles de la mémoire et cognitifs engendrés par la prise chronique de cannabis pourraient quant à eux être liés à la présence de récepteurs CB 1 dans le cortex et surtout dans l'hippocampe, structure cérébrale jouant un rôle clé dans les processus de mémorisation. Enfin, la présence de récepteurs dans le thalamus, relais des informations sensorielles d'origine périphérique, est probablement en rapport avec la modification des perceptions sensorielles souvent évoquée par les usagers de cannabis.

La mise en évidence de ces récepteurs cérébraux a rapidement suggéré la présence au sein du cerveau de « cannabinoïdes » endogènes. Cependant, le (ou les) neuromédiateur(s) intervenant dans ces systèmes n'a (n'ont) pas encore été clairement déterminé(s). Il pourrait s'agir de l'anandamide (du sanscrit *ananda* signifiant félicité, béatitude), isolée et identifiée en 1992, un dérivé d'un acide gras, l'acide arachidonique, présent en quantité importante dans la plupart des cellules du cerveau et dont la fonction physiologique demeure mal élucidée. La mise en évidence d'un ligand endogène potentiel des récepteurs aux cannabinoïdes, le 2-AG (2-arachidonylglycérol), suggère l'existence d'autres cannabinoïdes endogènes.

Conséquences cliniques de l'usage du cannabis

Manifestations psychiques

Il existe un consensus quant à l'existence éventuelle de troubles psychotiques aigus après usage de fortes doses de drogue, ou chez des sujets prédisposés.

De même, des manifestations plus durables peuvent s'observer lors d'une consommation prolongée et l'usage de cannabis peut précipiter la décompensation d'une pathologie psychique préexistante. En revanche, une contradiction oppose toujours deux écoles :

– pour l'une, l'usage de cannabis peut induire, à lui seul, une schizophrénie véritable ;

– pour l'autre, les signes, transitoires, ne correspondent pas à la définition actuelle de la schizophrénie ; les schizophrénies véritables décrites chez les usagers de cannabis préexistaient d'une façon plus ou moins fruste.

Ces effets ne sont manifestes qu'à partir de la dose de 3 mg chez un adulte. Lorsque celle-ci excède 15 à 20 mg, des troubles d'allure psychotique peuvent survenir. Néanmoins, certains auteurs admettent un seuil beaucoup plus bas.

❒ Usage occasionnel

Les signes de l'intoxication aiguë au cannabis sont souvent frustes. Ils varient selon l'usager, le contexte et la quantité de produit consommée. On retrouve de façon théorique lors de l'« ivresse cannabique » :

– des troubles du cours de la pensée, avec désorientation temporelle, troubles mnésiques, troubles de la vigilance (l'usage de cannabis avant de prendre le volant présente un risque réel car il amoindrit la vigilance), perturbations de la libido ;

– des altérations sensorielles (vision, ouïe, odorat, goût, schéma corporel), des troubles de l'équilibre et de la coordination des mouvements ;

– des troubles thymiques et dissociatifs, avec euphorie, dysphorie, anxiété, agressivité, dépersonnalisation, hallucinations, délire : au total, un comportement inadapté.

L'évolution est brève, et régresse sans séquelles. Les remémorations du vécu oniroïde sont fréquentes chez des sujets imaginatifs. Les manifestations cliniques sont très polymorphes. L'intoxication est inaugurée par un sentiment de bien-être avec euphorie, loquacité, rires inadaptés, ou parfois, au contraire, sédation, voire léthargie, manque de mémoire, difficultés à effectuer des opérations mentales complexes, modifications sensorielles, diminution des performances motrices, sentiment subtil de ralentissement de l'écoulement du temps et de modification de la perception des sons : sensations vertigineuses, nausées, bouffées de chaleur peuvent accompagner ces manifestations. Ces effets sont liés au groupe, et le psychiatre Claude Olievenstein est allé jusqu'à évoquer parfois une véritable hystérie collective. Le consommateur finira par s'endormir après avoir fumé quelques cigarettes ; son réveil ne sera pas perturbé et il conservera le souvenir des impressions ressenties. Dépersonnalisation et déréalisation peuvent survenir, mais les hallucinations demeurent exceptionnelles.

La décompensation psychotique — rare — liée au cannabis est caractérisée par un syndrome délirant organique, souvent à thème de persécution ; il survient rapidement, avec anxiété, labilité émotionnelle, dépersonnalisation, amnésie et symptomatologie physique fruste (tremblements, incoordination motrice, etc.). Ces signes s'abolissent souvent en une journée, rarement davantage. Les épisodes de *flash-back*[1] demeurent très rares et leur corrélation à l'usage isolé de cannabis reste incertaine. Les signes d'intoxication aiguë cèdent rapidement à l'administration d'anxiolytiques, voire de neuroleptiques sédatifs.

❒ Usage fréquent et prolongé

Quelques auteurs relatent des perturbations majeures au plan neuropsychologique (mémoire, cognition) et psychique (décompensation anxieuse et autres), alors que d'autres ne décèlent aucune perturbation neurologique et seulement des perturbations psychologiques minimes.

• Action sur la mémoire

Un usage régulier de cannabis, même sur une courte période, induit des perturbations de la mémoire immédiate, troubles pouvant persister après quelques semaines d'abstinence. Cette conséquence de la consommation de drogue est sans doute potentialisée par l'association fréquente à l'alcool. Elle serait dose-dépendante, et aussi importante que celle décrite avec l'alcool ou les tranquillisants.

• Crise d'angoisse aiguë (attaque de panique)

L'intoxication cannabique semble pouvoir, de façon exceptionnelle, induire des attaques de panique chez des sujets présentant un contexte d'anxiété chronique. Les conditions d'environnement sont déterminantes.

• Syndrome « amotivationnel »

Le syndrome amotivationnel associe un désinvestissement des activités quotidiennes à un déficit mnésique avec émoussement affectif et intellectuel. Indépendamment de tout usage de cannabis, il concerne souvent l'adolescent, que l'on voit constamment replié sur lui-même et sur son songe intérieur, d'humeur changeante, morose, souvent marginalisé. L'adolescent en proie à ce syndrome traduit ses errements dans sa quête d'identité. Le syndrome amotivationnel est proche du syndrome de « déficit énergétique » décrit par le psychiatre français Pierre Deniker et presque analogue dans son expression à l'athymhormie, ce qui contribue parfois à le faire confondre avec une hébéphrénie (schizophrénie de l'adolescent) ou une psychose. Une consommation chronique de cannabis peut induire une symptomatologie évocatrice de ce syndrome.

• Psychose cannabique

Les travaux consacrés aux « psychoses » induites par le cannabis permettent d'établir une distinction entre trois états pathologiques différents : syndrome confusionnel aigu; syndrome schizophréniforme; trouble psychotique chronique.

---

1. Un *flash-back* consiste à revivre une expérience sous hallucinogènes à distance de tout usage du produit.

Syndrome confusionnel aigu

Il est identique à celui qui est décrit lors d'un usage isolé, avec altérations sensorielles (distorsions visuelles ou cénesthésiques, plus qu'auditives, parfois hallucinations), troubles de la mémoire des faits récents, idées délirantes à thème de persécution, incontinence émotionnelle et affective, labilité de l'humeur, irritabilité et agressivité, l'ensemble survenant rapidement et sans prodromes. Ce tableau ne s'observe que chez des sujets consommant une forte dose de drogue pendant une période prolongée. L'évolution spontanée est très favorable en quelques jours à un mois. Le traitement est purement symptomatique (anxiolytiques, neuroleptiques).

Syndrome schizophréniforme

Ce syndrome a pour caractéristique un vécu paranoïde, avec idées de persécution et sentiment d'hostilité de l'entourage, engendrant une méfiance et une attitude défensive. Plus rarement, il s'accompagne d'illusions, voire d'hallucinations, de passages à l'acte agressifs sous-tendus par la sensitivité pathologique et favorisés par la labilité de l'humeur. L'examen ne permet pas de retrouver de troubles de la conscience ni de l'attention. Les fonctions cognitives et mnésiques sont intactes. Il n'existe pas, en règle, de troubles du cours de la pensée comme dans la schizophrénie : il n'y a ni discordance ni dissociation. La récupération est rapide.

Ici encore, un usage de doses élevées de cannabis sur une période prolongée s'avère précéder la survenue des troubles. Les descriptions sont nombreuses en Inde et en Afrique et, d'une façon plus générale, dans les pays où le cannabis est consommé de façon traditionnelle. Il n'y a pas de consensus quant à un prérequis psychopathologique à la survenue de ces troubles. De même, on ne sait s'il s'agit de véritables psychoses cannabiques, bien individualisées, ou de psychoses identiques au modèle commun à toutes les psychoses.

Trouble psychotique chronique

Dans le cas de troubles psychotiques chroniques, la symptomatologie est durable et variable dans son expression : le plus souvent, la clinique est insidieuse (négligence de soi, distractibilité et léthargie, associées à un appauvrissement intellectuel avec troubles de l'attention, de la concentration et de la mémoire), mais on retrouve parfois des manifestations cliniques bruyantes, paranoïaques ou mégalomaniaques, avec idées délirantes de persécution ou de grandeur générant des troubles du comportement, des passages à l'acte violents. L'ensemble évolue de manière cyclique sur des mois ou des années avec une rythmicité variable.

❐ Effets de la consommation de cannabis sur des pathologies psychiatriques confirmées

S'il ne semble pas exister de lien entre psychose et usage du cannabis, chez les sujets présentant des signes négatifs de schizophrénie, il semble que l'utilisation du cannabis à forte dose par des schizophrènes puisse atténuer les manifestations déficitaires, ce qui conforte l'hypothèse d'une « automédication » par cette drogue. Les psychotiques chroniques recourant au cannabis cherchent son aspect socialisateur, paradoxalement psychostimulant et anxiolytique.

On ne connaît guère dans le détail les conséquences négatives de la consommation de cannabis sur une psychose constituée. Il semble acquis que l'usage de cannabis puisse aggraver — lorsqu'il est employé à haute dose et sur une longue période — le cours de la maladie en développant ses symptômes (hospitalisations plus fréquentes), en modifiant l'équilibre thérapeutique (perturbations pharmacocinétiques et pharmacologiques de l'action des neuroleptiques mais aussi diminution de l'observance du traitement, diminution de la compliance aux programmes de réhabilitation et de réinsertion). De même, il semble que certains psychotiques consommant du cannabis soient plus agressifs que la population d'usagers de référence. L'usage de cannabis paraît aggraver l'inhibition psychomotrice des sujets souffrant de dépression endogène.

Manifestations somatiques

La toxicité aiguë du cannabis est faible : la notion de dose « mortelle » ou d'« overdose » n'existe pas. Il n'existe pas de manifestations somatiques susceptibles de mettre l'usager de cannabis en péril. Cela le distingue de drogues comme l'alcool ou les barbituriques, les opiacés, la cocaïne ou les amphétamines.

❐ Appareil digestif

Des signes spontanément résolutifs apparaissent parfois lorsque le cannabis est consommé par voie orale : crampes et douleurs gastriques, sensation de ballonnement, troubles du transit; rares signes hépatiques. Des manifestations plus alarmantes ont été décrites chez de très jeunes enfants ayant mangé des mégots de joints jetés par les fenêtres d'immeubles, elles associaient aux signes digestifs des signes psychiques, un nystagmus, des tremblements, une accélération du rythme cardiaque, une hyperhémie conjonctivale.

❐ Appareil respiratoire

Les effets sont d'ordre allergique (asthme, bronchoconstriction, irritation avec toux, etc.); ils découlent du fait même de fumer, et des substances de coupe du haschisch. Les cannabinoïdes sont en eux-mêmes des bronchodilatateurs et tendent plutôt, au plan pharmacologique, à lever le spasme bronchique. Associé au tabac pour être fumé, l'usage de cannabis sous cette forme induit des altérations fonctionnelles des voies respiratoires, affectant préférentiellement les bronches (enrouement persistant, toux, bronchites à répétition). La combustion du haschisch libère des goudrons toxiques, à l'égal de celle du tabac. Tout comme celui-ci, un usage prolongé de cannabis diminue la capacité oxyphorique du sang, c'est-à-dire sa capacité à transporter l'oxygène vers les tissus.

❐ Fonction cardiaque

Les modifications du rythme sont inconstantes et variables; elles peuvent exposer à des risques de troubles du rythme chez des sujets insuffisants cardiaques consommant de fortes quantités de cannabinoïdes.

❒ Réactions allergiques

Elles demeurent rares, et sont le plus souvent induites par des contaminants de la préparation (moisissures du haschisch). Les effets découlant d'un usage fréquent et prolongé sont également limités par rapport à d'autres drogues; l'association au tabac potentialise la toxicité chronique de cette drogue.

❒ Fonctions immunitaires

Les données demeurent controversées. À des doses importantes, supérieures à celles généralement utilisées par les usagers, les cannabinoïdes perturbent le système immunitaire. Il est probable qu'ils agissent sur les récepteurs CB 2 périphériques (organes lymphoïdes, lymphocytes, macrophages, etc.). Cela laisse à penser qu'ils fragiliseraient le système immunitaire, rendant l'organisme plus vulnérable aux infections. Toutefois, des travaux sont venus partiellement infirmer ces observations. La parenté chimique entre l'anandamide et divers médiateurs physiologiques impliqués dans la réaction immunitaire (prostaglandines, cytokines, etc.) doit inciter à poursuivre les observations. Au plan de la clinique, aucune aggravation du statut immunitaire des patients cancéreux ou sidéens consommant du cannabis[1] n'a pu être mise en évidence.

❒ Fonctions endocrines

Sur modèle animal, le THC comme l'anandamide diminuent les concentrations plasmatiques de la LH et de la testostérone : ils stimulent la sécrétion d'ACTH et celle de corticostérone. Le THC agit aussi au niveau des neurones de l'hypothalamus. Si l'administration de THC réduit la taille de certains organes impliqués dans la sexualité chez l'animal, les observations conduites chez l'homme restent contradictoires. L'OMS rappelle, dans un rapport de 1997, qu'aucune étude épidémiologique n'a confirmé une action significative du THC sur les fonctions testiculaires. En revanche, des considérations pharmacologiques complexes amènent les scientifiques à s'interroger sur un éventuel effet négatif des cannabinoïdes au cours de la phase d'implantation de l'embryon. Toutefois, un recul de trente ans aux États-Unis, depuis le début de la consommation massive de cannabis, n'a pas permis de prouver que la drogue induisait une baisse de la fertilité.

1. Divers programmes d'études sont en cours, afin d'évaluer les potentialités thérapeutiques du cannabis et de ses constituants dans des pathologies variées (traitement de la douleur, traitement d'affections neurologiques diverses, traitement de certains glaucomes, action anti-émétique). La réalisation de ces études est souvent rendue difficile en raison du statut légal du cannabis, qui en fait une drogue très toxique et sans intérêt thérapeutique. Actuellement, des programmes intéressants sont développés en Suisse, aux Pays-Bas, en Allemagne, en Angleterre notamment. L'un des intérêts majeurs du cannabis et du THC est son activité orexigène, favorable à un gain de poids parfois important chez des sujets anorexiques et dénutris, tels les patients atteints d'un sida évolutif ou d'une affection cancéreuse. Le THC bénéficie d'ailleurs dans divers pays (États-Unis, Royaume-Uni) d'une autorisation de mise sur le marché dans cette indication.

❒ Spermatogenèse

Une consommation d'importantes quantités de cannabis (4 à 20 « joints » par jour pendant quatre semaines) induirait une diminution significative de la concentration du sperme en spermatozoïdes, avec diminution concomitante de la mobilité et augmentation du nombre de spermatozoïdes anormaux. Il pourrait s'agir d'une action directe des cannabinoïdes sur l'épithélium germinal au cours de la spermatogenèse. Les conséquences cliniques de cette anomalie n'ont pu être évaluées à ce jour.

❒ Pouvoir cancérogène

La fumée des cigarettes de cannabis contient de nombreuses substances toxiques (naphtylamines, nitrosamines, benzène, benzanthracène, benzopyrènes). Cette fumée s'est révélée puissamment carcinogène à l'égard de cultures cellulaires. Les cannabinoïdes inhibent *in vitro* l'incorporation de précurseurs des macromolécules (ADN, ARN, protéines) dans les lymphocytes stimulés par des mitogènes, probablement en modifiant la structure membranaire de la cellule. Il demeure cependant impossible de préciser de façon indiscutable l'implication des cannabinoïdes sur des modifications structurales et fonctionnelles du génome.

Dépendance et tolérance au cannabis

Tolérance

Le développement d'une tolérance, lors de la consommation de cannabis, a donné lieu à une importante polémique, qui n'est d'ailleurs pas véritablement close car divers phénomènes se conjuguent : habileté de l'usager à inhaler plus intensément le produit, induction enzymatique diminuant les taux de THC mais augmentant ceux de son métabolite actif[1], diminution de la sensibilité des récepteurs aux cannabinoïdes. On considère qu'une tolérance au cannabis se développe lors d'un usage chronique prolongé, et ce d'autant que les variétés utilisées sont concentrées en THC. Elle demeure pourtant quantitativement faible. Elle est croisée avec l'alcool, les tranquillisants, mais aussi les morphiniques.

Dépendance

L'arrêt brutal d'une consommation chronique de cannabis induit des signes de sevrage. Ils surviennent environ 12 à 24 heures après la dernière prise (compte tenu de la rémanence importante du THC dans l'organisme[2]), pour s'intensifier

---

1. Le THC est en effet métabolisé dans le foie et l'un de ses catabolites, le 11-hydroxy-THC est également très actif sur le cerveau.
2. La demi-vie d'élimination du THC (c'est-à-dire le temps requis pour éliminer la moitié de la dose présente dans l'organisme) est, en effet, d'environ huit jours, ce qui en fait l'un des psychotropes les plus lents à être éliminés de l'organisme.

pendant un à deux jours avant de disparaître spontanément en trois à cinq jours. Ces signes se caractérisent par de l'anxiété, de l'irritabilité, de l'agitation, des insomnies, de l'anorexie, et une altération transitoire de l'état général dans un syndrome pouvant rappeler un épisode grippal. L'ensemble évoque les signes de sevrage au décours d'un usage prolongé de benzodiazépines.

En revanche, il n'y a généralement pas de signes spécifiques succédant à l'arrêt d'une consommation modérée de cannabis.

BARBITURIQUES

Le barbital *(Véronal)*, commercialisé au début du XXe siècle, constitua le chef de file d'une importante famille de molécules pharmaceutiques ayant en commun le noyau chimique malonylurée.

Les barbituriques sont actifs par voie orale, et agissent alors en environ une demi-heure. Ils diffusent largement dans tout l'organisme, notamment dans le cerveau où ils ont un effet inhibiteur sur la formation réticulée activatrice ascendante en se fixant notamment, comme les benzodiazépines, sur les récepteurs GABAergiques. Ils exercent une action hypnotique et anticonvulsivante. Les barbituriques franchissent la barrière placentaire. Ils sont éliminés dans l'urine après catabolisme hépatique. On les retrouve aussi, le cas échéant, dans le lait maternel.

L'intoxication aiguë (notamment dans un but suicidaire) se caractérise par un coma, avec abolition des réflexes tendineux.

Les barbituriques d'action rapide, comme le pentobarbital ou le sécobarbital, peuvent donner lieu à une forte dépendance, qu'ils soient utilisés par voie orale ou intraveineuse. Cette barbituromanie (ou barbiturisme) est caractérisée par une importante réduction de l'activité intellectuelle, une irritabilité, une agressivité et des troubles de la personnalité proches de ceux décrits dans l'alcoolisme. Les réactions du sujet sont liées au contexte de l'usage des barbituriques. Le sevrage brutal expose à des risques psychiques (anxiété, attaques de panique, état confusionnel, bouffées délirantes) mais surtout somatiques graves; des décès ont été alors décrits. La prudence impose donc dans tous les cas de réaliser ici un sevrage très progressif.

La législation (arrêté du 2 septembre 1988) limite l'usage abusif de barbituriques en restreignant les possibilités de prescription. De fait, la prescription médicale de barbituriques n'a plus raison d'être, compte tenu de l'existence de médicaments dont l'index thérapeutique est très largement supérieur. On fera exception en neurologie pour le phénobarbital *(Gardénal)*, dans certaines formes d'épilepsie, et en anesthésiologie où l'on administre par voie intraveineuse des barbituriques d'action ultrarapide pour endormir les patients avant une intervention.

Toutefois, l'association de barbituriques d'action rapide (sécobarbital notamment) à d'autres types de drogues demeure fréquente. Les usagers de psychostimulants essayent ainsi de retrouver un sommeil hypothéqué par la consommation de cocaïne ou d'amphétamines.

γ-HYDROXYBUTYRATE

Le γ-hydroxybutyrate (GHB, γ-OH), structurellement proche du GABA, est naturellement produit dans le cerveau des mammifères. Il a un rôle probable de neurotransmetteur GABAergique et agit aussi sur la transmission dopaminergique. Le GHB fut et reste encore utilisé en thérapeutique comme anesthésique d'action rapide et comme hypnotique.

Une véritable toxicomanie au GHB, alors utilisé essentiellement par ingestion, s'est développée outre-Atlantique dans les années quatre-vingt-dix, certains usagers recherchant spécifiquement ses propriétés euphorisantes puis sédatives. De nombreux cas d'intoxication ont été décrits avec, selon la dose : vertiges et étourdissements, nausées, vomissements, lipothymie, contractions musculaires cloniques, diminution de la vision périphérique, agitation, bradycardie, difficultés respiratoires, hallucinations, évanouissement et coma. Des doses excédant 60-70 mg/kg peuvent induire, chez l'homme, un coma de quelques heures. Ces effets sont aggravés si le produit est associé à d'autres drogues : alcool, ecstasy et amphétamines (le cannabis, en revanche, antagonise les effets du GHB). L'utilisation répétée de GHB peut donner lieu à dépendance psychique comme physique, mais les signes de sevrage restent frustes.

L'administration de GHB à un tiers à son insu peut être à l'origine de troubles de la mémoire et surtout de la volonté, expliquant la pratique d'actes délictueux ou criminels (viols, extorsions de fonds, etc.), dans le cadre de pratiques dites de « soumission chimique » aujourd'hui fortement médiatisées.

OPIACÉS

Les opiacés sont des molécules d'origine naturelle ou synthétique, dont les effets au niveau de la cellule sont transmis par des récepteurs spécifiques, dits récepteurs aux opiacés (ou opiorécepteurs) isolés du système nerveux central comme du système nerveux périphérique; leur action est agoniste ou antagoniste de celle du produit référent du groupe, la morphine, un alcaloïde isolé du latex du pavot indien. Outre celle-ci, l'héroïne, la codéine, la méthadone, la buprénorphine, le fentanyl, la nalorphine, la naloxone, la naltrexone sont des opiacés évoqués dans cet ouvrage, mais il en existe beaucoup d'autres, utilisés ou non en thérapeutique comme analgésiques ou antidiarrhéïques, dans les traitements de substitution, comme antidotes dans l'overdose par morphine ou héroïne. L'organisme produit ses propres substances opiacées, les endorphines.

Opium

L'opium est obtenu par incision des capsules de pavot : le latex qui s'en écoule est simplement séché à l'air pour former une masse noirâtre et friable. Riche en morphine, il s'agit de l'un des plus anciens médicaments connus. Toutes les civilisations de l'Antiquité ont utilisé le pavot et l'opium. La *thériaque*, une préparation complexe associant des dizaines d'ingrédients dont l'opium, était présentée comme l'antidote de divers poisons et comme une panacée contre bien des maladies — une formulation de thériaque fut incluse dans la pharmacopée française jusqu'au début du XXe siècle. Au XVIIe siècle, un médecin anglais, Thomas Sydenham, créa la formule d'un *laudanum* qui devait conserver son nom et dont l'usage constitua les bases de la toxicomanie de nombreux artistes de la période romantique.

La grande époque de l'opium fut le XIXe siècle, lorsque cette drogue devint l'objet d'enjeux internationaux qui opposèrent l'Angleterre à la Chine : ils constituèrent le ferment de la guerre de l'opium. En Europe, l'opiophilie se développa dans les cercles artistiques et intellectuels, sous forme de la consommation d'opium fumable, et dans le milieu médical, sous forme d'opium ingéré. Lorsque la médecine généralisa le recours à la morphine par voie injectable, l'opiophagie diminua mais, en rapport avec les conquêtes coloniales françaises en Indochine et une certaine fascination pour l'Extrême-Orient, l'usage de l'opium fumé se banalisa dans les milieux militaires et artistiques. Les fumeries furent nombreuses en France, jusqu'à ce que la loi de 1916 vienne limiter rapidement l'usage public de l'opium.

L'intérêt de l'opium tient à sa richesse en alcaloïdes, qui représentent entre 10 % à 20 % de la masse pondérale. Une vingtaine de molécules différentes en ont été isolées, appartenant à plusieurs groupes chimiques dont :

– des dérivés du morphinane : morphine (2 % à 10 %, voire parfois 15 % à 17 %), codéine (0,5 % à 3 %, voire 5 % ou 6 %), thébaïne (0,2 % à 0,8 %);

– des dérivés de l'isoquinoléine : papavérine (0,5 % à 1,2 %), laudanine, laudanosine, noscapine (l'ancienne narcotine, environ 6 %), narcéine.

L'usage abusif d'opium débouche rapidement sur une utilisation addictive, l'opiomanie. En pratique, l'opium est traditionnellement fumé (pipe, bangh) ou inhalé sous forme de vapeurs (narguilé). La chaleur de la combustion entraîne une vaporisation d'une partie de la morphine sous forme de base libre, le reste étant dégradé par la chaleur. La morphine parvient au cerveau en quelques secondes. L'action est donc rapide et intense, mais moins prolongée que par voie orale. La quantité d'opium consommée quotidiennement varie beaucoup selon le degré de tolérance, de 1 à 30 grammes. On estime toutefois qu'une quantité de 3 à 4 grammes, représentant l'inhalation de 350 à 500 mg de morphine, constitue une moyenne. L'élixir parégorique (couramment désigné comme « parégo ») est une préparation magistrale à base de teinture d'opium — appelée aussi teinture d'opium benzoïque — indiquée dans le traitement symptomatique des épisodes diarrhéïques et parfois utilisée par les toxicomanes comme « substitut » à l'héroïne.

Morphine

C'est en 1804, en Westphalie, qu'un étudiant en pharmacie, Friedrich Wilhelm Adam Sertürner (1783-1841) isola de l'opium un sel doté d'un fort pouvoir somnifère chez le chien, et le dénomma *morphium*, par référence au dieu grec du sommeil, Morphée : il venait de découvrir la morphine. Cependant, la synthèse de cet alcaloïde ne fut réalisée pour la première fois qu'en 1952.

Cette opération est trop complexe pour pouvoir se substituer à l'extraction à partir de l'opium ou des capsules de pavot somnifère.

Action pharmacologique

Les propriétés pharmacologiques de la morphine sont caractéristiques de celles de tous les agonistes opiacés : héroïne, codéine, méthadone, LAAM, dextromoramide, etc. Les propriétés pharmacologiques d'opiacés antagonistes (nalorphine, naloxone, naltrexone) ou agonistes-antagonistes mixtes (buprénorphine) en diffèrent sensiblement.

La morphine agit comme les endorphines en se fixant sur des récepteurs membranaires spécifiques (opiorécepteurs). Ces récepteurs sont distingués selon quatre sous-types : récepteurs μ, spécifiques des endorphines et des enképhalines, récepteurs σ pour les enképhalines seules, récepteurs κ pour les endorphines seules et récepteurs δ, moins connus. L'action de la morphine sur les récepteurs est dose-dépendante avec un seuil maximal correspondant à la saturation de tous les récepteurs.

La morphine agit dans le système nerveux et plus particulièrement sur le mésencéphale, le bulbe rachidien et la corne postérieure de la moelle épinière. Ses effets pharmacologiques ont des conséquences sur trois grands systèmes physiologiques : le système nerveux central, le système gastro-intestinal et le système cardio-vasculaire.

Conséquences cliniques de l'usage de morphine

Au niveau du système nerveux central, la morphine provoque une sédation — voire une suppression totale — de la douleur par une augmentation du seuil de perception de celle-ci, en inhibant la libération de la substance P (un neuromédiateur spécifique des voies nerveuses contrôlant les sensations douloureuses) et en activant les systèmes inhibiteurs qui bloquent l'action des neurones de la douleur (voies ascendantes de la douleur). La morphine provoque donc un état d'indifférence aux stimuli douloureux, lié à son activité sur les récepteurs μ, κ et δ.

D'autres effets ont aussi pour origine le système nerveux central, mais sont plutôt considérés comme des effets indésirables. Un myosis dû à l'activation des récepteurs μ et κ s'observe chez presque tous les toxicomanes aux opiacés; une mydriase signe quant à elle un état de manque ou, surtout, une overdose. Une dépression respiratoire, avec diminution de la fréquence et de l'amplitude des mouvements, est reliée à une action sur les récepteurs m et d : elle résulte d'une réduction de la sensibilité des centres respiratoires vis-à-vis d'une augmentation de la teneur en gaz carbonique du sang. Cette dépression est la cause essentielle des décès par intoxication aiguë (overdose). Une inhibition de la toux[1] et l'apparition de nausées ou de vomissements sont signalés lors de l'administration de morphine, même à faible dose. L'action émétisante

1. D'où l'usage d'opiacés et notamment de codéine dans le traitement symptomatique de la toux.

disparaît avec l'accoutumance. Selon les doses, la morphine peut provoquer l'apparition d'un état d'euphorie, voire d'une dysphorie, par action sur les récepteurs μ et κ : ce sont les effets recherchés par les toxicomanes. À forte dose, la morphine induit des convulsions, notamment chez les individus ayant des antécédents d'épilepsie.

L'action de la morphine sur les récepteurs m du système gastro-intestinal provoque une diminution du tonus et du péristaltisme des fibres longitudinales, alors qu'elle augmente le tonus des fibres circulaires. Ce mécanisme est à l'origine d'une constipation[1]. L'action de la morphine explique également une augmentation de la pression dans les canaux biliaires pouvant être à l'origine de coliques hépatiques.

Au niveau cardiovasculaire, la morphine entraîne une dilatation des veines et des artères, et peut provoquer une hypotension orthostatique. Cet effet est dû à l'action de l'alcaloïde sur les récepteurs σ, provoquant une inhibition des récepteurs contrôlant la pression sanguine et une libération d'histamine[2].

La morphine a d'autres effets pharmacologiques de moindre importance : elle induit un spasme des voies urinaires, une vasodilatation cutanée, une chute du taux d'hormones hypophysaires (LH, FSH), une augmentation du taux plasmatique de la prolactine et de l'hormone de croissance. Comme tous les opiacés, la morphine franchit la barrière placentaire[3] et passe dans le lait maternel.

Tolérance et dépendance

L'administration répétée de morphine peut entraîner une toxicomanie caractérisée par une dépendance psychique et physique ainsi que par une tolérance : elle est donc inscrite sur la liste des stupéfiants. Ce phénomène concerne de façon inégale les diverses actions pharmacologiques du produit : s'agissant du traitement de la douleur, il impose d'augmenter régulièrement les posologies afin de conserver son efficacité au traitement. La réponse respiratoire à l'administration régulière de morphine est elle aussi sujette à accoutumance. L'arrêt du traitement peut provoquer un syndrome de sevrage et doit se faire progressivement. La dépendance n'a pas pour unique cause l'administration de morphine (ni d'ailleurs d'un autre opiacé), mais une origine plurifactorielle. Un patient souffrant de douleurs auquel on administre de la morphine, même à une posologie excédant un gramme par jour, verra ainsi se développer une accoutumance (ce qui explique qu'il faille en arriver à des posologies parfois considérables) sans pour autant devenir dépendant du médicament.

---

1. D'où l'usage d'opiacés dans le traitement symptomatique des diarrhées (élixir parégorique à base d'opium ou opiacés de synthèse, n'ayant pas d'action centrale, tel le lopéramide).
2. L'histamine est un neuromédiateur qui, libéré dans le sang de façon massive (en cas de réaction allergique par exemple), entraîne une vasodilatation cutanée — d'où l'effet de *rush* sanguin empourprant parfois le visage d'un usager d'opiacé par voie injectable.
3. Ce qui explique les conséquences péjoratives sur le fœtus des phases de manque et d'intoxication de la femme héroïnomane enceinte et la naissance d'enfants physiquement dépendants des opiacés.

Héroïne

L'héroïne (diacétylmorphine, diamorphine) est un dérivé de synthèse de la morphine introduit en médecine en 1898, dans le traitement de la tuberculose. La généralisation de sa prescription dans un grand nombre d'indications peu ou non adaptées à ses propriétés pharmacologiques banalisa son usage au début du XXe siècle et fut à l'origine d'innombrables cas de toxicomanie. Son utilisation fut rapidement contrôlée de façon drastique. L'usage médical de l'héroïne fut finalement totalement interdit aux États-Unis en 1956. Cette prohibition prépara le terrain à la Convention unique de 1961, qui réglementa au plan mondial le recours à l'héroïne. De ce fait, son utilisation légale est aujourd'hui variable selon les pays. Sa prescription est prohibée en France quelle que soit l'indication (douleur ou substitution), alors qu'elle est admise sous certaines conditions en Grande-Bretagne, ou bien expérimentée dans la prise en charge des toxicomanes bénéficiant d'un traitement de substitution (par exemple en Suisse ou en Australie).

La drogue et son usage

L'héroïne se présente comme une poudre blanche et cristalline. Elle contient rarement plus de 2 % de produit pur.

La drogue peut être utilisée de diverses façons. La plus courante demeure l'injection intraveineuse qui expose aux risques les plus importants (action pharmacologique puissante de la drogue, toxicité des agents de coupe, risque infectieux) mais qui, seule, donne l'effet violent de *flash* recherché par les usagers. Les doses utilisées sont évidemment des plus variables selon le degré de tolérance du sujet : elles excèdent fréquemment un gramme par jour.

L'héroïne peut également être prisée, la drogue passant alors dans le sang au travers de la muqueuse nasale. Mélangée à du tabac ou à du cannabis, elle peut être fumée dans une pipe à eau, une pipe classique, voire sous forme de cigarette. Les vapeurs de l'héroïne base peuvent être inhalées (pour « chasser le dragon »). Une forme spécifique d'héroïne, appelée *tar* (« goudron » en anglais) se présente sous forme de petits morceaux pâteux de couleur noirâtre : elle est essentiellement destinée à être fumée.

Action pharmacologique

Les propriétés pharmacologiques de l'héroïne sont comparables à celles de la morphine dont elle dérive. Plus liposoluble que celle-ci, elle agit plus vite et intensément mais de façon plus brève sur le système nerveux central (essentiellement composé de phospholipides). Elle est très rapidement métabolisée dans l'organisme en monoacétylmorphine puis en morphine[1].

---

1. Lors d'une administration orale, la totalité de l'héroïne est transformée en morphine dans le foie avant même de gagner le cerveau : son administration revient dès lors à administrer de la morphine.

La forme basique de l'héroïne (équivalent de ce qu'est le crack à la cocaïne), plus lipophile que la forme salifiée, agit plus rapidement, d'une façon plus massive sur les récepteurs aux opiacés centraux et médullaires, mais aussi d'une façon plus fugace. En revanche, la forme salifiée (chlorhydrate) est plus hydrophile, ce qui facilite son administration par voie injectable.

Le toxicomane essaye souvent d'en potentialiser l'action par de l'alcool ou des benzodiazépines (flunitrazépam) notamment.

Codéine

La codéine (ou méthylmorphine) est un alcaloïde isolé de l'opium. Elle est utilisée en médecine pour ses propriétés antitussives et analgésiques. Il s'agit d'un produit sept fois moins puissant que la morphine.

Les premiers cas de toxicomanie à la codéine (codéinomanie) furent décrits chez des patients auxquels on l'administrait par voie injectable pour traiter leur dépendance à la morphine. En fait, une dépendance survient même lors d'une utilisation par voie orale. Lorsqu'elle est injectée, son action pharmacologique et ses effets sont comparables à ceux de la morphine. Administrée par voie orale, elle développe en ce cas une action analgésique plus faible, mais expose à des effets indésirables qualitativement identiques : dépression respiratoire, nausées, vomissements, constipation.

L'usage de la codéine s'inscrit souvent dans le cadre d'une polytoxicomanie, mais elle a longtemps servi (avant le développement des politiques de substitution) également de drogue d'appoint chez des héroïnomanes en manque, ou dans le cadre d'une tentative d'autosubstitution. Sa consommation supprime, en effet, rapidement les manifestations de manque et il est facile de s'en procurer puisqu'elle est vendue sans ordonnance dans les pharmacies, à un prix très faible. Les usagers en absorbent souvent cinquante à cent fois la dose thérapeutique, de façon à ressentir une certaine euphorie.

Il reste difficile d'évaluer avec précision l'ampleur de la consommation de ce produit; mais pendant longtemps — avant la généralisation des pratiques de substitution officielle — les ventes de la principale des spécialités contenant de la codéine *(Néocodion)* ont avoisiné les dix à onze millions de boîtes chaque année en France.

Opiacés prescrits dans le cadre des traitements de substitution

Méthadone

La méthadone est un opiacé de synthèse aujourd'hui prescrit dans le cadre de traitement de substitution. C'est en 1946 qu'elle fut étudiée en détail aux États-Unis. Dès cette époque, on montra qu'elle permettait de traiter efficacement les manifestations de manque en morphine. Jusqu'au début des années soixante, la méthadone ne fut utilisée que pour faciliter le sevrage en opiacés, sous forme de cures brèves, à doses dégressives.

En 1962, dans un contexte où la mortalité liée à l'héroïnomanie constituait la première cause de décès chez les New-Yorkais de 15 à 35 ans, un médecin spécialiste des maladies métaboliques, le Docteur Vincent P. Dole, créa un centre de recherche destiné à étudier l'intérêt des traitements de maintenance aux opiacés. Il prit connaissance des travaux d'une jeune psychiatre, Marie Nyswander, sur la prise en charge des héroïnomanes; avec le concours d'un autre médecin, Mary Jeanne Kreek, ils développèrent les premiers travaux scientifiques sur les possibilités de traitement par substitution. Cette équipe montra qu'une posologie quotidienne de méthadone comprise entre 80 et 120 mg permettait aux patients de mener une existence socialement acceptable et bloquait les effets des drogues opiacées qu'ils étaient susceptibles de s'injecter; de plus, le traitement pouvait se prolonger de façon quasi indéfinie dans le temps et, surtout, l'administration de méthadone supprimait tout risque de manque. Malgré des intoxications aiguës (nombreuses à l'époque) et des insuffisances de suivi manifestes dans certains programmes alors trop rapidement mis en place aux États-Unis, les résultats globaux furent satisfaisants; ils sont à l'origine des traitements de substitution développés aujourd'hui dans la plupart des pays.

La méthadone est un agoniste opiacé, comme la morphine ou l'héroïne, et en possède donc toutes les propriétés pharmacologiques. Elle exerce un effet sédatif, analgésique et antitussif par action sur le cerveau, atténue les réflexes émétiques (mais comme les autres opiacés, elle est initialement émétisante chez les sujets non accoutumés) et induit un ralentissement du rythme respiratoire sujet à une rapide tolérance. En cas de surdosage, elle provoque une dépression respiratoire. Elle entraîne des modifications hormonales, notamment au niveau de l'hypophyse, avec retentissement inconstant sur la libido et dysménorrhée. Enfin, elle est à l'origine de constipations, de sécheresse buccale, de dysurie, d'une hypersudation, d'une baisse de la tension artérielle (risque de vertiges et d'impuissance) et parfois de sensations prurigineuses (libération d'histamine).

La méthadone peut donner lieu à un usage addictif analogue à celui décrit avec la morphine ou l'héroïne : elle est, au même titre, inscrite sur la liste des stupéfiants. L'arrêt d'un traitement prolongé se traduit par des signes de sevrage identiques à ceux qui sont décrits avec l'héroïne mais plus retardés dans le temps[1].

La méthadone est utilisée, en France, dans le seul cadre de traitements de substitution sous forme orale (aux États-Unis, elle est parfois prescrite dans les cures dites « courtes » de sevrage dégressif).

Lévo-α-acétylméthadol (LAAM)

L'acétate de méthadyl ou LAAM est un dérivé de la méthadone qui exerce une activité pharmacologique équivalente à celle-ci, mais qui est éliminé plus

1. L'élimination de la méthadone de l'organisme est bien plus lente que celle de la morphine (sa demi-vie varie, lors d'un traitement chronique, entre 20 et 30 heures).

lentement de l'organisme[1] : il est donc possible de ne l'administrer que trois fois par semaine ou tous les deux jours.

La possibilité de recourir au LAAM, dans le cadre d'un traitement de substitution, fut évaluée dès le début des années 1970. Cette molécule autorise une administration tous les deux jours, voire seulement trois fois par semaine. Il s'agit d'un avantage indéniable pour des patients exerçant une activité salariée, résidant à distance de la clinique ou ayant un mode de vie plus régulier que l'héroïnomane. Le LAAM bénéficia, début 2000, d'une Autorisation temporaire d'utilisation (ATU) en France, mais la survenue d'accidents cardiaques chez certains patients expliqua que son autorisation de mise sur le marché ait été suspendue à l'échelle européenne en 2001.

Buprénorphine

La buprénorphine est essentiellement un agoniste partiel des récepteurs (μ) aux opiacés. Cette molécule analgésique (*Temgésic* sous forme de comprimés à 0,2 mg, disponible en France depuis 1987) bénéficie depuis 1995 d'une autorisation de mise sur le marché en France dans le cadre du traitement de la dépendance à l'héroïne (*Subutex* sous forme de comprimés dosés à 0,4 mg, 2 mg et 8 mg). Elle est moins toxique que la méthadone en cas d'usage abusif et sans contexte de polyintoxication (pas de risque de dépression respiratoire grave et moins de sensation d'euphorie, si elle est utilisée isolément par voie sublinguale). Sa durée d'action est de 30 heures environ. Les doses utilisées dans cette indication sont supérieures à celles qui sont requises dans le traitement de la douleur : 4 à 8 voire 16 mg/j par voie sublinguale.

La buprénorphine neutralise partiellement les effets de l'héroïne, calme le syndrome de manque et n'expose pas à un risque de tolérance. Il faut toutefois l'utiliser avec précaution chez l'insuffisant respiratoire, hépatique ou rénal, ainsi que chez la femme enceinte ou allaitante. Elle expose à des risques de constipation, de maux de tête, de troubles du sommeil, de nausées et vomissements, de sueurs profuses.

Le détournement de ce médicament, d'une grande fréquence, pose un véritable problème de santé publique. Certains toxicomanes cumulent les prescriptions ou s'injectent un filtrat de comprimés. Mais les cas de décès par dépression respiratoire, publiés chez des utilisateurs de buprénorphine, surviennent essentiellement dans le contexte d'un détournement du médicament, par voie intraveineuse et en association avec des benzodiazépines et de l'alcool[2].

1. Sa demi-vie d'élimination est en effet d'environ 60 heures. De plus, son métabolisme hépatique livre deux catabolites également actifs, le norLAAM et le dinorLAAM, dont les demi-vies sont respectivement de 48 et 96 heures.
2. Une association de buprénorphine et de naloxone est à l'étude. Utilisée par voie sublinguale, elle se résume à l'action de la buprénorphine car la naloxone est peu active administrée ainsi. En revanche, lorsque le patient s'injecte le mélange, la naloxone antagonise les effets de la buprénorphine. Cette association pourra limiter le risque de détournement de la buprénorphine.

Antagonistes opiacés

Naloxone

La naloxone est un antagoniste opiacé utilisé en thérapeutique *(Nalone, Narcan)* dans le traitement de l'intoxication aiguë aux opiacés. Elle exerce, aux doses usuelles, une activité purement antagoniste sur les récepteurs aux opiacés mais, à des doses plus conséquentes, elle peut donner lieu à des effets agonistes ou mixtes. Elle est administrée pour lever la dépression respiratoire induite par les opiacés, notamment en cas d'overdose chez le toxicomane. Une première dose de 0,4 à 2 mg est administrée en ce cas par voie intraveineuse et répétée toutes les 2 à 3 minutes. Si aucune réponse clinique n'est notée après administration d'une dose totale de 10 mg de produit, il faut envisager une autre étiologie à la dépression respiratoire. L'activité de la naloxone survient en deux minutes environ et persiste une à quatre heures.

L'administration de la naloxone est bien tolérée. On rapporte essentiellement des cas isolés de nausées et vomissements, parfois des troubles tensionnels, de l'arythmie cardiaque, des convulsions.

La naloxone permet également d'établir un diagnostic de dépendance aux opiacés, soit par voie intraveineuse — elle déclenche alors un syndrome de sevrage —, soit par voie conjonctivale, par application locale d'une solution à 1 % — elle induit une mydriase chez les sujets dépendants —, cette dernière méthode donnant lieu à controverse quant à ses résultats.

Nalorphine

Les propriétés de la nalorphine sont proches de celles de la naloxone. La nalorphine antagonise la dépression respiratoire induite par l'intoxication aiguë aux opiacés (héroïne notamment), mais peut exacerber une dépression respiratoire induite par l'alcool, des dépresseurs non-opiacés, voire de faibles doses de morphine ou d'agonistes opiacés (à cause de l'effet agoniste partiel, expliquant l'abandon de ce produit).

Dans le traitement de l'overdose, la nalorphine est administrée par voie intraveineuse à la dose de 5 à 10 mg répétée toutes les 5 à 15 minutes jusqu'à reprise de la respiration, sans excéder toutefois une dose totale de 40 mg. Cette séquence peut être réitérée par la suite, en cas de nouvelle dépression respiratoire.

Naltrexone

Cet opiacé a une action similaire à celle de la naloxone, mais est plus puissant et agit plus longuement. Le traitement ne doit jamais être entrepris avant que le sujet ne soit totalement sevré et devenu abstinent à l'égard des opiacés, pendant au moins une à deux semaines. Cette abstinence sera vérifiée par une analyse d'urine et, au besoin, par administration de naloxone dans une perspective diagnostique.

La naltrexone s'administre par voie orale à la dose de maintenance de 50 mg par jour, ou de 100 mg tous les deux jours, voire de 150 mg tous les trois jours. Une tentative d'injection de drogue (agoniste opiacé comme l'héroïne) à dose massive, visant à lever l'antagonisme induit par le médicament, peut induire une intoxication aiguë fatale. L'utilisation thérapeutique de la naltrexone est délicate car ce produit, s'il antagonise les effets euphorisants de l'héroïne ou d'autres drogues similaires, ne supprime pas l'envie de s'injecter de la drogue. Elle est donc indiquée chez des toxicomanes motivés dans leur volonté de « décrocher » de la drogue, bénéficiant d'un encadrement socioculturel suffisamment étayant et ayant un profil psychologique leur permettant de supporter la frustration de la privation d'opiacés. L'administration de naltrexone peut précipiter un syndrome de sevrage chez le sujet dépendant des opiacés. Il survient dans les minutes qui suivent l'ingestion du produit et peut se prolonger jusqu'à deux jours.

COCAÏNE ET CRACK

En 1859, un étudiant en chimie, Albert Niemann (1834-1861), isola des feuilles du cocaïer (un arbuste originaire des Andes) une substance qu'il dénomma cocaïne, dont la structure fut élucidée en 1865. L'avancement des travaux en chimie permit dès cette époque d'extraire en quantité l'alcaloïde, ce qui autorisa de nombreuses applications thérapeutiques[1].

La drogue et son usage

Cocaïne sous forme de sels (chlorhydrate, sulfate)

L'ingestion de la cocaïne constitua un mode de consommation courant au XIXe siècle et fut longtemps pérénnisé en médecine (extrait, teinture, vin). La cocaïne est aisément résorbée au niveau des muqueuses. Les consommateurs utilisent notamment la muqueuse nasale et prisent la drogue. La *ligne* — ou le *rail* — de *coke* sont « sniffés » à l'aide d'une paille. L'action est obtenue en 2 à 3 minutes. La voie nasale demeura longtemps la modalité la plus populaire d'utilisation hédoniste de la drogue.

L'administration intraveineuse de cocaïne, seule ou associée à de l'héroïne, de la phencyclidine ou des barbituriques, induit un effet presque immédiat en environ 1 ou 2 minutes. Elle est commune chez les polytoxicomanes. L'utilisation par voie intramusculaire ou sous-cutanée est rare.

1. À la suite des observations de l'ophtalmologiste autrichien Carl Koller, montrant en 1884 que la cocaïne constituait un remarquable anesthésique local, le monde médical s'intéressa beaucoup à ce médicament. S'illustra alors un médecin qui devait devenir célèbre, Sigmund Freud, qui considéra longtemps que la cocaïne constituait une véritable panacée. Les médecins recommandèrent l'administration de nombreuses formules magistrales à base de cocaïne dans les indications les plus variées que résuma lui-même Freud : stimulation physique et mentale, indigestion, cachexie, impuissance et surtout morphinisme et alcoolisme ! Ces indications disparurent toutes au début du XXe siècle, exclusion faite de celle d'anesthésique local.

La cocaïne est souvent frelatée et le titre de la poudre achetée sur le marché de détail est faible (3 % à 35 % environ). La drogue est « coupée » par diverses substances, dont des anesthésiques locaux (lidocaïne, tétracaïne, procaïne), qui miment son action lorsque l'acheteur la goûte : sucres, bicarbonate de soude, paracétamol ou aspirine (censés prévenir les céphalées), vitamine C ou caféine (censées prévenir l'abattement qui suit la consommation de la drogue), amidon, talc, plâtre, parfois même du ciment, voire de la strychnine, etc. Elle est également mélangée à d'autres stupéfiants, excitants comme les amphétamines, dépresseurs comme l'héroïne, ou mélangée à divers médicaments psychotropes[1], dont notamment de l'atropine au sein d'une drogue aujourd'hui courante, la « cristalline ».

Pasta

La pâte de coca — ou pasta — est un intermédiaire obtenu lors de l'extraction de la cocaïne des feuilles de coca[2]. La pasta est fumée en mélange à du tabac (*bazuco, basuco*) ou du cannabis; elle très accessible au plan économique. Son usage induit des effets psychostimulants analogues à ceux décrits avec la cocaïne. La teneur en cocaïne varie considérablement, de 40 % à 70 % environ.

Cocaïne sous forme basique ou crack

Le crack n'est rien d'autre qu'une forme spécifique de la cocaïne destinée à être fumée ou, plus exceptionnellement, injectée (synonyme : *free-base*). Le terme de « crack » est une onomatopée évoquant le bruit que produisent les cristaux en se consumant. Effectivement, la cocaïne sous forme de base se volatilise à température bien moindre que sous forme salifiée. Cette propriété explique que ses vapeurs puissent être inhalées dans des pipes (c'est le *free-basing*) ou que la drogue puisse être fumée en mélange à du tabac et/ou du cannabis, par exemple dans des cigarettes. Les vapeurs gagnent les alvéoles pulmonaires où l'alcaloïde passe dans le sang. L'action survient en 5 à 10 secondes, de façon plus rapide (mais bien plus brève) que lors d'une injection intraveineuse[3].

Les usagers de crack recherchent une sensation fulgurante, proche du *flash* induit par l'injection de drogue; mais les effets fugaces de cette drogue les

1. Des substituts légaux à la cocaïne sont commercialisés aux États-Unis. Présentés sous forme d'« encens — avec la mention « Ne pas inhaler » (*Coca Leaf Incense*, *Rock Crystal Snuff*, etc.) —, ils contiennent des produits divers : caféine, éphédrine, procaïne, lidocaïne, amphétamines, kétamine. Ces préparations sont actives par les vapeurs dégagées lors de la combustion, et des épisodes délirants ont été rapportés chez certains usagers.

2. Cette *pasta* est parfois improprement appelée sulfate de cocaïne ou sulfate-base dans les pays producteurs, probablement en raison du rôle que joue l'acide sulfurique dans sa préparation : il ne s'agit pas pour autant d'un sel pur de cocaïne (chlorhydrate, nitrate ou sulfate). On l'appelle aussi pâte-base dans certaines régions, sans même évoquer ici ses nombreuses désignations locales.

3. Le sang artériel quitte les poumons pour transiter par le cœur puis l'aorte et gagne directement le cerveau : le circuit veineux est ainsi court-circuité.

poussent à recommencer rapidement et de façon compulsive l'administration. Les conséquences cliniques de l'utilisation du *crack* sont celles, exacerbées, de l'usage de la cocaïne sous forme salifiée. L'utilisation de cette forme de cocaïne induit une dépendance rapide, plus forte que lorsque l'alcaloïde est simplement « sniffé ».

Le *crack* est une drogue peu coûteuse. Elle pose un problème majeur de santé publique aux États-Unis, où son faible prix (un à trois dollars la dose) la rend accessible aux adolescents. Sa toxicité importante est largement aggravée par les conditions de vie des usagers.

Action pharmacologique

La cocaïne bloque la recapture d'un certain nombre de neuromédiateurs, en particulier de la dopamine et, dans une moindre mesure, de la noradrénaline et de la sérotonine. Ainsi, la cocaïne entraîne une activation importante des neurones dopaminergiques (dont le rôle privilégié dans les effets hédoniques des drogues est clairement établi), dans diverses régions du cerveau, en particulier le *nucleus accumbens*, structure jouant un rôle clé dans la régulation des états émotifs.

Le blocage de la recapture de noradrénaline et de sérotonine par la cocaïne n'est généralement pas tenu pour responsable des effets toxicomanogènes ou psychostimulants de la drogue, du moins de façon directe. Toutefois, des travaux récents remettent en cause cette hypothèse, en démontrant qu'il existe d'autres cibles que les neurones dopaminergiques à l'action de la cocaïne; cela suggère que la cocaïne exerce ses effets toxicomanogènes non seulement via les neurones à dopamine, mais aussi — au moins en partie — par l'intermédiaire des neurones à sérotonine.

Conséquences cliniques de l'usage de cocaïne

Les effets cliniques de la consommation de cocaïne résultent, pour l'essentiel, d'une intense stimulation du système nerveux sympathique. Ils varient selon le mode de consommation; les effets cardiaques, neurologiques, respiratoires et psychiques les plus puissants suivent l'usage de crack ou de cocaïne par voie injectable.

Toxicité cardiovasculaire

Par son action stimulante sur le système nerveux central et le tonus sympathique périphérique, la cocaïne détermine une vasoconstriction intense de la plupart des vaisseaux sanguins. Des rhabdomyolyses aiguës par vasoconstriction des artérioles musculaires sont décrites, ainsi que des nécroses de tissus alors insuffisamment irrigués (ischémie des doigts, orteils, intestins, moelle épinière, etc.) : l'exemple type est la cloison nasale, finissant par se nécroser lorsque la drogue est prisée.

La consommation de cocaïne induit une accélération du rythme et de la contractilité du cœur ainsi que — comme tous les anesthésiques locaux — des troubles du rythme. Les besoins en oxygène du muscle cardiaque, alors fortement sollicité, augmentent donc. La vasoconstriction et l'effet direct sur le cœur induisent des crises hypertensives parfois paroxystiques, à l'origine possible d'autres troubles (hémorragies pulmonaires et cérébrales, dissection aortique), ainsi que de l'angor et des infarctus du myocarde, même chez des sujets très jeunes.

Toxicité sur le système nerveux

Les céphalées, banales chez l'usager de cocaïne, peuvent constituer le premier signe d'une hémorragie méningée. Les convulsions sont fréquentes car la cocaïne, comme les autres anesthésiques locaux, abaisse le seuil épileptogène; elles compliquent non seulement une atteinte vasculaire au niveau du système nerveux central, mais également des troubles du rythme cardiaque.

L'activité dopaminergique peut se traduire par une hyperthermie analogue au syndrome malin des neuroleptiques, faisant évoquer l'hyperthermie décrite au décours de la consommation d'ecstasy.

Toxicité pulmonaire

Beaucoup de consommateurs se plaignent de signes fonctionnels respiratoires (toux, expectorations sanglantes, douleurs thoraciques parfois vives, dyspnée). Les complications pulmonaires (pneumomédiastin, pneumopéricarde, réduction de la capacité de diffusion du monoxyde de carbone et hémorragie alvéolaire) sont essentiellement corrélées à l'usage de crack. Les hémorragies pulmonaires résultent de la conjonction d'une nécrose des tissus constituant les vaisseaux sanguins et de l'hypertension artérielle. Cette pathologie sous-estimée doit inciter à la prudence face à tout saignement de nez (epistaxis), même minime, survenant chez un consommateur de cocaïne.

Un œdème aigu du poumon (OAP) ou une pneumopathie d'inhalation (syndrome de Mendelson) peut survenir rapidement après injection ou inhalation. Le décès suit parfois en quelques heures, mais inversement, une résolution spontanée reste possible.

À plus long terme, la cocaïnomanie peut induire une fibrogranulomatose pulmonaire par dépôt de certains diluants (talc, amidon, cellulose) dans les capillaires, lors d'un usage parentéral ou d'une pratique de prise nasale. Les symptômes associent toux et dyspnée à une éventuelle insuffisance cardiaque. Une hypertension artérielle pulmonaire isolée est aussi fréquente.

Certains signes pulmonaires caractérisent l'usager de crack; il s'agit de lésions accompagnées d'une dyspnée et de douleurs violentes, une forte fièvre pouvant compléter le tableau. Lorsqu'une cause infectieuse est éliminée, ce syndrome du « poumon à crack » peut être soulagé par administration de fortes posologies d'anti-inflammatoires. Une hémorragie pulmonaire peut assombrir rapidement le pronostic vital.

Toxicité hépatique

La majeure partie des troubles résulte d'une infection hépatique.

Toxicité rénale

Les ischémies par vasoconstriction dominent. Un tableau d'insuffisance rénale aiguë est décrit lors d'une intoxication aiguë.

Complications psychiques

Lors d'une consommation occasionnelle à faible dose, l'usager décrit une sensation d'euphorie et de bien-être, de facilitation relationnelle, d'hypervigilance; son activité psychique est accrue, il est sujet à des insomnies; cette phase représente le « *rush* » (« la course »). Lorsque les doses sont répétées sur une brève période, la fin de l'activité du produit se traduit par une anxiété inclinant à utiliser à nouveau de la drogue; cette phase dépressive est le « *crash* » (« la chute », « l'écrasement », « la descente »).

Quand la dose utilisée est plus importante, le consommateur peut être la proie d'une agitation psychomotrice intense, accompagnée d'idées délirantes (sentiment de persécution, illusions sensorielles, amnésie). Des comportements violents sont rapportés, notamment après injection de la drogue ou inhalation de crack.

Lorsque l'usage se fait compulsif, le consommateur devient sujet à une grande instabilité caractérielle (dysphorie). Les illusions sensorielles se généralisent, les délires d'interprétation revêtent volontiers une forme paranoïde. Il faut rapporter aussi de fréquentes attaques de panique. Les phases de dépression caractérisée alternent alors avec les phases d'excitation maniaque, d'insomnie, d'amnésie.

Intoxication aiguë par la cocaïne ou le crack

Les conséquences périphériques de la consommation massive de cocaïne dépendent de la sensibilité individuelle. Elles se traduisent par une dilatation pupillaire (mydriase), une accélération du rythme cardiaque (tachycardie), de l'hypertension, une hypersudation, une hyperthermie, une stase urinaire et fécale, l'ensemble s'accompagnant de spasmes musculaires et de *rashs* cutanés. Des mouvements stéréotypés de la bouche et de la langue, ainsi que des convulsions, sont souvent décrits. Au plan psychique, l'intoxication est dominée par le délire : le sujet décrit des « tintements » auditifs, éprouve la sensation que des insectes creusent des galeries sous sa peau et imagine même les voir.

Le décès survient par arrêt cardiaque après une crise d'arythmie, ou par arrêt respiratoire. L'augmentation de la pression artérielle (vasoconstriction) peut induire un infarctus cérébral et des hémorragies méningées. Il est décrit après consommation de doses variables : 1,2 à 1,4 gramme par voie orale, 700-800 mg par voie intraveineuse ou sous forme de crack. Des sujets particulièrement vulnérables sont décédés après la consommation de quelque 20 à 40 mg de cocaïne.

Le traitement, symptomatique, vise à traiter l'hyperthermie, l'hypertension, les troubles du rythme, la vasoconstriction des coronaires, mais aussi à traiter les manifestations psychiques par administration d'anxiolytiques et/ou de neuroleptiques.

Tolérance et dépendance

Tolérance

Le développement d'une tolérance à la cocaïne concerne seulement certains des effets de la drogue, notamment l'euphorie et la sensation de bien-être suivant les premières administrations, mais également l'anorexie et la libido. Cette tolérance est liée à la susceptibilité individuelle. D'autres effets, notamment cardiaques, peuvent augmenter lorsque l'organisme est soumis de façon réitérée à l'action de la drogue; ils persistent parfois même après sevrage. Ce phénomène (sensibilisation ou sursensitivité) correspond à une réaction des récepteurs, en réponse à la déplétion en neuromédiateurs induite par l'épuisement des réserves neuronales.

Dépendance

Comme les usagers d'amphétamines, beaucoup de consommateurs de cocaïne perdent rapidement la possibilité de contrôler l'usage de ce produit. La cocaïne est l'une des drogues occasionnant le renforcement positif le plus sensible sur modèle animal, et est donc l'une des plus addictives. Les critères retenus pour évaluer la dépendance à la cocaïne sont identiques à ceux requis pour la dépendance à n'importe quelle autre substance psychoactive (activité déployée pour se procurer le produit, consommation compulsive malgré les risques médicaux, sociaux et légaux, fréquence des rechutes après sevrage).

Le syndrome de sevrage faisant suite à l'arrêt brutal d'une consommation chronicisée de cocaïne ne doit pas être confondu avec le « *crash* ». Ses manifestations cliniques (anhédonie, diminution des activités, amotivation) font suite à une période de un à cinq jours plutôt euhédonique; elles surviennent donc à distance de la phase précoce de dépression traduisant le manque. Les signes sont souvent plus discrets que ceux du « *crash* », ce qui explique qu'ils soient longtemps passés inaperçus ou n'aient pas été corrélés au sevrage. Comme pour l'alcool par exemple, des manifestations physiques du syndrome de sevrage ne sont pas toujours observables chez le cocaïnomane.

Quelques 20 % des usagers de cocaïne deviennent dépendants de la drogue. Mais compte tenu de la proportion toujours plus élevée d'individus la consommant, notamment sous forme de crack ou par injection (des modes d'administration donnant un pic sanguin précoce et élevé, facteur connu pour favoriser la survenue d'une dépendance), le nombre de personnes incapables de maîtriser la consommation de cette drogue s'accroît.

AMPHÉTAMINES ET ANOREXIGÈNES CENTRAUX

L'amphétamine est le chef de file d'une famille de substances chimiquement et pharmacologiquement proches les unes des autres, désignées d'une façon générique comme « amphétamines » ou populaire comme « *speed* » (la vitesse, en anglais). Les effets de ces drogues sont identiques et voisins de ceux induits par l'usage de cocaïne. Héritières de l'éphédrine, un alcaloïde végétal connu comme puissamment stimulant, elles furent étudiées par les pharmacologues des années trente à cinquante. Leur administration massive aux soldats pendant la seconde guerre mondiale permit de valider leurs effets stimulants.

La métamphétamine est la molécule la plus puissante de ce groupe. Facilement synthétisable dans des laboratoires clandestins, elle est commercialisée sous la dénomination de « *ice* » ou « *glass* » (respectivement « glace » et « verre » en anglais, par référence à l'aspect blanc transparent de ses cristaux) pour la forme basique, aisément vaporisable, connue sous la désignation populaire de « *ya baa* » en Asie du Sud-Est où la consommation de ce produit s'est aujourd'hui généralisée, et de « *crank* » ou de « *crystal* » pour la forme salifiée, très hydrosoluble. Il s'agit d'une drogue utilisée sous forme prisée ou injectée (forme salifiée) — l'injection est alors douloureuse pour la muqueuse nasale ou les veines — mais aussi par inhalation, exactement comme le crack (forme basique) dans une pipe ou une cigarette. L'association de cocaïne et d'amphétamine est d'ailleurs répandue.

Il est fréquent que soient vendues sur le marché clandestin, comme amphétamines, des molécules sympathomimétiques moins puissantes : éphédrine, décongestionnants nasaux divers (phénylpropanolamine, etc.), voire comprimés de caféine.

De nombreuses amphétamines ont été commercialisées comme médicaments stimulants jusque dans les années soixante-dix et certaines spécialités sont demeurées célèbres : *Ortédrine, Maxiton, Benzédrine.* Des dérivés non moins nombreux ont été commercialisés comme anorexigènes : leur usage a souvent donné lieu à des abus et est désormais strictement contrôlé.

Pharmacologie cellulaire

Les amphétamines sont des agonistes sympathomimétiques indirects. Elles exercent leur activité directement sur les neurones utilisant la noradrénaline et la dopamine comme neuromédiateurs; certaines d'entre elles (l'ecstasy et autres phényléthylamines) ont une action préférentielle et presque spécifique sur les neurones à sérotonine.

Dans tous les cas, les amphétamines agissent sur la libération de ces neuromédiateurs : elles les déplacent de leurs sites de stockage (les vésicules contenues au sein même du cytoplasme des neurones) et augmentent massivement leur libération dans la synapse grâce au fonctionnement inversé du transporteur localisé sur la membrane du neurone; les amphétamines « vidangent » littéralement les cellules de leur contenu en neuromédiateur. Ces stimulants de l'éveil ont donc en commun la propriété d'épuiser les neurones; cela explique que les effets psychostimulants et anorexigènes soient temporaires, et ne perdurent que pendant le temps où l'activité de certains réseaux de neurones du cerveau est amplifiée par le recrutement (sous l'effet de la drogue) de toute la quantité de neurotransmetteur disponible dans la cellule.

Conséquences cliniques de l'usage d'amphétamines

Les effets de l'administration d'amphétamines persistent en général 3 à 6 heures : ils sont donc sensiblement plus prolongés que pour la cocaïne, pour laquelle ils persistent d'une demi-heure à une heure.

Au plan somatique, les amphétamines accélèrent le rythme cardiaque, d'où hypertension artérielle avec risque d'hémorragies (cerveau, poumon) et troubles du rythme. De plus, elles ont une action vasoconstrictrice qui aggrave encore l'hypertension. Elles accélèrent aussi le rythme respiratoire, mais dilatent les bronches. La tolérance au produit tend toutefois à limiter l'incidence des effets physiques.

Au plan psychique, les amphétamines réduisent le sommeil, ou souvent l'empêchent totalement. Elles augmentent de façon temporaire la vigilance et limitent la sensation de fatigue. Ces effets euphorisants et stimulants expliquent la consommation d'amphétamines par des sportifs, mais aussi des étudiants et dans tous les milieux exigeants en performance. Ces manifestations très temporaires sont rapidement suivies d'une phase d'abattement, avec irritabilité, dépression, lassitude et parfois réactions d'agressivité.

Les sujets consommant régulièrement de tels produits présentent une activité maniaque, des altérations du jugement, une augmentation de l'agressivité parfois accompagnée de passages à l'acte, un amaigrissement (action anorexigène), et une insomnie expliquant le recours simultané à des hypnotiques comme les barbituriques, ou à des opiacés.

La toxicité des amphétamines ainsi que la forte dépendance psychique qu'elles sont susceptibles d'entraîner expliquent que les molécules les plus puissantes soient inscrites en France sur la liste des stupéfiants depuis l'arrêté du 2 octobre 1967. Les exonérations dont elles bénéficiaient, leur permettant d'être vendues sans ordonnance, avaient été supprimées en 1955, et ce bien qu'elles ne fassent pas à l'époque l'objet d'une inscription internationale sur la liste des stupéfiants.

Intoxication aiguë par les amphétamines

La toxicité est variable selon la réponse individuelle et des cas mortels ont été signalés au décours de l'ingestion de quantités réduites de produit. L'intoxication se traduit par une hyperactivité désordonnée, avec état confusionnel, angoisse et parfois illusions sensorielles (hallucinations). Les signes somatiques sont nombreux : hypertension artérielle, tachycardie, tachypnée, hyperthermie, sueurs, mydriase bilatérale, hypertonie généralisée, trismus, douleurs abdominales, nausées et vomissements. Elle évoque l'intoxication par la cocaïne : les signes sympathomimétiques dominent. Des manifestations psychiques se surajoutent au tableau : état délirant aigu, maniaque, paranoïde, avec agressivité (violence, suicide). Le décès peut survenir par trouble du rythme cardiaque, tachycardie ou spasme des coronaires (infarctus). Les accidents artériels (hémorragie cérébrale ou pulmonaire) sont relativement fréquents. On a décrit épisodiquement des rhabdomyolyses, une anurie par nécrose des tubules rénaux.

Des intoxications fulminantes ont été décrites chez des personnes transportant des sachets d'amphétamines dans leur tube digestif. Dans ce cas, l'intoxication induit en quelques minutes un coma agité, convulsif, avec hyperthermie et décès par collapsus cardiovasculaire.

L'intoxication par amphétamines impose un lavage gastrique ou l'ingestion de fortes quantités de charbon actif, qui fixe le toxique et l'empêche de gagner le sang. Lorsque la fonction rénale est préservée, il est possible d'acidifier l'urine pour accélérer l'élimination de la drogue. Le traitement est, par ailleurs, symptomatique : administration de tranquillisants ou de neuroleptiques, hydratation, contrôle de l'hyperthermie, administration d'anticonvulsivants et d'hypotenseurs en cas de besoin.

Anorexigènes centraux

Les anorexigènes centraux agissent au niveau du cerveau (système nerveux central). Les premières molécules utilisées en thérapeutique furent des dérivés directs de l'amphétamine, bien connus pour leurs effets psychostimulants puissants et leur action purement sympathomimétique (α et β-adrénergique). Des produits de seconde génération furent commercialisés par la suite, dont la fenfluramine et la dexfenfluramine. Ces dérivés structurellement apparentés aux amphétamines ont la particularité d'agir comme agonistes sérotoninergiques (c'est même l'activité essentielle de la dexfenfluramine). L'administration prolongée des amphétamines ou, à moindre échelle, de leurs dérivés type fenfluramine, peut induire des troubles du comportement (réactions psychotiques) et expose à un risque de dépendance psychologique à leur action psychostimulante (expliquant les détournements d'usage) ainsi qu'à un risque d'accoutumance. Ils doivent être absolument proscrits chez les patients ayant des antécédents psychiatriques (notamment anorexie mentale, dépression, mais aussi usage abusif reconnu de médicaments ou d'alcool) ou des troubles cardiovasculaires (hypertension artérielle sévère, hypertension pulmonaire, symptômes ou antécédents de maladie cardio-vasculaire ou vasculaire cérébrale).

Au terme de plusieurs étapes, la prescription des anorexigènes fait désormais l'objet d'une réglementation stricte. L'association de plusieurs d'entre eux fut d'abord interdite car elle ne fait qu'augmenter l'incidence des effets indésirables cardiovasculaires du traitement, sans gain d'efficacité. En 1995, la prescription de fenfluramine *(Pondéral)* et de dexfenfluramine *(Isoméride),* comme des autres anorexigènes d'action centrale, fut restreinte, avec obligation d'une prescription initiale hospitalière. En octobre de la même année, il fut interdit de prescrire des préparations magistrales contenant un anorexigène. Puis, le 15 septembre 1997, l'Agence française du médicament suspendit l'autorisation de mise sur le marché de la dexfenfluramine *(Isoméride)* et de la fenfluramine *(Pondéral),* à la suite d'accidents cardiaques graves décrits aux États-Unis, dans des situations faisant associer à l'une ou l'autre de ces molécules de la phentermine, un anorexigène retiré du marché en France depuis plusieurs années.

De fait, l'administration — sur une période excédant 3 mois — d'anorexigènes d'action centrale a été associée à un risque d'hypertension pulmonaire primitive sévère, souvent fatale, à un risque de valvulopathie et d'hypertension systémique, sans que l'intérêt thérapeutique de ce traitement ait pu être démontré. Le risque d'effets indésirables graves augmente d'ailleurs chez les patients dont l'IMC (indice de masse corporelle) est supérieur à 30 kg/m^2 et lorsque le traitement excède 3 mois. Chez un patient sous anorexigène amphétaminique, toute dyspnée d'effort impose l'arrêt du traitement et son orientation urgente vers un service spécialisé, car ce signe clinique est hautement évocateur d'hypertension artérielle pulmonaire.

La prescription des anorexigènes d'action centrale, bénéficiant encore d'une AMM en France, ne peut faire suite qu'à un traitement diététique réalisé en milieu hospitalier et se révélant inefficace, pour un patient ayant une IMC supérieure à 30 kg/m^2, sous la surveillance d'un praticien spécialiste de l'obésité. La pertinence du traitement sera évaluée au bout des trois premiers mois : il ne sera pérennisé que chez les sujets répondeurs. Presque toutes les molécules encore disponibles ont été incriminées dans une enquête cas-témoins menée dans divers pays européens de 1992 à 1994. Les anorexigènes sympathomimétiques sont par ailleurs déconseillés chez les patients épileptiques ou hyperthyroïdiens. Ils induisent des réactions positives aux tests pratiqués lors des contrôles antidopage.

Il est peu utile aujourd'hui de recourir à ce type de molécules; l'aboutissement de recherches sur les inhibiteurs des lipases digestives permet de disposer d'une modalité de traitement plus efficace à long terme et dénuée d'effets indésirables majeurs.

ECSTASY

L'ecstasy (méthylène-dioxy-3 4-métamphétamine, abrégée en MDMA) est une phényléthylamine dont l'usage comme psychostimulant et agent « empathogène » ne cesse de se développer. On l'appelle aussi « ecsta », « pilule d'amour », « essence », « E », « EX, « XTC », « Adam », « MDM » ou encore « *chamallow* », etc.; ces dénominations correspondent soit à la MDMA *stricto sensu*, soit à des amphétamines apparentées.

Histoire

Synthétisée dès les années 1912-1914, la MDMA ne fut utilisée que dans les années soixante-dix, tout d'abord par quelques psychiatres américains, comme adjuvant des psychothérapies. Parallèlement, des mouvements d'inspiration mystique y recoururent pour modifier les états de la conscience et favoriser des élans religieux. Mais surtout, la MDMA fut utilisée à partir des années soixante-dix aux États-Unis et, plus récemment, sur la scène européenne et française comme drogue « récréative » par une population jeune, lors de soirées (raves), associant souvent l'usage de psychostimulants à une musique au rythme syncopé, dite « techno ». Les danseurs apprécient l'ecstasy car elle favorise un état proche de la transe, potentialise l'effet des rythmes et des décibels et empêche de ressentir la fatigue. En France, la MDMA est inscrite au tableau des stupéfiants depuis l'arrêté du 9 juillet 1986 (Journal officiel, 26 juillet 1986).

La drogue et son usage

L'ecstasy est proposée sous forme de comprimés ou de gélules contenant de quelques milligrammes à plus de 200 mg de MDMA. D'autres produits apparentés à la MDMA sont aussi vendus sous la dénomination d'ecstasy (MDA, MDEA, MBDB, 2-CB, etc.), quelquefois isolément, ou en mélange. Il est fréquent de retrouver lors de l'analyse chimique d'autres substances souvent également toxiques : stimulants (amphétamines, caféine et éphédrine), analgésiques (codéine, aspirine, paracétamol), hallucinogènes (LSD, atropine, kétamine, phencyclidine), anabolisants divers (testostérone, etc.).

Pharmacologie cellulaire

Les hypothèses actuelles décrivent la MDMA comme un agoniste des récepteurs de la sérotonine, provoquant de surcroît la libération de ce neuromédiateur, l'inhibition de sa synthèse et bloquant sa recapture par les neurones présynaptiques. Cette action est associée à ses effets psychotropes. Cette première phase est suivie d'une déplétion corticale en sérotonine, maximale entre la 6e et la 18e heure, et normalisée en 24 heures. Les états dépressifs qui suivent la prise de MDMA pourraient être associés à cette diminution de la concentration en sérotonine au niveau cérébral. De même, l'hyperthermie, constituant l'une des conséquences péjoratives les plus graves de l'usage de MDMA, évoque le syndrome d'hypersérotoninergie, décrit au décours de l'usage de certains médicaments actifs sur la synapse sérotoninergique.

Une baisse de la concentration en sérotonine, qui peut perdurer plusieurs semaines, commence environ 24 heures après la prise. Cette phase à long terme, étudiée chez les rongeurs et les primates, est associée à une diminution de la fonction sérotoninergique par dégénérescence des neurones et à une chute rapide de l'activité d'une enzyme catalysant la synthèse de la sérotonine dans les neurones, la tryptophane-hydroxylase. L'inhibition enzymatique étant irréversible, l'activité n'est restaurée que deux semaines plus tard par la synthèse de nouvelles enzymes. Cette altération serait provoquée par l'un des métabolites de la MDMA qui oxyderait l'enzyme. Cette baisse d'activité enzymatique expliquerait en partie la diminution de la synthèse de sérotonine observée après la prise de MDMA, et les différents effets psychiatriques qui en découlent.

Chez le rat soumis à l'administration chronique de MDMA, l'analyse histologique met en évidence une destruction sélective des terminaisons sérotoninergiques, à des doses toutefois plus élevées que celles induisant des effets psychotropes dans l'espèce humaine. Il ne semble pas que les réseaux dopaminergiques ou noradrénergiques soient concernés. Cet effet est également retrouvé chez les primates, mais à des doses bien moindres. Les lésions sérotoninergiques induites par la drogue diffèrent selon les zones du cerveau. Le cortex frontal est particulièrement touché. Une possibilité de repousse des neurones détruits est décrite chez le rat, mais la réinnervation est en ce cas anarchique. Chez les primates, l'atteinte semble en partie irréversible[1].

La MDMA perturbe, de la même façon, la transmission médiée par la dopamine et la noradrénaline. Son effet sur ces deux neuromédiateurs reste toutefois quantitativement faible. De plus, la libération de la sérotonine sous l'effet de la MDMA induit une augmentation de la libération de dopamine par interactions entre les neurones sérotoninergiques et les neurones dopaminergiques. Cette action dopaminergique pourrait expliquer la survenue possible de signes similaires à ceux des psychoses amphétaminiques.

La MDMA a, par ailleurs, une affinité pour les récepteurs adrénergiques de type $\alpha 2$ qui pourrait expliquer les effets cardiovasculaires de la drogue. D'une façon analogue à celle décrite pour les amphétamines classiques, la MDMA perturbe les régulations qu'exerce le système neurovégétatif périphérique sur le cœur et les résistances vasculaires.

Conséquences cliniques de l'usage d'ecstasy

Effets sur le psychisme

La structure de la MDMA est proche à la fois de la mescaline et de l'amphétamine. Son action est double, essentiellement psychostimulante et légèrement psychodysleptique. L'usage de l'ecstasy permet une levée des inhibitions sociales, avec une augmentation de la sensualité et des besoins de contacts tant intellectuels que physiques, associée à une diminution de l'anxiété et du caractère défensif.

La MDMA est généralement consommée à des doses de 50 à 200 mg. Des doses supérieures peuvent entraîner des troubles sensoriels proches de ceux décrits avec le LSD. Les produits analogues souvent associés peuvent, pour certains, être plus puissants et donc plus toxiques à dose égale. Les effets sont liés à la vulnérabilité individuelle, au contexte de l'utilisation et, pour quelques-uns (activité cardiovasculaire par exemple), au développement d'une certaine tolérance; certains utilisateurs chroniques peuvent absorber plusieurs comprimés par jour sans accident aigu.

Après une prise de l'ordre de 150 mg de MDMA, beaucoup d'utilisateurs décrivent une période de désorientation durant environ 30 minutes, avec

---

1. Le mécanisme de cette dégénérescence, qui demeure hypothétique, pourrait dépendre de l'action de métabolites de la MDMA ou de neuromédiateurs toxiques que la drogue ferait libérer *in situ* en quantité trop importante. Il n'a pas encore été démontré de façon formelle que la MDMA provoque une dégénérescence neuronale chez l'homme, mais de nombreux indices laissent supposer son existence. Cette atteinte neuronale peut parfaitement demeurer infraclinique pendant des années, puis être révélée par le vieillissement, avec anticipation de certains signes de diminution des facultés cognitives.

parfois des mouvements de crispation spasmodique, notamment des muscles de la mâchoire (trismus). Suit une période de stimulation euphorique de 3 à 6 heures, pendant laquelle la communication avec autrui est subjectivement améliorée, caractérisée par l'abolition de la sensation de fatigue et des troubles de la mémoire. La stimulation psychomotrice et l'insomnie sont recherchées par certains danseurs désirant améliorer leurs performances physiques. La drogue favorise les mouvements répétitifs rythmés par la musique et contribue à faire perdre la notion du temps.

Cette phase précède un état d'épuisement et de dépression durant environ 8 heures qui, parfois mal supporté, peut incliner à utiliser d'autres psychotropes censés en limiter l'expression (cannabis, anxiolytiques, antidépresseurs). Mais les réactions psychiques peuvent être plus alarmantes, avec crise aiguë d'angoisse — voire attaque de panique — ou même des réactions violentes. La phase dépressive peut, elle aussi, être plus grave et perdurer plusieurs semaines, chez des individus plus sensibles au produit ou psychiquement fragilisés. Des *flash-backs* sont décrits au décours d'une utilisation, même ponctuelle, d'ecstasy.

Les effets, le lendemain suivant la prise, se résument souvent à une sensation de « gueule de bois », une somnolence, des douleurs musculaires notamment à la mâchoire, une difficulté à se concentrer, une humeur dysphorique. Certains usagers décrivent un état confusionnel, une anxiété et/ou des troubles du sommeil pouvant durer plusieurs semaines même après consommation d'une dose unique. Les autres substances consommées avec l'ecstasy (alcool, cannabis) ne semblent pas potentialiser son action, mais leurs effets seraient additifs.

Comme pour le cannabis, des perturbations psychopathologiques durables ont été décrites chez des usagers d'ecstasy (ou de drogue présentée comme telle). Les troubles d'allure psychotique répondent favorablement au traitement par neuroleptiques. Dans de rares cas, l'évolution se fait sur un mode chronique, voyant alterner des phases d'exacerbation — engendrées par la prise d'ecstasy ou de cannabis — et de rémission.

L'usage d'ecstasy altère les performances professionnelles, mais, plus gravement, les performances routières notamment par la fatigue insurmontable suivant la phase d'insomnie provoquée par la molécule.

Effets sur les fonctions physiologiques

❒ Hyperthermie

Elle constitue le risque toxique majeur induit par la prise d'ecstasy. Elle est exacerbée par les conditions de l'environnement. La foule, la température élevée, l'activité physique intense et prolongée, la déshydratation ou la consommation de boissons enrichies en acides aminés (*smart-drinks*) font des raves un contexte potentialisateur de la toxicité de l'ecstasy.

Cette hyperthermie est associée à une rhabdomyolyse, une coagulation intravasculaire disséminée (CIVD) et à des défaillances viscérales multiples. Elle survient après un épisode d'agitation, de sudation profuse, de variations tensionnelles et d'accélération du rythme cardiaque, 4 à 5 heures après la prise du produit. La température atteint rapidement 42 °C. Si elle dépasse ce seuil, le pronostic vital est très réservé. Le sujet perd généralement connaissance, peut être pris de convulsions, avec trismus et mydriase réactive. Il s'agit d'une urgence thérapeutique majeure, impliquant l'injection de dantrolène, une réanimation et des mesures symptomatiques visant à refroidir l'organisme. Si les formes mineures peuvent régresser en quelques jours sans traitement, les formes fulminantes peuvent entraîner un décès rapide. La survenue de cette hyperthermie n'est pas liée à la dose et peut se produire même après de nombreuses prises de MDMA bien tolérées. Elle est probablement la conséquence d'une vulnérabilité individuelle d'origine génétique, démasquée par un paramètre de l'environnement ou du contexte de l'utilisation.

❒ Hypertension et arythmie cardiaque

Elles sont associées à des troubles de la coagulation et peuvent être à l'origine d'hémorragies cérébrales.

❒ Hépatites

Elles surviennent au décours d'un syndrome hyperthermique, dans un contexte de troubles affectant plusieurs viscères. Des cas sporadiques d'hépatites isolées, survenant plusieurs jours après la consommation de la drogue, ont été publiés. L'atteinte débute de façon insidieuse par un ictère avec cytolyse. L'évolution se fait vers une insuffisance hépato-cellulaire avec encéphalopathie. Des décès ont été rapportés, même après greffe hépatique. Un usage chronique d'ecstasy peut induire une stéatose et une cirrhose. Le mécanisme de la toxicité hépatique de la MDMA — et des produits analogues — reste inconnu. Il est peut-être lié à un déficit enzymatique d'origine congénitale. Les femmes semblent plus sensibles que les hommes à cette toxicité.

❒ Troubles cardiovasculaires

Tachycardie, troubles du rythme sont fréquents, comme pour toutes les amphétamines.

❒ Néphrites

Les troubles rénaux sont occasionnés par une déshydratation, mais aussi par les substances associées à la MDMA.

❒ Troubles neurologiques

Les accidents aigus, rares, ne sont pas encore imputés de façon formelle à la MDMA faute d'analyse toxicologique probante. Néanmoins, l'implication de l'amphétamine dans des accidents ischémiques cérébraux ne semble plus faire de doute. L'association à d'autres drogues peut jouer un rôle potentialisateur.

❒ Troubles métaboliques

La survenue d'une hyponatrémie grave avec encéphalopathie est une éventualité rare mais possible, échappant souvent à un diagnostic rapide car ses manifestations évoquent le sommeil. Quelques cas mortels ont été décrits après absorption de quantités massives d'eau destinées à prévenir l'hyperthermie. Le traitement impose une hospitalisation d'urgence dans un service de réanimation où l'on corrigera le trouble électrolytique.

Il n'existe pas d'antidote spécifique à l'intoxication aiguë. Le traitement, symptomatique, vise à diminuer la température corporelle : des locaux climatisés (*chill-out rooms*) sont parfois disponibles lors des raves, ce qui rassure abusivement les utilisateurs.

KHÂT

Le khât (quât, qat) est un arbuste (*Catha edulis* Forskal) originaire de l'Afrique-Orientale et de la péninsule arabique. Il est notamment cultivé en Éthiopie et au Yémen, entre 1 000 et 2 000 m d'altitude. Les feuilles sont consommées fraîches, par simple mastication ou en infusions (thé des Abyssins, thé africain).

Son principe psychotrope, la cathinone, est présent en quantité importante dans les jeunes feuilles, mais se dégrade rapidement en cathine moins active lorsque les feuilles sèchent, moisissent ou simplement vieillissent.

La cathinone et, à moindre échelle, la cathine exercent, au plan pharmacologique, une action cellulaire identique à celle des amphétamines dont elles sont structurellement voisines (libération massive de dopamine et de noradrénaline au niveau des synapses du système nerveux central, potentialisée par l'inhibition de la recapture de ces neuromédiateurs). Un usage abusif de ces substances entraîne d'ailleurs l'apparition d'une tolérance croisée. Leur administration accélère le rythme et la puissance contractile du cœur, entraîne une vasoconstriction et induit au total un accroissement de la tension artérielle. Elles induisent une mydriase et souvent une hyperthermie. Elles sont légèrement analgésiques.

Ces substances sont métabolisées dans l'organisme où elles sont transformées en noradrénaline. La dégradation de la cathinone est très rapide, contrairement à celle de la cathine.

La cathine est commercialisée sous forme de spécialités pharmaceutiques dans divers pays, comme traitement d'appoint de l'obésité. Contrairement au khât et à la cathinone, elle n'est pas inscrite sur la liste des stupéfiants mais sur celle des psychotropes.

HALLUCINOGÈNES

Les hallucinogènes (du latin *hallucinare*, se tromper, divaguer) sont des substances psychoactives capables d'induire des hallucinations visuelles, auditives ou, rarement, tactiles. Le pharmacologue Louis Lewin les désignait au début du siècle comme *phantastica* ou *hallucinatoria.* Le terme d'hallucinogène fut proposé en 1954 par les psychiatres américains et canadiens Hoffer, Osmond et Smythies. Rapidement, Osmond préféra utiliser le terme de psychédélique. En 1959, les psychiatres français Jean Delay et Pierre Deniker introduisirent le terme de psychodysleptique dans leur classification des psychotropes.

S'ils induisent, en théorie, des modifications des perceptions, du cours de la pensée et de l'humeur, les hallucinogènes n'entraînent pas pour autant, aux doses habituellement utilisées, de confusion mentale, de troubles de la mémoire ou de désorientation à l'égard des personnes, de l'espace ou du temps[1].

La plupart des hallucinogènes utilisés sont des végétaux[2] ou des alcaloïdes extraits de ceux-ci; il s'agit plus rarement des produits obtenus par synthèse chimique. On distingue :

– les phényléthylamines; ce groupe comprend, outre la mescaline (peyotl) et le STP, divers dérivés amphétaminiques dont le type est l'ecstasy (ces produits sont difficiles à classer car leurs effets varient considérablement selon la molécule ou la dose utilisée);

– les dérivés indoliques; ce groupe comprend les nombreux dérivés de la tryptamine : diméthyltryptamine ou DMT, diéthyltryptamine et dipropyltryptamine, la psilocine et son ester phosphorique, la psilocybine, ainsi que la bufoténine (champignons hallucinogènes); d'autres dérivés indoliques sont dotés d'une chaîne carbonyle : c'est le cas notamment de l'harmaline, constituant essentiel de l'ayahuasca; ce groupe comprend enfin les amides de l'acide lysergique, dont la diéthylamide connue comme LSD, ainsi que des alcaloïdes végétaux à la structure complexe comme l'ibogaïne;

---

1. Cette approche élimine, en toute rigueur, du groupe des hallucinogènes diverses drogues capables d'entraîner des états hallucinatoires, mais dont ce n'est assurément pas là l'effet essentiel (opiacés, certains anesthésiques, alcool, cocaïne, tabac dans certaines circonstances, etc.) ou d'autres qui induisent des hallucinations s'accompagnant d'une perte radicale de contact avec la réalité (plantes de la famille des Solanacées par exemple, bien que l'usage commun fasse de drogues comme la belladonne ou le datura des hallucinogènes).

2. Ils sont notamment utilisés lors de cérémonies chamaniques dans une perspective à la fois religieuse et thérapeutique (de l'individu ou du groupe social). Les sociétés traditionnelles ne vivent pas, comme les sociétés occidentalisées, la vie et la mort comme des phénomènes biologiques, naturels, mais comme des manifestations surnaturelles. Cela explique que leurs pratiques médicales soient étroitement liées avec leurs pratiques religieuses. On conçoit dès lors la puissance médico-religieuse qu'ont pu acquérir dans ces cultures les plantes hallucinogènes, censées permettre aux chamanes d'intercéder auprès des divinités, de connaître l'origine profonde des maladies et les traitements adaptés. L'usage d'hallucinogènes naturels (ayahuasca, peyotl, champignons, etc.) est banal dans la plupart de ces sociétés. Il permet au guérisseur et à son patient de partager un état de transe autorisant la compréhension de la maladie et son traitement. Le guérisseur joue le rôle de guide dans l'hallucination, ce qui ne fait que conforter le patient dans sa croyance et dans le pouvoir de son thérapeute. De nombreux anthropologues ont ainsi proposé un parallèle entre le recours aux drogues hallucinogènes en médecine traditionnelle et l'utilisation de médicaments hallucinogènes telle qu'elle fut proposée en Occident, dans les années soixante, dans le cadre de psychothérapies (LSD notamment).

– des hallucinogènes de structure diverse ; certains auteurs rapprochent des hallucinogènes des esters glycoliques dotés de propriétés anticholinergiques, les alcaloïdes des Solanacées, le muscimol, la méthysticine du kawa, voire le tétrahydrocannabinol ou THC.

L'action des hallucinogènes sur les neurones du cerveau fait intervenir de nombreux types de neuromédiateurs dont l'acétylcholine, la dopamine, la noradrénaline mais surtout la sérotonine. Beaucoup d'hallucinogènes ont d'ailleurs une structure chimique qui évoque celle de la sérotonine. D'une façon schématique, les hallucinogènes puissants agissent comme des agonistes des récepteurs sérotoninergiques de type 5-HT2, un groupe de récepteurs abondant dans le cortex.

LSD

Le LSD (*Lysergik Saüre Diethylamide*) ou simplement « l'acide » est un hallucinogène extrêmement puissant obtenu par synthèse chimique.

Histoire

Le LSD fut découvert en 1938 par le chimiste suisse Albert Hofmann, à partir de l'acide lysergique, un alcaloïde synthétisé par un champignon parasite, l'ergot du seigle. Ce n'est toutefois que le 16 avril 1943 que Hofmann découvrit, par hasard, les propriétés hallucinogènes de cette molécule.

C'est dans un contexte militaire, celui des recherches menées dans les années cinquante sur le LSD comme arme chimique potentielle, que la drogue commença à intéresser les milieux scientifiques. Mais ce fut surtout le mouvement du psychédélisme, dans les années soixante, qui contribua à populariser considérablement cet hallucinogène. Le poète de la *Beat generation*, Allen Ginsberg, prit pour la première fois du LSD en 1959 au *Mental Research Institute* de Palo Alto. Peu après, Timothy Leary, un professeur de Harvard et ami de Ginsberg, fut initié. Leary fut renvoyé de l'Université en 1963, ainsi que son collègue Richard Alpert, pour avoir distribué du LSD pendant des cours. Cela déclencha une vive polémique dans la presse et fit davantage encore connaître le LSD. Ce fut le début de l'aventure du psychédélisme.

Les deux psychologues fondèrent l'*International Federation for Internal Freedom* (IFIF), qui compta rapidement plusieurs milliers de membres. Leary s'installa près de New York, à Millbrook, et y constitua une communauté où furent jetées les bases d'une contre-culture qui puisait à des sources mystiques révélées par l'acide. L'écrivain Ken Kesey fonda quant à lui une communauté nomade, très rapidement populaire dans tous les États-Unis ; axé sur l'utilisation du LSD, le propos de cette communauté excluait tout rapport entre mysticisme et LSD, différant ainsi radicalement de celui des occupants de Millbrook. Nombre de jeunes gens fondèrent alors un peu partout des communautés psychédéliques. La plus célèbre fut celle de Haight-Ashbury, près de San Francisco, qui constitua la plus grande « foire » psychédélique du monde. L'apogée de cette période se situa vers 1965-1966.

Le développement du mouvement hippie suscita une vive inquiétude dans la bourgeoisie. Une campagne anti-LSD fut menée au plan fédéral et les expérimentations n'ayant pas d'intérêt militaire furent interdites. Une marginalisation extrême, une radicalisation gauchiste outrancière, des discordes internes, l'augmentation de l'utilisation des drogues les plus variées, une dérive médiatique et mercantile du phénomène accrurent la suspicion à l'égard des hippies. Finalement, le LSD fut prohibé au plan mondial en 1966.

La drogue et son usage

Au plan structural, le LSD est une substance complexe, à noyau hétérocyclique, non saturé, de type indol, comme la majorité des hallucinogènes. On l'utilise généralement sous forme de sel hydrosoluble. Liquide ou cristallisé, le LSD se présente sous des formes variées : il peut s'agir de comprimés, de petits blocs de gélatine (*windowpane*), de morceaux de buvards imprégnés d'une goutte de produit ou d'une poudre blanche contenue dans des gélules.

❒ Conséquences cliniques de l'usage de LSD

Le LSD est l'un des plus puissants psychotropes connus, puisque 25 µg (25 millionièmes de gramme !) se révèlent déjà agir sur l'homme — les doses utilisées varient entre 100 et 300 µg, parfois davantage chez des sujets peu réceptifs (jusqu'à 2 000 µg). Le LSD est surtout administré par ingestion. Seule une faible fraction de la dose administrée parvient au cerveau, ce qui souligne l'extrême activité de la molécule. Il se fixe dans les tissus et disparaît du sang en quelques minutes. Le LSD est oxydé dans le foie en 2-oxy-LSD inactif, éliminé par voie biliaire.

L'effet dominant de l'intoxication lysergique est d'ordre hallucinatoire. L'expérience, ou voyage (*trip*), dure entre 6 et 12 heures. Les premières manifestations surgissent en une demi-heure environ et une sensation de malaise peut persister plusieurs jours après l'expérience. Le mécanisme exact de l'action du LSD demeure méconnu. Il s'agit d'un antagoniste des récepteurs à la sérotonine, mais cette action ne peut à elle seule expliquer les propriétés hallucinogènes.

- **Manifestations psychiques**

Les effets rapportés par les utilisateurs de LSD sont analogues à ceux décrits avec d'autres hallucinogènes en général : désinhibition de la communication, modifications des perceptions avec troubles visuels et auditifs, perturbations somesthésiques, synesthésies (fusion des divers sens : illusion de voir les sons, association entre sonorités et couleurs), modifications subjectives de la notion du temps. Les utilisateurs des années soixante recherchaient avant tout, dans les troubles de la conscience engendrés par la drogue, à éprouver des sentiments d'extase et d'empathie intenses, une symbiose mystique avec leur environnement et une meilleure introspection. Certains décrivaient des modifications sensorielles étonnantes, leur permettant par exemple de « voir des fleurs respirer » ou des objets « miroiter leur énergie ». Ces descriptions lyriques, relayées par les médias, contribuèrent largement à populariser la drogue.

L'expérience au LSD est particulièrement dangereuse pour le psychisme; les mauvais « voyages » (*bad trips*) sont à l'origine de troubles graves de l'humeur et de troubles du cours de la pensée.

À fortes doses ou chez des sujets prédisposés, on rapporte des illusions délirantes dangereuses (notamment lorsque l'on imagine pouvoir voler, etc.), des tentatives de suicide ou des perturbations psychiques durables. Il est fréquent que l'utilisateur soit pris d'une crise d'angoisse, de panique, avec la sensation de perdre définitivement la raison, surtout s'il absorbe le produit dans un environnement stressant ou utilise une dose trop conséquente. Ces troubles s'estompent souvent rapidement, mais peuvent laisser de graves séquelles psychiques. L'administration d'anxiolytiques ou de neuroleptiques s'avère parfois indispensable pour calmer les agitations délirantes. Des phénomènes de *flash-back* ont été régulièrement décrits avec le LSD (« retours d'acide »).

- **Manifestations neurovégétatives**

Les troubles somatiques surviennent précocement après l'ingestion de la drogue. Ils sont limités, eu égard à la faible dose utilisée. Comme la plupart des autres dérivés de l'acide lysergique, le LSD est néanmoins capable de déclencher de violentes contractions utérines, avec risque d'avortement chez les femmes enceintes. Les signes d'intoxication traduisent l'action sur le système sympathique et sur les synapses sérotoninergiques : mydriase, transpiration excessive alternant avec une sécheresse buccale, nausées avec parfois vomissements, palpitations cardiaques et accélération du rythme, hypertension, vasodilatation ou, inversement, vasoconstriction, vision brouillée, tremblements, incoordination motrice. Certains de ces signes s'expliquent probablement davantage par l'anxiété des sujets que par l'action pharmacologique du produit. Il n'est pas possible d'affirmer que l'utilisation de LSD aux doses habituelles entraîne chez l'homme des anomalies chromosomiques ou des altérations neuronales.

❒ Dépendance et tolérance

Le LSD ne donne pas lieu à dépendance physique ou psychologique. Il n'implique pas non plus d'augmenter les doses. On ne peut en ce sens confondre son utilisation, en général, avec une véritable toxicomanie.

Phencyclidine

La phencyclidine (synonymes : PCP pour *PeaCe Pill* = la pilule de la paix; *angel dust* = la poussière d'ange ou la poudre d'ange; *ice*, *crystal*, *cyclone*, *T*, etc.) fut commercialisée comme anesthésique général et comme analgésique, dans les années cinquante. Retirée du marché en 1965, on limita alors son usage à la médecine vétérinaire car près de la moitié des patients étaient sujets, pendant l'anesthésie, à des réactions sévères, avec agitation et hallucinations (des effets qualifiés de « dissociatifs »). Beaucoup d'entre eux développaient des réactions d'allure psychotique persistant plusieurs semaines après l'intervention.

L'usage de la phencyclidine en tant que drogue hallucinogène s'est répandu aux États-Unis, dans les années soixante-dix. D'abord généralement utilisée par voie orale, la coutume se répandit ensuite de la fumer, voire de l'injecter. Les laboratoires clandestins produisent de nombreux analogues de la PCP : PHP, PCC, PCE et TCP notamment ayant des effets pharmacologiques comparables.

La phencyclidine exerce une activité antagoniste du NMDA (acide N-méthyl D-aspartique) au niveau central, ainsi qu'une action anticholinergique. Son action diffère donc radicalement de celles de la morphine ou de l'héroïne, qui n'induisent pas de manifestations psychotiques. Les antagonistes des opiacés (nalorphine, naloxone) sont inefficaces vis-à-vis de l'intoxication par cette drogue.

Les effets aigus induits par la consommation de phencyclidine apparaissent en quelques minutes car elle est particulièrement liposoluble; ils persistent entre 4 et 6 heures pour une dose moyenne (5 à 10 mg), mais parfois beaucoup plus longtemps.

Les manifestations de l'usage de la drogue sont qualitativement comparables à celles induites par la kétamine, un anesthésique dont elle est chimiquement proche. La phencyclidine peut induire des réactions psychotiques, avec comportement inadapté, souvent violent, agitation, euphorie, hallucinations, troubles neurologiques (désorientation, incoordination motrice, nystagmus, convulsions, etc.), troubles cardiovasculaires affectant notamment la tension artérielle, nausées et vomissements. La survenue d'une hyperthermie est également fréquente. L'intoxication aiguë peut entraîner un décès par dépression respiratoire. Le traitement est purement symptomatologique; il repose notamment sur l'administration d'anxiolytiques et de neuroleptiques. La survenue de *flash-backs* est fréquente, et ce d'autant plus que la drogue demeure longtemps retenue dans les tissus lipidiques de l'organisme.

L'usage chronique de phencyclidine peut donner lieu à dépendance psychique et physique. Le développement d'une tolérance fait l'objet de controverse.

Peyotl et mescaline

Le peyotl (*Echinocactus (Lophophora) williamsii* — Lemaire, 1840) est un petit cactus qui pousse sur le plateau du Mexique et dans l'extrême sud des États-Unis, dans les zones désertiques d'altitude. Sa récolte fait l'objet de rites religieux spécifiques de la part des populations indiennes locales. Le peyotl est généralement mâché, parfois bu sous forme d'infusion. Il induit des troubles psychiques importants, avec notamment des illusions sensorielles : c'est la « plante qui fait les yeux émerveillés », comme le soulignait le pharmacien français Alexandre Rouhier, l'un des spécialistes de son étude dans les années vingt.

Les fines tranches du cactus séchées au soleil constituent les *mescal buttons* (ou *mescal beans)* : il s'agit de rondelles de couleur brun rougeâtre à grise, ridées, d'un diamètre de 2 à 5 cm sur 0,5 à 2 cm d'épaisseur. Elles sont désignées ainsi par analogie avec l'ivresse qu'elles induisent et celle provoquée par le mescal, un alcool distillé obtenu à partir du jus fermenté — *pulque* — de divers agaves mexicains.

Les principes actifs du peyotl sont des alcaloïdes, isolés à la fin du XIXe siècle, représentant au total près de 4 % de la drogue. Il s'agit de dérivés de la phényléthylamine (mescaline) ou de la tétrahydroïsoquinoléine. Les manifestations induites par la mescaline (à des doses comprises entre 200 et 400 mg) expliquent l'attrait spécifique dont bénéficia le peyotl auprès d'artistes ou d'intellectuels avides d'expériences psychiques nouvelles.

La mescaline développe une puissante activité agoniste sur les récepteurs à la sérotonine. Ses effets sont qualitativement analogues à ceux induits par le LSD, mais moins puissants : la dose expérimentale active chez l'adulte est comprise entre 200 et 500 mg. Son action persiste environ 12 heures. Elle commence par des phénomènes végétatifs (nausées et vomissements, parfois diarrhées, tremblements, légère tachycardie, augmentation de la tension artérielle, troubles de l'équilibre, modifications de l'humeur). Un état confuso-onirique se manifeste une heure environ après l'ingestion du produit, alors que les signes somatiques disparaissent. Il est caractérisé par des distorsions des lignes du champ visuel, une désorientation temporo-spatiale, des photopsies. L'administration de neuroleptiques fait céder rapidement ces manifestations, différentes de celles induites par l'usage du peyotl qui contient de nombreux autres alcaloïdes actifs.

En France, le peyotl comme ses préparations ont été inscrits sur la liste des stupéfiants le 3 juin 1966.

Daturas

Diverses espèces de daturas, des plantes herbacées ou arbustives de la famille des Solanacées, sont répandues sur tous les continents. Leurs feuilles — fumées ou en infusion — sont utilisées par de nombreuses sociétés traditionnelles pour leurs propriétés psychotropes. Il s'agit de plantes particulièrement riches en alcaloïdes à noyau tropane, notamment en atropine (et de son isomère, l'hyoscyamine) et scopolamine (hyoscine), d'où leurs propriétés hallucinogènes et leur extrême toxicité.

En Europe, *Datura stramonium* (la « pomme épineuse » ou stramoine) est une herbe annuelle souvent commune, surtout dans les régions méridionales. Ses fleurs blanches à longue corolle en entonnoir ainsi que ses capsules dressées, ovales et épineuses sont caractéristiques. Ses propriétés médicinales et hallucinogènes furent repérées dès l'Antiquité et mises à profit dans les pratiques de divination puis de sorcellerie de l'Ancien Monde (d'où son nom populaire d'« herbe à sorcière » ou d'« herbe au diable »).

L'activité anticholinergique de la plante se traduit par des illusions sensorielles et particulièrement des hallucinations avec agitation persistant plusieurs heures, par une sécheresse buccale, une mydriase bilatérale avec perte de l'accomodation visuelle, des troubles du rythme cardiaque, une rétention urinaire douloureuse. Ce tableau est souvent associé à une hyperthermie. Le décès peut survenir pour de faibles quantités de drogue (10 mg d'atropine ou seulement 4 mg de scopolamine chez l'adulte).

Le traitement est avant tout symptomatique : lavage d'estomac, sédation par injection de benzodiazépines, réhydratation. Dans les cas graves, on pourra administrer un antidote, la physostigmine, agoniste des récepteurs cholinergiques.

Le datura a longtemps été utilisé dans notre pharmacopée, notamment sous forme de cigarettes anti-asthmatiques (l'atropine et ses analogues sont de puissants bronchodilatateurs).

Champignons hallucinogènes

Diverses espèces de champignons se révèlent capables d'induire, après ingestion, des modifications sensorielles ou des hallucinations. Elles servent en de nombreuses régions du globe (notamment en Amérique Centrale) à des pratiques chamaniques et rituelles. Dans les sociétés occidentalisées, certains de ces champignons sont parfois utilisés comme médium d'expérience hallucinogène. Parmi de fort nombreuses espèces induisant une activité psychotrope, deux groupes doivent retenir l'attention.

Agaricales

Il s'agit notamment d'espèces de psilocybes et de strophaires, utilisées au Mexique dans des pratiques chamaniques. Ils étaient vénérés par les sociétés précolombiennes de l'Amérique Centrale; les Aztèques les appelaient *teonanacatl*, la « nourriture » ou la « chair des dieux ». Chaque chaman a ses préférences quant aux espèces, et sait parfaitement les utiliser. Les quantités ingérées varient selon le type de cérémonie et la saison, en accord avec les teneurs elles-mêmes variables en principes psychotropes des champignons. Les ivresses produites sont accompagnées de visions colorées, kaléïdoscopiques, avec plus rarement des hallucinations auditives. La toxicité de ces plantes reste limitée lorsque l'usage est codifié, mais peut induire des réactions psychotiques durables chez des sujets ayant des antécédents psychiatriques, ainsi que des épisodes de *flash-back*.

Chez de nombreux peuples d'Amérique Centrale, ces champignons sont utilisés lors de cérémonies divinatoires à vocation thérapeutique ou simplement religieuse. Au plan de leur fonction culturelle, ils sont proches du peyotl.

Le mouvement psychédélique des années soixante fit un large usage des champignons hallucinogènes comme médium favorisant l'introspection. Dans les sociétés occidentales contemporaines, diverses espèces d'agaricales psychoactives (ingérées crues, séchées ou fumées) sont parfois proposées lors de raves. La cueillette de ces champignons est prohibée puisqu'ils comptent au nombre des produits visés par les règlements internationaux sur les stupéfiants. En France, les champignons hallucinogènes[1] — notamment ceux des genres *Stropharia*, *Conocybe* et *Psilocybe* — sont inscrits sur la liste des stupéfiants depuis le 1er juin 1966.

En 1958, le chimiste Albert Hofmann isola, de cultures de *Psilocybe mexicana*, la psilocybine qu'il réussit à synthétiser, ainsi que la psilocine : la

1. Un seul psilocybe, *Psilocybe semilanceata* Fr. est toutefois susceptible de révéler une activité psychotrope, bien que des traces de psilocybine aient été mises en évidence chez d'autres espèces proches. Les contrevenants encourent des peines allant de l'amende à la prison ferme.

psilocybine est l'hydrogénophosphate de la psilocine. Il s'agit de substances presque similaires à la bufoténine, appartenant au groupe des hallucinogènes à noyau indolique. La dose active varie de 4 à 8 mg selon la sensibilité individuelle. Les diverses espèces de champignons contenant de la psilocybine en comportent de 0,2 % à 0,4 % en matière sèche, ainsi que des traces de psilocine.

Les effets de la psilocybine se font sentir entre 20 et 30 minutes après l'ingestion et persistent entre 4 et 6 heures. Des doses faibles produisent une modification de l'humeur, une sensation de détachement psychique, des troubles visuels avec mydriase ainsi que des nausées.

L'expérimentation prouva que les effets induits par l'ingestion de psilocybine étaient exactement comparables à ceux des champignons hallucinogènes mexicains : mydriase, ralentissement du rythme cardiaque, hypotension artérielle, troubles vasomoteurs, sueurs, tremblements, troubles neurologiques, troubles psychiques dès que la dose excède 4 à 5 mg. Psilocybine et psilocine furent identifiées dans plusieurs espèces d'agarics d'Amérique puis d'autres régions du globe. Les teneurs moyennes varient entre 0,01 % et 0,6 % pour la psilocybine et sont plus faibles pour la psilocine.

Amanites

Les amanites tue-mouches (*Amanita muscaria* L.) et panthère (*Amanita pantherina* D.C.) donnent lieu lors d'une intoxication à des signes d'imprégnation muscarinique, avec manifestations neurologiques et psychiques (ivresse, excitation, délire et parfois hallucinations visuelles ou auditives). L'intoxication par l'amanite tue-mouches est exceptionnellement mortelle, alors que celle induite par l'amanite panthère l'est plus fréquemment en l'absence de soins spécialisés.

Ces amanites contiennent des quantités variables d'une substance chimiquement proche de la choline, la muscarine (d'où l'action toxique), très faibles dans l'amanite tue-mouches où elle est localisée dans la cuticule. Elles contiennent des principes dérivés de l'isoxazole : acide iboténique (hypnosédatif) et muscimole — son dérivé décarboxylé —, ainsi que de la choline et son ester acétique, l'acétylcholine (produit totalement dégradé par la cuisson). L'action psychotrope est due au muscimol (substance hallucinogène analogue au GABA) et à la muscazone, molécules formées à partir de l'acide iboténique lors du séchage du champignon[1].

1. L'amanite tue-mouches, dite parfois aussi « muscarine » fut connue dans l'Europe médiévale comme « *champignon des fous* ». Sa faible toxicité explique qu'elle ait bénéficié d'un intérêt populaire tout particulier, notamment dans les pratiques chamaniques des sociétés traditionelles ouralo-sibériennes, chez lesquelles l'amanite tue-mouches était utilisée en mastiquatoire ou après extraction dans du lait, de l'eau chaude, du jus de myrtilles ou d'épilobe. L'ingestion de l'amanite induit une période d'exaltation suivie d'illusions visuelles. Au XXe siècle, l'amanite tue-mouches n'a guère été utilisée que par des expérimentateurs en quête d'expériences psychédéliques inusitées.

Ayahuasca

L'ayahuasca (synonymes : *yagé*, *caapi*) est un liquide épais, obtenu par infusion dans de l'eau bouillante de segments de lianes grimpantes aux propriétés proches de celles des daturas : *Banisteriopsis caapi*, *B. rusbyana*, *B. inebrians*, *B. quitensis* (famille des Malpighiacées). Selon les coutumes locales, d'autres espèces (notamment des feuilles de *Psychotria viridis* ou de daturas) peuvent entrer dans la formulation de l'ayahuasca afin d'en renforcer les effets. La préparation contient donc surtout des alcaloïdes hallucinogènes indoliques dérivés de l'harmane et d'autres types d'alcaloïdes, notamment de la diméthyltryptamine (DMT).

L'usage traditionnel des *Banisteriopsis* s'étend sur des régions très vastes, en particulier dans la vallée de l'Orénoque. L'ayahuasca est utilisé dans des pratiques chamaniques afin d'entrer en contact avec le monde surnaturel, mais il arrive que des membres non chamans absorbent la boisson pour participer à une séance de guérison.

L'ingestion de ce type de boisson induit une expérience assimilée à un véritable « voyage » où les hallucinations[1] sont accompagnées de chants incluant des conversations avec les esprits, des cris de terreur, des vomissements.

L'ayahuasca est notamment utilisé en thérapeutique médicale divinatoire par les *ayahuasqueros* : la drogue permet à ces chamans de comprendre à la fois la maladie du patient et le traitement requis, grâce à un système de communication symbolique étayé par les mythes et les croyances locales.

Kétamine

Cet anesthésique vétérinaire et humain est susceptible de donner lieu à effets hallucinogènes (comme la phencyclidine). La kétamine est parfois détournée de son usage médical par des amateurs d'expériences psychédéliques ou des toxicomanes (qui l'appellent alors « K », « Spécial K », « vitamine K », « Kit Kat ») : ils vont la priser (la « sniffer ») mais aussi l'ingérer ou se l'injecter par voie intramusculaire.

Les effets de cette drogue, qui persistent plusieurs heures, sont surtout dissociatifs. Les usagers évoquent un sentiment d'« extracorporalité », une sensation de flottement dans l'espace, avec de possibles hallucinations visuelles et tactiles. Comme pour tous les hallucinogènes, les effets indésirables sont essentiellement d'ordre psychique, avec attaques de panique, réactivations anxieuses. On rapporte également des troubles neurologiques (paralysies temporaires) et des signes digestifs (nausées, vomissements). L'intoxication aiguë se traduit par un coma prolongé.

---

1. Les thèmes récurrents sont la vision de jaguars, de serpents colossaux aux couleurs étincelantes, d'esprits de la nature, de forêts peuplées d'arbres gigantesques. L'ayahuasca procure également des visions de paysages et de villes lointains, de maladie ou de famine, interprétées comme des phénomènes de clairvoyance et qui peuvent inciter la société à prendre des mesures préventives.

L'usage de kétamine reste marginal en France, où la drogue voisine avec l'ecstasy dans les raves — et est parfois même vendue comme de l'ecstasy. Tout comme le GHB, la kétamine peut constituer un moyen de « soumission chimique ».

SOLVANTS ORGANIQUES

Les solvants organiques utilisés par les « sniffeurs » sont aisément disponibles en grandes surfaces ou dans les magasins de bricolage, sans qu'il soit possible d'en limiter la vente compte tenu de leur usage banal dans d'innombrables activités domestiques ou professionnelles. Il s'agit donc de produits dont la cession est libre, à l'exception de quelques substances soumises à un contrôle légal spécifique (chloroforme, éther, autres anesthésiques) et qui ne sont plus guère utilisées aujourd'hui — leur usage fut en revanche particulièrement répandu au XIXe siècle.

Produits

Ils sont nombreux :

– les colles à solvants, qui ont eu longtemps la faveur des usagers, qu'il s'agisse de colle à rustine, de colle à boyaux, de colles industrielles, etc.; ces produits contiennent du toluène et des xylènes ainsi que des proportions variables d'acétone, de chlorure de méthylène, d'acétate d'éthyle, d'essences spécialisées, etc.; ces colles ne doivent pas être confondues avec les colles à eau qui n'ont aucun effet psychotrope et ne sont pas toxiques;

– les détachants type *Eau écarlate*, eux aussi très utilisés; ils contiennent de fortes proportions d'hydracarbures halogénés (tétrachlorure de carbone, du trichloréthylène, des chlorobenzènes, des chlorures de méthylène, du trichloréthane, etc.), des hydrocarbures aromatiques de la série du benzène (benzène, toluène, xylènes) ainsi que de l'acétone, du méthanol, de l'éthanol, du formol, des essences, de l'hexane; l'éther est bu seul ou mélangé à d'autres boissons dont l'alcool, ou également inhalé; sa toxicité est celle de tous les solvants; l'intoxication (éthérisme, éthéromanie) est désormais rare car, en France, depuis le 26 juin 1984, l'éther ne peut être délivré que sur ordonnance médicale;

– les solvants pour peintures et vernis, dont notamment le *white-spirit*;

– divers produits d'entretien ménager : produits pour lavages de vitres, encaustique, certains cirages, certains désodorisants d'atmosphère;

– diverses préparations cosmétiques, type laques ou solvants pour laques;

– des produits pour l'automobile (antigels, carburants) ou pour les mobylettes (carburants);

– les aérosols contenant des gaz fluorés (fréons) comme agents propulseurs, désormais de plus en plus rarement utilisés par les industriels; certains gaz anesthésiants peuvent être détournés de leur usage médical (protoxyde d'azote); les gaz des briquets riches en butane et propane (employés par les « sniffeurs » notamment en Grande-Bretagne).

La majorité de ces produits sont inflammables, voire explosifs : leurs propriétés expliquent des accidents parfois graves, à type de brûlures, décrits chez des usagers chauffant les solvants à l'aide d'une flamme pour faciliter leur volatilisation.

Conséquences cliniques de l'usage des solvants

Les solvants organiques perturbent la transmission nerveuse en agissant directement sur la membrane des cellules, essentiellement composée de phospholipides. Cela explique leur action psychique et neurologique. C'est une action peu spécifique. Ils perturbent aussi, de façon variable selon leur nature, des systèmes enzymatiques de l'organisme.

Leur toxicité varie largement selon la molécule ou le mélange utilisé. La formule de la majorité des produits industriels est protégée par le brevet de fabrication et n'apparaît pas sur l'emballage du produit, mais est toutefois connue des centres anti-poisons. Leur usage par les adolescents ressort avant tout d'effets de mode locaux : tel produit sera préféré pendant un temps puis délaissé au profit d'un autre.

Les effets induits par le *sniffing* de solvants surviennent très rapidement. Leur importance sera variable selon le produit, la technique d'utilisation, l'habileté de l'usager à concentrer les vapeurs et contrôler la quantité inhalée, le mélange inhalé et la durée des inhalations, ainsi que l'ancienneté de la pratique. Trois types d'effets se succèdent dans le temps :

– une phase euphorique, avec excitation psychomotrice et désinhibition;

– une phase, inconstante, de perturbations sensorielles allant parfois jusqu'à l'hallucination visuelle;

– une phase de sédation, avec parfois sommeil et coma.

La tolérance est variable avec les solvants. Elle n'est pas constante chez tous les usagers, mais certains d'entre eux vont cependant pouvoir augmenter les doses d'un facteur 7 à 8 en deux ou trois ans. L'existence d'une dépendance psychique est avérée chez certains usagers, pour lesquels l'arrêt de l'usage de solvants se traduira par une dysphorie, de l'anxiété, de l'agressivité. L'existence d'une dépendance physique est généralement contestée : quelques auteurs ont décrit des crampes abdominales et des contractions musculaires au décours d'une période d'utilisation massive de solvants, ou encore des signes confuso-oniriques faisant évoquer un *delirium tremens*.

Toxicité neurologique

Elle est d'une grande constance quels que soient les produits envisagés. Elle est liée à la présence de toluène, de xylènes ou d'hexane dans les préparations, et se traduit par des polynévrites susceptibles d'affecter même le nerf optique.

Nombre de « sniffeurs » se plaignent de céphalées, troubles de la mémoire, de l'attention, troubles sensoriels divers, tremblements, toutes ces manifestations survenant parfois à distance des épisodes d'intoxication. Il est cependant impossible de conclure sur l'impact neurologique du *sniffing*. On peut néanmoins souligner la gravité et la fréquence de l'encéphalopathie au plomb tétraéthyle, chez les personnes inhalant du carburant.

Toxicité néphrologique

Le risque d'atteinte rénale est élevé chez les « sniffeurs », notamment s'ils usent de mélanges contenant de fortes proportions de tétrachlorure de carbone, de trichloréthylène ou de toluène. Les lésions sont le plus souvent rapidement réversibles dès que l'usager cesse sa pratique toxicomaniaque.

Toxicité gastro-entérologique

La gastrite des adolescents usagers de solvants associe des brûlures d'estomac, des nausées, une intolérance gastrique et des vomissements, avec douleurs abdominales parfois violentes et troubles du transit intestinal. L'anorexie est constante chez tous les usagers de quantités importantes de solvants.

L'atteinte du foie reste discutée. Elle semble volontiers associée à l'atteinte rénale (hépatonéphrite). Les hépatites toxiques isolées se traduisent par un ictère, des vomissements, une augmentation des transaminases. La toxicité des divers solvants est inégale : on peut souligner la participation importante du chloroforme, du dichlorométhane et du tétrachlorure de carbone. Les lésions sont le plus souvent régressives.

Toxicité cardiologique

La toxicité cardiaque de certains solvants explique la plupart des décès rapportés dans la littérature (gaz propulseurs d'aérosols, fréons). Ces produits peuvent induire une arythmie cardiaque avec réduction de la force contractile du cœur et du débit sanguin éjecté. Le manque relatif en oxygène (situation fréquente lorsque l'usager de solvants les inhale la tête engagée dans un sac plastique) favorise les accidents toxiques cardiaques, de même que le stress.

Toxicité hématologique

Les aplasies médullaires dues à l'action du benzène deviennent rarissimes dans ce contexte, car la législation est aujourd'hui draconienne envers ce solvant d'une toxicité importante sur les cellules du sang. Les exemples d'anémie et de leucopénie décrits dans la littérature restent exceptionnels.

Toxicité pneumologique

Dyspnée, toux, douleurs thoraciques et crachats sanguinolents (hémoptysie) sont fréquents, mais les examens radiologiques demeurent le plus souvent normaux, exception faite si le « sniffeur » inhale des vapeurs d'essence, de pétrole ou de *white-spirit*, produits connus pour favoriser la survenue de pneumonies et d'une insuffisance respiratoire qui a pu être fatale dans certains cas. Les hémoptysies, très anxiogènes et spectaculaires, ne sont généralement pas graves s'il n'y a pas d'œdème aigu du poumon sous-jacent. Les cétones se révèlent vasoconstrictrices au niveau des vaisseaux pulmonaires, d'où risque d'hypertension pulmonaire. Toluène et xylènes sont, eux, bronchoconstricteurs, avec donc un risque particulier chez l'usager asthmatique.

Des œdèmes aigus du poumon sont parfois décrits et peuvent être à l'origine de décès. Selon certains auteurs, les produits les plus caustiques et/ou volatils seraient en ce sens les plus toxiques. Des œdèmes pulmonaires aigus (OAP) lésionnels peuvent aussi survenir au décours d'un syndrome de Mendelson.

Toxicité oto-rhino-laryngologique

L'usage de solvants organiques entraîne rapidement une atteinte des voies respiratoires, la gorge étant très irritée et une rhinorrhée presque de règle. La plupart des adolescents « sniffeurs » réguliers sont pris de quintes de toux, ont parfois des saignements de nez (épistaxis), plus rarement des ulcérations buccales.

Toxicité fœtale

Les solvants organiques franchissent la barrière placentaire et peuvent donc agir sur le fœtus. Quelques auteurs évoquent un syndrome spécifique, le *fœtal gasoline syndrom* : mais il reste difficile de départir ce qui revient à l'usage des solvants chez une femme enceinte, et ce qui revient à son style de vie.

Complications psychiatriques

Les effets psychiques de l'usage d'éther ont été décrits dès le XIXe siècle. On connaît bien les manifestations survenant à court terme, lors de l'utilisation de solvants organiques « modernes », mais beaucoup moins celles survenant au décours d'un usage prolongé.

❒ À court terme

La survenue d'un état confusionnel, d'une ivresse est quasi constante lors de l'intoxication. Celle-ci s'associe à un onirisme vécu de façon agréable ou avec angoisse. Elle peut être cause d'accidents (de mobylette par exemple). De symptomatologie presque analogue à la précédente, mais plus prolongée dans le temps, la bouffée délirante aiguë est plus rarement décrite. Des phénomènes de *flashback* peuvent survenir à distance de l'intoxication : on les rattache soit à la personnalité de l'usager — qui revit alors une expérience délirante secondaire —, soit à des phénomènes cinétiques, les solvants accumulés dans les tissus gras de l'organisme pouvant être relargués brusquement dans le sang, à la suite d'un amaigrissement par exemple. Les troubles du comportement, liés à une instabilité émotionnelle et thymique, expliquent les consultations en psychiatrie de l'adolescent pour des problèmes reliés à l'inhalation de solvants. Ils surviennent soit pendant la phase d'ébriété, soit pendant la phase hallucinatoire — quand elle existe — et sont alors favorisés par la confusion. Ces troubles se traduisent par des actes auto-agressifs parfois responsables de décès. On signale aussi dans ce cadre des tentatives de suicide, le passage à l'acte étant facilité chez des adolescents dépressifs désinhibés par les solvants (comme ils peuvent l'être par l'alcool), et des accidents liés aux convictions délirantes (par exemple défenestration chez des sujets convaincus de pouvoir voler). Ils peuvent aussi se traduire par des actes hétéro-agressifs, aggravés par la conviction du sujet d'être invulnérable.

❒ À long terme

Chez des sujets prédisposés, l'usage de solvants peut venir renforcer, sinon parfois déclencher, l'organisation psychotique par la création d'expériences délirantes et hallucinatoires. En ce sens, on peut concevoir chez ces sujets une addiction à l'inhalation, au « sniffing », plus qu'au produit inhalé.

Mortalité

Les statistiques sont relativement imprécises et les cas vraisemblablement sous-estimés. Un accident fatal peut survenir par asphyxie, le « sniffeur » s'endormant la tête coincée dans le sac plastique permettant l'inhalation, ou par régurgitation dans les voies respiratoires (syndrome de Mendelson). Le décès peut aussi être lié à la toxicité propre des produits et notamment des dérivés halogénés aliphatiques (tétrachlorure de carbone, trichloréthylène, tétrachloréthylène, etc.) ou des fréons contenus dans certains aérosols (plus rarement avec les carburants automobiles ou le butane contenu dans les briquets) : on l'explique alors soit à la suite d'une anurie paroxystique, soit par arrêt cardiaque à la suite de troubles du rythme. Le syndrome de mort subite du « sniffeur » (*Sudden Sniffing Death Syndrom*) a été décrit en 1970 par M. Bass. Dans ce cas, l'adolescent inhale quelques bouffées puis s'effondre immédiatement ou après avoir juste eu le temps de faire quelques pas.

Le solvant le plus utilisé, de façon généralement indirecte, est le toluène. Il n'est cependant pas le plus toxique. L'usage de solvants organiques industriels a causé de nombreux décès dans les pays anglo-saxons, au cours des années quatre-vingt (par exemple 66 décès en Grande-Bretagne en 1982; 11 décès en France en 1981); leur utilisation est sensiblement moindre actuellement.

POPPERS

Les « poppers » sont des préparations contenant des nitrites aliphatiques (d'amyle, de butyle, de propyle) en solution dans des solvants organiques, présentées comme aphrodisiaques, destinées à être inhalées, ou parfois vaporisées comme désodorisants dans les discothèques.

Les poppers circulent dans le milieu homosexuel depuis les années soixante-dix. Leur consommation s'est développée plus récemment chez les hétérosexuels. Les usagers recherchent une augmentation de la durée de l'érection, une amplification des sensations orgasmiques et un retard à l'éjaculation lié à leur effet relaxant sur les fibres lisses.

Les poppers furent accusés, au début des années quatre-vingt, d'être à l'origine du sida avant que l'on n'en découvre l'étiologie virale. Vendus dans les *sex-shops* (mais prohibés aux États-Unis depuis 1985 et en France depuis 1990), sous des appellations de fantaisie variées, ces produits sont rapidement absorbés par la peau, les poumons, les muqueuses et le tractus gastro-intestinal. Ils induisent une vasodilatation intense avec accélération du rythme cardiaque réflexe, à l'origine de sensations vertigineuses susceptibles d'aller jusqu'à la syncope. Leur usage chronique se manifeste par une inflammation des ailes du nez, une dermatose faciale avec formation de croûtes jaunâtres caractéristiques (*poppers dermatitis*), des céphalées, de l'hypertension intraoculaire, des nausées, des vomissements et par une méthémoglobinémie ; celle-ci est dominée par une cyanose grise ardoise et traitée par injection de bleu de méthylène.

Des intoxications aiguës mortelles ont été signalées dans le cadre de suicides par ingestion.

INTOXICATION ET SEVRAGE

Les principaux signes d'intoxication aiguë (« *overdose* ») et de sevrage (« manque ») pour les principales drogues illicites, l'alcool et les solvants organiques, sont décrits dans le tableau 4.I.

BIBLIOGRAPHIE

De Mondenard JP. *Dictionnaire du dopage : substances, procédés, conduites, dangers*. Paris : Masson, 2004.

OFDT. *Drogues et dépendances : indicateurs et tendances*. Paris : Editions de l'OFDT, 2002.

Richard D, Senon JL., Valleur M. *Dictionnaire des Drogues et des Dépendances*. Paris : Larousse, coll. In extenso, 2004.

Tableau 4.I. *Signes essentiels d'intoxication aiguë et de sevrage pour les principales substances psychoactives*

Substances psychoactives	*Principaux signes d'intoxication aiguë*	*Principaux signes de sevrage dans le cadre d'une consommation addictive*
Alcool	Ivresse ordinaire avec excitation psychomotrice et ébriété, puis dépression Ivresse pathologique, avec hallucinations, délire, convulsions, puis souvent coma (volontiers suivie d'une amnésie) Coma éthylique avec hypotonie musculaire, dépression respiratoire, hypotension, hypothermie, polyurie, parfois suivie de complications organiques aiguës (pneumopathie, hépatite, pancréatite, etc.)	Sensation de malaise général Tremblement régulier Nausées et vomissements Fièvre Sueur Hyperréflexie ostéotendineuse Accélération du rythme cardiaque Hypertension artérielle Troubles sensoriels visuels Convulsions Insomnie Confusion mentale Delirium tremens
	Les effets sont variables selon les individus; les perturbations importantes surviennent en général au-delà d'une alcoolémie de 0,8 g/l.	La gravité des signes est variable : il existe des formes mineures (survenant par exemple le matin au réveil) ou des formes majeures dont l'extrême est le *delirium tremens*.
Cannabis et dérivés	Conjonctivite Tension artérielle parfois abaissée Euphorie exubérante ou anxiété Sensations de distorsion temporelle Illusions sensorielles, hallucinations (rares) Décompensations psychotiques discutées	Manque d'appétit, nausées, insomnies, irritabilité (critères peu spécifiques…)
	Les signes psychiques sont liés à la quantité de THC, mais surtout aux conditions d'environnement	L'existence d'un syndrome de sevrage est discutée; pour certains spécialistes, les signes traduisent l'expression de l'anxiété (re) surgissant à l'arrêt de la consommation.

▶

Tableau 4.I. *Signes essentiels d'intoxication aiguë et de sevrage pour les principales substances psychoactives* (suite)

Substances psychoactives	*Principaux signes d'intoxication aiguë*	*Principaux signes de sevrage dans le cadre d'une consommation addictive*
Opiacés (morphine, héroïne, méthadone, etc.)	Myosis (rétrécissement pupillaire) Mydriase si anoxie (bradypnée, voire apnée) Ralentissement important du rythme respiratoire (< 10 mouvements/minute) Œdème aigu du poumon (oap) Pneumopathie d'inhalation Ralentissement du rythme cardiaque Cyanose (inconstante) Hypotension artérielle Convulsions (rares) Hypothermie État stuporeux ou coma sans réflexes Parfois décès en l'absence de traitement par arrêt cardiaque consécutif à l'apnée ou oap	Mydriase (dilatation des pupilles) « chair de poule », tremblements et frissons Hypersudation Spasmes et douleurs musculaires Vomissements, diarrhées Douleurs intestinales et coliques Bâillements incoercibles Accélération du rythme cardiaque Angoisse, dépression, insomnie, nervosité
Cocaïne et crack, amphétamines	Mydriase Accélération du rythme respiratoire Hypertension parfois importante, crises d'angor (« angine de poitrine »), troubles du rythme cardiaque (souvent ralentissement) Réflexes tendineux augmentés Hyperthermie Sécheresse buccale Tremblements et convulsions Crises paranoïaques, souvent violentes, alternant avec des phases de lucidité Coma après épuisement extrême Décès possible par collapsus cardiovasculaire en l'absence de traitement	La dépendance est essentiellement psychique, mais certains auteurs rapportent des signes plus spécifiques pouvant en fait signer un manque dans un cadre de polytoxicomanie : Douleurs musculaires et abdominales Frissons Sensation de faim Sommeil anormalement prolongé Dépression nerveuse Risque suicidaire Y

Tableau 4.I. *Signes essentiels d'intoxication aiguë et de sevrage pour les principales substances psychoactives* (suite)

Substances psychoactives	*Principaux signes d'intoxication aiguë*	*Principaux signes de sevrage dans le cadre d'une consommation addictive*
MDMA (ecstasy) et autres phényléthylamines	Mydriase (dilatation des pupilles) Nervosité, attaque de panique Hypertension, tachycardie Syndrome d'hypersérotoninergie Hyperthermie fulminante Décès possible à des doses variables, par hyperthermie ou collapsus cardio-vasculaire (rôle aggravant de la fatigue et la déshydratation)	Absence de signes spécifiques, lorsque la consommation n'est pas abusive ou inscrite dans une pratique de polytoxicomanie ou Signes identiques à ceux mentionnés pour les amphétamines lorsque la consommation se pérennise
Hallucinogènes (LSD, phencyclidine, mescaline, psilocybine, etc.)	Mydriase (dilatation des pupilles) Hypertension Hyperthermie (inconstante) Vasodilatation au niveau du visage (parfois) Anxiété, panique, état paranoïaque, épisode psychotique plus ou moins prolongé Illusions sensorielles diverses (non constant) Dépersonnalisation	Aucun (les manifestations parfois rapportées traduisent une dépendance psychologique) sauf avec la PCP (fixation sur récepteurs de type NMDA)
Solvants organiques	Tableau variable selon les produits, avec dominante de signes neurologiques, (incoordination motrice, convulsions) cardiaques (troubles du rythme) et pulmonaires (apnée); décès par collapsus cardiovasculaire ou *sudden sniffing death*	Nervosité, malaise, décrits de façon très inconstante

5 CLINIQUE DES TOXICOMANIES

THÉORIES DE L'ADDICTION

Des toxicomanies aux addictions

M. VALLEUR

Les recherches sur les toxicomanies sont dialectiquement partagées entre des approches opposées, quant à la spécificité même qu'elles accordent aux phénomènes étudiés. Il est ainsi possible de distinguer, d'une part, les recherches sur le « toxicomane », d'autre part, celles sur les dépendances ou les « addictions » au sens large, parmi lesquelles la toxicomanie aux drogues illicites n'est qu'une variante de formes très répandues de conduites humaines.

Dans les premières, l'accent sera mis sur le caractère irréductible du vécu toxicomaniaque, sa démesure et sa différence radicale par rapport à d'autres expériences. L'héroïnomanie est considérée — en France du moins et depuis plus de vingt ans — comme la forme la plus pure des toxicomanies : les expériences du « *shoot* », du « *flash* », de la « planète », du manque, apparaissent comme autant de faits concourant à constituer un monde psychique « toxicomaniaque » distinct de celui du commun des mortels. À l'opposé, dans l'abord des addictions, le produit a moins d'importance que la conduite du sujet : les « addictions comportementales » représentent la forme actuelle des « toxicomanies sans drogue » décrites dès 1945 par Otto Fenichel. Cet auteur peut d'ailleurs être considéré comme l'initiateur du regroupement des « troubles du contrôle des impulsions » dans le manuel statistique américain des maladies mentales…

Il semble que la notion d'addiction résulte moins d'une invalidation de l'abord clinique des sujets toxicomanes que de l'application — à d'autres champs — des réflexions sur la toxicomanie, devenue la forme paradigmatique des « maladies » de l'habitude, de la dépendance ou de la démesure.

Une étude des discours en matière de jeu pathologique[1] nous a permis de montrer, par exemple, comment se reproduisent, en des termes inchangés, les débats qui, depuis des décennies, opposent en matière de toxicomanie les tenants de « modèles de maladie », aux défenseurs d'un « modèle adaptatif ».

Le regroupement sous le terme générique d'addictions d'un vaste ensemble d'entités diverses est en fait de moins en moins discuté; il existe, en effet, de puissants arguments en faveur de l'adoption de cette notion d'addiction au sens large, où se regroupent les toxicomanies, l'alcoolisme, le tabagisme, le

1. Valleur M, Bucher C. *Le jeu pathologique*. Paris : PUF, coll. Que-sais-je ?, 1997.

jeu pathologique, voire les troubles des conduites alimentaires, les conduites sexuelles ou les relations amoureuses « aliénantes » :

– tout d'abord la parenté entre les divers troubles, définis par la répétition d'une conduite que le sujet suppose prévisible et maîtrisable, s'opposant à l'incertitude des rapports de désir, ou simplement existentiels, interhumains ;

– ensuite, l'importance des « recoupements » (*overlaps*) entre les diverses addictions : nous avons vu la fréquence de l'alcoolisme, du tabagisme, des toxicomanies, voire des troubles des conduites alimentaires, chez les joueurs pathologiques ;

– la fréquence, régulièrement notée, de passages d'une addiction à une autre : un toxicomane peut, par exemple, devenir alcoolique, puis joueur, puis acheteur compulsif, etc. ;

– enfin, la parenté entre les propositions thérapeutiques : l'existence des groupes d'entraide, basés sur les « traitements en douze étapes » de type Alcooliques Anonymes, est ici particulièrement importante car ils proposent des principes identiques de traitement (conversion et rédemption morale) aux alcooliques, aux toxicomanes, aux joueurs, principes acceptés par nombre d'entre eux.

Certains craignent toutefois que la spécificité du discours sur la toxicomanie ne se dissolve dans la large notion d'addiction ; la toxicomanie serait ainsi banalisée et ramenée au niveau d'une simple habitude gênante ou socialement « incorrecte » : on n'établirait plus de différence entre l'existence tragique du « *junky* » à la Burroughs, le goût immodéré pour le chocolat ou l'habitude de regarder un feuilleton stupide à la télévision. D'autres craignent au contraire que des pans entiers de l'existence et des habitudes plutôt anodines ne deviennent des équivalents de maladie, et que la médecine, par le biais de cette extension du concept d'addiction, en vienne à « traiter » l'ensemble des conduites humaines.

Il s'avère donc essentiel de disposer de définitions claires, et de faire la part entre la réalité (même subjective) de l'aliénation, de la perte de liberté du sujet, et la métaphore, la comparaison entre des habitudes simplement gênantes, et enfin la forme indiscutable des addictions : la toxicomanie, c'est-à-dire non seulement la dépendance à une substance chimique, mais le fait que cette dépendance soit devenue le centre — à la fois but et moyen — de toute l'existence psychique et sociale du sujet.

En 1990, A. Goodman avait proposé une définition conforme à celles du DSM, en utilisant des critères d'abus de substances psychoactives et du jeu pathologique. Cependant, le risque d'extension infinie, de dérive, de passage de la métaphore à l'explication justifie sans doute le fait que les addictions n'ont pas encore une place en tant que telles dans les manuels statistiques des maladies mentales.

Ici encore, l'importance du discours de type Alcooliques Anonymes est particulièrement nette. Les mouvements d'entraide, qui recourent à un concept très métaphorique de maladie, soulignent ainsi la dimension de souffrance personnelle, de sentiment subjectif d'aliénation des sujets : alcooliques, toxicomanes ou joueurs pathologiques, ils ont l'impression d'être la proie d'un processus qui leur échappe. Subjectivement, il n'y a pas continuité mais rupture, un saut qualitatif entre usager de drogues et toxicomane, entre joueur et «joueur pathologique», tout comme entre buveur et alcoolique.

Le travail de définition des addictions ira de pair avec une limitation des abus de l'extension de cette notion; il implique aussi une réflexion sur son emploi possible dans de nouveaux champs, comme, par exemple, ceux de la délinquance et de la criminalité[1].

Définition des addictions

En soulignant l'étymologie du terme, J. Bergeret avait proposé un emploi particulier du terme «addiction» : dérivé du latin *addictus*, il désignait *la contrainte par corps*. Cet auteur proposait donc de l'employer dans le cadre d'un abord psychanalytique, où la dépendance corporelle aurait pour le sujet valeur de tentative inconsciente de régler une dette. Le terme désigne alors métaphoriquement la toxicomanie, dans une conception psychologique qui ferait de la dépendance physique l'équivalent d'une peine auto-infligée. La clef de la dépendance serait à chercher dans la source de ce sentiment de dette, à travers le vécu du sujet : « [...] *il s'agit de considérer à la suite de quelles carences affectives le sujet dépendant est amené à payer par son corps les engagements non tenus et contractés par ailleurs* ».

Mais le terme se répand indépendamment de ces considérations, et des définitions plus descriptives, voire plus opérationnelles, s'avèrent nécessaires. Une définition conforme aux critères du DSM est celle proposée par A. Goodman (1990) :

- impossibilité de résister aux impulsions à réaliser ce type de comportement;
- sensation croissante de tension précédant immédiatement le début du comportement;
- plaisir ou soulagement pendant sa durée;
- sensation de perte de contrôle pendant le comportement;
- présence d'au moins cinq des neuf critères suivants :
  - préoccupation fréquente au sujet du comportement ou de sa préparation,
  - intensité et durée des épisodes plus importantes que souhaitées à l'origine,
  - tentatives répétées pour réduire, contrôler ou abandonner le comportement,
  - temps important consacré à préparer les épisodes, à les entreprendre, ou à s'en remettre,
  - survenue fréquente des épisodes lorsque le sujet doit accomplir des obligations professionnelles, scolaires ou universitaires, familiales ou sociales,
  - activités sociales, professionnelles ou récréatives majeures sacrifiées du fait du comportement,

1. Par exemple : Hodge JE *et al. Addicted to crime?* Chichester, England : John Wiley and Sons, 1997.

– perpétuation du comportement bien que le sujet sache qu'il cause ou aggrave un problème persistant ou récurrent d'ordre social, financier, psychologique ou physique,

– tolérance marquée : besoin d'augmenter l'intensité ou la fréquence pour obtenir l'effet désiré, ou diminution de l'effet procuré par un comportement de même intensité,

– agitation ou irritabilité en cas d'impossibilité de s'adonner au comportement;

– certains éléments du syndrome ont duré plus d'un mois ou se sont répétés pendant une période plus longue.

Cette définition peut s'inscrire dans une conception de l'addiction comme processus, mise en avant dès 1975 par Stanton Peele dans son ouvrage *Love and Addiction* (avec A. Brodsky). Selon Peele, certains sujets deviennent dépendants d'une expérience et non d'une substance chimique. Dans cette optique, le caractère agréable de l'expérience initiale ne revêt pas une importance primordiale. Le recours répétitif à la conduite addictive aurait ainsi une fonction d'évitement de situations anxiogènes, en substituant à l'incertitude des relations humaines le déroulement prévisible d'une séquence comportementale maintes fois vécue.

Un parallèle pourrait être établi entre cette perspective et des approches psychanalytiques, qui voient dans des formes mineures de toxicomanies l'institution d'un néo-besoin, ou une forme « agie » d'équivalent de mécanisme de défense contre des représentations anxiogènes; cela peut être aussi une façon d'éviter à la fois l'affrontement de situations anxiogènes, et la mise en jeu de mécanismes de défense, au sens habituel du terme.

Théories des addictions

P. ANGEL

De nombreux paradigmes sous-tendent les choix opérés en matières de soins et de prévention. Les présupposés idéologiques orientent bien souvent la recension des faits étudiés, leur compréhension, la généralisation des conclusions. À partir d'un corpus limité, chaque discipline a tendance à présenter sa théorisation comme explicative de l'ensemble du phénomène étudié. Or, le domaine des pharmacodépendances est trop complexe pour que l'on puisse ignorer certains des paramètres mis en jeu. Ces derniers sont multiples, fluctuants, imprécis. Leur analyse dépend, entre autres, du degré de tolérance ou des interdits qui régulent une société, de l'apparition de nouvelles drogues, de la définition de la dépendance, de la sensibilité différente des individus aux mêmes drogues. La toxicomanie s'inscrit de multiples façons dans une dynamique anthropologique. Les schémas socioculturels d'utilisation des drogues et les stratégies de réduction de la demande varient selon les contextes historiques, géographiques ou économiques.

Plusieurs classifications des théories de la toxicomanie ont été publiées; le NIDA (*National Institute of Drug Abuse*) à Washington en recense plus de quarante. Les discours sur les addictions ont beaucoup varié au cours des deux derniers siècles, et le terme d'addiction (anglicisme) est d'usage récent en langue française. Selon Pedinielli, ce terme « doit d'abord être compris comme une notion descriptive qui désigne un champ : celui des conduites caractérisées par des actes répétés dans lesquels prédomine la dépendance à une situation ou à un objet matériel, qui est recherché et consommé avec avidité. »

Le champ d'application des addictions s'avère donc particulièrement large et même ouvert : alcoolisme, toxicomanie, dépendance médicamenteuse, anorexie mentale, boulimie, conduites d'achats pathologiques, dépendance sexuelle, jeu pathologique, tabagisme, tentatives de suicide à répétition, dépendance au travail, dépendance sectaire, etc. Cette liste n'étant évidemment pas exhaustive, il ne fait aucun doute que de prochaines publications viendront notifier de nouvelles conduites pathologiques qui pourront être reliées au concept d'addiction : cela représente tout son intérêt, mais aussi probablement ses limites. Dans cette perspective, classer, quantifier, dénombrer offre peu d'intérêt; ce qui est pertinent, c'est étudier la relation d'un sujet à son objet : que celui-ci soit réel, symbolique ou imaginaire n'a finalement guère d'importance, puisque les mécanismes fondamentaux de la relation à ces objets peuvent être considérés comme équivalents. Ce nouveau concept amène indiscutablement à de stimulantes révisions, notamment dans le cadre un peu figé de l'alcoolisme et des toxicomanies : au lieu de focaliser l'attention sur la nature des produits, il permet de se recentrer sur la problématique de ceux qui s'y adonnent.

Théorisation psychanalytique

La brève passion de Freud pour la cocaïne, ses publications sur ce « médicament » qu'il présenta de façon dithyrambique, son tabagisme chronique, ne conduisirent pas le fondateur de la psychanalyse à mener une étude systématisée de psychopathologie du toxicomane. Freud a cependant mis en évidence l'intensification constitutionnelle de l'érotisme oral chez les drogués. C'est à S. Rado que l'on doit une première théorisation en ce domaine; le postulat en est le suivant : ce n'est pas le toxique mais le désir de le prendre qui fait d'un individu donné un toxicomane. Selon Rado, une forme particulière de dépression se trouve à l'origine de la pharmacothymie. Dans l'élation pharmacogène, le Moi retrouve son état narcissique originaire lié à l'accomplissement de désirs magiques et à l'omnipotence. Glover, Fenichel et Rosenfeld élaboreront à leur tour des théories décrivant la polyvalence fonctionnelle de l'objet drogue. Comme le relate Anna Freud, les psychanalystes sont en permanence déçus par les états addictifs; les concepts qu'ils développent à leur propos rendent essentiellement compte de leurs préoccupations de recherche et non d'une clinique spécifique.

Les cliniciens retrouvent des caractéristiques communes chez la plupart des utilisateurs compulsifs de drogues. La dimension dépressive se traduit par un sentiment de vide, une absence de pensée, un manque de défense contre les affects. La drogue procure souvent, en maintenant magiquement l'auto-érotisme, une période d'euphorie de courte durée. L'addiction représenterait une tentative de défense et de régulation contre les déficiences et les failles narcissiques du sujet. Pour beaucoup d'auteurs, la toxicomanie n'est ni une névrose, ni une psychose, ni une perversion, mais « un état transitionnel » (Glover), « une pathologie narcissique » (Wurmser) selon les terminologies adoptées. Dans cette perspective, la toxicomanie est une conduite que l'on peut retrouver dans différentes structures, comme le montre plus loin Janine Pagès-Berthier.

Perspective de Stanton Peele

Stanton Peele a élaboré une théorie psychosociale de la dépendance ; pour lui, une théorie de l'addiction, de la dépendance doit pouvoir expliquer les phénomènes suivants :

– l'éventail de substances pouvant provoquer une véritable dépendance ;

– pour un psychotrope donné, les variations de son pouvoir toxicomanogène, d'une culture à l'autre et d'un individu à l'autre au sein d'une même culture ;

– l'impact des groupes et autres facteurs sociaux, à la fois sur l'usage compulsif d'une drogue, et sur le fait d'en abandonner l'usage ;

– les événements qui, dans le déroulement de la vie d'un individu, modifient sa tendance à devenir dépendant d'un produit.

Cette théorie prend en considération toutes les variables qui interviennent dans le fonctionnement de l'être humain : facteurs biologiques, personnalité, environnement physique et social, contextes culturel et politique. Pour Stanton Peele, les concepts clés permettant de conceptualiser ces variables et leurs interactions sont l'expérience qu'un individu retient d'un psychotrope et la manière dont cette expérience s'insère dans sa vie.

Les cliniciens savent que la structure chimique d'un psychotrope ne suffit pas pour en prédire le pouvoir toxicomanogène. Il n'est donc pas possible de définir les risques de dépendance en se fondant uniquement sur les caractéristiques psycho-pharmacologiques d'un produit. Certains sujets peuvent consommer des opiacés pendant des périodes relativement longues sans devenir dépendants, et d'autres deviennent dépendants de substances non morphiniques. De plus, les usagers sont très sensibles à l'environnement et au contexte socioculturel qui façonnent le vécu de la rencontre avec un produit donné.

Dans la théorie de Stanton Peele, l'expérience analgésique — comprise comme la suppression des douleurs à la fois physiques et psychiques — occupe une place centrale. L'auteur constate que tout psychotrope, qui remplit un rôle d'analgésique, est susceptible d'entraîner une dépendance. C'est le soulagement de la douleur qui conduit le sujet à répéter l'expérience, puisque sous l'influence du produit analgésique, il se désintéresse des sources de son angoisse. L'analgésie peut aussi être obtenue par le recours à des séquences comportementales, des conduites aux conséquences connues et prévisibles, et non seulement par le recours à des drogues exogènes.

Stanton Peele insiste également sur le fait que les réactions des individus face à un même contexte varient considérablement. Telle situation stressante pour l'un sera stimulante pour l'autre. Le fait d'avoir recours à l'intoxication par un psychotrope majore la culpabilité du sujet, réduit son estime de lui-même, et devient un facteur d'engagement dans la dépendance. Selon Peele, le manque apparaît dans le cycle de la dépendance lorsque ce processus se développe au point que l'expérience analgésique est devenue pour le sujet la source majeure, quasi unique, de gratification. L'auteur accorde une importance essentielle au facteur de contexte, le *setting* de Zinberg : il cite le faible nombre de patients hospitalisés pour des affections chroniques très douloureuses comme le cancer, auxquels on prescrit des opiacés et qui présentent des symptômes de manque lorsqu'ils rentrent chez eux. Il cite aussi le cas, fort bien étudié, des soldats américains au Vietnam : de retour aux États-Unis, une grande majorité d'entre eux abandonnèrent les opiacés.

Le poids des facteurs culturels est également déterminant. En effet, l'information sur un psychotrope donné varie parfois considérablement d'une culture à l'autre : ainsi une même plante peut être considérée soit comme sédative, soit au contraire comme excitante.

La singulière combinaison qui caractérise l'addiction se compose à la fois d'éléments relevant de la dépendance (satisfaction du besoin, motivation par renforcement positif) et d'éléments relevant de la compulsion (fuite ou évitement du malaise interne, motivation par renforcement négatif). Les auteurs anglo-saxons ont ainsi établi une théorie générale de la dépendance, prenant en compte des conduites qui n'impliquent pas l'usage d'une drogue, tout en produisant les mêmes effets.

Autres théories

❒ L'addiction comme stigmatisation sociale

Thomas Szasz, dans *Les rituels de la drogue*, développe la thèse suivante : sont tolérés comme psychotropes « purs » ceux qui sont issus de la culture occidentale, tels que le vin, le tabac ou les médicaments, alors que sont désignés comme « impurs » les psychotropes étrangers tels le cannabis ou les opiacés. Un processus de stigmatisation sociale des toxicomanes se met donc en place : ils deviennent des « boucs émissaires » ; en les rejetant, on espère protéger l'intégrité du groupe. En stigmatisant comme « malades » tous ceux qui s'écartent de la norme, un appareil de contrôle — voire de pression — très puissant et efficace s'instaure, pour le bénéfice de l'État et par le biais de l'industrie du traitement.

❒ Théorie « existentielle »

George Greaves propose une théorie existentielle de la dépendance : la principale motivation des êtres humains résiderait dans la satisfaction de leurs besoins fondamentaux et dans la réalisation de ces aspirations profondes (Maslow, 1954). Lorsque l'individu peut satisfaire ses besoins et aspirations, il en résulte un sentiment de plénitude, de bien-être.

Les états altérés de conscience servent à l'organisme de mécanisme d'adaptation; selon Greaves, certains adolescents ou adultes seraient moins aptes à accéder à de tels états altérés de conscience, en raison de processus pathologiques comme l'anxiété. Ces individus useraient de psychotropes pour ressentir malgré tout ces états, plus exactement pour retrou[...] au monde leur permettant d'éprouver à la fois des ét[...] normaux, et des états altérés. Tout usage de drogue visant à [...] téristiques d'une personnalité pathologique doit être cor[...] forme d'automédication.

Sur le plan thérapeutique, les conclusions de Greaves sont claires : si l'on veut réduire le nombre et l'intensité des états de dépendance aux psychotropes, il faut, d'une part, sensibiliser le toxicomane à d'autres sources de gratification psychosensorielle, et, d'autre part, réduire de façon préventive le niveau d'anxiété des sujets à risque.

❒ Théorie des « rôles sociaux »

Charles Winick propose une théorie basée sur les rôles sociaux, l'accessibilité des drogues et notre attitude à leur égard. Selon lui, on observe des états de dépendance par rapport à un si large éventail de substances et parmi de si nombreux groupes sociaux, qu'une théorie doit améliorer notre capacité à en comprendre le spectre entier.

La théorie de Winick se fonde sur trois points d'ancrage; l'incidence de la dépendance à l'égard d'un psychotrope sera élevée dans les groupes où l'on constate :

– une facilité à se procurer des produits toxicomanogènes;

– un désengagement par rapport aux interdits qui frappent leur utilisation;

– une tension et/ou une privation de rôle, le rôle étant défini comme un ensemble d'attentes et de comportements associés à une position particulière au sein d'un système social; par tension de rôle, l'auteur entend tout état de stress ressenti face aux obligations liées à la tenue de ce rôle; par privation de rôle, il désigne les réactions qu'entraînent les relations se nouant dans le cadre de la tenue d'un rôle.

Une théorie de la dépendance devrait nous rendre capables de prédire :

– quels sous-groupes, dans une population donnée, sont les plus susceptibles de devenir dépendants?

– quels individus, dans un sous-groupe donné, sont les plus susceptibles de devenir dépendants?

Nombreux sont les sujets à risques qui usent de psychotropes à des fins récréatives ou expérimentales, mais sans jamais devenir dépendants d'un produit. Une théorie valide devrait expliquer de tels cas, sans pour autant les associer à des traits de personnalité qui sont peut-être davantage le reflet de l'usage de drogues plutôt que de facteurs étiologiques.

Pour tester la valeur prédictive de sa théorie, Winick a élaboré un inventaire des rôles chez les adolescents; les 20 questions de cet inventaire mesurent trois dimensions du rôle de l'adolescent :

– l'aptitude de l'adolescent à manipuler les options et les possibilités, réelles ou imaginaires, qui s'ouvrent à lui;

– la façon dont il se positionne parmi ses pairs;

– sa manière de faire face aux transformations de son corps.

Cet inventaire de rôles fut administré à 1 311 étudiants (niveau d'études secondaires) new-yorkais. Chaque sujet répondait aussi à diverses questions relatives à sa famille, à l'école, à son style de vie, à ses habitudes alimentaires et à son usage de substances psychoactives. Un score relativement élevé indique un minimum de stress et de frustration des rôles. Selon la théorie de Winick, les étudiants, dont le score se situe dans le quartile inférieur, doivent être considérés comme des sujets à haut risque en termes d'usage de marijuana, les trois autres quarts des étudiants étant à considérer comme un groupe à faible risque. Winick constate que 11 % des adolescents à risque avaient consommé de la marijuana au moins une fois par semaine pendant au moins 4 semaines au cours de l'année précédant l'enquête; par ailleurs, seulement 2 % du groupe d'étudiants à faible risque avaient usé à ce point de marijuana durant la même période : la différence entre les deux groupes était donc statistiquement significative.

Toujours selon Winick, une discontinuité dans la succession des rôles et une évolution désordonnée dans l'apprentissage culturel, au cours de la vie d'un individu, peuvent entraîner des conséquences néfastes. Dans les sociétés occidentales, on observe un appauvrissement des expériences rituelles liées à la tenue d'un rôle; or, par leur charge affective, ces expériences aident à franchir le fossé qui sépare l'ancien rôle du nouveau. Les fonctions des rituels liées aux rôles étaient multiples : donner une signification à l'achèvement d'une phase de cycle de vie et à l'avènement d'une autre phase, renforcer l'esprit de la communauté, affirmer publiquement l'identité sociale et personnelle de l'individu, ainsi que son passage d'un âge et d'un statut à un autre. Avec l'abandon progressif des rites de passage, les individus sont moins capables d'identifier clairement leurs rôles et ont moins l'occasion de développer un « sens de soi ».

Une gradation insuffisante dans le passage d'un rôle à l'autre peut être pathogène et liée au développement d'un état de dépendance vis-à-vis des drogues.

❒ Recherche de sensations

Depuis les années soixante, le psychiatre américain Marvin Zuckerman a développé la notion de recherche de sensations et tend à en faire un trait de caractère, lié à des différences biologiques entre les individus.

L'échelle de recherche de sensations (*Sensation seeking scale*, adaptée en France par D. Widlocher) est un questionnaire qui se décompose en quatre dimensions :

- recherche de danger et d'aventure;
- recherche de nouveauté;
- désinhibition;
- susceptibilité à l'ennui.

Si cette échelle peut permettre de différencier les typologies de chercheurs de sensations fortes, elle vise surtout à mettre en évidence l'opposition entre de « grands » chercheurs de sensations (*high sensation seekers* ou HS) et des individus qui, au contraire, les évitent (*low sensation seekers* ou LS) : en cela, cette notion peut être rapprochée des travaux de Hans Jurgen Eysenk, dont le questionnaire de personnalité (EPI) oppose introversion et extraversion.

L'intérêt pour la recherche de sensations peut être mis en parallèle avec l'évolution du regard psychiatrique au cours du XXe siècle : aux pathologies de l'excès de retenue, de maintien, caractéristiques d'une société victorienne et marquées par le refoulement et la névrose, succèdent des pathologies de l'agir, de la prise de risque, de la démesure dans la quête de plaisir, comme les diverses addictions, les tentatives de suicide, la psychopathie (ou les troubles antisociaux), les phénomènes de bandes d'adolescents, etc. Il n'est donc guère étonnant que les grands chercheurs de sensations soient surreprésentés parmi les sujets impulsifs, alcooliques, toxicomanes, joueurs ou autres *addicts*, les délinquants, certains suicidants, etc. Ce « trait de caractère », plus répandu chez l'homme que chez la femme, est aussi plus marqué chez l'adolescent et le jeune adulte, comme les pathologies dont il augmente la fréquence.

En matière d'addictions, remarquons, avec J.-L. Pedinielli, que la recherche de sensations est un élément important de l'usage de drogues illicites chez les jeunes, des toxicomanies, ou du jeu pathologique; au contraire, certaines addictions comme des toxicomanies « d'automédication » ou les troubles des conduites alimentaires (qui touchent d'ailleurs davantage les femmes) pourraient être interprétées comme un évitement de la nouveauté ou de l'aventure.

Selon Zuckerman, la recherche de sensations serait liée au besoin de maintenir ou d'atteindre un certain niveau d'activité cérébrale. Les différences entre individus proviendraient de différences dans le seuil d'activation : pour obtenir une sensation équivalente, certains doivent recourir à plus de stimulations que les autres. Il convient donc de parler de recherche de stimulation, autant que de sensation.

Ces travaux sont donc souvent reliés aux approches biologiques; les bases de ces différences devraient être recherchées au niveau neurophysiologique : aux variations hormonales s'ajoutent des variations des taux d'endorphines, de monoamines et du système dopaminergique. Les variantes individuelles dans la recherche de stimulations diverses tiendraient ultimement, selon Zuckerman, à la génétique. Les travaux sur les animaux (rats « explorateurs » opposés aux rats « passifs »), notamment en matière de pharmacodépendance, semblent aller dans ce sens (par exemple importance des gènes codant les récepteurs de la dopamine).

Proche de cette notion de recherche de sensation, la « recherche de nouveauté » est l'une des dimensions proposées par Cloninger dans le cadre de son modèle psychobiologique de personnalité. Selon cet auteur, le tempérament, défini génétiquement, doit être exploré suivant quatre axes : recherche de nouveauté, évitement du danger, dépendance à la récompense et persévérance ou persistance (Lépine *et al.*, 1998).

En matière d'alcoolisme, Cloninger en vient à distinguer deux types principaux :

– type 1, d'installation lente, avec peu de recherche de nouveauté, sur des personnalités « passives – dépendantes »;

– type 2, précoce, avec importance de la recherche de nouveauté et profil général de type « psychopathique ».

D'autres approches, plus phénoménologiques ou psychodynamiques, tentent aussi de rendre compte de la dimension de recherche du risque chez certains sujets.

❒ Alexithymie

Lors de la neuvième conférence européenne de psychosomatique à Vienne, en 1972, Sifneos propose le terme d'alexithymie pour désigner le fonctionnement de nombreux patients sous forme d'affections organiques chroniques à fortes composantes psychosomatiques. Étymologiquement dérivé du Grec, ce terme renvoie à l'absence de mots pour exprimer des émotions; Sifneos présente ainsi son concept : « une vie fantasmatique pauvre avec comme résultat une forme de pensée utilitaire, une tendance à utiliser l'action pour éviter les conflits et les situations stressantes, une restriction marquée dans l'expression des émotions et particulièrement une difficulté à trouver les mots pour décrire ses sentiments ».

Les différentes descriptions et conceptions de l'alexithymie reprennent et complètent les principaux traits relevés par Marty et M. de M'Uzan, dans le champ des affections psychosomatiques, mais procèdent d'une autre logique correspondant aux exigences de la psychopathologie quantitative. Le concept d'alexithymie se distingue par son souci d'objectivité, ses possibilités de mesure et ses essais de validation, mais aussi sa compatibilité avec les modèles neuropsychologiques cognitifs et béhavioristes actuels.

Sifneos a donné une description des signes retrouvés chez les alexithymiques, qui les discriminent cliniquement des névrosés :

– plaintes : description sans fin de symptômes physiques parfois sans relation avec une maladie physique sous-jacente;

– autres plaintes : tension, instabilité, frustration, douleurs, ennui, sentiment de vide, agitation, fébrilité, nervosité;

– contenu de pensée : absence frappante de fantasmes et description élaborée de détails triviaux de l'environnement;

– langage : difficulté dans la recherche des mots appropriés pour décrire des sentiments;

– pleurs : rares; parfois ils pleurent abondamment mais leurs larmes ne semblent pas liées à un sentiment approprié comme la tristesse ou la colère;

– rêves : rares;

– affects : inappropriés;

– activités : tendance à l'action impulsive, l'agir semble un mode de vie prédominant;

– relations interpersonnelles : étonnamment pauvres et tendance à la dépendance ou préférence pour la solitude;

– personnalité narcissique, dépendante, passive et agressive, antisociale;

– posture : rigide;

– contre-transfert : le thérapeute est finalement plongé dans l'ennui par le patient qu'il trouve terriblement « lourd ».

Dès 1973, Sifneos fait part de son impression clinique : la caractéristique psychologique qu'il décrit se retrouve également chez certains toxicomanes et alcooliques. De nombreuses études constatent qu'il existe une forte corrélation entre alexithymie et consommation d'alcool; deux formes d'alcoolisme sont particulièrement examinées : l'intoxication majeure aiguë et l'intoxication chronique sévère. Dans les deux cas, elles sont majoritairement représentées dans le groupe des individus fortement alexithymiques.

Il n'existe néanmoins pas d'éléments discriminants pour dire si l'alexithymie est sous-jacente aux comportements addictifs favorisant alors son émergence, ou si elle est une voie évolutive de la conduite addictive installée et chronicisée. Si des études ultérieures confirmaient la plus forte prévalence d'alexithymie parmi les toxicomanes, il resterait à savoir s'il s'agit véritablement d'une alexithymie, ou bien d'un aménagement secondaire. Seules des études longitudinales pourraient le montrer, ce qui nécessite des moyens particulièrement difficiles à mettre en œuvre.

BIBLIOGRAPHIE

Alcooliques anonymes. *Les Alcooliques anonymes.* 2e édition révisée du « Gros livre ». le livre de base des AA Montréal : AA du Québec, 1985.

Charles-Nicolas A, Valleur M. *Les conduites ordaliques. In :* Olievenstein Claude. La vie du toxicomane. Paris : PUF, 1982, p. 82-99.

Marlatt A, Vandenbos GR. *Addictive behaviors : readings on etiology, prevention, and treatment.* Washington : American Psychological Association, 1997.

Nadeau L. *La crise paradigmatique dans le champ de l'alcoolisme. In :* Brisson P. L'usage des drogues et la toxicomanie. Montréal : Gaëtan Morin, 1988, p. 185-199.

Peele S, Brodsky A. *Love and addiction.* New York : Taplinger, 1975.

Szasz T. *La persécution rituelle des drogués, boucs émissaires de notre temps : le contrôle d'État de la pharmacopée.* Paris : Éditions du Lézard, 1994 (1re éd. : 1974).

Zinberg NE. *Drug, set, and setting : The basis for controlled intoxicant use.* New Haven, London : Yale University Press, 1984.

Zuckerman M. *Behavioral expressions and biosocial bases of sensation seeking.* New York : Cambridge University Press, 1994.

PERSONNALITÉ ET TOXICOMANIE : APPROCHE PSYCHANALYTIQUE

J. PAGÈS-BERTHIER

Question de la structure

Y a-t-il une spécificité de la toxicomanie? Le toxicomane existe-t-il en tant que tel? Les psychanalystes actuels se trouvent divisés sur la réponse à apporter. Certains ont pu même affirmer que « le toxicomane n'existe pas », puisqu'il n'appartient à aucune catégorie psychiquement isolable. En effet, on a suffisamment montré qu'il n'existe aucun modèle de personnalité unique qui constituerait *la* personnalité toxicomaniaque.

La dépendance vient seulement se greffer sur telle ou telle structure de personnalité. On peut néanmoins mettre en évidence un certain nombre de caractères communs aux divers aménagements rencontrés dans la clinique : la dépressivité, les carences identificatoires et le recours à l'agir. D'autre part, on a pu insister sur la dimension perverse de la conduite toxicomaniaque, sans aller toutefois jusqu'à parler de perversion : ces modalités particulières de distorsion de la relation d'objet à des fins narcissiques constituent une variante d'aménagement pervers.

Par-delà ces traits communs rencontrés chez les toxicomanes, qu'ils soient de nature perverse, névrotique ou psychotique, n'y aurait-il pas un quatrième type d'organisation qui serait celui des personnalités toxicomanes? Claude Olievenstein revendique une spécificité de la toxicomanie et de son approche, qu'il qualifie de « clinique de l'intensité ». Le toxicomane présente une part malade et une part non malade, puisque chez lui « le stade du miroir » (Jacques Lacan) est en réalité un « stade du miroir brisé ». De cette fracture, va naître cette incertitude nosographique concernant la pathologie du sujet dépendant. Chez ce sujet à la fois normal et psychotique, on peut reconnaître les « états transitionnels » décrits dés 1932 par E. Glover, futurs « états-limites » qui ont un pied dans les psychoses et l'autre dans les névroses.

Problématique narcissique et difficultés d'intériorisation

En ce qui concerne le cas des personnalités dépendantes, on peut parler d'une perturbation précoce du narcissisme. Chez ces sujets, on ne trouve pas trace d'identification à une mère interne protectrice. Le toxique jouera donc le rôle d'objet interne sécurisant. Cet état de dépendance narcissique a pu se constituer ainsi dès les tout premiers stades de maturation psychique, favorisant ensuite une fragilité de la relation d'objet et des possibilités identificatoires. Le recours à l'addiction a pu constituer, par la suite, une tentative magique pour pallier le défaut de représentation d'une instance maternelle adéquate. Ces carences de l'intériorisation se retrouvent également dans les comportements de type anorexie-boulimie.

Dans le développement normal de l'individu, avec le processus d'introjection, le sujet fait passer ses objets d'amour du dehors au dedans, ainsi que les qualités inhérentes à ces objets. Pour les psychanalystes N. Abraham et M. Torok, si le processus d'introjection s'avère impraticable, le fantasme d'incorporation viendra s'y substituer, réalisant une guérison magique du psychisme endeuillé, le dispensant du douloureux travail de remaniement interne, accomplissant au propre ce qui n'a de sens qu'au figuré. D'où ces comportements étranges et frénétiques durant lesquels le sujet va chercher compulsivement à s'introduire, dans le corps, les objets les plus divers : nourriture, alcool, toxiques.

Pour éviter à leur Moi d'exploser sous la pression de leurs affects violents, les sujets dépendants ont recours aux « *flashs* » éblouissants de la poudre et à l'incorporation forcenée, exprimant l'angoisse de morcellement en redonnant pour un temps à leurs sensations corporelles un semblant d'unité. Ces pratiques ont ainsi pu être envisagées comme des tentatives d'autoprotection contre la menace de morcellement psychotique (Aimé Charles-Nicolas). Ce surinvestissement compulsif du corporel par le maintien de sensations extrêmes vient se substituer à la relation d'objet.

Troubles de l'intersubjectivité et de la relation à l'objet

Tout objet constituant une effraction traumatique pour le sujet dépendant, ce dernier va être amené à se construire une carapace narcissique afin de se protéger des aléas de la relation objectale. Dans cette pathologie de l'objet transitionnel, où l'ersatz remplace l'objet humain au lieu de le symboliser, la drogue apparaît comme objet partiel conférant au sujet un sentiment illusoire de toute puissance. Le toxicomane va ainsi nier l'importance de l'objet humain et faire l'économie de l'ambivalence envers l'être aimé. Ces défenses narcissiques pathologiques entraînent une faille dans l'idéal du Moi, l'estime de soi et le sentiment de l'identité personnelle. Le repli auto-érotique, que réalise la solution addictive, vient court-circuiter l'échange humain et langagier; il constitue une stratégie pour se mettre à l'abri des réactions imprévisibles de l'objet, en tant qu'il est lui aussi un sujet.

Avec le toxique, aucune réciprocité n'existe : inerte et dépourvu de sensibilité, il n'est pas à même d'éprouver quoi que ce soit pour qui que ce soit… La blessure narcissique du rejet ou de la perte ne sera donc pas à craindre. La pharmacodépendance, dans sa recherche répétitive du manque, représente ainsi une fuite en avant par rapport à la précarité de la relation d'objet. Paradoxalement, il s'agit en somme d'établir une relation passionnelle à une « chose » privée de conscience, plutôt que de risquer le rejet d'un sujet aimé. Ces troubles de l'intersubjectivité — au sens phénoménologique du terme — sont à mettre sur le compte d'une défaillance narcissique au niveau de la constitution des objets transitionnels, entraînant une angoisse devant l'altérité.

La rencontre avec l'autre, en tant qu'elle signe la reconnaissance mutuelle des sujets parlants, est vécue comme trop dangereuse par les sujets addictifs. On repère chez eux ce que Philippe Jeammet a nommé une « néo-relation d'objet addictive », où la fonction remplace ainsi l'objet.

Le toxique doit donc jouer son rôle de « non-sujet », de même que cet autre chosifié, réduit à un pur objet de besoin et dépourvu de son altérité. La relation duelle étant vécue comme trop menaçante, l'éprouvé d'intensité nécessaire au plaisir se trouve évacué du champ interrelationnel et déplacé sur le toxique, sur les conduites de risque, sur le jeu avec le manque.

Manque du manque, fonction de l'expérience toxicomaniaque

La clinique des toxicomanes est essentiellement paradoxale, et nombre de cliniciens voient dans le processus toxicomaniaque une dimension autothérapeutique.

En effet, le recours au toxique peut être vu comme dispositif d'une autoconservation paradoxale, partant de l'ambiguïté du *Pharmakon*, à la fois remède et poison. Dans cette optique, l'opération relève davantage de l'automédication que de l'autodestruction.

À travers l'hétérogénéité des pathologies addictives, la psychanalyste Piera Aulagnier repère une même souffrance compulsive accompagnant l'activité de pensée. Le corps va prendre alors une fonction essentielle, en tant que lieu et possibilité de souffrance. Dans cette relation passionnelle et aliénante entre le sujet et l'objet drogue, le plaisir est devenu un besoin. La dépendance, l'asservissement à un objet extérieur, engendrera tôt ou tard un éprouvé de souffrance auquel le sujet va s'accrocher de toutes ses forces. L'abstinence, avec le retour de la douleur, va entraîner une réapparition des limites corporelles, aiguisant la perception de la réalité, la souffrance constituant ainsi une preuve de son existence. Éprouver le manque va donc permettre au sujet de se sentir vivant. Dans ces pratiques, la non-satisfaction du besoin engendré par le manque devient alors le moyen le plus efficace pour se maintenir comme être désirant échappant ainsi à la mort psychique. Malgré la nouvelle dépendance ainsi créée, les sujets addictifs tentent de réunir les conditions nécessaires à l'émergence du désir. Le besoin du besoin, le manque du manque (Claude Olievenstein) vont donc présider à cette démarche complexe. C'est du manque du manque dont le sujet a peur, et le manque devient alors lui-même objet du désir. Le toxicomane convoque donc le manque par sa dépendance même, ce qui lui permet de retrouver son désir toujours renaissant.

Chez ces sujets, l'alternance compulsive du plein et du vide semble être la condition même de leur survie psychique. Ces pratiques les conduisent de façon paradoxale à éprouver les limites de leur corps et de leur Moi, jusqu'à leur tenir lieu d'identité.

Problématique identitaire des toxicomanes

On a souvent décrit le caractère répétitif et figé du style de vie du toxicomane avec son aspect aliénant. Néanmoins, il existait autrefois une image identificatoire mythique de l'héroïnomane, du toxicomane irréductible, que revendiquaient ces sujets parce qu'elle les aidait à vivre. Ce n'est plus vraiment le cas actuellement, car ce sont souvent des polytoxicomanes (alcool, médicaments, substitution, l'héroïne étant plus rarement consommée seule) qui viennent consulter dans les centres de soins.

L'identité revendiquée par le toxicomane n'a pas disparu mais s'est modifiée : c'est celle d'un personnage plus misérable que glorieux, en quête de normalité et d'assistance matérielle. Il existe des stratégies de gestion de la dépendance et d'adaptation à l'environnement, par le biais de l'insertion paradoxale dans le domaine de la marginalité. L'engagement dans une « carrière » déviante est le fait de sujets en quête d'identité, recherchant d'autres modalités d'inscription sociale, notamment au sein de groupes de consommateurs de drogues. Pour ces pseudo-marginaux, il va y avoir une manière conforme d'être déviant, en fonction des règles sociales qui vont leur prescrire les modalités de leur « transgression ». La toxicomanie va ainsi souvent conférer une identité de groupe, conforme à un modèle standardisé, au détriment de la singularité et de l'unicité du sujet.

Bien souvent, les patients venant consulter dans les centres de soins revendiquent en fait une identité de toxicomane malheureux, alors qu'ils vont se présenter peut-être différemment dans les institutions à bas seuil d'exigence, sans qu'il s'agisse toujours de manipulation hystérique. Ils adapteront leur discours selon l'idéologie supposée de l'institution, et les intervenants en toxicomanie recueilleront la plupart du temps un discours convenu. En effet, l'adhésion trop étroite à une instance extérieure dictant sa norme (produit, groupe de pairs, institution) représente un risque constant dans le fonctionnement psychique des toxicomanes.

La question qui se pose aux soignants consiste donc à savoir comment accueillir le toxicomane, sans l'aliéner davantage en redoublant l'exclusion, comment l'aider à se structurer sans renforcer encore son identité d'emprunt. Accueillir les toxicomanes, dans les centres de soins spécifiques, présente l'avantage de les différencier des malades mentaux, qu'ils ne sont pas et qu'ils ne veulent pas être. Tout se passe comme si l'identité de toxicomane était plus valorisante que celle de psychotique, ou en tout cas moins stigmatisante. De la même manière, les intervenants en toxicomanie revendiquent fortement cette distinction, comme s'il était plus « noble » de s'occuper de toxicomanes, supposés moins déficitaires. Les soignants réagissent un peu comme si ce « déficit » pouvait rejaillir sur leur identité propre. Cette attitude est d'autant plus marquée chez les intervenants ayant connu eux-mêmes la toxicomanie, comme par exemple les accueillants. Il existe donc, en miroir, une problématique identitaire de l'intervenant en toxicomanie qui mérite d'être prise en considération.

D'autre part, avec l'apparition du sida, des soignants ont pu penser que chez certains patients l'annonce de leur séropositivité allait signer la perte de leur identité de toxicomane marginal. On s'est demandé si cette nouvelle appartenance ne les ferait pas accéder malgré eux à un statut différent, celui de malade socialisé. En réalité, on a surtout assisté à un cumul de marginalités, le sentiment de marginalité ne faisant que s'exacerber : tout semble se passer comme si, le plus souvent, une marginalité ne venait pas remplacer l'autre mais au contraire s'y ajouter.

La revendication de leur marginalité reste une constante chez les toxicomanes, bien que l'on repère chez eux une paradoxale aspiration à la normalité. Entre déviance et conformisme, ce qui les caractérise surtout semble être leurs difficultés à se situer dans leur rapport au monde, avec une conscience aiguë de celles-ci.

Rapport au monde du toxicomane

La toxicomanie est avant tout une façon d'être au monde. Il ne s'agit pas d'un simple comportement, mais d'une attitude globale face à l'existence impliquant tout un mode de vie.

La toxicomanie a pu être définie comme une forme d'absence au monde, « un oubli de l'être » au sens heideggerien du lien social et affectif, mais qui va de pair avec une insoutenable nostalgie de l'harmonie de l'adéquation parfaite avec soi-même, l'autre et le monde.

La solution que représente l'expérience toxicomaniaque est en fait, chez les toxicomanes, une rectification du rapport au monde. La drogue est ce moyen magique permettant de rétablir un accord parfait avec le monde, entre la formation du délire chez le psychotique et l'invention d'une réalité autre chez l'artiste.

Par une automanipulation de ses propres perceptions, le toxicomane va transformer sa vision du monde. Les aménagements que trouvera le sujet pour réorganiser son rapport au monde procèdent d'une démarche active, comme tentatives de réponses à ses angoisses existentielles. Comment assumer la condition de l'être humain pris entre les exigences du plaisir et celles de la réalité ? Le toxicomane s'efforce à sa manière de répondre à cette question universelle en instaurant un rapport au monde particulier, fait de risque et d'intensité, où alternent le plein et le vide.

Dans la fusion sans mots avec la poudre, la vacillation provoque une disparition simultanée du monde et du sujet pensant, dispensant ce dernier du souci d'exister.

Comment alors maintenir un rapport au monde possédant les mêmes critères que pour la communauté des sujets pensants ? Ce sont précisément ces troubles de l'intersubjectivité qui situent le toxicomane en dehors du monde de la vie, en dehors du temps et des repères communs de l'être humain.

La dépendance qui s'instaure ne se situe donc pas au seul niveau du produit, mais bien à celui d'une expérience quasi métaphysique. C'est ce que l'on a pu appeler le phénomène de la « centration » chez les toxicomanes (Alain Morel, François Hervé), où l'individu va centrer toute son existence sur la consommation de drogues. La vie s'organise autour du seul besoin de drogue, et les modifications de l'humeur et des perceptions qui en découlent, la suspension du temps et de la pensée feront qu'il n'y aura plus de place pour aucun autre investissement. Il s'agit sans doute de l'une des distinctions les plus pertinentes qui aient pu être établies jusqu'à présent entre la toxicomanie véritable et le simple usage de drogues.

MODÉLISER LES ADDICTIONS

M. VALLEUR

Nous avons abordé diverses théorisations et différents regards sur les conduites addictives. Il est évident que chaque auteur va privilégier comme mode de compréhension son propre domaine de référence théorique. La majorité des cliniciens français s'inscrivent dans une optique psychothérapeutique où la psychanalyse est la principale référence. Mais parallèlement, de plus en plus d'auteurs se penchent sur les mécanismes biologiques de la dépendance, tels qu'ils ont pu être présentés à propos de la pharmacologie des drogues…

Remarquons toutefois que la complexité des pratiques cliniques fait qu'une théorie unique de référence est en réalité insuffisante pour rendre compte de ces pratiques. Les approches cliniques sont bien moins « pures » que ne pourraient le laisser penser nombre d'écrits théoriques. De façon implicite, les praticiens tendent à recourir à des modélisations syncrétiques qui leur permettent de tenir compte des divers éléments en jeu : biologiques, psychologiques, sociaux, etc. En deçà des théories de référence, il faut donc faire une place à des modélisations transdisciplinaires, qui visent à intégrer les abords de plusieurs domaines de recherche. Les toxicomanies, comme les addictions, doivent toujours être abordées dans leur complexité. À ce prix, elles pourraient devenir un mode nouveau de penser la souffrance psychique des sujets, à la fois dans sa dimension psychologique et existentielle, et dans sa dimension morbide, processuelle.

L'étude des modèles psychopathologiques des addictions (Pedinielli, 1997) montre ainsi une apparente opposition entre des modèles psychanalytiques et des modèles comportementalistes ou psychosociaux.

Il nous semble cependant que le désir de s'inscrire dans un champ de référence précis (psychanalyse, comportementalisme, etc.) comme la crainte de l'éclectisme conduisent à une prolifération de modèles qui gagneraient à être rapprochés. C'est en quelque sorte vers une « métamodélisation » des addictions que nous devrions tendre, en conjuguant les apports de disciplines très différentes.

De façon générale, tout abord des addictions doit commencer par prendre acte des diverses dimensions du phénomène, résumées pour les toxicomanies par Claude Olievenstein comme *« la rencontre entre une personnalité, un produit et un moment socioculturel »*. Aucun de ces éléments ne doit être éludé pour une appréhension globale du phénomène, et il est évident qu'aucun spécialiste ne peut totalement maîtriser les disciplines concernées par une aussi vaste problématique.

Les oppositions et querelles de chapelles reflètent trop souvent l'étroitesse de vue des protagonistes : par exemple un psychologue pourra nier l'importance de la biologie, tandis qu'un pharmacologue niera le rôle de la culture ou de la société… Bien des débats entre spécialistes ressemblent donc à des oppositions entre des vues partielles, toutes vraies mais toutes incomplètes, comme si l'on se bagarrait autour de l'impossibilité de représenter, en deux dimensions, une carte exacte du globe terrestre : sur l'une des représentations, l'existence d'un pôle Nord n'implique pas l'inexistence d'un pôle Sud…

Le passage de la toxicomanie aux addictions a l'intérêt, pour les auteurs anglo-saxons, de dépasser une vision étroite de « maladie », simplement basée sur l'interaction entre une substance et un individu (sinon entre une molécule et une synapse). En France, il y a longtemps que nous sommes habitués — notamment sous l'influence de la psychanalyse —, à relativiser la place du produit dans les toxicomanies. Dans le cas des « addictions comportementales » ou des « toxicomanies sans drogues », nous avons toutefois à faire une place à ce qui est l'équivalent de la drogue dans la toxicomanie, cela à deux niveaux : d'une part l'effet, l'éprouvé particulier au centre de la conduite addictive (lié à des modifications neurobiologiques, même en l'absence de « drogue » extérieure), et d'autre part le sens, la place du « produit » dans l'histoire du sujet (qui justifie les études sur le « choix » de la « drogue » et les abords psychologiques divers). La notion de conduites ordaliques (*cf. L'adolescent usager de drogue et les conduites à risques*) peut, au niveau de la quête de sens, être le pendant de « la recherche de sensations »

(Marvin Zuckerman) au niveau de l'effet, de l'éprouvé. Cela pourrait être un élément d'éclairage des aspects actifs, paradoxaux, de l'addiction; tentative, pour un sujet dépendant ayant *« perdu le contrôle de sa vie »* (selon la formulation des Alcooliques anonymes), de reprendre en main son destin, elle constituerait *l'envers de la dépendance.*

L'addiction elle-même comporterait deux faces : l'une de désubjectivation, d'effacement du sens et l'autre de transgression, d'affrontement, de recherche de sens. Le tabagisme est aujourd'hui encore un bon exemple de comportement « insensé », en secteur, mais sans grand retentissement sur la vie subjective, davantage dépendance pure qu'addiction. Le jeu, dans lequel le « produit » est le hasard et l'argent, et « l'éprouvé » l'excitation extrême dans l'attente du verdict, serait au contraire la répétition jusqu'à l'absurde de la question même du sens de la vie, une quête de justification du droit à la vie.

Nous proposons donc l'hypothèse que les différentes formes de dépendance, les diverses « addictions », se distribueraient suivant un continuum allant des dépendances les plus acceptées ou les plus passives aux plus transgressives ou « ordaliques » : à une extrémité le tabagisme, voire les troubles des conduites alimentaires, à l'autre les formes actuelles de toxicomanie, avec leur versant de marginalité parfois recherchée, de révolte souvent manifeste et de transgression toujours présente.

Dans cette classification des addictions, le jeu « pathologique » doit occuper une position centrale : socialement encouragé par l'État, le jeu ne devrait pas entraîner la moindre marginalisation ou stigmatisation de ses adeptes. Or, cette voie courte, quasi mystique ou magique vers la fortune, garde en soi, dans les représentations du public comme des joueurs eux-mêmes, la marque de réprobation morale qui vise la facilité, le refus de l'effort, de la voie longue…

Dans ce début de modélisation des addictions, les divisions qui ont, durant plusieurs années, agité en France le champ de l'intervention en toxicomanie autour de la réduction des risques ou des traitements de substitution peuvent trouver une explication :

– d'un côté, des thérapeutes qui se réfèrent aux théories psychanalytiques ou psychosociales ont vécu la promotion de traitements de substitution comme le risque d'une régression conceptuelle : dans certains discours très médicaux, la toxicomanie redeviendrait une maladie chronique comparable au diabète, simple interaction entre le corps du sujet et une substance;

– de l'autre, des soignants attachés à des approches pragmatiques soulignent l'erreur qui consisterait à mettre à tout prix du sens dans ce qui est devenu processus, à continuer à rechercher la signification de ce qui n'en a plus et nécessite au contraire d'être considéré « comme » une maladie.

BIBLIOGRAPHIE

Chassaing JL, Balbure B, Dufour A, Farges F, Petit P. *Écrits psychanalytiques classiques sur les toxicomanies.* Paris : Association freudienne internationale, 1998.

Ehrenberg A. *Le culte de la performance.* Paris : Calmann-Lévy, 1991.

IRS de Reims. Clinique psychanalytique et toxicomanie. *Revue documentaire Toxibase*, 1993 (3).

Pagès-Berthier J. Psychanalyse et toxicomanie. *Revue documentaire Toxibase*, 1993 (2).

TOXICOMANIE ET TROUBLES MENTAUX : LA QUESTION DE LA COMORBIDITÉ

F. FARGES

La comorbidité (également connue sous le nom de double diagnostic) est un concept relativement récent, initialement développé en médecine interne, qui correspond à l'association d'au moins deux pathologies chez un même patient.

S'il est de plus en plus usité en matière de toxicomanies ou d'addictions, il faut voir là l'effet d'une médicalisation croissante de ces champs : d'une part sous l'influence des politiques de santé publique, qui mettent l'accent sur la santé des usagers, d'autre part du fait des progrès des neurosciences.

L'étude de la comorbidité psychiatrique dans la toxicomanie pose de nombreuses difficultés conceptuelles, l'usage de toxiques et les troubles mentaux participant soit d'une concomitance fortuite, soit d'étroites interrelations causales. Il se forme ainsi un cycle interactif, drogue et psychopathologie influençant réciproquement leurs manifestations et leurs évolutions en se succédant, s'intriquant et parfois se confondant.

Six possibilités d'association d'usage de drogues et de troubles mentaux ont ainsi été suggérées :

– le trouble mental est la conséquence directe de la consommation (pharmacopsychoses, syndromes confusionnels, intoxication, certains états dépressifs et anxieux, syndrome amotivationnel, etc.);

– le trouble mental modifie l'évolution des pratiques consommatoires (cas des sujets présentant un trouble bipolaire et consommant surtout en phase maniaque);

– la consommation de drogues est secondaire à un trouble mental ou à un trouble de la personnalité (automédication);

– la consommation de drogues modifie l'évolution du trouble mental (virage de l'humeur chez le sujet présentant un trouble bipolaire, exacerbation de l'anxiété, hallucination et idées délirantes chez le schizophrène, violence chez le psychopathe);

– le trouble mental et la consommation de substances psychoactives sont l'expression d'une vulnérabilité commune (génétique, psychopathologique, environnementale);

– le trouble mental et la consommation de drogues n'ont aucune relation mais coexistent simplement.

Les travaux cliniques actuels soulignent que les consommateurs de substances psychoactives (usage, abus, ou dépendance) présentent plus fréquemment des troubles psychiatriques que la population générale. En symétrie, les sujets présentant des troubles mentaux montrent une forte appétence pour les drogues. En général, les substances les plus puissantes induisent les taux de comorbidité les plus élevés. Ainsi, la comorbidité psychiatrique est plus fréquente lors de l'utilisation d'héroïne ou de cocaïne plutôt que de cannabis. L'association ou comorbidité la plus fréquente est celle de l'abus de deux substances, l'alcool étant habituellement associé à un autre produit.

Il n'est pas dans notre propos d'aborder les complications psychiatriques classiques de l'usage de drogues (tels les pharmacopsychoses, les syndromes confusionnels, etc.), mais d'étudier les troubles mentaux décrits pour leur association avec la toxicomanie.

Troubles de la personnalité

Certains troubles de la personnalité (dites aussi personnalités pathologiques) peuvent induire une consommation de substances psychoactives, soit parce que la personnalité du sujet le rend plus vulnérable à l'offre de drogues, soit parce que cette personnalité trouve dans les produits de quoi modifier son état psychologique.

La personnalité antisociale (psychopathie) apparaît comme la plus fréquemment associée à l'abus ou la dépendance à une substance. L'association psychopathie/toxicomanie est à bien des égards responsable de la mauvaise réputation dont jouissent les sujets toxicomanes. Il existe de fait un renforcement réciproque entre ces deux troubles, puisque si la personnalité antisociale prédispose à la toxicomanie, conjointement la consommation de drogues peut expliquer une part des conduites antisociales. Il convient donc d'essayer de distinguer, chez un toxicomane, ce qui relève de l'abus ou de la dépendance, ou bien de son comportement psychopathique. Les toxicomanes à personnalité antisociale commenceraient plus jeunes leur consommation, leur niveau culturel serait plus faible, ils rechuteraient plus rapidement après les sevrages, auraient davantage de problèmes légaux; leur parcours toxicomanogène serait plus long, avec plus volontiers un recours à l'héroïne et à une polytoxicomanie : logiquement cette association est un facteur de risque pour l'infection à VIH.

La seconde personnalité pathologique la plus fréquemment retrouvée est celle de personnalité limite (*borderline*). Ces sujets sont à haut risque psychiatrique et développent plus particulièrement des états dépressifs. Le risque de décès prématuré par suicide est fortement augmenté.

La personnalité narcissique prédispose elle aussi à la consommation de substances, plus particulièrement de cocaïne. Rappelons le recouvrement des traits de personnalité antisociale, limite et narcissique.

Troubles de l'humeur, troubles anxieux, suicide

La dépression est le trouble mental le plus fréquemment associé à la toxicomanie; elle est particulièrement corrélée à un niveau de dépendance élevé et/ou une polytoxicomanie. Chez un certain nombre de sujets, il semble exister une réelle interaction entre état anxieux, état dépressif et consommation d'alcool ou de drogue. Dépression et toxicomanie s'influencent réciproquement, la dépression précédant, accompagnant ou succédant à l'usage de toxiques. Dans la mesure du possible, la chronologie d'apparition est donc importante à repérer, pour mieux adapter la conduite thérapeutique. Les mêmes facteurs biologiques ou psychopathologiques peuvent produire une pathologie à double expression : toxicomanie et dépression. Certains états dépressifs peuvent être en rapport avec un dysfonctionnement biologique consécutif à l'action des drogues ou au sevrage. Enfin, la prise de drogue peut représenter pour le sujet une tentative — en cherchant à s'euphoriser — de lutter contre la perception d'affects dépressifs. Le repérage de cette symptomatologie dépressive s'avère tout à fait essentiel, car elle est le plus souvent au centre de la demande de soins du toxicomane et peut constituer un moteur dans la dynamique évolutive de la prise en charge de tels patients.

Les critères diagnostiques classiques d'état dépressif sont peu adaptés chez les toxicomanes car leur dépression revêt des aspects sémiologiques particuliers : les sujets sont souvent insomniaques, asthéniques, anorexiques, abouliques, du simple fait de leur consommation. En revanche, les dimensions d'opposition caractérielle, les troubles de personnalité sous-jacents sont exacerbés : des symptômes comme l'intolérance aux frustrations, les comportements violents et agressifs, les moments d'angoisse sont plus marqués et doivent être considérés comme des signes d'appel. Quelques thèmes apparaissent plus marqués, tels l'autodévalorisation, la culpabilité vis-à-vis de la famille, l'incapacité à envisager l'abstinence.

Il est fréquent que l'état dépressif disparaisse dans le mois qui suit le sevrage ou la mise sous substitution. *A contrario*, il peut apparaître à ce moment-là, et se présente alors sous une forme plus asymptomatique avec désintérêt, ralentissement psychomoteur, sans tristesse verbalisée. D'un point de vue psychodynamique, il est interprété comme un deuil du fonctionnement dans la toute puissance. Ces états dépressifs, survenant à distance de la dépendance, favorisent une rechute ou une évolution vers une autre conduite addictive (alcoolisme).

Le traitement antidépresseur ne présente pas de spécificité, mais sa prescription n'a d'intérêt qu'à distance de la consommation, lors de l'abstinence ou de la substitution. Signalons que les inhibiteurs de la recapture de la sérotonine (IRS) peuvent augmenter les concentrations plasmatiques de la méthadone, et que les IMAO sont contre-indiqués.

Le syndrome amotivationnel se présente comme un état associant asthénie, désintérêt, déficit de l'activité et du fonctionnement intellectuel, sans humeur dépressive. Il survient lors d'un usage prolongé de n'importe quelle drogue, et peut persister plusieurs mois après le sevrage. On le rencontre fréquemment chez des jeunes en rupture scolaire. Les antidépresseurs et les neuroleptiques désinhibiteurs sont parfois efficaces.

La comorbidité toxicomanie/troubles bipolaires (auparavant nommée psychose maniaco-dépressive) est particulièrement intéressante à rechercher tant par sa fréquence que pour ses conséquences thérapeutiques. La prévalence, pour la vie entière, de troubles liés à l'utilisation de substances psychoactives est plus élevée chez les bipolaires de type I (épisodes maniaques et dépressifs) que chez le type II (épisodes hypomaniaques et dépressifs). Il importe de séparer les troubles bipolaires lors des phases maniaques qui constituent un groupe à haut risque des phases dépressives où la consommation de toxiques est moindre. Les patients abusent de drogues essentiellement en période (hypo-) maniaque, dans le but de favoriser, maintenir ou majorer les états euphoriques associés à ces phases. C'est logiquement un psychostimulant, la cocaïne, qui est le produit le plus utilisé. La consommation de drogues est logiquement majorée dans le trouble bipolaire mixte et les cycles rapides (au moins quatre épisodes par an). Sur le plan diagnostique, le trouble bipolaire peut se manifester par une prise de drogue : le risque est de le méconnaître, alors masqué par la symptomatologie toxicomaniaque. *A contrario*, l'existence de cycles rapides ou d'une thymie instable, malgré un traitement thymorégulateur bien conduit, doit faire rechercher une prise de toxiques.

L'usage de drogue a été reconnu comme un facteur primordial des conduites suicidaires chez l'adolescent et l'adulte, la plupart des travaux liant suicide, dépression et toxicomanie. La toxicomanie s'est révélée corrélée à la fréquence et à la gravité médicale des tentatives de suicide et aux suicides réussis.

Si les drogues en elles-mêmes peuvent induire des troubles anxieux, conséquence physiologique directe de l'exposition à une substance, de nombreux sujets traitent leur anxiété avec de l'alcool, des médicaments ou des drogues. Il s'agit de patients présentant des troubles anxieux à type d'attaques de panique, phobie sociale, anxiété généralisée, ou état de stress post-traumatique. Le recours à des produits utilisés à titre d'automédication peut provoquer initialement une réduction des symptômes d'anxiété, mais une authentique pharmacodépendance risque de se développer secondairement.

Schizophrénie

En général, la prévalence des addictions chez les schizophrènes est sous-estimée par les cliniciens. Les produits le plus souvent consommés en Europe sont l'alcool et le cannabis. La rencontre entre schizophrénie et prise de produits pose elle aussi la question de la relation séquentielle entre ces deux troubles. Si certaines études établissent une relation causale entre consommation importante de cannabis et schizophrénie, les hypothèses actuelles vont davantage dans le sens d'une inclination particulière des schizophrènes pour l'automédication. Ainsi l'héroïne permettrait une mise à distance des idées délirantes, des hallucinations, et l'atténuation de l'angoisse psychotique. Les aspects déficitaires peuvent être masqués par une stimulation, une euphorisation par le produit (cocaïne, amphétamine). La drogue vient masquer la pathologie psychotique. Lors de la prise en charge — après sevrage ou par les thérapeutiques de substitution —, on voit alors apparaître les symptômes d'une psychose jusque-là masquée par les effets du toxique.

Un cas particulier, mais non exceptionnel, est celui de patients psychotiques qui recourent à des substances excitantes, non seulement pour lutter contre leurs effets « négatifs » (passivité, apragmatisme…) mais aussi, paradoxalement, pour leur pouvoir « délirogène » : en accentuant artificiellement leur capacité à délirer, certains sujets tentent peut-être de prendre du recul par rapport à une vision psychotique du monde.

La survenue de rechutes psychotiques est plus précoce et intense chez les schizophrènes abusant du cannabis. Cette drogue ne saurait donc être préconisée comme « traitement » de la schizophrénie.

Autres comorbidités

Concernant le lien entre troubles du comportement alimentaire et toxicomanie, l'utilisation massive d'alcool, de médicaments et de drogue est une donnée classique chez les boulimiques, alors qu'elle est rare chez les anorexiques.

Dans l'enfance, deux pathologies prédisposent à la survenue ultérieure de conduites toxicomaniaques : le trouble déficit de l'attention/hyperactivité (syndrome hyperkinétique) et le trouble des conduites. Ce dernier se caractérise par des agressions, des destructions de biens matériels, des vols, et est souvent associé à une sexualité précoce, à la prise d'alcool et de tabac, à la consommation de substances illicites. L'usage de drogue augmente le risque de voir perdurer le trouble des conduites.

Conclusion

L'incidence des troubles psychiatriques chez les toxicomanes est particulièrement élevée. Cela va à l'encontre d'une conception de la dépendance, qui tend à ramener le comportement d'utilisation de drogue à des phénomènes sociaux niant la psychopathologie. Les troubles mentaux peuvent rester masqués, mais ils influencent l'évolution des toxicomanies. L'état de santé mentale des toxicomanes, au moment de leur entrée en traitement, est le facteur le plus puissant de pronostic : les toxicomanes qui présentent le moins de difficultés psychiatriques sont ceux qui ont la plus nette amélioration, quel que soit le programme thérapeutique envisagé. L'inverse se vérifie aussi. Ainsi la prise en compte de la comorbidité permet une meilleure évaluation du pronostic et oriente la stratégie thérapeutique de manière bifocale : d'une part sur la morbidité psychopathologique, et d'autre part sur la consommation de substances psychoactives. Un toxicomane psychotique ne doit pas être traité de la même façon qu'un toxicomane présentant un état dépressif.

La prise en charge et donc le pronostic pourraient être améliorés si l'on associait aux thérapeutiques symptomatiques de la toxicomanie des traitements plus spécifiques, adaptés aux troubles psychiques des sujets.

FAMILLE, FRATRIE ET TOXICOMANIE DE L'ADOLESCENT

S. ANGEL, P. ANGEL

En matière de toxicomanie, comme dans d'autres domaines, le concept de famille s'est trop longtemps limité au couple parental. Les cliniciens des années soixante-dix ont eu tendance à stigmatiser les mères de toxicomanes, les décrivant comme surprotectrices et trop permissives. Elles étaient aussi qualifiées de séductrices et castratrices, ou perçues comme immatures, hésitant entre possessivité et rejet. Quant au père, son portrait le représentait comme passif, pessimiste, influençable, détaché, peu impliqué, voire totalement absent de la dynamique familiale.

Depuis une vingtaine d'années, la théorie des systèmes familiaux s'impose néanmoins : elle avance que chaque membre de la famille affecte et est affecté par les autres, tant sur le plan vertical qu'horizontal. Dans ce système, la notion de causalité ne répond plus au schéma classique « *stimulus*-réponse » mais prend, au contraire, une dimension circulaire, dans la mesure où la réponse à un signal devient à son tour un *stimulus* pour celui qui en est l'auteur. Cette redéfinition de la cellule familiale a permis de mettre en évidence la complexité des dynamiques, qui sous-tendent les relations entre le toxicomane et sa famille, ainsi que le rôle joué par chacun des membres dans l'apparition, la poursuite et le traitement des conduites de dépendance. Pourtant, les interactions existant entre le toxicomane et ses frères et sœurs n'ont quasiment pas fait l'objet d'investigations spécifiques.

En 1979, Coleman est l'une des premières cliniciennes à saisir l'importance du sous-système familial, que constitue la fratrie; Coleman met en place un groupe thérapeutique destiné à celle-ci, et développe la notion de « contagion » familiale des troubles psychopathologiques.

Les années quatre-vingt voient ensuite l'émergence des premières thérapies familiales qui, en France, se sont progressivement imposées comme un maillon essentiel de la chaîne thérapeutique. Les données de la littérature internationale sont conformes à l'expérience du Centre de thérapie familiale Monceau et du Centre Marmottan. Elles montrent que les frères et sœurs d'héroïnomanes ou de cocaïnomanes sont beaucoup plus souvent alcooliques ou toxicomanes que dans les groupes témoins : en 1985, Croughan a effectué ce constat en confrontant les données familiales, issues de 9 enquêtes américaines auprès de toxicomanes aux opiacés; plus récemment, Rounsaville *et al.* (1991) sont parvenus aux mêmes conclusions; le constat de Maddux et Desmond (1989) est tout aussi probant, puisque la moitié des frères des héroïnomanes qu'ils ont interrogés rapportaient des troubles consécutifs à une consommation journalière excessive d'alcool. Néanmoins, l'alcoolisme semble se distinguer de l'usage de drogue, dans son mode de transmission familiale, dans la mesure où des facteurs génétiques seraient plus directement impliqués : Cadoret *et al.* (1986), par exemple, ont mis en évidence une prédisposition à l'alcoolisme chez des enfants placés dans des familles adoptives, en relation avec la présence de ce même trouble chez leurs parents biologiques; l'étude de Kosten *et al.* (1991) rapporte que les parents abusant de drogues voient leurs enfants particulièrement touchés par l'alcoolisme et l'abus de drogue, mais pas uniquement par l'alcoolisme; en revanche, les parents des enfants alcooliques n'auraient pas de problèmes de drogue.

La prévalence des pathologies psychiatriques sévères est également fort élevée chez les frères et sœurs de toxicomanes : on diagnostique, pour l'essentiel des pathologies narcissiques, des syndromes dépressifs et des troubles de la personnalité d'ordre psychopathique, qui alourdissent le pronostic quand ils sont associés, dans le cadre d'une comorbidité, à une pharmacodépendance. La dépression, en particulier, qu'elle touche un parent ou le frère toxicomane, semble médier l'apparition d'un large panel de troubles au sein de la fratrie (Luthar *et al.*, 1993). La dépression maternelle, notamment, pose le problème de la qualité d'encadrement de l'enfant : Downey et Coyne (1990) rapportent que les mères dépressives se distinguent nettement des mères contrôle, dans leurs rapports avec leurs enfants. En corollaire, les enfants de parents déprimés présentent des taux plus élevés que la normale, en ce qui concerne l'abus de drogue.

Nous avons vu que la notion de « contagion » familiale des troubles psychopathologiques a été introduite dès 1979 par Coleman, qui faisait déjà de la fratrie une cible prioritaire de la prévention primaire. L'interprétation des données empiriques continue pourtant de diviser les cliniciens. En particulier, la nature de la relation entre troubles mentaux et toxicomanie fait toujours l'objet d'âpres débats : des divergences subsistent pour établir si certains syndromes (comme la dépression) sont la conséquence de l'abus de toxiques, ou font, au contraire, partie intégrante des facteurs favorisant la genèse d'une dépendance. Des résultats récents indiquent néanmoins que les désordres psychiques observés chez les toxicomanes sont vraisemblablement la conséquence, plutôt que la cause, d'une consommation chronique et abusive de drogue, exception faite de la personnalité antisociale qui, par définition, précède tout type de troubles.

Nombre d'études suggèrent aussi des *patterns* de troubles spécifiques de la substance consommée, de l'âge, du sexe, du rang de naissance ou de l'environnement socioculturel.

L'influence de l'appartenance ethnique suscite également un intérêt grandissant; mais peu d'études consistent à savoir si les différences ethniques observées, concernant l'usage de drogue, sont dues à des différences ethniques parallèles au niveau des facteurs familiaux, ou à des différences ethniques dans l'impact qu'ont ces facteurs sur l'usage de drogue. Cet aspect est pourtant primordial, si l'on considère le fait que les différences culturelles trouvent leur ancrage dans les traditions familiales, ce qui est susceptible de favoriser ou au contraire d'entraver les différents modes d'usage de drogue.

Quoi qu'il en soit, en l'état actuel des connaissances, la complexité des interactions entre les différents facteurs cités ci-dessus ne permet pas l'élaboration d'un modèle étiologique consensuel, intégrant l'ensemble des paramètres. Certains auteurs mettent donc en doute l'existence de mécanismes spécifiques permettant d'expliquer la diffusion des troubles psychopathologiques au sein de la fratrie. Plusieurs constatations viennent conforter ce point de vue : tout d'abord, les troubles « transmis » à la fratrie ne s'arrêtent pas à ceux dont souffrent les parents ou le toxicomane : les frères et sœurs présentent, en effet, des taux anormalement élevés de problèmes, non seulement pour la dépression mais aussi pour l'anxiété, la personnalité antisociale, l'alcoolisme et la prédisposition à l'abus de substances; par ailleurs, la répartition de ces troubles dans la fratrie ne répond pas aux spécificités de sexe habituelles (alcoolisme, abus de drogue, personnalité antisociale chez l'homme; dépression chez la femme); enfin, les auteurs constatent un accroissement notable des risques lorsque les deux parents sont touchés. Au vu de ces résultats, l'idée qui prévaut actuellement est donc l'image d'une fratrie particulièrement exposée à l'influence de tout stress familial, certaines psychopathologies parentales venant amplifier le risque inhérent à la proximité d'un frère toxicomane.

Les études familiales, d'abord conduites sur le problème de l'alcoolisme, ont mis en évidence l'intervention probable de facteurs héréditaires dans la transmission des psychopathologies associées à la toxicomanie. L'élaboration de typologies d'usagers de drogues a, en effet, permis de dégager certaines composantes intrinsèques de la personnalité de l'enfant, qui, interagissant avec l'environnement au sens large, seraient directement impliquées dans l'appétence pour le toxique. C'est notamment le cas de la tendance à la recherche de sensations, décrite par Zuckerman (1964). Ce trait de caractère, qui semble plus spécifique au sexe masculin, est en effet corrélé à la déviance et à l'impulsivité de l'adolescent; chez le jeune adulte, il est fortement associé à la persistance du comportement déviant, ainsi qu'à l'usage de drogues licites et illicites. La recherche de sensations serait donc, au moins en partie, à l'origine du comportement anticonventionnel, qui caractérise les adolescents les plus enclins à expérimenter l'usage de substances diverses. C'est pourquoi certains cliniciens en font le facteur de risque le plus fiable, parmi les différents facteurs de personnalité et de psychopathologies, pouvant favoriser l'abus de toxiques. Ce postulat repose aussi sur l'observation que ce besoin inné est particulièrement marqué chez des sujets jeunes. Or, il est établi que l'initiation précoce à l'usage de substances illicites, qui aurait également une origine génétique, majore très nettement le risque ultérieur d'engagement dans un processus toxicomaniaque : les chercheurs ont d'abord constaté que la consommation précoce d'alcool était associée à des risques familiaux ou génétiques majorés, à des problèmes d'alcoolisme aggravés, à la comorbidité des psychopathologies, à la criminalité, ainsi qu'à l'abus de drogue. Ce résultat a ensuite été élargi à l'ensemble des substances susceptibles d'induire une dépendance, et les adolescents apparaissent les premiers concernés : d'après Maddux et Desmond (1989), par exemple, 74 % des héroïnomanes américains interrogés ont découvert le produit avant l'âge de 20 ans.

Nous avons nous-mêmes observé que tous les membres de la fratrie, faisant un usage précoce de substances illicites, présentaient également une forte tendance à la recherche de sensations. Le diagnostic familial de ce trait de personnalité apparaît donc comme fondamental, aussi bien dans une perspective thérapeutique que préventive. Le dépistage doit s'effectuer dès l'enfance, afin d'anticiper les retombées sur le long terme d'une adolescence mal vécue : d'après Luthar *et al.* (1992); les individus, ayant déjà expérimenté des produits à l'adolescence, auraient en effet cinq fois plus de risques d'en abuser à l'âge adulte. Les activités proposées à ces jeunes doivent correspondre à leurs besoins d'excitation, de risques, de nouveauté, et leur permettre d'éviter l'ennui qui les menace.

L'approche génétique constitue donc une première manière d'expliquer la redondance familiale de certains troubles associés à l'usage de drogue. Dans une tout autre perspective, qui reste privilégiée, l'adolescence s'inscrit dans la continuité d'un apprentissage social, initié dès le plus jeune âge et qui, dans un environnement socioculturel donné, intègre les apports respectifs des parents, de la fratrie et des pairs. L'étiologie de l'usage de drogue par l'adolescent apparaît comme la résultante de l'interaction entre les composantes intrinsèques de personnalité et l'ensemble des influences sociabilisantes, auxquelles il est soumis. La dimension étiologique de ces facteurs a été étudiée par Kandel, qui s'est attachée à identifier les variables caractérisant les adolescents susceptibles de passer d'un degré d'usage de drogue à l'autre :

– l'implication dans des activités délinquantes, l'usage régulier de psychotropes par les parents et la fréquentation de groupes de pairs marginaux annonceraient l'usage d'alcools forts;

– l'initiation de l'usage de marijuana serait principalement liée à la fréquentation d'amis usagers;

– des relations parents-enfants dysfonctionnelles, une détresse psychologique et un comportement mimétique, par rapport à des amis usagers, favoriseraient la consommation régulière des autres drogues illicites.

Cisin *et al.* remarquaient, dès 1977, que la consommation de drogue par l'adolescent était considérablement accrue dans les familles où les aînés en avaient fait l'usage; de plus, les adolescents ayant eu des aînés semblaient davantage touchés par l'usage de drogues illicites que ceux en position d'aîné ou d'enfant unique. Les études ultérieures soulignent la portée du modèle identificatoire du toxicomane en position d'aîné sur ses frères et sœurs : Needle *et al.* (1986) parlent d'un véritable « plaidoyer en faveur de la drogue », où le grand frère incite les plus jeunes à l'usage de toxiques, soit par le biais d'un ensemble de comportements qui leur sont plus ou moins sciemment communiqués, soit par la présentation directe de drogue. Des études attribuent d'ailleurs à l'aîné et aux pairs un rôle majeur dans l'approvisionnement en substances diverses (marijuana, alcool, cigarettes).

L'influence prépondérante de l'aîné s'explique notamment par l'intensité du lien affectif qui soude les membres de la fratrie. En effet, étant donné la tendance démographique actuelle (familles de petite taille, accroissement de la longévité, augmentation des divorces et remariages, mobilité géographique, travail de la mère nécessitant le recours à des aides extérieures pour s'occuper de l'enfant), la relation fraternelle est potentiellement la plus durable, et donc celle susceptible d'apporter le plus de soutien tout au long de la vie. La fratrie adopte des normes de comportement, propose des modèles d'identification, encourage certaines conduites et en décourage d'autres, offre des opportunités d'expérimenter de nouvelles interactions sur le plan social. Il n'est donc pas surprenant que la fratrie exerce davantage d'influence que les parents sur l'usage de substances par l'adolescent, qu'elles soient légales ou illégales. Luthar et Rounsaville (1993) font d'ailleurs remarquer que les influences sociabilisantes sont bien plus fortes au sein d'une même génération, au détriment de l'interaction transgénérationnelle parent-enfant. L'aîné peut également inciter les plus jeunes à s'entourer d'amis faisant eux-mêmes usage de drogue, qui vont à leur tour servir de modèles. L'implication des pairs est d'ailleurs clairement établie dans l'initiation et la poursuite de l'usage de drogue par l'adolescent. Les pairs sont même considérés comme le déterminant immédiat le plus effectif dans l'utilisation de drogue par l'adolescent, supplantant l'influence des aînés et des parents.

Ces résultats confèrent à la fratrie et aux pairs un rôle important dans la sociabilisation de l'enfant, allant parfois à l'encontre des principes fondamentaux inculqués par les parents. Cela est particulièrement vrai à l'adolescence, période où surgissent des difficultés de communication parent-enfant, concernant notamment la sexualité, le choix des amis, mais aussi l'attitude envers l'usage de drogue. Traditionnellement, les parents se voient pourtant attribuer le premier rôle dans le processus de sociabilisation de l'enfant : la nature du lien affectif parent-adolescent, qui s'élabore dès le plus jeune âge et évolue relativement peu au cours du temps, constitue un facteur clé dans la position « éthique » du jeune vis-à-vis de l'usage de substances; une interaction chaleureuse et non conflictuelle se traduit en effet par une confiance réciproque facilitant l'intégration du modèle parental, et confère à l'adolescent une certaine stabilité psychologique qui le préserve du risque inhérent à sa personnalité ou à son entourage.

Dans son apprentissage social, l'adolescent apparaît donc partagé entre l'influence parentale et celles de la fratrie et des pairs. L'antagonisme existant entre ces deux pôles d'influence est souligné par Clayton et Lacy, pour qui les aînés ne constituent qu'un sous-ensemble particulier du groupe des pairs. En conclusion, la fratrie, tout comme les parents, se caractérise par une influence ambivalente sur le positionnement de l'adolescent vis-à-vis de l'usage de drogue : incitatrice, son influence va à contre-courant du processus de sociabilisation du jeune; à l'inverse, son soutien est essentiel face aux conséquences parfois dramatiques d'un encadrement parental lacunaire.

Cette dichotomie apparente parents/fratrie perd son sens lorsque l'on considère la famille comme un ensemble uni, où la définition des sous-systèmes ne se limite pas aux barrières générationnelles, et où les interactions sont réciproques. Aux yeux des parents, chaque enfant se voit en effet investi d'un rôle qui lui est propre, souvent fonction de son rang de naissance. En conséquence, les parents placent en chacun un « capital affectif », en fonction des intérêts familiaux qu'il représente.

Ainsi, la figure charismatique du héros est souvent présente dans les fratries que nous avons rencontrées : il s'agit souvent de l'aîné, décrit dans le mythe familial comme généreux, secourable pour ses proches et brillant sur le plan professionnel et social. Les parents, qui vivent des expériences parfois très douloureuses, se sentent réconfortés par le succès du héros, qui ne doit jamais se contenter d'être tout juste bon : il a le devoir de rester exceptionnel.

Le bouc émissaire est le membre de la famille le plus exposé au risque toxicomaniaque : depuis sa petite enfance, il fait preuve d'une extrême ingéniosité pour mettre en échec ses parents et ses éducateurs successifs. Conscient de devoir demeurer dans l'ombre du succès de son aîné, il ne lui reste en effet qu'à exceller dans le pire : échecs scolaires, fugues, actes de délinquance, violences, etc. Il adoptera ces conduites dans le but de capter l'attention des parents, mais aussi celle de ses frères et sœurs.

Vient ensuite l'enfant « sans histoire », malheureusement dans les deux sens du terme : souvent calme et timide, exclu des interactions passionnelles, il se retranche dans une solitude qui lui permet d'éviter tout conflit. Son isolement familial et social rencontre l'approbation des parents, dans la mesure où il les sollicite peu, sans poser pour autant de problèmes particuliers.

Enfin, reste le rôle de la mascotte familiale, le plus souvent attribué au benjamin : chacun étant aux petits soins pour lui, il apprend très vite à tirer parti de sa situation privilégiée. On apprécie particulièrement son humour bon enfant, qui s'oppose à celui du bouc émissaire, plus subtil et tranchant.

L'existence de cette hiérarchie, particulièrement apparente et durable dans les familles touchées par la toxicomanie, altère en partie l'authenticité des liens fraternels : chaque membre de la fratrie, désireux de maintenir son identité familiale et de cumuler un capital affectif en adéquation avec ses propres besoins, entre en compétition avec les autres. Chacun observe avec attention ce qui, dans le comportement et les agissements de l'autre, se traduit par une reconnaissance parentale ou au contraire par une réprimande. Dans les familles particulièrement figées, la crise d'adolescence peut représenter l'occasion légitime d'une remise en question de la rigidité des rôles imposés aux enfants. L'usage de drogue, dans une ultime tentative de briser le moule, intervient alors comme la revendication d'une appartenance familiale donnant droit à une affection plus égalitaire de la part des parents. À l'inverse, il peut refléter une pression parentale ne respectant pas le rythme de développement propre de l'adolescent; c'est le cas de l'aîné, promu par ses parents au rôle de héros alors qu'il se sent incapable de l'assumer. La rivalité avec une sœur sensiblement du même âge peut aggraver son sentiment d'incapacité, puisque les filles mûrissent en général plus rapidement que les garçons, et font ainsi précocement preuve d'une maturité intellectuelle, qui renforce leur assurance dans le domaine scolaire. Mais, de la même manière, la jeune fille n'est pas forcément préparée au rôle de seconde mère, qui lui est parfois attribué d'office.

La toxicomanie de l'adolescent constitue malheureusement une aubaine pour ses frères et sœurs, qui perçoivent là une opportunité de renforcer leur présence aux côtés des parents; en termes de reconnaissance familiale, le soutien fraternel apparaît comme bien moins rémunérateur : le désinvestissement de la fratrie constitue alors un handicap certain dans les chances qu'a l'adolescent de sortir de sa dépendance. Le héros, notamment, éprouve le besoin de maintenir sa position de supériorité aux yeux des parents, position qu'il a pu acquérir en se substituant partiellement à leur rôle : maintenant chez le bouc émissaire un sentiment de culpabilité, n'hésitant pas à recourir à la délation, il risque d'entraver l'adolescent en difficulté dans sa quête d'une nouvelle identité familiale. Le sabotage fraternel s'exprime également à travers l'attitude de l'enfant « sans histoire », qui redoute que l'adolescent ne s'approprie l'exclusivité de son rôle en devenant à son tour calme et rangé. D'une manière subtile, il génère volontairement des conflits, afin de maintenir le bouc émissaire dans son statut d'élément perturbateur de l'harmonie familiale. Enfin, la « mascotte » craint pour l'avenir de la relation affective privilégiée qu'il entretient avec son aîné toxicomane, qui lui fait part de ses confidences et de ses problèmes. Il l'encourage alors à déculpabiliser sur son usage de drogue, étouffant la capacité de l'adolescent à se remettre en question.

Le toxicomane voit ainsi son statut de bouc émissaire maintenu et renforcé par une véritable coalition familiale, hostile à tout changement. Wegscheider compare à ce titre la famille à un mobile : les individus étant solidaires les uns des autres, tout stress affecte la famille dans son entier, cette dernière revenant d'elle-même à un état d'équilibre; or il semble qu'elle s'habitue, avec le temps, à l'usage de drogue ou d'alcool par l'un des membres. Comme le précise Wegscheider, les problèmes causés par un alcoolique au sein de la famille ne cessent donc pas avec la guérison du sujet, car sa propre guérison constitue à son tour un stress pour l'équilibre du mobile. Il en va évidemment de même en ce qui concerne l'usage de drogue par l'adolescent. Les parents se doivent donc de conduire la famille vers une nouvelle dynamique interactionnelle, ce qui passe avant tout par une redistribution des rôles. Parfois, le thérapeute se voit lui-même contraint de plaider la cause de l'adolescent, afin de l'aider à remodeler la nature des rapports familiaux (Huberty et Huberty, 1983). En effet, un soutien familial lacunaire — même s'il n'est pas perçu comme tel par les différents membres de la famille — aboutit au découragement de l'adolescent en difficulté et finalement à son retour vers un statut de malade et de délinquant. Mais il ne s'agit pas non plus de tomber dans l'excès inverse : Coleman souligne le manque affectif dont souffre la fratrie lorsque toute l'attention des parents se porte sur leur enfant toxicomane, et la difficulté que chacun éprouve à trouver sa place au sein de la famille. Les relations duales fortes et à tendance exclusive, telles que l'attachement maternel pour le fils toxicomane, amènent les frères et sœurs moins âgés à se débrouiller seuls, s'identifiant fortement les uns aux autres.

Ainsi, la place, que les parents allouent à chaque enfant, peut expliquer la dérive de l'adolescent vers l'usage de drogue. Ce modèle interactionnel exprime également les tenants et aboutissants d'un certain conservatisme familial, qui doit être pris en compte lors d'une intervention thérapeutique. Plusieurs hypothèses élaborées, qui ont reçu au fil des ans une large validation clinique, viennent compléter cette approche typologique. Selon nous, l'héroïne permet un évitement de la relation incestueuse dans les relations entre parents et enfants, comme dans les relations fraternelles. L'inceste fraternel (plus rare entre deux frères ou deux sœurs) reste habituellement un secret qui n'est révélé qu'exceptionnellement, en raison de la culpabilité massive des protagonistes, de l'aveuglement de l'entourage ou parfois d'une indéniable complaisance. Les partenaires du jeu toxicomaniaque au sein de la fratrie, pris au piège d'une escalade des transgressions, se confrontent à l'interdit suprême : l'inceste. Dans l'immense majorité des cas, il s'agit de conduites para-incestueuses qui témoignent de l'extrême enchevêtrement de relations passionnelles. La toxicomanie désexualise les rapprochés incestueux, tout en fournissant aux partenaires le prétexte de contacts physiques répétés. Avant les campagnes de prévention du sida, le partage de la seringue n'était pas rare. Le renforcement des liens affectifs est notamment favorisé par le décès précoce de l'un des parents.

Dans ces familles, l'intervention vise à favoriser l'élaboration du deuil, qu'elles n'arrivent pas à effectuer spontanément. L'étude des spécificités cliniques qui caractérisent la fratrie du toxicomane plaide en faveur d'une intervention précoce. Une prise en charge éducative, voire thérapeutique, évite souvent que ces adolescents à risque ne partagent le destin tragique de leurs aînés. Une recherche planifiée incluant une évaluation serait précieuse, notamment afin de comprendre les mécanismes sous-jacents à l'évolution temporelle des rapports familiaux, en relation avec le développement des enfants, mais aussi des parents.

Sur le plan thérapeutique, la prise en compte simultanée des exigences intérieures de l'adolescent, des nécessités et des limites des familles ou des équipes éducatives impose la mise en place de relais préservant la continuité de la prise en charge et la mise en œuvre d'une approche psychothérapeutique ou sociothérapeutique. Éviter la rupture est indispensable pour permettre l'élaboration du processus de séparation en cours avec les familles ou avec les institutions de substitution. Pour ce faire, la mise en œuvre et l'action coordonnée de différents relais au sein de la famille, de l'école, du quartier peuvent apporter un réel soutien à l'adolescent et à sa fratrie. Tisser un réseau relationnel fiable, adapté à la réalité singulière de chaque fratrie, permet également d'assurer une prévention des autres déviances si souvent associées à l'usage de drogues.

BIBLIOGRAPHIE

Angel P, Angel S. *Familles et toxicomanies : une approche systémique.* Paris : Éditions universitaires, 1989.

Angel P, Geberowicz B, Sternschuss-Angel S. *Toxicomanies et thérapies familiales.* Cahiers critiques de thérapies familiales et de pratiques de réseaux. Paris : Éditions universitaires, 1982.

Miermont J. *Dictionnaire des thérapies familiales : théories et pratiques.* Paris : Payot, 1987.

L'ADOLESCENT USAGER DE DROGUES ET LES CONDUITES À RISQUES

M. Valleur

Les approches de santé publique visent à diminuer la prévalence des conduites à risque de tout ordre : risque d'accidents, de maladies, bref de toutes les causes possibles de handicap ou de mort prématurée.

Elles doivent composer avec la dimension individuelle et le fait qu'à certains moments, chez certains sujets, le risque est vécu comme un élément positif. Particulièrement chez les adolescents, la prise de risque peut revêtir le sens implicite ou explicite d'une épreuve que le sujet s'impose, afin de prouver au groupe ou à lui-même sa capacité à être autonome. Nombre de tentatives de suicides chez les adolescents ont ainsi une double face, autodestruction d'un côté et appel à une vie libérée de l'autre.

Cette dimension d'épreuve auto-imposée, pour accéder à une autre dimension de soi-même, donne toute sa force à la *métaphore initiatique*, explicitement ou implicitement utilisée, depuis les années cinquante-soixante, par la plupart des auteurs à propos des *conduites de risque transitoires des adolescents.*

En interdisant l'usage d'un certain nombre de substances, la société en a fait l'un des moyens privilégié pour des adolescents de s'imposer une telle épreuve : fumer un « joint » devient signe du défi aux adultes, transgression de la Loi, prise de risque minime, et, généralement, demande de reconnaissance par le groupe des pairs. L'usage de tabac ou d'alcool possède souvent le même sens, la première cigarette ou la première ivresse étant un peu l'instrument d'un *rite de passage*. Satisfactions orales régressives, ces conduites symbolisent aussi souvent l'appropriation par le sujet d'attributs des adultes : puissance virile, courage, convivialité, etc.

L'usage de drogues est en quelque sorte polysémique : toutes les craintes et aspirations des adolescents s'y condensent, ainsi que leur quête d'accéder à des valeurs profondes, le secret et le sacré du groupe. Mais l'institution de la dépendance, de l'addiction, peut venir signer l'échec de cette tentative de passage et l'isolement progressif du sujet sur le plan affectif et social.

L'anorexie mentale et la boulimie, par exemple, montrent souvent comment des adolescentes refusent la sexualisation des relations affectives et parviennent physiquement à se mettre à l'abri des affres du désir. Chez le toxicomane, la dépendance joue longtemps ce rôle, et, pendant un an ou deux de *« lune de miel »*, les héroïnomanes trouvent un compromis à leurs difficultés internes, une manière de mettre « entre parenthèses » la question de leur accès à un statut d'adulte. C'est ensuite, après la prise de conscience de la dépendance et de l'aliénation, que réapparaissent, plus violentes encore, les conduites de risque, tentative pour le sujet de maîtriser à nouveau la drogue et de reprendre sa vie en main.

Ordalie

L'*overdose*, omniprésente dans l'imaginaire des toxicomanes, condense le paradoxe apparent des conduites de risque, qui peuvent alors être nommées conduites ordaliques : risquer sa vie, s'en remettre au hasard, à la chance, à l'Autre, pour en sortir victorieux, prêt pour une nouvelle vie, comme une mort suivie de résurrection. La notion de conduites ordaliques a été développée depuis le début des années quatre-vingt et exposée dans de nombreux travaux.

L'*ordalie* désigne « toute épreuve juridique usitée, dans le Moyen Âge, sous le nom de Jugement de Dieu » (Littré); au sens strict, le terme doit être réservé aux épreuves par éléments naturels (eau, feu...) et distingué des serments et des duels, bien que ces deux dernières formes d'épreuves comportent une dimension possiblement ordalique. Le mot provient du bas latin « *ordalium* » (jugement) qui a donné l'anglo-saxon « *ordeal* », et l'allemand *urthel* ou *urtheil* (« partage fondamental »).

L'historien du droit J.-P. Poly, étudiant les ordalies de la tradition franque, propose une explication étymologique : « Donc les anciens protègent contre la vengeance en portant une sentence. Ils peuvent faire deux choses : ils donnent une composition (une amende de compensation qui est versée principalement à la victime ou à ses parents si la victime n'est plus là) ou bien ils font aller à l'ordalie : « on marchera vers le chaudron ». Cela nous donne l'étymologie du mot. Au début de l'histoire d'un mot, l'étymologie est avant tout sens. « Ordeäl » en vieil anglo-saxon, qui ressemble au franc (on n'a plus de texte franc), signifie « sans partage », « sans division ». Je crois que c'est une façon négative de définir ce que nous appelons, nous, l'ordalie, en l'opposant à la compensation, qui, en effet, est toujours partagée [...] Il y a donc une procédure que l'on n'ose pas désigner par son nom, et l'on indique seulement que cela sera « sans partage ». Il est probable, mais nous n'en avons pas la preuve, que déjà l'ordalie tend à être réservée par les anciens à quelques cas plus graves. »

Ajoutons que l'ordalie n'est pas l'apanage des Francs ni du Moyen Âge européen. Dans toute l'Antiquité, elle fut sans doute le mode d'épreuve universel, résistant longtemps à la logique différente du droit romain. Les ordalies africaines, encore en vigueur sous des formes à peine dérivées, ont été particulièrement étudiées (A. Retel-Laurentin).

Parmi les implications de cette *métaphore ordalique*, il convient ici d'en souligner un aspect essentiel : en s'adressant directement à l'Autre pour décider de son propre droit à la vie, le sujet pose, à travers cet équivalent du *Jugement de Dieu*, la question de la légitimité de la loi. L'aspect juridique de l'épreuve est sans doute la source du scandale que constituent les toxicomanies comme les conduites à risque des adolescents : tenter de rencontrer l'Autre, fonder la légitimité de sa propre existence dans une démarche solitaire, est aussi invalidation des dépositaires institués de la loi et des formes admises de *« passage »* ou d'intégration. La conduite ordalique comporte donc en soi une dimension transgressive : quand la santé, la jeunesse, la vie sont des valeurs dominantes, et quand la maladie et la mort équivalent au mal absolu, les conduites de risque ou *« d'autosabotage »* (Philippe Jeammet) sont vécues par l'entourage comme hors la loi.

Nous comprenons une fois de plus pourquoi il n'est guère possible de trouver une origine infantile univoque, une causalité simple qui expliquerait ces conduites. De nombreuses études portent sur les traumatismes précoces, les deuils, les carences affectives ou la négligence dans l'enfance, les traumatismes sexuels de l'enfance ou l'adolescence... L'impression d'une rupture brutale — que Claude Olievenstein appelle le « miroir brisé » — s'impose souvent à nous pour les plus « agissants », les plus « psychopathes » de nos clients. Tout se passe comme s'ils avaient été brutalement privés de sécurité ou d'amour, comme s'ils avaient eu le sentiment que le monde devenait injuste. Parvenus à l'adolescence ou à l'âge adulte, ils se trouvent dans une situation que l'on pourrait appeler de « dette inversée » : plutôt que d'être redevables de la vie, de la possibilité de bien-être, de leurs parents, de la famille, de la société, ils se comportent comme si la société les avait lésés et avait une dette envers eux.

Le médecin qui va tenter de les soigner, le travailleur social qui va vouloir les aider vont être frappés de leur apparente ingratitude, de leur violence, qui ne sont que le masque d'une demande massive de réparation, etc.

Question des conduites « associées »

Délinquance, violence, prostitution, voire prises de risque, sont très souvent attribuées à la pénalisation de l'usage et donc à la marginalisation des usagers, ainsi qu'à la dépendance, au besoin impérieux, pour chaque sujet, de se procurer sa drogue. Ces éléments sont en effet très prégnants, et l'ambition commune à certaines propositions de « réduction des risques » et à la remise en cause de la « guerre à la drogue » sont la différenciation du champ de la délinquance ou de la marge, de celui de la dépendance.

Mais le risque, parfois recherché en soi, existe aussi dans la délinquance. Sans remettre en question l'importance des interactions entre la société et la marge qu'elle sécrète, il nous paraît cependant impossible d'affirmer que les conduites de risque et la délinquance ne sont, chez les toxicomanes, que le fruit de la dépendance aux drogues. Dans bien des cas, les deux ordres de conduite nous semblent relever d'une causalité commune. Ces interactions entre la société et les marginaux, les exclus, les « *outsiders* », sont fort complexes ; selon le regard du chercheur, l'accent portera de façon privilégiée tantôt sur les déviants et leurs conduites, tantôt sur les mécanismes sociétaux d'exclusion ou de stigmatisation. Réduction des risques oblige, on tend actuellement à privilégier les approches pragmatiques et à viser la « normalisation » des toxicomanes : souligner leur dignité de citoyens, leur droit à la santé, leur rôle de partenaires dans des actions de prévention (et donc, logiquement, encourager les associations d'autosupport et combattre au moins la répression de l'usage).

Un exemple de cette orientation est l'emploi, de plus en plus fréquent, et encouragé par les associations militantes en matière de réduction des risques, du terme « travail sexuel » pour remplacer le mot prostitution. Mais si la « normalisation » ainsi recherchée doit avoir bien des conséquences positives, nous pensons que cet objectif ne devrait pas interdire la poursuite de recherches sur les prostitutions, le lien entre prostitution et toxicomanies, ni même sur les trajectoires individuelles et le vécu de femmes et d'hommes exerçant ce travail.

La prostitution reste une conduite dont l'interprétation est souvent très délicate : si une majorité de femmes et d'hommes disent n'y avoir recouru que pour continuer à se procurer leur drogue, d'autres soutiennent s'être drogués pour supporter leur condition difficile. Et nous retrouvons bien souvent, dans des récits de traumatismes sexuels, l'impression que l'agir quotidien est aussi répétition (répétition traumatique d'un vécu traumatique ?). Par ailleurs, il est possible de faire l'hypothèse que la prostitution comme les choix amoureux « non réciproques » ou dangereux seraient des équivalents possibles de conduites de risque, particulièrement chez les femmes.

La promotion de la santé publique et le caractère dominant de « l'ordre médical », cadre incontesté de l'hygiénisme (au moins depuis Pasteur), visent au combat contre les accidents, les maladies, toutes les causes de mort prématurée. Cela devrait logiquement conduire à une réhabilitation de la mort naturelle, l'institution de rituels retrouvés du « mourir » ou, au moins, au développement d'une thanatologie.

Mais la mort semble aujourd'hui devenue un équivalent pur et simple du mal absolu, et les discours médicaux et scientifiques servent souvent à éluder les problématiques liées à la mort, comme si leur fonction était de la nier ou de rechercher les recettes de l'immortalité : la légende de Gilgamesh tendait déjà à démontrer le caractère démesuré et impossible de cette quête, à laquelle correspond, au niveau individuel, la démarche de certains de nos clients.

Au refus de la mort, même naturelle, s'ajoute un autre paradoxe de la société prophylactique : *la sacralisation du risque*, qui peut constituer un mode privilégié de distinction. Les jeunes, que la société voudrait mettre à l'abri de tout risque mortel, se voient proposer comme idoles (et donc comme modèles d'identification) des cascadeurs, des risque-tout, des champions de Formule 1 ou des alpinistes exceptionnels. Certes, ce monde des héros populaires s'oppose à la réalité de la vie quotidienne en se situant sur « une autre scène », rejoignant la fonction attribuée par Freud[1] à l'art et à la littérature : « Notre vie est trop pauvre, elle perd en intérêt, dès lors que nous ne pouvons en risquer l'enjeu suprême, c'est-à-dire la vie elle-même ». L'impossibilité de vivre le risque procure toute son importance au risque rêvé et fantasmé des aventures héroïques imaginaires, forcément vécues par procuration…

Aujourd'hui, dans la culture du « culte de la performance » (A. Ehrenberg), les nouveaux héros passent à la télévision afin de commenter leurs exploits; pour certains, c'est le rapport au risque de mort qui démontre leur maîtrise, leur exceptionnel savoir-faire : frôler la mort devient pour le spectateur ébahi une manière d'éprouver sa supériorité sur les formes sauvages de la violence.

La maîtrise technique, l'effort et l'apprentissage différencient donc le risque glorifié du risque stigmatisé : la voie longue, ardue et laborieuse, s'oppose à la voie courte de la facilité. D'un côté, le risque des fous et des inconscients, risque subi dont le sujet est agent passif, traversé de forces qui le dépassent; de l'autre, la grandeur aristocratique de la maîtrise, du « maintien », de la « classe ». Deux images pourraient symboliser cette opposition :

– sous l'effet des spiritueux, l'homme ramené au rang de la bête; dès 1785, pour B. Rush, l'homme ivre, comparable au loup, au chien, au putois, etc. rugit aussi « comme un taureau fou »;

– à l'opposé pourraient se situer l'image du matador et l'esthétique de la corrida : risque extrême, confrontation à la force sauvage, mais transformée en spectacle par la technique, le talent; à la voie courte s'associent les peurs de la possession ou de l'aliénation, à la maîtrise et à la technique sportive, la fonction d'exorcisme et d'exemplarité.

Le risque valorisé se situe donc pour une grande part dans le monde du sport, dans la mise en scène médiatisée des exploits d'individus hors norme.

1. Freud S. *Malaise dans la civilisation.* Paris : PUF, 1972 (1re éd. : 1929).

L'enceinte sacralisée des circuits est le théâtre du jeu avec la mort des motards ou des pilotes de course. Les effets de mode liés à ces mythologies populaires ne sont toutefois pas sans lien avec les conduites dangereuses observées dans la population. Les mannequins et *cover-girls* promus au statut de stars contribuent à forger une certaine image de la femme et imposent une mode — sinon un impératif de la « ligne » — qui joue un certain rôle dans l'expansion des troubles des conduites alimentaires. De même, la vitesse et les « performances » mécaniques ont aussi une importance dans les mythologies privées de nombre de citoyens ; les études sur le risque automobile ou les accidents de la route se doivent de prendre en compte ces éléments irrationnels.

Il faut noter par ailleurs le développement de formes démocratisées de pratiques sportives à risque, mettant l'exploit à la portée du plus grand nombre : deltaplane ou parapente, plongée sous-marine, saut à l'élastique sont des formes très actuelles de redécouverte de sensations liées au passage d'une épreuve, parfois proche, dans la forme, de cérémonies religieuses. (Le saut à l'élastique se rapproche par exemple des pratiques des « *voladores* » mexicains, etc.)

Enfin, les épreuves organisées pour des cadres dirigeants de société peuvent aussi revêtir l'aspect « sauvage » de rituels oubliés, comme la marche sur le feu. Ici, les organisateurs tentent d'exploiter le lien entre une vision traditionnelle de l'héroïsme ou de la relation au risque et l'audace, la prise de risque en affaires, de plus en plus valorisée dans une optique parfois pseudo-darwinienne.

BIBLIOGRAPHIE

Freud S. *Malaise dans la civilisation.* Paris : PUF, 1972 (1re éd. : 1929).

Olievenstein C. *La vie du toxicomane.* Séminaire de l'hôpital Marmottan. Paris : PUF, 1982.

Quincey (de) T. *Les confessions d'un mangeur d'opium.* Paris : Gallimard, 1990 (1re éd. : 1822).

LA FEMME TOXICOMANE

P. ANGEL

La toxicomanie féminine fait l'objet de nombreuses recherches, depuis seulement une quinzaine d'années, peut-être en raison du constat que les femmes sont moins touchées par la toxicomanie que les hommes. Bien entendu, les pourcentages varient selon les pays et les échantillons. Plusieurs recherches montrent que les femmes toxicomanes constituent un groupe particulièrement vulnérable. Leurs conditions de vie semblent plus misérables que celles des hommes toxicomanes. Elles sont moins instruites et moins bien formées professionnellement que les hommes, et paraissent résister moins bien aux conditions de vie particulières à ce milieu.

Le pourcentage de femmes toxicomanes contaminées par le VIH est supérieur à celui des hommes toxicomanes, du fait de la prostitution et du fréquent partage des seringues. De plus, les femmes contractent la maladie à un plus jeune âge que les hommes.

Toutes les enquêtes et études, menées jusqu'à présent en Europe et aux États-Unis, montrent que ces femmes ont été plus fréquemment que les autres exposées à des violences physiques et sexuelles, qu'elles ont été maltraitées plus jeunes et durant des périodes plus longues, et qu'elles ont subi ou subissent encore des formes plus graves de violences sexuelles. Le pourcentage des femmes toxicomanes, ayant été victimes d'agressions sexuelles, est important : il s'agit en particulier des filles de pères ou de parents alcooliques. Dans ces familles, le père n'est pas habituellement l'agresseur, mais, dans la plupart des cas, il s'avère incapable d'exercer une protection et sa fille est agressée par d'autres. Des enquêtes, menées aux États-Unis sur de larges échantillons, ont montré que les femmes sexuellement abusées restaient dépendantes de drogues licites ou illicites quatre fois plus longtemps que celles n'ayant pas subi de tels traumatismes.

Certains cliniciens interprètent la toxicomanie chez les femmes comme une révolte par rapport au rôle qui leur est traditionnellement assigné.

« La jeune fille rebelle qui devient toxicomane finit pourtant par se transformer en une femme qui s'inscrit dans le schéma traditionnel de la faiblesse et de la dépendance féminine. », écrit Franke. Pour d'autres : « L'usage de drogues ferait partie de la panoplie des accessoires qu'utilise la femme pour revendiquer le droit au plaisir et son émancipation. » (Thomas). Le corps que les femmes toxicomanes exhibent est fréquemment très expressif, manipulé en permanence à des fins de provocation. Tantôt outrageusement maquillées, court-vêtues, le plus souvent négligées, elles trahissent leur « délinquance sexuelle ». Le plus souvent, leur habillement et leur maintien témoignent de leur identité sexuelle ambiguë, et constituent l'essentiel d'une panoplie qui se veut masculine. Les traits vestimentaires sont caricaturaux, mais, au-delà d'une grossière typologie, il n'est pas rare de les voir changer comme des caméléons. Tout comme le symptôme toxicomaniaque, le langage analogique témoigne des conflits d'identité et revêt une signification interactionnelle. Sur le plan social, les vêtements, les attitudes et l'apparence traduisent les aménagements adaptatifs nécessaires pour survivre dans une culture toxicomaniaque. Comme l'indique André Bejin, il semblerait que « tout se passe comme si ces adolescents prolongés, qui aspirent à une relation égalitaire avec leurs partenaires de sexe opposé, voulaient, en même temps, trouver l'autre et se retrouver dans l'autre. » Le fantasme de bisexualité sous-tend le discours et les actes. L'adolescente toxicomane ne s'inscrit pas clairement sur la trame des liens de filiation par rapport à ses ascendants. Cette confusion des genres renvoie à un déni de la double filiation et entretient le mythe d'un géniteur unique. L'idéal hermaphrodite auquel aspirent ces jeunes femmes nous semble s'articuler avec le modèle de parthénogenèse qui prévaut dans leur représentation de la reproduction : le père procréateur est escamoté au profit d'un père idéalisé, omnipotent, séducteur ou sadique.

La plupart des cliniciens signalent la prédominance de la symptomatologie dépressive et anxieuse. Presque toutes les femmes toxicomanes ont tenté au moins une fois de se suicider ou ont adopté des conduites à risque autres que la toxicomanie. Les équivalents suicidaires se sont manifestés avant tout engagement dans un parcours toxicomaniaque. Les perturbations de l'estime de soi sont significativement plus massives et leur vécu persécutif plus marqué que chez les hommes. Ces femmes se sentent méprisées, rejetées, et l'escalade de leurs conduites déviantes majore leurs sentiments de dévalorisation. Elles sont peu sûres d'elles, éprouvent des difficultés majeures à exprimer leurs opinions et à défendre leurs droits sans avoir recours à des attitudes hostiles qui cachent souvent mal leur passivité. Les formations réactionnelles à leurs tendances passives sont multiples et se manifestent par une exacerbation de leurs tendances agressives ; cette dynamique les conduit à s'opposer aux lois.

Ces femmes ont le sentiment de n'exercer qu'un faible contrôle sur leur destin ; la drogue leur donne la fragile illusion d'une maîtrise du plaisir et de la souffrance, du temps et de l'espace, du corps et de la psyché. Il coexiste chez elles des représentations de soi contradictoires, marquées par la mégalomanie et des sentiments d'infériorité.

La stigmatisation sociale et les préjugés, touchant les femmes toxicomanes, renforcent leur statut de victime.

Il est souvent difficile de diagnostiquer précocement l'intoxication, car un sentiment de honte et de culpabilité les conduit à consommer ces produits de manière solitaire. Elles ont beaucoup de difficultés à formuler une demande d'aide. Mais les facteurs socioculturels peuvent également entraîner des effets protecteurs vis-à-vis des femmes, car la pression sociale les encourage moins que les hommes à boire ou à se droguer.

Les femmes fréquentant les centres de soins sont le plus souvent mariées (ou vivent) avec un conjoint alcoolique ou toxicomane, contrairement aux hommes dont les épouses sont en général abstinentes. Pour engager un traitement, les femmes pharmacodépendantes sont fréquemment motivées par des raisons de santé et des problèmes familiaux. Les cliniciens soulignent que certains problèmes spécifiques doivent faire l'objet d'une attention particulière si l'on veut que les patientes adhèrent au traitement. Notamment, la fréquence des abus physiques et sexuels dans l'anamnèse de ces jeunes femmes doit être prise en compte.

Chez ces patientes, l'évaluation et le traitement des membres de la famille revêtent une importance capitale ; leur époux est le plus souvent alcoolique ou toxicomane, et leurs enfants présentent parfois des séquelles liées à la toxicité de ces produits pour le développement du fœtus, mais également à un contexte éducatif très carencé ; quand elles sont mères, ces femmes doivent d'ailleurs être soutenues : elles ont souvent manqué de références parentales solides et se sentent submergées par les difficultés qu'elles rencontrent pour élever leur enfant dans de bonnes conditions. On connaît tout l'intérêt des prises en charge mère-enfant : la prise en charge attentive des enfants favorise grandement l'engagement de la mère dans un processus de soin.

Le soutien que peuvent apporter des groupes, tels que les Alcooliques anonymes, les Narcotiques anonymes ou d'autres groupes d'autosupport, est essentiel. Il est possible d'adresser les femmes dont l'estime de soi-même est très faible à des groupes d'affirmation de soi, qui possèdent une réelle efficacité.

Plusieurs recherches ont été menées sur le devenir des femmes toxicomanes en traitement. Rounsaville a constaté que, parmi les héroïnomanes, les femmes se maintenaient plus longtemps en traitement et rencontraient moins de problèmes avec la justice. Lorsque les femmes présentent des troubles de la personnalité de type psychopathique, le pronostic est largement moins bon que si les patientes souffrent d'états dépressifs majeurs.

Une récente étude de Weiss compare le devenir de 37 femmes et 64 hommes, hospitalisés pour une dépendance à la cocaïne. Au cours de l'hospitalisation, les femmes présentaient des problèmes familiaux et sociaux plus sévères, tandis que les hommes adoptaient des conduites antisociales plus marquées. Au bout de 6 mois, un pourcentage plus élevé de femmes restaient abstinentes. La sévérité des problèmes familiaux et sociaux était devenue comparable à celle des hommes. Ces résultats confirment les données d'autres recherches, démontrant que les femmes toxicomanes sous traitement évoluent plus favorablement que les hommes.

BIBLIOGRAPHIE

Groupe de coopération en matière de lutte contre l'abus et le trafic illicite des stupéfiants (Groupe Pompidou). *Les femmes et la drogue.* Symposium du Groupe Pompidou, Gerzensee (Suisse), 12 au 12 avril 1988. Strasbourg : Conseil de l'Europe. Direction des Affaires sociales et économiques, 1993.

Wetherington CL, Roman AB. *Drug addiction research and the health of women.* Rockville, MD : NIDA, 1998.

6 | TRAITEMENT

DISPOSITIF SPÉCIALISÉ D'ACCOMPAGNEMENT DES TOXICOMANES

M. Valleur

En France, depuis 1970, il est très généralement admis que le volontariat du sujet représente la condition première de toute intervention thérapeutique : l'éventuelle injonction judiciaire à se faire soigner n'est pas l'équivalent de soins sous contrainte. Même dans des situations légales de contrainte (sujets incarcérés, mineurs légaux), la première — et souvent longue — étape de la prise en charge consiste à établir le cadre d'une relation librement acceptée par le sujet.

Intersubjectivité

Dans des domaines, où la définition du trouble fait une large place à l'appréciation subjective des sujets concernés (rappelons que pour être dépendant, au sens du DSM, il faut activement vouloir arrêter la conduite addictive), il est logique que les seuls traitements envisageables doivent être basés sur la démarche et la demande explicite du patient lui-même. Cette exigence du respect de la demande des sujets place la clinique sous le signe de l'intersubjectivité, et dans un contexte où la qualité humaine de l'accompagnement prime sur toute volonté d'efficacité.

Les traitements ponctuels en ambulatoire, les hospitalisations pour sevrage et les aides sur le plan médical ou social constituent toujours l'essentiel de la pratique quotidienne des intervenants. La prise en charge et l'accompagnement au long cours s'instaurent progressivement, pour une partie de la « clientèle », en fonction de la qualité de relation qui s'établit au fil du temps. Les psychanalystes ont coutume de considérer que, dans une cure, la guérison arrive comme un effet secondaire, comme « de surcroît ». Ici, c'est l'engagement même dans un processus thérapeutique qui arrive comme « en plus » Le but de cette approche pourrait être d'adapter l'accompagnement à l'infinie diversité des cas individuels, y compris quant aux objectifs à atteindre. Le moteur de cet accompagnement non coercitif au long cours serait la relation à un thérapeute référent, garant d'une continuité, mais dans un cadre éminemment intersubjectif : l'institution joue le rôle de tiers ou de contrôle, dans ce qui reste avant tout une relation entre deux personnes.

Nous sommes en quelque sorte à l'opposé d'une relation médecin-malade où il s'agirait de diagnostiquer, de lire des symptômes au-delà de la relation et de traiter une maladie, dont le corps du sujet ne serait que le support. Cette différence de logique explique le caractère répétitif des tensions entre le monde de la médecine, de l'hôpital, et celui des intervenants en toxicomanie. Les tensions sont nettes, autour des interactions entre services, quand un « client » d'une institution spécialisée est aussi « malade » et suivi dans un service de maladies infectieuses : les divers intervenants ne parlent pas selon le même point de vue, donc pas tout à fait du même corps, du même sujet...

Cette importance capitale de la relation individuelle et intersubjective pose deux séries de problèmes qui, probablement, sont en fait étroitement interdépendantes :

– d'une part, la difficulté à formaliser, à évaluer de façon scientifique, le centre même de l'action des intervenants ;

– d'autre part, le coût supposé d'interventions où le plus important reste la relation entre un soignant et un patient : l'économie, qui dicte les politiques de santé et tend à s'annexer la science quantitative comme instrument, tend à privilégier des formes plus collectives d'intervention.

Nous sommes donc très loin d'une volonté de traiter tous les toxicomanes, et n'avons guère les moyens de définir des modèles de programmes de soins standardisés[1].

Question des rechutes

Dans cet accompagnement, il apparaît le plus souvent que la dépendance aux drogues n'est que l'un des éléments participant d'un style de vie, qui peut, à certains moments, ne pas représenter le problème essentiel : la délinquance, la prostitution, la violence, les difficultés psychologiques, familiales, sociales ne peuvent se résoudre qu'au terme d'un long cheminement et après de nombreuses périodes de crise. La « rechute » peut non seulement faire partie d'un processus de maturation, mais elle est souvent la meilleure réponse que trouve le sujet pour affronter ses difficultés : plus qu'à une « prévention des rechutes », nous travaillons à une maturation progressive des sujets, dans laquelle les rechutes sont à intégrer comme partie du processus.

La fin ne saurait justifier les moyens, pas davantage en clinique que dans d'autres champs. La nécessité d'obtenir des résultats a pu conduire à d'autres modèles attentatoires aux droits de l'homme, remèdes pire que le mal, à long terme évidemment inefficaces et nuisibles : c'est le cas des traitements comportementalistes skinnériens aversifs, avec utilisation de chocs électriques selon les données scientifiques établies en laboratoire animal. Ces méthodes dignes du film *Orange mécanique* ont été depuis toujours vivement critiquées en France, où elles apparaissent au mieux comme des tentatives de dressage et au pire comme une forme sophistiquée de torture. Elles sont analysées sous un angle purement technique par G.A. Marlatt : avec de tels traitements en milieu hospitalier, cet auteur obtenait, auprès de toxicomanes ou d'alcooliques, des résultats à court terme impressionnants : 100 % des patients traités restaient totalement abstinents pendant 3 mois après leur sortie. Aujourd'hui encore, peu d'institutions pourraient présenter de tels taux de réussite ; mais après 8 mois, le niveau de consommation

1. Rappelons que selon M. Gauchet et G. Swain (*La pratique de l'esprit humain*, Paris, Gallimard, 1980), c'est la volonté d'efficacité à grande échelle qui fut à l'origine de la création des grands asiles, alors que les travaux d'Esquirol sur le « traitement moral », adaptés à des cas individuels, contenaient les bases d'une authentique psychothérapie...

des patients était redevenu le même qu'avant le traitement : celui-ci n'avait donc plus aucun impact, et l'on passait de 100 % de succès à 3 mois à 100 % d'échecs… Au bout de 15 mois, ce niveau moyen avait encore augmenté : l'effet du traitement s'avère alors non seulement nul, mais carrément négatif. Les données techniques rejoignent ici les principes éthiques : nous savons bien que les traitements nécessitent un accompagnement au très long cours, et que les changements décidés par le sujet quant à son style de vie seront fonction de « rechutes », qui font partie d'un long processus d'évolution.

D'une façon plus générale, cette critique de la recherche d'efficacité est renforcée par les travaux sur le *maturing out* (la « maturation spontanée ») en toxicomanie : les addictions ne sont pas des « carrières » éternelles, et le temps est le premier thérapeute. Les stratégies d'accompagnement non coercitif trouvent ici encore un argument de poids : l'essentiel dans le choix d'un style d'intervention consiste, avant tout, à ce qu'il ne soit pas nuisible. Mais celui-ci implique des conséquences importantes, et d'abord l'acceptation que seuls ceux qui le demandent doivent être suivis. Il importe, certes, de repérer prioritairement l'existence de complications psychiatriques, notamment celle d'un syndrome dépressif justifiant une admission en milieu spécialisé.

BIBLIOGRAPHIE

Alcooliques anonymes. *Les Alcooliques anonymes.* 2e édition révisée du « Gros livre ». le livre de base des AA Montréal : AA du Québec, 1985.

Farges F. *Approche communautaire des toxicomanies.* Paris : PUF, 1998.

Gauchet M, Swain G. *La pratique de l'esprit humain.* Paris : Gallimard, 1980.

Morel A, Hervé F, Fontaine B. *Soigner les toxicomanes.* Paris : Dunod, 1997.

CHAÎNE THÉRAPEUTIQUE

F. FARGES

Centres de post-cure

Les centres de post-cure interviennent dans un deuxième temps, après la première phase de courte durée du sevrage. Mis en place en France dans les années soixante-dix, ils ont pour finalité d'apporter des aides psychologiques, éducatives, sociales et parfois médicales afin que le sujet puisse retrouver ses capacités d'autonomie.

Leurs principes de fonctionnement sont donc communs : financement par l'État, accueil de toxicomanes volontaires, capacité d'accueil allant de huit à vingt personnes, encadrement par des thérapeutes professionnalisés; selon les endroits, ceux-ci sont éducateurs, animateurs, travailleurs sociaux, parfois psychologues, rarement psychiatres. Il existe environ 700 places disponibles. Si les durées de séjour proposées par les centres varient de trois mois à un an, en pratique les deux tiers des résidents restent moins de trois mois. Ils sont nourris et logés gratuitement. La réinsertion se prépare pendant le séjour, avec aide pour la recherche d'un emploi et d'un logement, et, si le sujet le souhaite, reprise de contact avec la famille.

Les centres de post-cure se fondent sur une thérapie de rupture (changement radical du mode de vie habituel), une thérapie d'occupation (travail, activités de loisirs) et une thérapie par la communauté. Les règles de vie régissant la collectivité sont similaires d'un centre à l'autre : pas de drogue (cannabis y compris), pas d'alcool, pas de médicaments non prescrits, pas de recours à la violence, emploi du temps organisé avec l'accord de l'équipe d'encadrement. Les relations hiérarchiques sont réduites au minimum, le soignant jouant un rôle d'accompagnant, de repère. Le mode de vie comme les obligations — ménage, cuisine, etc. — sont respectés et accomplis par tous, « accueillis » et thérapeutes.

Il s'agit dans un premier temps de couper le sujet de son milieu naturel pathogène, pourvoyeur de drogues; ensuite de permettre aux toxicomanes de renouer avec des valeurs d'échange, d'écoute, de solidarité : il n'existe pas de « programme thérapeutique », mais plutôt un style de vie impulsé par les responsables du centre. L'objectif est d'obtenir une réassurance, une remise en confiance et un accompagnement dans le quotidien.

Communautés thérapeutiques

Par « communautés thérapeutiques », on entend généralement des institutions spécifiques, différentes des programmes de soins plus médicalisés et plus intriqués dans le dispositif sanitaire. La prise en charge s'effectue aussi bien par les éducateurs que par les pairs. Il s'agit d'une thérapie par la communauté dans laquelle le mode de vie et les obligations sont partagés. La vie collective et ses lois étant considérées en elles-mêmes comme thérapeutiques, ces lieux de vie ont pour objectif de conduire le toxicomane vers la réinsertion sociale, professionnelle et affective.

Par rapport aux post-cures, les durées de séjour sont plus prolongées, d'un à deux ans, selon le fonctionnement de la communauté et bien sûr la problématique du résident. Les capacités d'accueil sont en général supérieures.

La logique des communautés thérapeutiques participe d'une conception particulière du phénomène drogue, basée sur l'idée que l'usage de produits stupéfiants ne renvoie pas à une psychopathologie singulière, mais relève plutôt d'une conduite sociale. Ainsi, le fonctionnement de ces communautés repose sur une inspiration éducative et vise à modifier les comportements : les carences sociales ou éducatives ont amené le sujet à consommer de la drogue pour échapper aux contraintes de la vie quotidienne, c'est un être considéré comme émotionnellement immature et devenu déviant. La communauté des pairs, assimilée à une famille chaleureuse et exigeante, doit l'aider à éliminer la conduite toxicomaniaque, à répondre aux agressions, à réajuster son comportement en fonction des exigences du monde extérieur. Les résidents vivent vingt-quatre heures sur vingt-quatre dans la communauté thérapeutique. Ils ne restent jamais seuls et sont constamment occupés. Leurs comportements sont observés en permanence et commentés par les autres. Ces communautés sont très structurées, hiérarchisées, organisées, et le travail y tient une place fondamentale. Les valeurs mises à l'honneur pendant le traitement sont l'honnêteté, la solidarité, la responsabilité, la vérité, la famille. Il s'agit d'une approche socio-comportementaliste.

Certaines initiatives communautaires (tel Le Patriarche) se sont développées indépendamment des pouvoirs publics, créées en général par des non-professionnels et sont sous-tendues par des motivations religieuses ou contre-culturelles. Il existe en France une nébuleuse de communautés thérapeutiques qui prennent en charges des personnes en situation de détresse, et notamment des toxicomanes. En marge des institutions spécialisées en toxicomanie et non reconnues par les instances officielles, ces communautés sont souvent contestées, isolées. Le projet thérapeutique se résume souvent à la vie et au travail en commun. Signalons que Le Patriarche est la plus grande institution d'accueil résidentiel de toxicomanes du territoire français. Cependant, très controversée, cette association a été caractérisée comme secte par le rapport de la commission d'enquête parlementaire sur le phénomène sectaire (rapport Guyard, 1995), ce qui a conduit à l'arrêt des subventions de la DDASS.

Depuis une trentaine d'années, les communautés thérapeutiques ont connu un grand essor à travers le monde, et notamment en Europe. Longtemps discutées en France, de telles institutions avec financement par l'État ont été créées récemment.

Familles d'accueil

Les familles d'accueil se proposent d'héberger, pendant un temps, un toxicomane, avec comme objectif de le faire bénéficier de l'harmonie d'une vie familiale, afin de le conduire vers la réinsertion sociale et affective. Cette modalité thérapeutique, spécifique à la France, repose sur une démédicalisation et une dépsychiatrisation.

Il existe environ 150 places en familles d'accueil rattachées à des centres de soins ambulatoires. Ces familles habitent essentiellement en milieu rural et sont souvent composées d'agriculteurs; il peut s'agir de couples avec ou sans enfant, éventuellement d'une personne seule.

Il existe plusieurs types d'accueil en famille, les séjours sont variables, souples, et diffèrent selon les indications et les institutions : durée prolongée de six mois, séjour plus court de un à six mois, week-end, période de relais entre le sevrage et la post-cure, ou encore accueils ponctuels le soir.

Au même titre que les autres membres de la famille, le toxicomane partage la vie familiale, avec ses satisfactions et ses obligations. La famille ne doit modifier ni ses habitudes ni son mode de vie; on lui demande simplement d'être là, en position d'accompagner un sujet qui, à un moment de son parcours, a besoin de chaleur humaine et de réconfort. L'accueilli n'est pas considéré comme un toxicomane mais comme un individu — parmi tant d'autres — éprouvant des difficultés à une période de son existence; la famille ne doit pas avoir (et n'a pas à avoir) de notions théoriques sur la toxicomanie ou la dépendance.

La famille d'accueil représenterait une scène priviligiée où les relations et les conflits familiaux pourraient être interrogés par l'accueilli : elle fonctionne de manière autonome, avec son style, ses usages, son histoire, son expérience de vie et ses conflits. L'accueil familial se présente comme une alternative à la drogue, fondée sur la relation et la parole. Au sein de la famille, au contact d'adultes stables, le toxicomane pourrait retrouver des références qu'il avait perdues, voire jamais connues : restauration de la confiance en lui-même, dialogue, respect de soi et des autres, acceptation de limites.

L'efficacité d'un placement dans une famille d'accueil est en partie fonction de la qualité de l'environnement professionnel assurant le soutien régulier de la famille et le suivi spécialisé du patient.

Appartement thérapeutique-relais

Gérée par les centres spécialisés de soins aux toxicomanes, la prise en charge en appartement thérapeutique-relais se développe depuis une dizaine d'années. Ces lieux visent à favoriser la réinsertion du toxicomane, après la cure ou au cours d'un traitement de substitution. Une participation financière est demandée en fonction des revenus, et un contrat d'occupation et d'usage fait l'objet d'une signature conjointe à l'entrée dans le logement. Plusieurs types d'appartements coexistent au sein du dispositif spécialisé : collectifs ou individuels, de durée d'occupation plus ou moins longue. La démarche d'autonomisation passe par la recherche d'une formation ou d'un emploi, la mise en place d'un projet et des activités de loisirs. Un lien étroit est conservé avec le centre d'accueil afin d'effectuer un véritable travail thérapeutique, qui passe par des temps partagés (visites, courses, repas, soirées), y compris dans l'appartement.

Hébergement de transition ou d'urgence

Certains centres proposent un hébergement de transition ou d'urgence, lors de situations de sortie de prison, de stabilisation d'un sevrage ou bien d'attente d'un autre mode de prise en charge. Des nuits d'hôtel peuvent être offertes.

BIBLIOGRAPHIE

Maxence JL, Lace L, Richardot E. *Une substitution naturelle : la famille d'accueil*. Paris : Didro, Communication, 1996, 14.

Curtet F. *La drogue est un prétexte*. Paris : Flammarion, 1996.

ACCUEIL ET CONSULTATION

E. JÉRÔME

Accueil

La question est toujours source de polémiques : fallait-il ou non créer des lieux spécifiques pour toxicomanes? Certains auteurs craignaient de voir se construire un ghetto médico-psychiatrique, d'aggraver l'enfermement social des toxicomanes; pour d'autres, cette ambition était un leurre : de tels centres spécifiques, ne sachant « tenir le choc », ne pouvaient que dériver vers un lieu de toxicomanie reproduisant le vécu de la rue (violence, *deal*, consommation…).

Les premiers lieux d'accueils spécifiques pour toxicomanes, créés en France dans le cadre fixé par la loi du 30 décembre 1970, n'ont plus à prouver leur utilité publique : malgré la prohibition, ils ont en effet permis à des dizaines de milliers de toxicomanes d'entreprendre librement une demande de soins, et ce, grâce aux droits du volontariat, de l'anonymat et de la gratuité.

Tout accueil à visée de soins représente à la fois un lieu et un temps qui vont délimiter un espace de rencontre, la rencontre entre un sujet souffrant et des professionnels de santé, dont la fonction consiste à proposer un certain nombre de moyens.

Accueillir, c'est avant tout créer les conditions d'une atmosphère conviviale pour favoriser cette rencontre humaine singulière; c'est proposer un premier contact chaleureux, véritablement ouvert à la venue de « l'invité », et passer suffisamment de temps avec lui pour lui permettre en quelque sorte de poser ses bagages devenus trop lourds à porter seul.

Le sujet toxicomane qui pousse pour la première fois la porte d'un lieu montre une sensibilité aiguë — pour ne pas dire une sensitivité extrême — au degré de disponibilité de ses interlocuteurs, et perçoit aussitôt s'il va être reçu avec bienveillance ou non.

Vouloir s'occuper de toxicomanes, c'est connaître leur mode de vie rythmé par le manque, la recherche et la prise de produits et c'est tenir compte de leur cinétique psychique particulière, afin de rentrer en contact avec eux. Par exemple, il importe de saisir que le toxicomane vit dans le « tout, tout de suite » et « l'ici et maintenant »; de fait, ce fonctionnement, confronté à la réalité d'un lieu sans « came », peut susciter de la violence. Il faut aussi savoir que nombre de toxicomanes, pour trouver leur produit, vivent le « *western* » de la rue, marqué avant tout par la prise de risques et la violence. Enfin, il faut comprendre alors que le toxicomane demande de l'aide (le plus souvent sur le mode de l'urgence) parce qu'il éprouve le sentiment de « toucher le fond ».

Certes, en pratique, l'accueil doit faire la part entre les urgences « objectives » (médicales, psychiatriques, sociales, etc.), nécessitant des réponses techniques ou médicales appropriées, et les urgences subjectives qui ne méritent ni banalisation méprisante ni dramatisation excessive. Car ce qui fait l'urgence fait nécessairement violence. Soulignons que, pour le toxicomane, demander de l'aide — même dans un contexte de détresse — ne va pas de soi; cette affirmation va à l'encontre de nombreux clichés :

« Le toxico demande trop, tout et son contraire, l'impossible… »

Là, s'exprime sa démesure. Démesure de ses angoisses : alors qu'il survit aux galères de la rue, il connaît la peur de l'autre, la crainte d'être jugé et exclu comme il en a souvent fait l'expérience, volontairement ou non. Là encore, il importe de ne pas oublier qu'user de drogues reste, dans notre moment socioculturel, un mal absolu au regard de la morale et un délit au plan juridique. Ainsi, se présenter « défoncé » ou violent, dans un lieu « inconnu », permet au sujet toxicomane d'affronter le rejet, de le subir et ne pas le ressentir; cela sert également à mettre à l'épreuve les limites professionnelles de ses interlocuteurs, vérifier la solidité d'un cadre institutionnel, sa capacité de contenance et la justesse de sa loi. C'est pourquoi tout dispositif d'accueil doit se structurer autour de la question de la violence pour éviter deux écueils : l'angélisme et le « tout sécuritaire ».

La fonction même de l'accueil est que la violence se transforme non en passage à l'acte auto- ou hétéro-agressif, mais en une parole exprimée et écoutée. À cette fin, différents moyens institutionnels sont à mettre en œuvre, pour ne pas placer le toxicomane dans une situation d'attente prolongée et vide, insoutenable. Idéalement, un lieu d'accueil reçoit sans rendez-vous, et l'attente éventuelle se doit d'être accompagnée et déjà interactive. Dans ce temps du premier contact, employer d'anciens toxicomanes comme accueillants représente un intérêt majeur : grâce à leur savoir singulier sur les phénomènes liés à la prise de tel ou tel produit et à travers leur vécu des souffrances liées à la toxicomanie, ils servent, de manière incomparable, de traducteurs pour des demandes si difficilement énoncées car douloureusement formulables, et parce que le sujet ne connaît pas encore les « bons » codes pour ouvrir les portes d'un service. Face au patient pris dans une impasse de sa toxicomanie, l'accueillant ancien toxicomane, incarnant un modèle identificatoire possible, peut se révéler le mieux placé pour recevoir et soutenir une première demande :

« Oui, d'expérience, je pense que là, un médecin (un ou une assistante sociale...) peut essayer de vous aider, de faire quelque chose avec vous. Je vais vous en présenter un (ou une). »

Cette présentation, en forme de passage de témoin, a pour valeur de légitimer l'intervenant suivant et d'y introduire du tiers institutionnel.

L'accueil jouera pleinement son rôle de temps préparatoire s'il sait fournir des repérages de son espace : il représente une zone frontière entre rue et lieu de soins, interface entre la démesure du dehors et les limites du dedans, passage de la violence sauvage à la loi qui protège et sanctionne. Les accueillants devront en conséquence délivrer un message clair :

« L'extérieur s'arrête à la porte de l'accueil. À l'intérieur, ni violence, ni came. »

Sans tomber dans un comportementalisme froid et opératoire, une psychopédagogie « civile » est à utiliser dans l'élaboration d'une relation contractualisée ayant pour fondement le respect d'autrui. Soulignons que la présence d'anciens toxicomanes parmi ces intervenants aide une institution à témoigner de son respect pour le droit d'avoir été ou d'être toxicomane. Ainsi, aux yeux d'un toxicomane se présentant pour la première fois, qui est plus légitimé qu'un ancien toxicomane pour affirmer, sans brutalité ni ton moralisateur? :

« Aujourd'hui, vous êtes trop défoncé. Je ne vous juge pas, mais là, dans ces conditions, nous ne pouvons parler ensemble. Revenez demain, si vous le voulez, plus clair; nous sommes là. »

Certes, savoir à quel moment ou à quelle demande répondre « oui » ou « non » a son importance, mais la façon de le dire compte tout autant, sinon davantage. Il y a des « non » qui condamnent, excluent et humilient, des « non » qui produisent de la violence, et d'autres qui structurent. Dire par exemple : « Revenez autrement demain, on est là. », ce n'est pas « jeter » quelqu'un, mais proposer :

« Demain, on vous attend et on pourra peut-être commencer quelque chose ensemble. »

Le « on » n'est pas impersonnel mais institutionnel, et désigne un collectif de soignants. Il ne faut pas oublier que le patient recherche avant tout un (ou des) service(s), qu'il faut donc le considérer d'abord comme client d'un lieu de prestations de services : traitements ponctuels en ambulatoire, hospitalisations pour sevrage, substitution, aides sur le plan médical ou social...

Pointons là l'une des fonctions délicates de l'accueil, celle de l'orientation vers d'autres institutions plus adaptées à répondre à certaines situations médicales ou sociales. Orienter est un acte plein, réfléchi et responsable. Il importe de prendre en considération la demande d'un sujet en souffrance, et de ne pas lui faire vivre la décision d'orientation comme une exclusion blessante.

Pour entretenir au quotidien et très concrètement une qualité d'accueil, il est essentiel que les différents intervenants travaillent en étroite cohésion : des réunions institutionnelles régulières permettent la circulation des informations, l'analyse des situations difficiles et la prise de décisions collectives.

Pierre angulaire d'une éventuelle trajectoire thérapeutique, un accueil, spécialisé ou non, peut être considéré comme suffisamment bon, seulement dans l'après-coup, à savoir s'il a laissé chez le sujet une « bonne » trace d'une expérience d'écoute possible, un « bon » souvenir qui continuera d'agir malgré tout dans une mémoire malmenée par la « défonce » et le fera consulter à nouveau ici ou ailleurs, demain ou plus tard, dans un autre moment d'urgence subjective, avant (là est le véritable enjeu) de « toucher à nouveau le fond » et de connaître une nouvelle « catastrophe ».

Consultation

« Ce sont nos patients qui nous instruisent » : cette vérité clinique trouve plus que jamais sa pertinence dans le travail avec les toxicomanes. Pour entrer en relation avec le sujet toxicomane, il importe de lui reconnaître un savoir que nous ne possédons pas, un savoir sur les phénomènes liés à la prise de produits qui constituent une expérience ineffable : « *flas*h », « planète », « descente », « répétition du besoin » et « besoin de répétition »

Dans les premiers temps, le toxicomane cherche souvent à tester les connaissances de son interlocuteur en matière de produits et de leurs effets, non seulement pour le manipuler mais aussi pour vérifier s'il peut lui faire confiance, s'en remettre à lui pour formuler sa « véritable » demande, voire « accrocher » avec lui. Il est préférable de dire ne pas savoir, sans négocier sur sa responsabilité médicale face à une demande « impossible », plutôt que de faire semblant et de jouer du pouvoir médical. D'une certaine façon, les premières consultations sont le terrain d'une confrontation entre savoirs : d'un côté celui du client au sujet de « la défonce », de l'autre celui du médecin à propos des risques liés à la prise de tel ou tel produit et les réponses thérapeutiques aux problèmes liés à la toxicomanie. Ainsi, le territoire de chacun est délimité; le sujet toxicomane saura quand et comment être client de son médecin : en effet, il revient au soignant d'apprendre au toxicomane — non sans un certain art de la pédagogie — à se servir, au bon et fort sens du terme, du dispositif de soins et de ses prestations.

L'espace de la thérapeutique se construit à mesure et sur mesure, au cas par cas : le thérapeute engage son professionnalisme, son éthique et sa présence; le sujet tente de demander du « possible » à l'autre, cherche à s'approprier le souci de soi que ce dernier a pour lui et à expérimenter sa parole avec l'autre.

Pour une partie de la clientèle, un fil rouge se tisse de consultation en consultation, même dans une volontaire ou aléatoire discontinuité, souvent sur plusieurs années. Pour désigner le travail réalisé dans ces conditions particulières, il convient de parler non de suivi (tel que le terme est codifié pour les psychothérapies orthodoxes) mais d'accompagnement au long cours. En effet, les patients demandent avant tout à leur thérapeute d'être là, dépositaires de leur histoire et témoins de leur évolution personnelle.

Parfois, il suffit d'écouter; d'autres fois, il faut parler, beaucoup; quelquefois, intervenir dans la réalité du moment, avec un geste pour calmer; parfois, l'entretien est court : quelques mots, quelques sourires… À d'autres moments, il faut prendre le temps d'entendre la douleur ou la joie.

L'art du thérapeute est donc ici celui de l'interactivité subjective. Il s'agit surtout de ne pas plonger le sujet toxicomane dans un silence qui « l'isole et le vide ». L'une des grandes difficultés existentielles du sujet toxicomane est justement d'être avec l'autre.

Il faut garder à l'esprit que le toxicomane a pu consulter nombre de médecins ou d'institutions, soit comme toxicomane, soit bien avant sa toxicomanie. D'où sa défiance assez souvent manifestée à l'égard de ce qui fait « psy » (la fameuse « prise de tête ») pour obtenir quelque chose. Une fois « les codes d'entrée » acquis, il sait très bien ce que l'autre attend de lui, ce qu'il faut raconter pour faire plaisir, comment mettre en scène le récit de sa vie (son histoire familiale, ses psychotraumatismes, ses galères…), une façon de payer le prix pour avoir quelque chose de quelqu'un. Ainsi, faut-il être attentif aux bases contractuelles sur lesquelles s'engage une relation avec le sujet toxicomane, veiller à ce qu'elle n'obéisse pas aux mêmes règles que le *deal* de rue, et chercher à créer les conditions d'un échange fondé sur la parole.

La condition première est que chacun, soigné comme soignant, ait la certitude que l'autre ne le menacera pas — voire ne le détruira pas —, autrement dit, que la peur de l'autre ne dirige pas le jeu relationnel. Pour le consultant, la pensée d'un recours toujours possible à un tiers (un autre intervenant dans une même institution, une prise en charge extérieure…) doit rester présente, afin qu'il ne se sente pas totalement seul face à la complexité d'une situation clinique, et ne prenne pas le risque de s'enfermer dans un duo pervers. Ce piège existe, en partie du fait de la forte ambivalence du sujet toxicomane : il a le fantasme de s'en remettre entièrement à un autre magique (semblable à la came ou à une mère archaïque) et redoute la situation de face à face, dans laquelle l'autre détiendrait le pouvoir arbitraire de dire « oui » ou « non », de jouer sur son désir tel un *dealer*, autrement dit de l'emprisonner dans une nouvelle aliénation. Le sujet doit donc percevoir chez son interlocuteur le respect profond d'une éthique de soins, au sein de laquelle il garde sa liberté pleine et entière de choisir à tout moment de poursuivre ou d'arrêter une relation thérapeutique, sans encourir le moindre risque pour son intégrité d'individu et sa sécurité de citoyen.

N'oublions pas que consulter consiste à rencontrer quelqu'un qui cherche à parler de lui-même dans un moment donné : c'est se confronter à l'autre, se frotter à sa différence et s'attendre en retour à être par instants dans le malentendu. Le malentendu n'est pas un obstacle « négatif », un empêchement à la communication. Bien au contraire, la parole se développe à partir du travail sur les malentendus énoncés comme tels : l'écoute devient alors possible et le discours audible. En premier lieu, le sujet qui vient consulter cherche à prendre à témoin son interlocuteur du moment de souffrance qu'il vit. Soulignons ici qu'il est difficile à un toxicomane de demander de l'aide à quelqu'un de non toxicomane, de lui dire qu'il souffre de sa toxicomanie : car cela équivaut à reconnaître qu'il ne peut plus faire face seul, lui qui a longtemps cru, avec mégalomanie, à la toute-puissance de sa relation exclusive avec le produit. S'avouer que cette relation au produit peut être défaillante ne comble pas tout, mais peut constituer le point de départ d'une profonde remise en cause existentielle et provoquer un temps de grande fragilisation psychique.

Surtout, il importe de ne pas rajouter de l'angoisse à l'angoisse, de l'humiliation à l'humiliation. D'où la première question qui doit être posée très explicitement, une question humaine, modeste et relative :

« Qu'est-ce qui se passe en ce moment dans votre vie pour avoir eu le désir de venir ici, aujourd'hui ? »

Il s'agit ensuite d'essayer de répondre au plus simple et au plus juste à la demande manifeste du sujet, dans la mesure des moyens thérapeutiques à disposition, c'est-à-dire de trouver un « compromis négocié » dans une situation de souffrance éminemment complexe. C'est parce qu'il aura désiré entendre, et cherché à répondre dans « l'ici et maintenant » d'une douleur, que le thérapeute verra sa place légitimée par le sujet toxicomane lui-même, que la rencontre lors d'une première consultation pourra se transformer en une relation inscrite dans la durée.

SEVRAGE

E. Jérôme, M. Valleur

Faut-il proposer ou non le choix du sevrage au sujet toxicomane ? L'étude de la littérature internationale montre une très grande diversité des approches et la persistance de fortes polémiques depuis des décennies.

Soulignons d'emblée qu'une étude étrangère, aussi scientifique soit-elle, n'est pas purement et simplement transposable à d'autres pays : les modalités de l'usage des drogues et la vie quotidienne d'un toxicomane dépendent beaucoup du contexte historique, social, et culturel. De fait, les modes de prise en charge sont très influencés, non seulement par l'organisation sanitaire des pays concernés, mais aussi par les cadres légaux réglementant l'usage des substances illicites… Par exemple, aux États-Unis, le toxicomane est plus cocaïnomane qu'héroïnomane, et la majeure partie des publications en matière d'opiacés concernent la méthadone, non l'héroïne.

Dans un tel contexte, il est douteux qu'un consensus scientifique puisse être exempt d'enjeux sociologiques de pouvoir, de volonté corporatiste, d'appropriation d'un champ d'intervention. Davantage qu'un consensus, la diversité des réponses — si elle est alliée à une possibilité de choix libre et éclairé pour le sujet — pourrait être le meilleur garant d'une adéquation entre les besoins et les offres de soin.

Principes généraux

Volontariat

Le volontariat représente sans doute l'élément le plus important pour décider du bien-fondé de la démarche de sevrage :

– d'une part, il n'y a pas de raisons, pour un thérapeute, de tenter de soigner le patient contre son gré. Le droit à rester toxicomane est en quelque sorte un *a priori* nécessaire à toute prise en charge;

– d'autre part, comme le montrent, de façon répétitive, les récidives et rechutes après incarcération, la contrainte, éthiquement indéfendable, est techniquement inefficace et psychiquement nuisible; le sevrage, pas plus que d'autres outils de soin, ne devrait s'inscrire dans le cas de soins sous contrainte.

Des problèmes se posent ici à plusieurs niveaux :

– d'une part, certains sujets peuvent demander « librement » un sevrage, alors qu'ils se trouvent en réalité pris dans un réseau d'obligations (famille, police, justice…) et ont du mal à faire la part de leur demande propre; cette question est aiguë dans le cas de mineurs qui devraient pouvoir bénéficier de davantage de structures d'accueil spécifiques, où leur demande personnelle serait prise en compte;

– d'autre part, dans des conditions de contrainte judiciaire ou d'incarcération, une demande authentique de sevrage peut exister : mais il s'agit alors de soin dans une situation de contrainte, non d'obligation de soins ou de soins sous contrainte (la séparation des actions judiciaires ou policières et le soin doivent rester clairs);

– surtout, les demandes peuvent être labiles, fluctuantes, et les bonnes résolutions ne pas tenir longtemps.

Déjà, De Quincey se moquait de Coleridge, qui demandait à ses serviteurs de l'empêcher de pénétrer dans la pharmacie pour acheter du *laudanum* : cette résolution était toujours valide… pour le lendemain. Le cadre thérapeutique et le contrat tendent à prendre en compte cette dimension de « différence entre la volonté et le désir ».

Gratuité et anonymat

Ces droits sont garantis par la loi du 31 décembre 1970 aux toxicomanes volontaires pour se soigner. Comme nous partons du principe que le volontariat est une condition préalable au sevrage, ce devrait donc être la règle.

Ajoutons que la stigmatisation liée à l'usage de drogues est telle qu'une dépénalisation de cet usage ne suffira sans doute pas à rendre caduque la disposition de l'anonymat. Ce principe, qui redouble le secret professionnel, permet d'éviter les intrusions d'instances extérieures dans le dispositif soignant.

Cette disposition du droit à l'anonymat se heurte souvent à des réalités administratives, en dehors des centres de soin spécialisés. Il faudrait réfléchir par exemple à des procédures anonymes de prescription de stupéfiants.

La gratuité n'est pas liée à l'anonymat, mais est une garantie d'accès aux soins pour tous. Dans la pratique, rien ne justifie l'idée que payer pour un sevrage aurait quelque valeur thérapeutique.

De la désintoxication au sevrage

Réduire au sevrage la prise en charge des toxicomanes serait une erreur nous ramenant aux conflits qui agitèrent le monde médical à la fin du XIXe siècle, au sujet des cures de sevrage des opiacés : pour certains, celles-ci devinrent des « cures de désintoxication ». Avec J.-J. Yvorel, rappelons que les débats firent rage entre les partisans de la méthode de suppression brusque (la « méthode allemande » de Levinstein) et ceux de la cure lente, dégressive (la « méthode française », adoptée par Ball, Pichon, etc.). Laurent Tailhade répartit ses critiques envers les deux méthodes :

– de la première, dont la cruauté choque : certains patients ont même « l'indélicatesse d'en mourir » (les toxicomanes de l'époque étaient parfois âgés et peu aptes à supporter un « sevrage-bloc ») ;

– de la seconde, les patients sortent en général plus dépendants qu'à l'entrée et délestés de leur argent par des médecins « marchands de soupe ».

Erlenmeyer proposera une « méthode rapide » plus raisonnable, où la cure de morphine dégressive est ramenée à une dizaine de jours.

Il est aujourd'hui assez généralement admis que le traitement d'une toxicomanie doit s'étendre sur des années, et que le sevrage n'en est ni le centre, ni même le passage obligé. Ainsi les « traitements d'entretien » au long cours sont basés sur le principe d'une gestion de la dépendance aux opiacés, et l'initialisation de ces traitements ne passe pas forcément par une phase de sevrage. Les modalités pratiques de prise en charge du sevrage ne concernent donc qu'une petite part du long travail d'accompagnement des patients toxicomanes : nous sommes bien loin du fantasme de la « désintoxication ».

Cadre et projet thérapeutiques

Sevrage : prestation de service ou moyen d'accompagnement au long cours ?

En schématisant quelque peu, il est possible de décrire deux grands types d'institutions spécialisées fondés sur des concepts fortement éloignés :

– l'un correspondrait à la conviction qu'il ne peut exister de traitement standard, et définirait en conséquence un centre d'accueil comme un lieu de prestations de services;

– l'autre proposerait un programme thérapeutique bien défini, standardisé.

Dans le modèle du système de soins français, il s'agit d'accepter une demande de sevrage d'un sujet qui, pour diverses raisons, désire arrêter d'être dépendant. Nombre de demandes de sevrage correspondent à des situations de crise, durant lesquelles le sujet ne supporte plus son mode de vie quotidien : comme le disent les membres des Alcooliques anonymes ou Narcotiques anonymes, il « touche le fond ». Il faut donc pouvoir répondre, et rapidement, tout en sachant expliquer à la fois les modalités du sevrage et ses limites.

Il importe de s'assurer que l'après-sevrage se passera dans des conditions suffisamment bonnes (même si l'objectif à court terme ne consiste à envisager qu'une simple pause dans la prise opiacés), pour que la rupture d'équilibre entraînée par le sevrage ne conduise pas à une situation pire qu'au départ : dans certains cas, la poursuite de la toxicomanie ou un traitement de substitution constitue des réponses mieux adaptées. Dans cette approche, il s'agit d'abord d'accepter d'aider une personne en situation de détresse et, par la suite, de voir si l'aide apportée peut mener à une démarche thérapeutique au long cours.

Question du contrat

La notion de contractualisation des pratiques est aujourd'hui fortement galvaudée, en toxicomanie particulièrement, mais aussi dans l'ensemble des champs d'intervention sociale. Trop souvent, la référence au contrat est une simple pétition de principe. Les glissements de sens, du contrat à la règle, peuvent correspondre à une déviation des buts de cette contractualisation : protection des institutions et des intervenants, plutôt que respect du patient, du client, du bénéficiaire.

Rappelons donc que le contrat, « convention par laquelle une ou plusieurs personnes s'obligent envers une ou plusieurs autres, à donner, à faire ou à ne pas faire quelque chose », implique un certain nombre de conditions :

– il suppose une parité entre les parties, une position d'égalité qui, seule, permet une adhésion authentique;

– il ne doit pas servir, par une rigidité excessive, de mode de sélection des patients les plus dociles; le thérapeute doit simplement s'engager à rendre le sevrage le moins pénible possible, dans le cadre de traitements préalablement expliqués; de l'autre côté, l'usage de drogue, le trafic, la violence, peuvent être des motifs d'interruption de la cure de sevrage;

– à tout moment, au cours du sevrage, le sujet doit pouvoir interrompre celui-ci sur simple demande (cela exclut tant le recours à des hospitalisations sous contrainte que des procédés qui viseraient à rendre un départ très difficile).

La mise en pratique de telles conditions consiste à considérer les clients comme adultes et responsables, donc en mesure de passer d'authentiques contrats. Mais ce contrat, établi en quelque sorte avec la « part non malade » du sujet, pose certains problèmes : il constitue souvent autant un moyen et un but de la prise en charge qu'un préalable intangible. Pour protéger une partie de lui-même contre une autre, un sujet pourrait être tenté d'accepter un contrat léonin, de renoncer à sa capacité de négociation, de se soumettre, après la dépendance à la drogue, à une autre forme d'aliénation. Il est essentiel qu'un thérapeute ne se croie pas réellement investi d'une toute-puissance, ou plutôt que le cadre institutionnel ait toujours une fonction de garant de la pratique contractuelle : le contrat peut ainsi être basé sur une parole, sur l'engagement réciproque de deux personnes, mais dans un cadre médiatisé par l'institution.

Rechutes

Si l'on admet que les rechutes font partie d'un processus de maturation progressive, il importe de travailler en fonction de ces étapes prévisibles :

– d'abord, très concrètement, en apprenant aux clients à éviter les surdosages accidentels, liés à la diminution de la tolérance après un sevrage, comme à éviter dans l'avenir (même s'ils sont persuadés qu'ils ne reprendront plus de drogues) les contaminations par usage de seringues souillées;

– ensuite, en diminuant la culpabilité et la dramatisation de ces rechutes ou de ces « dérapages » : au moins pour les premières tentatives, ne pas faire du temps d'abstinence après un sevrage un critère d'évaluation d'une action de plus; un meilleur critère serait au contraire la facilité pour un client de revenir, de reconsulter après avoir rechuté.

Il est évident qu'un tel style d'accompagnement non coercitif, non seulement, ne doit pas s'opposer à des stratégies de réduction des risques, mais implique celle-ci comme un complément naturel. Le but du traitement est ici non pas l'abstinence en soi, mais une plus grande souplesse de fonctionnement du sujet, un accroissement de sa capacité à effectuer des choix.

Sevrage en ambulatoire

Quelle modalité de sevrage proposer : en ambulatoire ou en milieu hospitalier? Là encore, il s'agit non pas de poser une indication mais de répondre à la demande exprimée par le patient. Bien évidemment, il importe de l'aider à choisir en fonction de quelques éléments de sa réalité :

« À l'extérieur, peut-il bénéficier d'un confort tant matériel (logement, alimentation...) que psychologique (bienveillance de l'entourage, environnement sans *deal*...) ? »

Lorsque les conditions de vie et de santé du sujet le permettent, il est possible d'organiser le sevrage en consultations ambulatoires.

Deux points doivent être soulignés :

– la fréquence des rendez-vous doit s'adapter à la nécessaire intensité du suivi ; pour un sevrage court, il est raisonnable de voir le patient tous les deux ou trois jours — voire initialement chaque jour -, afin d'adapter le traitement au cas par cas ; à la prescription, il est préférable de remettre directement les médicaments de la main à la main : cela évite les risques liés à des conditionnements excessifs (une boîte d'anxiolytiques ou d'hypnotiques contient 20 à 30 comprimés), et permet un ajustement du traitement au jour le jour, et au cas par cas ;
– s'il est de la responsabilité médicale de refuser une prescription à un sujet très « défoncé » en arguant le risque d'overdose, il est peu acceptable d'exiger que le client soit en grand manque pour initier un traitement ambulatoire ; il s'agit simplement de recommander au patient de débuter le traitement aux premiers signes de douleur physique ou de troubles psychiques liés au sevrage.

Si le médecin décide de s'engager dans l'aide du toxicomane à se sevrer, il doit commencer par lui faire confiance sur les bases d'une relation contractualisée, et lui livrer toutes les informations nécessaires à la prise de tel ou tel médicament : dose, heure, interaction… Bien que la plupart des toxicomanes possèdent une connaissance certaine du *Vidal*, il faut savoir être pédagogue et ce, très concrètement, dans la recherche de l'alliance thérapeutique : par exemple, ne pas hésiter à proposer une fiche de traitement jour par jour.

L'objectif est d'accompagner le sujet dans ce temps de sevrage, de lui permettre de faire le point à mesure, de lui signifier de manière très claire :

« Si vous n'y arrivez pas, venez m'en parler, nous essaierons de comprendre ensemble ce qui se passe. »

Dans ce dernier cas de figure, il s'agira, en particulier, de dédramatiser cette situation vécue comme un échec, en premier lieu par le patient :

– soit de lui faire prendre conscience que ce n'est peut-être pas un « bon » moment pour décrocher, et donc de prendre date pour plus tard, quand il le demandera à nouveau ;
– soit d'analyser en quoi les conditions extérieures ne lui sont pas favorables et d'envisager alors d'autres solutions, comme, par exemple, une hospitalisation.

Sevrage en milieu hospitalier spécialisé

En France, il n'existe que quelques centres médicaux, spécialisés dans l'accueil exclusif des toxicomanes et possédant une unité d'hospitalisation (par exemple le Centre médical Marmottan). Si ce type d'hospitalisation, jusqu'à ces dernières années, ne répondait qu'aux demandes de sevrage, les différentes équipes ne croient plus, depuis longtemps, en la magie d'une « cure de désintoxication », et pas davantage en une prise en charge linéaire qui viserait de façon standardisée à la production d'individus abstinents.

Si la cure de sevrage en hospitalisation n'est qu'une scansion dans le cadre d'un accompagnement au long cours, ce temps de manque accepté et vécu en groupe constitue un moment riche, complexe, intense, souvent déterminant pour l'avenir.

Quand hospitaliser? Quand la personne elle-même le demande… Certes, il importe de connaître le pourquoi de cette demande mais seulement le pourquoi manifeste, comme par exemple « l'échec » du sevrage ambulatoire, les conditions de vie, le besoin d'un *break*, le sentiment d'être en danger… L'urgence des demandes d'hospitalisation est plus souvent psychologique que réelle : elle traduit une crise personnelle, la panique de l'entourage, parfois une pression de la police ou de la justice. Cette urgence apparente, quelquefois manifestée avec violence, est liée à la blessure narcissique, à l'humiliation, au constat d'échec fait par un sujet : la drogue l'a aidé à vivre, à être différent, mais elle n'a représenté qu'une solution provisoire. Il n'a pas été plus fort que les autres et n'arrive plus à s'en sortir tout seul.

Cependant, quelle que soit la nature de l'urgence, il importe d'observer deux principes essentiels :

– une réponse de principe rapide, voire immédiate;

– un délai d'attente pour l'hospitalisation qui ne devrait pas dépasser une semaine. Au-delà, pour qui survit au jour le jour dans la galère, la perspective du sevrage perd toute réalité concrète.

Si délai d'attente il y a, il pourra être utilement mis à profit pour renforcer la relation de confiance avec le sujet et le rassurer sur les conditions de l'hospitalisation, continuer à l'informer sur les moyens institutionnels, tant pour répondre aux difficultés du présent que pour poser les jalons d'un possible projet thérapeutique.

Quant au thérapeute, recourir à l'hospitalisation est aussi le constat de ses limites : l'écoute ne suffit pas toujours, la relation singulière doit s'accommoder de moments de prise en charge institutionnelle, partagés en équipe.

Dans certains cas, une première hospitalisation a essentiellement valeur d'observation : les changements spectaculaires (en quelques heures ou quelques jours) traduisent la qualité singulière d'un mal de vivre que les effets de la drogue et des médicaments, le vécu quotidien et stéréotypé de la « galère » avaient pour fonction d'occulter. C'est seulement au cours et au décours de cette « épreuve » qu'il est possible de savoir si le patient possède ou non les moyens de respecter la loi de l'institution, le contrat et les règles minimales de la vie en groupe. En effet, le contrat de soin posé dès l'accueil — qui vaut pour tout l'espace institutionnel et garantit le respect des personnes, du lieu et de sa vocation thérapeutique — interdit « plan », *deal*, consommation de produits sur place, violence, tant envers soi-même qu'envers autrui. Dans la plupart des hospitalisations spécialisées, on ajoute à ces règles l'absence de sorties et de visites, l'interdiction de téléphones personnels, la fouille lors de l'entrée.

Les « ruptures de contrat » sont en quelque sorte envisagées dans le contrat général (*droit de partir à tout moment)*. Les durées d'hospitalisation sont renégociables en cours de séjour, et les durées prévisionnelles doivent être modulées en fonction des clients, comme des produits en cause : par exemple plus de huit jours pour la codéine, la buprénorphine; deux semaines, voire davantage, pour la méthadone… De même le seuil d'exigence doit être au maximum adapté au cas particulier de chaque client. Venir totalement « clair » peut s'avérer difficile pour certains. Dormir la journée est plutôt souhaitable au début d'un séjour pour sevrage de crack, coke, ou amphétamines. De façon générale, plus l'engagement des soignants est authentique, moins l'application de règles se fera de façon rigide.

Ici, réside l'une des raisons d'être des équipes dites spécialisées dans l'accompagnement hospitalier des sevrages : la pleine et entière disponibilité. Car pour le sujet en sevrage, c'est heure par heure et jour après jour qu'il faut tenir, vivre l'excès de présence d'un corps longtemps absent, anesthésié, oublié. La panique, les moments d'angoisse débordante sont bien connus des infirmiers : angoisse du début de la nuit, rappelant les moments où il fallait galérer, chercher de la came; panique à certaines heures, celles où précisément le *dealer* pourrait être là, à quelques stations de métro. En laissant chaque hospitalisé libre de partir à tout moment, nous évitons la dangereuse sécurité d'une contrainte extérieure. Cette difficulté des moments de doute est corollaire d'une expérience de liberté : seuls les clients peuvent « décrocher ». Ils peuvent y être aidés et seulement aidés.

Le jour, la nuit, les infirmiers parlent, écoutent, participent à diverses activités. Surtout, ils évitent la constitution de petits clans, les « plans », l'introduction d'une ambiance de « squat » ou de défonce, tentations permanentes du groupe visant à esquiver les angoisses de chacun.

L'institution n'a pas qu'une fonction maternante ou de *holding*, mais également une fonction « paternante », de rappel de limites, voire dans certains cas, de confrontation. Les « vidages » (mises à la porte pour violence, *deal*, prise de drogue…) et « tricardages » (temps d'interdiction de séjour, pour une durée variable) ont leur fonction thérapeutique dans une prise en charge au long cours. Les transgressions sont souvent des reproductions ou répétitions « d'agirs » faisant partie d'un mode de vie. Les sanctions ne sont pas à concevoir comme quelque programme de punition-récompense, mais comme la transposition d'un vécu, dans ce qui joue le rôle de lieu transitionnel : transgressions et sanctions finissent par déboucher sur une parole, une symbolisation. Cependant, il faut toujours se méfier de la possibilité de dérive institutionnelle, de la tentation d'exclusions visant le confort des équipes : appliqué de façon rigide, le contrat serait alors un outil, non de prise en charge, mais de sélection des clients les plus faciles et les plus dociles.

Pour un sujet donné, peut-on évaluer le degré de réussite ou d'échec d'une hospitalisation pour sevrage? L'expérience clinique a appris aux équipes spécialisées à rendre compte de leur travail en des termes modestes, relatifs et subjectifs. Selon leur regard, une hospitalisation se sera suffisamment bien passée si le sujet a vécu l'expérience d'un changement possible, autrement dit, s'il sort de ce temps d'hospitalisation en considérant qu'il peut se donner du temps, avec différents moyens d'accompagnement, pour se replacer dans une situation de choix face à son histoire personnelle : ainsi, très simplement, vivre la banalité du quotidien dans le partage, réussir à retrouver un certain rythme de vie, la différence entre le jour et la nuit (rêver… d'abord de poudre, puis d'autre chose), peut constituer une étape importante.

La plupart des équipes le constatent d'évidence : la majorité des hospitalisations menées à terme sont des réhospitalisations. Les réunions avec les clients, proposées à des rythmes variables selon les lieux (*morning meeting*, réunion provoquée seulement à l'occasion d'un fait institutionnel particulier...), révèlent souvent l'hétérogénéité du groupe au vu de l'évolution de chacun.

Au terme d'une hospitalisation, un message essentiel aura dû être formulé avec assez de pédagogie, à savoir : la « rechute » est possible, et, quoi qu'il arrive, l'important est de ne pas la dramatiser, de se donner le droit de revenir. Les hospitalisés apprennent ainsi, peu à peu, à renoncer à certaines croyances telles le mythe de la « volonté », et à éviter la trop prégnante culpabilité liée à la « violation de l'abstinence ».

LE TOXICOMANE À L'HÔPITAL

F. FARGES, M. HAUTEFEUILLE

Les relations entre les usagers de drogues et l'hôpital, bien que tendant à s'améliorer depuis quelques années, restent cependant problématiques. Les rapports soignants — toxicomanes font l'objet de nombreuses tensions reflétant les difficultés d'adaptation, tant de l'hôpital que du toxicomane. Dans les années soixante-dix, la création d'un dispositif de soins spécialisés pour toxicomanes est d'ailleurs née de cette inadéquation, et s'est voulue en rupture avec ce qui existait à l'époque : ainsi, à Marmottan, le docteur Claude Olievenstein souhaitait réaliser le contraire de l'hôpital psychiatrique. L'hôpital en général — l'hôpital psychiatrique en particulier — ne souhaitait ou ne pouvait pas prendre en charge ces patients indisciplinés, échappant aux cadres habituels. Les médecins se sont alors désengagés face à la toxicomanie, estimant que la dépendance relevait de prises en charge particulières qui n'étaient pas de leur ressort; il en a résulté une sous-médicalisation. Le comportement des toxicomanes explique, en partie, la contre attitude du milieu médical à leur égard : ils sont souvent réfractaires à la contrainte, exigeants, manipulateurs, sèment le désordre et se montrent peu disposés à entamer une relation thérapeutique suivie. À l'inverse, la lourdeur et la rigidité du système hospitalier rebutent les toxicomanes qui, à juste titre, ont fréquemment l'impression de ne pas être écoutés et compris. De fait, les médecins hospitaliers sont peu investis et mal formés.

Ainsi, le système sanitaire reste relativement fermé aux toxicomanes, qui sont admis avec difficultés dans les services. Ce phénomène ne concerne pas la seule médecine somatique mais aussi la psychiatrie (sectorisée ou non), bien que la toxicomanie — comme l'alcoolisme — fasse partie des missions du service public des secteurs. Peu de psychiatres se sont investis dans cette prise en charge et, concrètement, il en résulte des soins mal adaptés aux sujets dépendants. La présence d'un toxicomane dans un service de médecine ou de chirurgie était donc toujours problématique, déclenchant des réactions diverses de la part du corps médical :

– soit une absence de prise en compte de la toxicomanie du patient, entraînant des problèmes au niveau du service (approvisionnement du patient par son entourage dans le cadre hospitalier);

– soit un sevrage imposé par le service, comme condition à son hospitalisation;

– soit, enfin, la mise en œuvre d'un traitement de substitution *(Moscontin, Skenan)*, initialisé par le service et prescrit uniquement pour la durée du séjour.

Ces attitudes présentaient généralement une caractéristique commune, celle de ne pas s'inscrire dans un projet de prise en charge à long terme. Le constat de l'inadéquation est identique concernant la psychiatrie, où la présence du toxicomane dans les services se traduit par des hospitalisations soit de quelques jours, soit de plusieurs semaines, ces deux attitudes reflétant une sorte de déni du fait toxicomaniaque.

Sous prétexte que les toxicomanes ont la réputation d'être manipulateurs et de présenter un problème psychopathologique de limite, le cadre proposé est en général très rigide, les soignants surveillant avec attention le moindre écart au contrat de soins. À l'issue du sevrage, on propose la plupart du temps un simple suivi en consultation, la «chaîne thérapeutique» relevant des centres de soins spécialisés...

Les toxicomanes malades sont donc souvent conduits à quitter l'hôpital et à interrompre le traitement indispensable. Or, davantage que la moyenne de la population, ils ont besoin d'être soignés et hospitalisés pour des abcès, septicémies, infections virales (hépatites B et C, VIH), pathologies psychiatriques. Ce constat de la dégradation de leur état de santé a progressivement amené les pouvoirs publics à améliorer leur prise en charge en la médicalisant : traitement de substitution, implication des médecins généralistes, politique de réduction des risques, développement de l'accessibilité aux soins. Les établissements hospitaliers cherchent enfin à s'adapter aux toxicomanes, en développant l'accueil et la prise en charge.

Des *circulaires* ont rappelé l'hôpital à ses obligations : tout établissement situé dans une ville de plus de 50 000 habitants se doit de réserver 3 à 5 lits au sevrage de toxicomanes. Les sevrages peuvent s'effectuer soit dans des services de médecine somatique (tels les services de médecine interne), soit en milieu psychiatrique. Cette circulaire est malheureusement, et, pour diverses raisons, trop peu appliquée.

Des *psychiatres* — ou tout au moins un médecin formé et qualifié — sont présents dans les services d'urgence, pour apporter une réponse aux différentes situations pathologiques rencontrées.

Des réseaux *Ville-Hôpital-Toxicomanie* ont pour vocation d'assurer, dans une même zone géographique, la liaison et la continuité des soins entre les différents acteurs de la prise en charge : psychiatres, services hospitaliers somatiques, médecins généralistes, pharmaciens, centres spécialisés en toxicomanie, services sociaux. Ces réseaux instaurent des stratégies destinées à sortir de l'isolement des pratiques et du cloisonnement, en favorisant l'échange et la communication entre les divers intervenants : au lieu d'agir de façon parallèle et parfois contradictoire, ceux-ci deviennent ainsi partenaires et peuvent mettre en œuvre des prises en charge communes afin d'élaborer de nouveaux cadres de soins;

Dans les grands centres hospitaliers, des «*équipes de coordination et d'intervention auprès des malades usagers de drogues*» (ECIMUD) se mettent progressivement en place. Il s'agit de petites équipes mobiles composées d'un médecin (le plus souvent psychiatre), d'un psychologue, d'un assistant social et d'un infirmier : ils se déplacent à la demande dans un hôpital, d'un service à l'autre, pour des patients qui, outre leur pathologie somatique, posent un problème de pharmacodépendance. Les missions des ECIMUD consistent à assurer une prise en charge adaptée des toxicomanes hospitalisés dans l'établissement (prescription d'un traitement de substitution par exemple), de former les équipes soignantes, d'organiser les relations en amont et en aval de l'hospitalisation. L'un des intérêts majeurs de ces structures est d'éviter la concentration de patients toxicomanes dans un même service.

Ainsi, après avoir été longtemps fermés aux toxicomanes, les établissements hospitaliers mettent en place (sous la pression de la remédicalisation de la prise en charge) des actions pour pouvoir assurer leur mission de soins. L'hôpital doit désormais s'inscrire dans une dynamique de travail avec les autres intervenants spécialisés, afin de devenir, lui aussi, un maillon de la chaîne thérapeutique.

Dans cette optique, de nombreux centres spécialisés ont recours à des services de médecine des hôpitaux généraux pour permettre à certains de leurs patients d'entreprendre un sevrage hospitalier (exemple : le Centre Imagine et les différents hôpitaux du Val d'Oise depuis 1984). Les conditions d'hospitalisation sont identiques à celles décrites ci-dessus, mais il s'agit d'un contrat tripartite liant le toxicomane qui demande une hospitalisation, le centre spécialisé qui l'adresse et s'engage à le visiter chaque jour, et le service hospitalier qui l'accueille et sera responsable de son traitement. Une coordination et une coopération s'avèrent alors indispensables entre service hospitalier et service spécialisé, afin de créer une cohérence institutionnelle commune. Cette cohérence s'établit, entre autres, par une disponibilité du centre spécialisé qui s'engage à être présent en cas de difficultés, et par la tenue régulière de *staffs* communs aux deux services. Signalons que l'expérience, acquise par les services de médecine dans ce type de prise en charge, est devenue remarquable et leur a été fort utile lorsqu'ils ont dû accueillir cette même population, pour d'autres problèmes, tels que les hépatites ou le sida; ils ont su éviter ainsi les écueils cités au début de ce chapitre.

Dans cette volonté d'un meilleur accueil du toxicomane aux urgences hospitalières, les services de porte doivent être à même d'établir le diagnostic des diverses pathologies et d'y apporter les réponses appropriées. Comme tout patient, le toxicomane doit bénéficier d'un examen clinique et d'un bilan biologique standard.

Le médecin urgentiste peut se trouver confronté à trois types de situations :

– le syndrome de manque : même si le manque d'opiacés n'engage jamais le pronostic vital, il doit cependant être considéré et traité comme une véritable urgence; parce qu'il réalise pour le patient un syndrome hyperalgique insupportable accompagné d'une angoisse massive, le médecin devra y répondre, en première intention, par une ordonnance comprenant antalgiques, et anxiolytiques; après une réponse symptomatique adaptée, il sera possible d'envisager un projet thérapeutique, notamment par l'orientation vers un centre spécialisé pour toxicomanes; toute autre demande (cure de sevrage des opiacés, traitement de substitution) ne doit pas être traitée dans l'urgence; seules des complications somatiques justifieront une hospitalisation immédiate;

– les urgences psychiatriques : tout syndrome confusionnel, tout état d'agitation ou état psychotique aigu doit, chez l'adulte jeune, évoquer la prise de produits toxiques; de même toute symptomatologie psychiatrique (intoxication, manie, certains états dépressifs et anxieux, tentative de suicide) peut amener un toxicomane à se présenter aux urgences;

– les urgences médicales : différentes complications peuvent être rencontrées, comme une altération de l'état général, des infections de gravité variable, un coma consécutif à une tentative de suicide ou une overdose (*cf.* « État de santé du toxicomane », p. 240).

En conclusion, toute consultation aux urgences a pour objectif d'élaborer un projet de soin adapté et d'inscrire le sujet dans une filière de soin.

PSYCHOTHÉRAPIES INDIVIDUELLES

J. PAGÈS-BERTHIER

On ne saurait trop insister sur l'intensité du plaisir éprouvé par le toxicomane avec le produit, comme le fait l'un des protagonistes du film *Trainspotting*, lorsqu'il tente de décrire l'éprouvé extatique du «*flash*» :

«Prends ton meilleur orgasme, multiplie-le par mille, et tu seras encore loin du compte… »

La question qui se pose est bien celle-ci : comment alors revenir de si loin? Et surtout, pourquoi souhaiter en revenir?

Le moment propice pour démarrer une psychothérapie

On connaît les bénéfices qu'un sujet tire de son symptôme au niveau de la psychopathologie ordinaire; mais dans le cas du toxicomane, il paraît encore plus évident qu'il ne saurait renoncer à une pratique lui procurant une jouissance d'une telle intensité. La théorie freudienne situe le dilemme entre les revendications pulsionnelles et les exigences de la civilisation à la source du processus de sublimation. Pour le toxicomane, tant que dure la «lune de miel» avec la drogue, la question ne se posera pas. À partir de quand éprouvera-t-il le besoin que quelque chose change dans son organisation psychique? Parce que la drogue ne tient plus ses promesses? Ou au contraire parce qu'elle les tient trop bien et que cela l'angoisse, le laissant dans une perspective de « manque du manque »? Quoi qu'il en soit, il semble qu'il faille attendre qu'un vécu de malaise se manifeste; il faut que le toxicomane se trouve dans l'impossibilité de gérer sa consommation pour qu'il vienne consulter. En l'absence d'un tel vécu de « galère » de la part du sujet toxicomane, on peut s'interroger sur l'utilité d'une proposition thérapeutique quelconque, qui mettrait le soignant dans la position de demandeur.

Comment alors engager un toxicomane à différer le plaisir en renonçant à l'immédiateté et surtout à choisir la voie longue et frustrante d'une psychothérapie d'inspiration analytique ?

La question paradoxale de l'abstinence requise de la part du sujet se pose : faire taire son symptôme devient ainsi la condition préalable au traitement... Quel type d'accompagnement peut-on alors proposer, en l'absence de toute demande de sevrage, et pourquoi, à la limite, devrait-il y avoir accompagnement ? Une telle offre de transfert ne risque-t-elle pas d'opérer un « forçage » amenant le patient à prendre la fuite ? Il semble que le fonctionnement psychique des toxicomanes et la spécificité de la demande requièrent une spécificité de la réponse clinique.

Fonctionnement addictif et perspectives thérapeutiques

Au cours des entretiens avec les patients addictifs, on voit souvent « l'agir » compulsif prendre le pas sur l'élaboration mentale.

Tout comme ils exposent leur corps, ces sujets vont risquer leur activité de pensée même. Dans ce contexte, on repère une recherche active du traumatisme, qui peut être décrite en termes de prise de risques : l'incorporation compulsive de pseudo-objets toxiques ou non, licites ou illicites, pourrait réaliser une sorte de « perlaboration par l'agir », comme dans la névrose traumatique. Il n'est pas rare, par exemple, de voir s'installer, chez les filles toxicomanes, une sexualité addictive et risquée, après l'effraction traumatique d'un viol révélant, dans l'après-coup, de plus anciennes blessures.

Souvent, il n'est pas nécessaire de repérer dans le passé un événement traumatique précis et localisable. Il peut s'agir de blessures narcissiques précoces du Moi (séparations, rejets, climat d'abandon ou d'insécurité), dans lesquelles on peut voir de véritables traumatismes, du fait de leur accumulation dans l'histoire du sujet. Par la suite, les situations traumatiques seront activement recherchées, l'incorporation addictive inaugurant la voie de la répétition.

Pour se protéger de la relation intersubjective, ces sujets vont souvent dénier l'altérité de l'autre, sans pouvoir non plus se vivre comme sujets. Dans un tel contexte, comment le thérapeute va-t-il amorcer une relation transférentielle avec son patient ? Comment réussira-t-il à faire basculer le toxicomane de l'aspect « un » et fusionnel de la drogue, à la dimension duelle ?

Si l'on veut proposer un cadre thérapeutique réellement opérant, il ne faut pas perdre de vue cet évitement de la relation duelle véritable chez ces sujets.

Eu égard à ce fonctionnement particulier, il sera souvent nécessaire d'apporter des modifications techniques à la conduite du traitement, notamment par rapport au silence du thérapeute de formation analytique. En effet, on sait qu'une attitude de ce type peut être source d'angoisse mortifère et réactiver les vécus traumatiques d'abandon. Mais l'intrusion étant également insupportable pour le toxicomane, la parole du thérapeute sera davantage une reformulation qu'une véritable interprétation, de façon à préserver le patient de ses angoisses archaïques. Le plus difficile va être alors d'instaurer une relation différenciée avec le thérapeute, appréhendé dans son altérité. Un tel objectif ne pourra être atteint qu'après un certain nombre d'étapes, allant de l'étayage à la réactivation de l'élaboration psychique. En effet, les premiers entretiens sont fréquemment dominés par la dimension actuelle et factuelle de l'existence, consistant, par exemple, en une énumération de faits de la vie quotidienne ou du nombre de comprimés ou de « shoots ». Cette polarisation des investissements et des discours sur le produit ou le nombre de cachets fonctionne un peu sur le mode d'une mise en péril de la pensée, qui va se trouver traitée comme un objet. D'où la préoccupation première du thérapeute : ne pas identifier le toxicomane à son comportement.

Face à la revendication identitaire du toxicomane, l'attitude du thérapeute va pouvoir infléchir différemment le cours des entretiens ultérieurs, souvent par la surprise qu'elle induit; car chez le toxicomane venant consulter, on recueille la plupart du temps un discours convenu (« Je veux décrocher, me ranger, j'en ai marre de mes conneries ») destiné à répondre aux attentes supposées du thérapeute. Souvent, il espère ainsi obtenir de l'institution un certain nombre de prestations : médicaments, aide sociale, etc. Mais le cas de figure le plus inquiétant est lorsqu'on ne sait plus *qui* désire *quoi*, soignant et toxicomane adhérant trop étroitement à leurs rôles respectifs.

Malgré les résistances massives à l'instauration d'une relation duelle authentique, ou plutôt grâce à ces résistances, les offres de transfert du thérapeute vont donner lieu à une répétition agie à l'intérieur du cadre (passages à l'acte, transgressions, etc.) Chez le patient toxicomane, cette compulsion à la répétition est d'une nature différente de celle que l'on repère, par exemple, chez le névrosé; chez ce dernier, nous dit Freud, plus la résistance sera grande et plus la répétition agie va se substituer au souvenir. Répéter est donc, pour le névrosé, une manière de se souvenir, alors que pour le toxicomane, la répétition compulsive peut être vue comme une tentative « d'abréaction », comme dans la névrose traumatique ou dans ce que l'on a pu appeler « la névrose de destinée ». Eu égard à ces considérations, la technique thérapeutique sera différente selon qu'on a affaire à un toxicomane ou à un autre type de patient. Il est évidemment nécessaire d'inventer de nouveaux dispositifs thérapeutiques qui soient réellement adaptés, voire d'associer plusieurs techniques d'intervention.

Claude Olievenstein a mieux que quiconque souligné la complexité de la clinique spécifique du toxicomane, en mettant l'accent sur la souffrance du sujet désintoxiqué et la fonction qu'occupe le symptôme dans l'économie psychique du sujet. Aussi propose-t-il une psychothérapie « transitionnelle », amorcée dès la première rencontre avec le toxicomane, le thérapeute se situant à la place occupée par la drogue, dans une séduction évoquant le « *flash* » provoqué par la poudre. Le fondateur du Centre Marmottan compare alors la désintoxication à un vécu transitionnel organisé par le thérapeute, en compétition avec la drogue comme mode d'être au monde. Cette période intermédiaire doit s'appuyer sur un contrat, première concession que fera le toxicomane en entrant dans l'institution, les ruptures et les transgressions ne pouvant pas toujours être évitées.

Les prises en charge psychothérapeutiques des patients toxicomanes doivent tenir compte du phénomène de la rechute, qui fait partie intégrante du processus même de la toxicomanie. De rechute en rechute, on peut observer une modification, une progression du mode de vie du patient. Le clinicien va repérer notamment des réaménagements du fonctionnement mental du toxicomane, lui permettant par exemple de recommencer à rêver, à faire des jeux de mots, à fantasmer. La visée de la thérapie n'est pas ici de faire cesser toute consommation, mais plutôt de permettre des associations plus riches et plus fréquentes, malgré les interruptions de la prise en charge.

Sur le plan intrapsychique, le fonctionnement sera plus souple, de même que l'on notera une évolution du patient au niveau relationnel. L'essentiel va donc être d'obtenir une diminution sensible de la souffrance psychique du toxicomane, même en l'absence d'une perspective de sevrage définitif.

Dans cette optique, on comprend que combattre la dépendance ne représente pas une fin en soi, et que chercher à libérer le patient de son aliénation ne saurait se réduire à la seule visée de l'abstinence. Simplement, l'accompagnement psychothérapeutique permettra parfois que l'addiction au produit devienne moins essentielle à l'économie psychique du sujet.

La principale visée thérapeutique va donc consister à ouvrir des brèches dans l'espace mental du toxicomane, qui l'amèneront peut-être un jour à « décoller » du produit. L'important est de réussir à créer une aire de dégagement, à ménager une circulation d'éléments psychiques entre lui et le toxique pour lutter contre l'aspiration massive à la fusion aliénante, dans un souci de différenciation et de maturation psychique.

THÉRAPIES DE GROUPE

J. PAGÈS-BERTHIER, F. FARGES

Le fonctionnement des sujets dépendants implique un questionnement sur les modalités de leur prise en charge.

S'il paraît évident que la rigidité d'un cadre psychanalytique classique n'est pas adéquate pour eux, on peut se demander s'il convient pour autant de leur proposer une prise en charge groupale, diluant les phénomènes de transfert. Certes, nous avons signalé précédemment l'évitement fréquent de la relation duelle véritable chez les toxicomanes et leurs difficultés de différenciation. Néanmoins, leur penchant défensif à se fondre dans le groupe de manière régressive peut être utilisé comme amorce thérapeutique pour un suivi individuel ultérieur. Les soignants doivent simplement garder présent à l'esprit le danger de renforcer l'adhésion à une identité de groupe, au détriment de la singularité du sujet.

Approches de la thérapie de groupe des sujets dépendants

Approche non-directive (groupe de parole ou de régulation)

Dans ce type de groupes, aucun discours n'est sanctionné, et la gestion non directive permet l'établissement d'un équilibre dynamique, favorisant la communication et la rencontre de l'autre. La régularité des séances apparaît indispensable pour assurer des repères temporels et renforcer l'investissement des participants. Ces groupes doivent être également limités dans le temps, afin d'éviter d'entretenir une illusion groupale de type archaïque. Ils doivent enfin être homogènes, c'est-à-dire composés de toxicomanes dépendants et d'un ou deux soignants. Il devient alors possible, pour les membres du groupe, d'abandonner les attitudes stéréotypées et les discours convenus.

Ces groupes se déroulent souvent dans les lieux d'hébergement collectif, où sont abordées les questions liées au quotidien, mais aussi les difficultés relationnelles de chacun.

Les groupes de parole représentent l'occasion d'une confrontation entre patients et soignants. Ils vont permettre au sujet d'éprouver de façon plus authentique les sentiments inavoués ou inconsciemment rejetés jusqu'alors, et également rendre possible l'expression de ces sentiments enfin énoncés. L'intérêt de ces groupes est d'être fondés sur le respect de la personne, ainsi que sur l'écoute et la rencontre de l'autre en tant que tel.

Thérapies de groupe (modèle nord-américain)

Dans les groupes de thérapie de type nord-américain, d'inspiration béhavioriste ou comportementaliste, l'approche est basée sur l'expression des sentiments : il s'agit de thérapies émotionnelles. On note l'absence de toute interprétation symbolique de type psychanalytique. Ici, l'important ne se situe pas dans le contenu des messages, mais dans l'intensité avec laquelle ils sont délivrés au sein du groupe puis repris par le « thérapeute *leader* », afin de canaliser les émotions ; ces thérapeutes *leaders* sont, le plus souvent, d'anciens toxicomanes.

Ces thérapies partent toutes du modèle du *disease concept* des Alcooliques anonymes (AA) ou des Narcotiques anonymes (NA), où la toxicomanie apparaît comme une maladie « incurable, progressive et mortelle ». La thérapie de groupe est basée sur l'encouragement par les pairs à renoncer aux conduites de dépendance. Les sujets addictifs nient souvent leur dépendance, alors qu'au sein de ces groupes, ils parviennent à l'admettre, à la reconnaître devant soi et devant les autres. Les programmes comportent un certain nombre d'étapes (sur le modèle des *twelve steps* des AA et NA), l'objectif de guérison étant l'abandon de l'addiction. Dans ces groupes conduits par des pairs, chacun s'engage dans le partage de la résolution des problèmes.

Il va sans dire que familles et employeurs encouragent ce type de traitement. Ces programmes sont souvent courts, et l'effet recherché souvent à court terme. Ils comportent des activités diverses où l'on demande aux patients de se situer dans le présent, au cours de l'expérience groupale qu'ils sont en train de vivre. Les participants doivent parvenir à « faire peau neuve » et repartir à zéro. Il s'agit de se débarrasser de son histoire d'une manière parfois violente, afin de faire resurgir l'émotion liée à un événement traumatique, dans une visée cathartique. Ces groupes de thérapie sont des lieux de décharge émotionnelle fondée sur l'effet catalyseur du groupe.

Facteurs thérapeutiques opérant dans les groupes

Le groupe est bien souvent vécu comme la reproduction de la famille originaire, et les conflits familiaux irrésolus sont repris et corrigés au sein du groupe.

D'importants mécanismes de changement sont mis en œuvre, suscités notamment par l'effet cathartique de l'expression des sentiments; ces mécanismes reposent essentiellement sur l'identification et l'intériorisation. Le but est de faire acquérir aux participants davantage d'*insight*, c'est-à-dire une vision plus objective et authentique de leur conduite personnelle, et surtout une compréhension plus fine de leur fonctionnement psychique; la conscience d'être pleinement responsable de sa vie et de ses actes peut alors survenir.

Ces résultats dépendront essentiellement de la compétence du thérapeute chargé de l'animation du groupe. En effet, l'écueil de ce type de prise en charge réside dans les dérives possibles, où certains thérapeutes vont abuser de leur pouvoir et jouer les « gourous ». Cette attitude sera souvent renforcée par les attentes des participants eux-mêmes, qui trouvent dans le groupe une sensation de chaleur et de clôture favorisant la régression : le sentiment d'appartenance, d'approbation, augmente l'estime de soi et donne la satisfaction de ne pas être différent des autres. Il appartient alors au thérapeute de prendre toute la mesure de ces dangers, en favorisant l'autonomisation des participants.

Signalons enfin que toutes les activités de groupe (musique, yoga, dessin, ateliers d'écriture ou de philosophie) peuvent se révéler thérapeutiques en elles-mêmes, à condition qu'elles soient bien menées. En effet, lors des activités d'accompagnement, les sujets dépendants vont se confronter à l'apprentissage des limites imposées par le groupe lui-même : limitation temporelle, mais aussi rencontre des limites qu'implique toute acquisition d'une technique, efficace démenti à l'illusion de la toute-puissance. Cela concerne également le repérage des limites imposées par la communication, le langage, l'intersubjectivité : en se heurtant à l'autre par la contradiction liée à l'échange et au dialogue, il devient plus facile de repérer les contours du soi, de son identité et de délimiter ainsi sa pensée propre.

Narcotiques anonymes

Le groupe des Narcotiques anonymes (NA) a été fondé, dans les années cinquante aux États-Unis, sur le modèle des Alcooliques anonymes. L'association s'est développée lentement, pour prendre son plein essor à partir des années quatre-vingt; plusieurs milliers de groupes fonctionnent aujourd'hui de par le monde. Installés en France, tout d'abord à Paris, dans les années quatre-vingt, les NA s'implantent désormais dans les villes de province.

Il s'agit d'un groupe d'autosupport (donc constitué exclusivement de sujets dépendants ou anciennement dépendants), qui fonctionne sur le modèle des groupes de paroles. NA ne comporte aucune structure d'autorité hiérarchique. Chaque groupe est autonome, mais fonctionne sur la base des « douze traditions », tandis que la voie vers le rétablissement de l'individu est définie par les « douze étapes » (tableau 6.I); ces deux textes font références, pour tous les groupes NA, au niveau international.

Tableau 6.I. *Les douze étapes de « Narcotiques anonymes »*

1. Nous avons admis que nous étions impuissants devant notre dépendance, que nous avions perdu la maîtrise de notre vie.
2. Nous en sommes venus à croire qu'une Puissance supérieure à nous-mêmes pouvait nous rendre la raison.
3. Nous avons décidé de confier notre volonté et notre vie aux soins de Dieu tel que nous Le concevions.
4. Nous avons fait un inventaire moral sans peur et approfondi de nous-mêmes.
5. Nous avons avoué à Dieu, à nous-mêmes et à un autre être humain la nature exacte de nos torts.
6. Nous avons pleinement consenti à ce que Dieu élimine tous ces défauts de caractère.
7. Nous Lui avons humblement demandé de nous enlever nos déficiences.
8. Nous avons dressé une liste de toutes les personnes que nous avions lésées et avons résolu de leur faire amende honorable.
9. Nous avons directement fait amende honorable à ces personnes dans tous les cas où c'était possible, sauf lorsque cela pouvait leur nuire ou faire tort à d'autres.
10. Nous avons poursuivi notre inventaire personnel et avons promptement admis nos torts dès que nous nous en sommes aperçus.
11. Nous avons cherché par la prière et la méditation à améliorer notre contact conscient avec Dieu, tel que nous Le concevions, Le priant seulement pour connaître Sa volonté à notre égard et pour obtenir la force de l'exécuter.
12. Ayant connu un réveil spirituel comme résultat de ces étapes, nous avons alors essayé de transmettre ce message aux dépendants et d'appliquer ces principes à tous les domaines de notre vie.

« Narcotiques anonymes » considèrent la toxicomanie comme une maladie de la dépendance, envisagée ici comme une maladie physique, mentale et spirituelle. Il s'agit d'une maladie incurable (comme le diabète), dont la progression peut pourtant être arrêtée; le rétablissement est possible, mais non la guérison. Le groupe représente la thérapie de la dépendance; celle-ci affectant tous les domaines de la vie, il ne faut pas changer seulement le comportement lié à la drogue, mais le comportement général. Le dépendant doit apprendre à exister autrement pour vivre sans produit, c'est-à-dire changer lui-même, afin de vivre cette abstinence de manière heureuse. L'objectif poursuivi consiste à promouvoir un changement de mode de vie, qui passe par une intégration sociale et une autre conception du monde.

« Narcotiques anonymes » s'adressent à toute personne ayant un problème de drogue, quel que soit le produit consommé. Le programme de rétablissement propose d'entreprendre une série de démarches personnelles, l'abstinence étant l'objectif à atteindre et, surtout, à conserver. Pour cela, des réunions sont organisées, où chaque participant partage avec les autres sa propre expérience de la toxicomanie et de son vécu. Elles commencent immanquablement à une heure donnée et se terminent une heure et demi après. Durant les premiers temps de la cure, il est conseillé de participer à une réunion au moins une fois par jour, et ceci pendant 90 jours. Ces réunions font un peu office de thérapie de groupe, mais il faut les qualifier de sauvages, dans la mesure où elles ne sont encadrées par aucun professionnel. Selon la conception des NA, le dépendant est le plus à même de comprendre et d'aider un autre dépendant; l'expérience commune se trouve ainsi mise en avant : ils ont vécu le même type d'événements.

Le groupe met en place une solidarité communautaire par la relation de parrainage. Chaque nouveau prend un parrain, depuis longtemps membre des NA, qui a un rôle de référent individuel et avec lequel l'identification va pouvoir se faire (les plus anciens représentent un modèle de rétablissement et de mode de vie). Le parrain devra se montrer entièrement disponible pour son filleul (jour et nuit si besoin) et le guidera tout au long des « douze étapes ». Il s'agit d'une véritable entraide, le parrain réactualisant ainsi ses propres efforts et engagements, le meilleur moyen de ne pas rechuter soi-même étant d'aider les autres se trouvant dans une situation déjà vécue. L'entraide représente le fond thérapeutique du programme : le groupe évite l'isolement total et apporte amitié, chaleur humaine; il donne à chacun le sentiment de n'être plus livré à soi-même et procure donc une certaine sécurité. Grâce à ce qu'il apporte de positif au plan humain, le groupe incite à revenir. Au sein de NA, il est constamment rappelé de mettre l'accent sur les ressemblances entre les membres et d'oublier leurs différences.

« Narcotiques anonymes » n'expriment aucune opinion en tant qu'association sur des sujets extérieurs à son activité, et ne prennent aucune position, même sur des sujets en rapport avec la consommation de drogues. La plupart des membres contribuent régulièrement au financement par de petites sommes, mais il n'y a aucun droit d'inscription ni cotisation. Il n'est jamais fait appel à des fonds extérieurs. Par ailleurs, les NA ne tiennent pas de liste des membres ni de registre de présence. L'association ne procure, en aucune façon, de service juridique, financier, psychiatrique ou médical; aucun thérapeute professionnel n'y travaille et elle ne possède aucun centre d'accueil ou de traitement. En revanche, des permanences d'informations sont régulièrement organisées dans les institutions spécialisées, surtout en milieu hospitalier.

PRÉVENTION DES RECHUTES

P. ANGEL

Lors de la présentation du système de soins en matière de toxicomanie, nous avons vu que la question des rechutes était centrale, dans le cadre d'une prise en charge au long cours. Les évaluations — qu'elles soient formalisées ou non par des procédures de recherches — montrent une grande différence entre des résultats à très court terme (en semaines), à moyen terme (en mois) et à long terme (en années).

Schématiquement, des stratégies visant au sevrage et à l'abstinence peuvent entraîner d'excellents (mais apparents) succès à très court terme et des résultats catastrophiques, si la rechute à moyen terme est considérée comme un échec : en effet, l'usure des soignants (le *burn out*) est souvent liée au sentiment d'échec suscité par les rechutes, surtout lorsque persiste chez eux l'idéal utopique d'une thérapie unique, suivie d'abstinence définitive.

En revanche, intégrer, dans le projet thérapeutique, tant la réduction des risques que l'assimilation des rechutes dans un processus de maturation, permet au contraire de viser des évaluations au long cours, et de mettre en avant des facteurs d'évaluation moins simplistes que la pure abstinence de drogues : le but du traitement est d'abord la qualité de ce traitement; l'un des éléments de son évaluation est sa capacité à garder le contact avec les patients (c'est la rétention dans le programme). La qualité de vie subjective pourrait donc représenter un objectif plus important que l'abstinence. Ces éléments ont été pris en compte dans les approches nord-américaines, à travers l'évolution de la notion de « prévention des rechutes ».

L'initiation de l'abstinence ne constitue qu'une étape dans le traitement des conduites addictives. Jusqu'au milieu des années quatre-vingt, les thérapies cognitivo-comportementales faisaient généralement appel à des méthodes élaborées et testées de manière empirique, dont le succès à court terme était le plus souvent entaché par l'occurrence de récidives chroniques : même si elles ne se traduisaient pas systématiquement par un niveau de consommation aussi élevé qu'avant la prise en charge, le déplacement fréquent de la conduite compulsive vers l'utilisation de substances alternatives (exemple : passage de l'héroïne à l'alcool ou à la marijuana) était révélateur du caractère partiel de la « guérison ». C'est dans ce contexte que s'inscrivent les travaux précurseurs de Marlatt et Gordon qui, en proposant leur modèle de prévention des rechutes (PR), ont signé l'émergence d'une nouvelle approche thérapeutique.

Philosophie de la prévention des rechutes (PR)

La PR est un modèle de traitement cognitivo-comportemental dont le fondement repose notamment sur les principes de Stone (« psychologie de la santé »), ainsi que sur la théorie socio-cognitive de Bandura. L'objectif est de susciter et de maintenir, chez le patient, le désir d'une modification profonde de son comportement, en l'incitant à appliquer de nouvelles méthodes de *coping* (c'est-à-dire des alternatives à la conduite addictive), à abandonner ses croyances erronées et ses attentes illusoires vis-à-vis de l'usage de substances. La PR est utilisée afin de munir le toxicomane des outils cognitifs et des aptitudes psychiques nécessaires à l'anticipation et à la prévention des rechutes, mais également pour l'aider à en gérer les conséquences lorsqu'elles surviennent. La mise en place progressive d'une nouvelle hygiène de vie permet ensuite de prévenir la transition incontrôlée (et parfois inconsciente) de l'usage de drogue vers d'autres conduites compulsives tout aussi nuisibles.

L'originalité de ce modèle réside avant tout dans son approche résolument psycho-éducative, où le patient apprend petit à petit à se substituer au thérapeute. Par la suite, cet acquis lui permettra d'entretenir de manière autonome la dynamique initialement lancée lors de son interaction avec le clinicien.

Situations à risque et « antécédents inconscients » de rechute

La rechute résulte de l'interaction de facteurs individuels, familiaux, sociaux, et thérapeutiques. Les états émotionnels négatifs (mauvaise humeur, frustration, colère, anxiété, dépression, ennui), les conflits interpersonnels survenant dans le contexte conjugal, amical ou professionnel, et l'influence plus ou moins directe (et inconsciente) des pairs sont les facteurs de risque les plus fréquemment cités dans la littérature, indépendamment du type de conduite addictive présenté par le patient (usage de drogue, mais aussi alcoolisme, tabagisme, jeu, boulimie…). L'échec scolaire ou professionnel, le retrait social et le vide spirituel ne font qu'aggraver le pronostic. Le mal-être inhérent au manque et la réceptivité aux *stimuli* environnementaux, associés à la drogue, jouent également un rôle crucial dans le déclenchement du processus de rechute : l'émergence soudaine de pulsions difficilement contrôlables (*craving*) et la perspective d'une gratification immédiate amènent le toxicomane à se retrancher dans un raisonnement biaisé : un savant calcul bénéfice/risque le conduit inévitablement à conclure que toutes les circonstances sont réunies pour que cette fois-ci (qui, dit-il, « sera la dernière »), elle n'ait pas des conséquences aussi fâcheuses que les précédentes.

La récidive est le plus souvent due à une incapacité à gérer la tension psychique générée par la survenue inopinée d'une situation à risque. Il arrive néanmoins que le patient planifie de lui-même sa rechute en prenant (plus ou moins sciemment) une succession de décisions qui, bien qu'anodines et indépendantes au premier abord, maximisent ses chances de se voir « contraint » de reprendre de la drogue. Le toxicomane nie alors toute responsabilité dans l'« incident », tout en réfutant les conséquences de sa démarche à long terme.

Un mode de vie déséquilibré constitue également un alibi potentiel : la PR stipule que dans la vie quotidienne, toute activité vient se placer entre les deux extrêmes que constituent, d'une part, les tâches routinières et coûteuses que l'on *doit* faire (les *shoulds*), et d'autre part, les activités que l'on *aime* faire et qui ne demandent pas d'efforts (les *wants*). Le toxicomane justifie fréquemment son usage de drogue par le besoin légitime d'illuminer une journée (ou une vie) « malencontreusement et injustement » ternie par les *shoulds*.

Modèle de PR

Marlatt et Gordon ont avant tout centré leurs travaux sur l'analyse approfondie des expériences subjectives vécues par les toxicomanes en traitement. La PR postule que, lors d'une période d'abstinence, le patient prend progressivement conscience de son aptitude à maîtriser son comportement, et l'émergence croissante d'un sentiment de « toute-puissance » (*self-efficacy*) alimente à son tour le désir de poursuivre dans cette voie. À l'inverse, toute expérience susceptible de menacer l'intégrité de cette synergie augmente considérablement le risque de rechute.

L'originalité de la PR réside en partie dans la dissociation établie entre les notions de rechute et de récidive : dans les thérapies conventionnelles, l'abstinence est généralement définie et vécue (aussi bien par le patient que par le thérapeute) comme un véritable pacte, dont la moindre transgression entraîne inéluctablement la perte de tout bénéfice acquis; en conséquence, la récidive se traduit bien souvent par une crise motivationnelle profonde (culpabilité, anéantissement du sentiment de « toute-puissance ») qui compromet sérieusement l'engagement du patient dans des tentatives ultérieures (*Abstinence Violation Effect* ou AVE). Dans le modèle de PR, la récidive n'est plus considérée comme le franchissement d'un point de non-retour, mais comme l'entrée dans une phase de transition dont l'issue est en partie fonction des attentes et des aptitudes psychiques du patient. La violation de l'interdit se présente alors comme un défi, une expérience enrichissante, l'occasion de vérifier l'assimilation de stratégies de *coping* récemment enseignées.

Application thérapeutique de la PR

Les observations de Marlatt et Gordon ont conduit à l'élaboration d'un programme thérapeutique simultanément orienté vers trois axes de travail :

– l'enseignement d'un ensemble d'outils comportementaux et cognitifs devant permettre l'identification et la gestion des situations à risque;

– un travail cognitif destiné à sensibiliser le patient à la philosophie de la PR, à optimiser sa réceptivité vis-à-vis des méthodes proposées par le thérapeute;

– la proposition d'alternatives à la conduite addictive (méditation, activités physiques et de loisirs) qui, en rétablissant l'équilibre entre les *shoulds* et les *wants*, vont notamment permettre de diminuer la fréquence et l'intensité des sentiments d'urgence et de *craving*.

Les facteurs associés à la mise en place de l'abstinence sont fondamentalement différents de ceux impliqués dans son maintien. La PR peut donc être appliquée aussi bien seule qu'en synergie avec toute autre approche thérapeutique. L'analyse méticuleuse des caractéristiques propres à chaque patient (motivation, sévérité du comportement addictif, sexe, mode de fonctionnement psychique, environnement socioculturel) constitue une étape préliminaire cruciale. Quelques jours avant le commencement de la thérapie, la tenue d'un journal s'avère particulièrement judicieuse pour faciliter le recensement des situations à risque et des inaptitudes psychiques sous-jacentes de la conduite addictive. Des tests spécifiques sont également utilisables dans ce contexte (*Situational Competency test* de Chaney, test de Annis et Davis de mesure du sentiment de « toute-puissance »). Cette évaluation exhaustive va déterminer l'orientation future de la thérapie, en permettant la sélection des stratégies les plus adaptées à la configuration psychique du patient. Suivant les cas, le travail psychologique peut alternativement porter sur la confiance et l'estime de soi, la motivation, la gestion du stress, la maîtrise d'un comportement impulsif et violent, le sens de la communication, les rapports conjugaux et, plus généralement, sur l'appréhension des rapports sociaux.

Dans les premiers temps, une approche de modération, plutôt que d'abstinence complète, peut être envisagée chez les individus particulièrement réticents au changement. Dès lors que le sevrage complet et définitif aura été défini comme la finalité du traitement, le développement de l'aptitude à l'identification et à la gestion des situations à risque constitue une priorité absolue : ces situations doivent être perçues comme des signaux d'alertes qui, à l'instar des panneaux de signalisation routière, nécessitent une réponse rapide et adéquate. L'accent est mis sur le fait qu'il est toujours possible de contourner l'obstacle, via la mise en application des techniques appropriées. Les réponses de *coping* sont enseignées différemment, en tenant compte du fait que les difficultés du patients sont effectivement dues à un manque de moyens ou à l'inhibition d'une réponse appropriée par la peur ou l'anxiété. Le jeu de rôle, le *coaching*, l'*evaluative feedback*, le *modeling*, les travaux régulièrement effectués à domicile, sont autant de méthodes facilitant l'assimilation des différentes techniques. Quant aux simulations comportementales (*behavioral rehearsal*), elles permettent l'intégration et la consolidation de méthodes destinées à gérer des situations survenant rarement dans la vie quotidienne : le patient doit alors se projeter mentalement au cœur d'une situation conflictuelle, le but n'étant pas de travailler la résistance à la tentation mais d'élaborer une stratégie permettant de surmonter activement la difficulté. Enfin, l'utilisation d'une « matrice de décision » permet au patient de prendre conscience des effets des drogues (à long et court termes), tant sur les plans psychique, somatique, que social. Il s'agit notamment d'éviter que l'anticipation d'une récompense immédiate ne déforme la perception des conséquences d'un faux pas qui, aux yeux du patient, est généralement envisagé comme ponctuel et plus ou moins perçu comme « mérité ». Le thérapeute doit aussi anticiper le fait qu'une récidive peut survenir à tout instant, immédiatement suivie d'un AVE, dont il faudra atténuer au mieux l'intensité. Il est donc souhaitable qu'avant même l'initiation de l'abstinence, les partenaires s'accordent sur la conduite à tenir en cas de situation d'urgence (quantité de drogue à ne pas dépasser, notamment). Ces instructions, ainsi que les coordonnées du thérapeute (ou du centre auquel il est rattaché), sont inscrites dans un aide-mémoire conservé par le patient.

La PR a pour ultime ambition l'adoption d'une nouvelle hygiène de vie, sans laquelle le maintien durable de l'abstinence ne saurait se concevoir. Un certain nombre de stratégies de traitement permettent d'améliorer le bien-être physique et mental du patient, facilitant ainsi la gestion du stress de la vie quotidienne et de la tension générée par la survenue des situations à risque. Le patient doit également prendre conscience à la fois des causes et des conséquences d'un déséquilibre entre ses *wants* et ses *shoulds* : par exemple, la tenue d'un journal l'aidera à contrôler la répartition des différents types d'activités. L'équilibre est progressivement rétabli en incitant le toxicomane à opter pour des « addictions positives » telles que le sport ou les hobbies qui, en diminuant la fréquence des situations d'urgence et de *craving*, constitueront par la même occasion de nouvelles méthodes de *coping*.

Le maintien de l'abstinence contribue au développement d'une confiance en soi inébranlable de par, notamment, la perception croissante du sentiment de « toute-puissance ». Le patient doit néanmoins savoir qu'il aura inévitablement à affronter des « envies ponctuelles », et que ces instants de doute font partie du cours normal de la thérapie. Un certain nombre de techniques permettent de résister à la tentation provoquée par la présence de *stimuli* environnementaux qui, dans l'inconscient du patient, sont directement associés à l'usage de drogue. Dans certains cas, l'anticipation et l'évitement pur et simple de ces situations à risque restent le meilleur moyen de diminuer la fréquence des conflits; ces derniers doivent être appréhendés comme des vagues qui montent, culminent, mais finissent toujours par retomber. Une difficulté provient du fait que le *craving* se manifeste parfois à l'insu du patient, via l'émergence de distorsions cognitives ou la mise en place de mécanismes de défense; le toxicomane entreprend alors des actions inconsciemment destinées à l'acculer dans un contexte qui, au regard de ses aptitudes psychiques propres, ne fait qu'augmenter la probabilité d'une rechute. L'un des thèmes clés de la PR réside donc dans la détection précoce de telles actions, grâce à l'analyse objective et détachée des causes qui les sous-tendent. Ce travail permet de ne plus percevoir le *craving* et les sentiments d'urgence comme annonciateurs d'une rechute et de l'échec thérapeutique, mais comme la réponse naturelle d'un individu face aux agressions d'un environnement et d'un mode de vie inappropriés.

Bilan de la PR

Le modèle de Marlatt et Gordon constitue le fondement théorique de la majorité des approches cognitivo-comportementales utilisées à l'heure actuelle. Des données préliminaires suggèrent que, sur le long terme, les méthodes préconisées par la PR sont plus efficaces que celles employées dans les thérapies traditionnelles, notamment en ce qui concerne les cas lourds faisant état d'une comorbidité psychiatrique. Bien que la PR ne semble pas toujours se démarquer des autres méthodes, en ce qui concerne l'évolution du *pattern* d'usage (fréquence, taux d'abstinence complète), on observe généralement une diminution globale du niveau de consommation de drogue, une meilleure appréhension des rechutes et de leurs conséquences, ainsi qu'une adhésion renforcée du patient vis-à-vis de la démarche thérapeutique qui lui est proposée.

La souplesse et l'évolutivité du modèle de PR a permis à de nombreux cliniciens de l'adapter, tant sur les plans théorique que clinique, à des contextes de plus en plus diversifiés tels que la thérapie familiale, le traitement de la toxicomanie de l'adolescent, l'amélioration des rapports conjugaux et la préparation psychologique à d'autres approches thérapeutiques. Au-delà de l'éradication pure et simple de la conduite addictive, la PR entend prévenir l'émergence insidieuse et compensatoire de comportements tout aussi nuisibles pour l'individu que pour son entourage. La responsabilisation du patient facilite la transition vers un style de vie équilibré, à mi-chemin entre les deux extrêmes que représentent l'excès et la restriction. La modération constitue donc un thème cher à la PR, qui s'intègre ainsi parfaitement à la politique de réduction des risques en vogue actuellement.

BIBLIOGRAPHIE

Marlatt GA, Gordon J.-R. *Relapse prevention : maintenance strategies in the treatment of addictive behaviors.* New York, London : The Guilford Press, 1985.

ÉTAT DE SANTÉ DU TOXICOMANE

J.-P. Lhomme, M. Hautefeuille

Chez les toxicomanes, morbidité et mortalité sont liées aux pathologies rencontrées, ainsi qu'à la prévention et à l'accès aux soins dont ils peuvent bénéficier.

Ce recours aux soins et à la prévention — qui participe à l'état de santé de l'individu — est tributaire du souci de soins du sujet pour lui-même, de son rapport à sa personne, à son corps, et de sa possibilité d'accès aux soins, à la prévention (*cf.* chapitre 8).

La prise en compte de l'état de santé du toxicomane nous confronte à deux grands types de pathologies :

– les pathologies « communes », usuelles, qui peuvent être exacerbées par le mode de vie, le statut anthropologique et social du toxicomane;

– des pathologies spécifiques, pathologies d'exposition aux risques liés aux usages, abus ou mésusages de produits licites ou illicites.

Pathologies « communes », usuelles

Certaines maladies sont plus fréquentes et ont souvent une expressivité particulière dans les populations pauvres, davantage encore chez les marginaux et les exclus. Facilités par les conditions et le mode de vie, la tuberculose, les troubles de la nutrition et les pathologies dermatologiques d'origine infectieuse sont plus fréquents chez les toxicomanes que dans la population générale.

D'autres pathologies, dont l'expression douloureuse peut être gommée par l'effet du produit, sont alors minorées, voire ignorées : ainsi les problèmes dentaires, très fréquents chez les jeunes toxicomanes, sont favorisés par la sécheresse de la muqueuse induite par les opiacés ou les benzodiazépines, par l'anesthésie opiacée qui empêche la douleur de jouer son rôle de signal… mais aussi par le vécu addictif lui-même reléguant au second plan, durant de longues périodes, le souci du corps et de sa santé.

Nous ne pouvons énumérer l'ensemble de ces diverses pathologies, mais les exemples cités illustrent toutes les autres pathologies « communes ».

Pathologies spécifiques

Les pathologies somatiques, plus spécifiquement rencontrées chez les sujets toxicomanes, trouvent leur origine à la fois dans les effets propres, inhérents à chaque produit utilisé et à ses additifs, et dans les modalités d'administration de ces produits. Cette présentation autorise une vision au plus près de la complexité plurifactorielle de ces pathologies; elle facilite l'élaboration de la prise en charge, en cohérence avec l'histoire « naturelle » de telle ou telle pathologie.

Avertissement :

– la connaissance de ces pathologies est d'une précision toute relative; cette imprécision est liée aux difficultés rencontrées pour mener à bien — sans trop de biais — des études suffisamment documentées; ces obstacles sont essentiellement liés à l'aspect illégal du phénomène étudié, au type de cadre légal qui le régit; cela induit d'une part des difficultés dans l'approche, le suivi des personnes concernées (les toxicomanes) et d'autre part une grande imprécision quant à la nature exacte des produits incriminés (analyse des produits peu disponibles);
– la liste des produits cités ci-après est loin d'être exhaustive; nous ne traiterons que des produits le plus souvent utilisés en France.

Pathologies spécifiques inhérentes aux produits

❒ Alcool

Il est nécessaire de le citer du fait de sa dangerosité, mais les pathologies somatiques induites étant largement décrites dans de multiples ouvrages, elles ne seront donc pas traitées ici.

❒ Héroïne

Sur le plan physique, la consommation d'héroïne provoque bradycardie, hypotension, dépression respiratoire, myosis, analgésie, ralentissement du tractus digestif avec nausées, parfois vomissements, constipation.

L'héroïne pure (la blanche « 0000 » ou « n° 4 ») est majoritairement supplantée par le *brown*, la « marron », la « synthétique », du fait de l'adjonction, à chaque maillon de la revente, de multiples produits de coupe. Ces additifs — caféine, lactose, paracétamol, amidon, talc, quinine, barbituriques, benzodiazépines… — sont responsables de pathologies propres qui s'additionnent et s'intriquent aux pathologies directement liées à l'opiacé. Ainsi, dans bon nombre de pathologies, le rôle respectif produit/additifs est fortement discuté du fait de l'absence de données issues de l'analyse des produits utilisés.

- **Dépendance physique et syndrome de manque**

Quel que soit le mode d'usage, la consommation en continu induit une dépendance physique marquée par un sévère syndrome de manque lors du sevrage, se manifestant entre 8 à 16 heures après la dernière prise par : mydriase, sueurs, bâillements, rhinorrhée, crampes musculaires et viscérales, diarrhée, insomnie et anxiété. Ce syndrome de manque, variable d'un individu à l'autre et selon la quantité et la qualité du produit consommé, persiste durant 6 à 10 jours.

- **Overdose**

La consommation d'une dose trop importante (produit de meilleure qualité, redémarrage d'une consommation après sevrage) provoque des troubles de la conscience évoluant progressivement vers un coma, une dépression respiratoire marquée, une tachycardie, un myosis puis une hypothermie, une bradycardie, l'œdème pulmonaire pouvant survenir immédiatement ou être retardé de 24 heures. Au-delà, surviennent mydriase, état de choc, défaillance cardiaque, détresse respiratoire pouvant entraîner la mort. Le pronostic vital de l'*overdose* a été radicalement transformé par l'utilisation de la naloxone *(Narcan)*.

- **Pathologies pulmonaires**

L'œdème aigu pulmonaire, appelé « poumon narcotique aigu », est essentiellement rencontré dans les prises massives d'héroïne. D'apparition rapide, il peut être retardé de 24 heures : c'est le tableau d'une dépression respiratoire avec arythmie, TA effondrée, cyanose, myosis. Il est lié à l'action directe de l'héroïne et de certains excipients sur le capillaire (œdème lésionnel), associée à la dépression des centres respiratoires.

Les pneumopathies d'aspiration sont liées aux troubles de la conscience associés à une dépression respiratoire, une diminution du réflexe de la toux et du réflexe épiglotique, aux régurgitations et fausses-routes.

Les pathologies pulmonaires d'ordre infectieux sont plus fréquentes de par l'effet de l'héroïne sur le système immunitaire, bien que, dans ce cas — notamment pour la tuberculose —, les conditions de vie de l'héroïnomane soient un facteur associé important.

Les manifestations bronchoconstrictives peuvent aller jusqu'à l'asthme de par l'effet bronchoconstricteur de l'héroïne notamment à forte dose.

- **Pathologies rénales**

L'insuffisance rénale aiguë par rhabdomyolyse fait suite aux compressions musculaires lors des comas par *overdose*.

La glomérulonéphrite d'origine immunologique est favorisée par les excipients : insuffisance rénale et protéinurie élevée associées à un syndrome néphrotique.

- **Pathologies neurologiques**

Les atteintes centrales sont l'accident vasculaire cérébral, par ischémie liée à un mécanisme d'hypersensibilité, retardé notamment lors de réutilisation d'héroïne (additifs) après un arrêt plus ou moins prolongé.

Les atteintes périphériques sont : polynévrites, polyradiculonévrites, atteintes des plexus ou des troncs nerveux d'origine toxique mixte (héroïne et additifs), ou par compression lors de comas pour les atteintes tronculaires.

- **Troubles du système immunitaire**

Ce sont :

– la modification du profil des immunoglobulines;

– la présence d'auto-anticorps immuns complexes circulants, d'auto-anticorps muscles lisses, d'anticorps anticardiolipine (VDRL faussement positif); cette présence de nombreux auto anticorps — notamment chez les injecteurs — est imputée aux multiples additifs;

– la diminution des lymphocytes CD4.

- **Pathologies hématologiques**

Deux cas se présentent :

– purpura par thrombopénie auto immune;

– vascularite leucocytoclastique.

- **Pathologie hépatique**

Elle se résume à la potentialisation de l'alcool, souvent évoquée.

- **Pathologies dermatologiques**

On compte : prurit par libération d'histamine, lésion de grattage, lésions bulleuses, urticaire, exanthème, syndrome de Lyell, érythème polymorphe.

- **Pathologie ophtalmologique**

La rétinopathie au talc est une ischémie rétinienne, liée à l'obstruction capillaire par embolie au talc utilisé comme produit de coupage.

- **Pathologies endocriniennes**

Il s'agit essentiellement de troubles des fonctions sexuelles et de la reproduction :

– diminution de la libido, de la qualité de l'érection communément rapportées mais s'exprimant de façon très variée selon chaque individu;

– altération de la spermatogenèse, gynécomastie bilatérale qui peuvent être rencontrées;

– troubles du cycle menstruel fréquents, variables selon la quantité et la qualité de l'héroïne utilisée : spanioménorrhée, aménorrhée, galactorrhée; ces diverses manifestations sont liées aux effets directs sur les sécrétions hypophysaires (FSH, LH, Prolactine);

– certaines anomalies thyroïdiennes peu fréquentes : T3 basse avec T4 élevée, euthyroïdie avec T4 élevée;

– glycémie : effet hyperglycémiant de l'héroïne;

– fonte adipeuse par effet sur la masse grasse.

- **Pathologie ostéo-articulaire**

C'est le syndrome douloureux de l'héroïne brune : apparition 24 heures après injection de douleurs musculaires avec contractures, tant au niveau cervical que lombo-sacré, associées parfois à une hyperthermie et une polyadénopathie.

❐ Autres opiacés

• Buprénorphine

Analgésique de synthèse, utilisé pour la substitution *(Subutex)*, cette molécule présente des effets agonistes et antagonistes sur les récepteurs aux opiacés. Nous disposons actuellement de peu de publications scientifiques indépendantes et fiables, du fait de son apparition récente dans la pharmacopée. En association avec d'autres produits utilisés à forte dose (tels l'alcool, les benzodiazépines, les neuroleptiques ou les antidépresseurs), la responsabilité de la buprénorphine semble pouvoir être mise en cause dans certains décès par troubles neurologiques, cardiologiques ou respiratoires majeurs.

• Codéinés

Consommés *per os* sous de nombreuses formes galéniques (sirop, comprimés), ils induisent une dépendance physique et psychique.

• Opium

Il est essentiellement consommé sous forme d'Elixir parégorique (*cf.* dans cette même partie, les pathologies associées à l'« Héroïne », p. 241).

❐ Cocaïne

Sur le plan physique, la cocaïne entraîne une potentialisation de l'activité noradrénergique avec vasoconstriction périphérique, tachycardie, mydriase, et augmentation de la pression oculaire.

L'association fréquente héroïne/cocaïne par voie intraveineuse (*speed ball*) induit une superposition des pathologies de ces deux produits. En dehors des complications psychiatriques (traitées dans un autre chapitre), les pathologies spécifiques liées au produit sont les suivantes :

– l'intoxication aiguë massive : convulsions avec possibilité d'état de mal épileptique (plus fréquemment chez les sujets prédisposés, dû à un abaissement du seuil convulsif); infarctus cérébraux et hémorragies méningées sont cités dans certaines études; tachycardie et hypertension avec arythmie, fibrillation, défaillance cardiaque, mort subite;

– la prise occasionnelle ou chronique non massive de cocaïne peut se traduire par des :

  – pathologies neurologiques : essentiellement des convulsions,

  – pathologies cardiologiques : on signale une tachycardie intense et une induction des troubles du rythme passagers, ainsi que des crises d'angor,

  – pathologies digestives : troubles de l'alimentation et diarrhées sont fréquents et une toxicité hépatique de la cocaïne est fortement suspectée,

  – pathologies endocriniennes et métaboliques : déséquilibre glycémique.

On ne note pas de troubles du cycle menstruel.

❐ Amphétamines, dérivés anorexigènes et psychostimulants

Ces produits induisent une hyperactivité motrice et intellectuelle suivie d'une phase dépressive.

Sur le plan physique, on relève une tachycardie avec hypertension, une mydriase; à dose plus forte apparaissent des tremblements, des convulsions, voire un coma.

Signalons la possibilité d'hépatites toxiques médicamenteuses, des T4 élevés avec euthyroidie.

Enfin, le *Survector* peut entraîner des acnés kystiques sévères.

❐ Benzodiazépines

Elles sont utilisées massivement et souvent en association avec d'autres produits dont elles potentialisent les effets (alcool, héroïne...), ou limitent les effets non désirés (phase d'anxiété avec la cocaïne, troubles du sommeil avec les amphétamines). Outre les troubles psychopathologiques décrits dans un autre chapitre, les pathologies induites par ces produits se rencontrent d'une part, lors de l'utilisation chronique ou aiguë, d'autre part, lors de l'arrêt, le syndrome de sevrage pouvant être très bruyant.

L'utilisation chronique peut induire :

– des pathologies endocriniennes : cycles irréguliers, gynécomastie associée à galactorrhée;

– des pathologies hépatiques : hépatites toxiques et/ou cholestatiques pour certains.

L'arrêt brutal et le syndrome de sevrage peuvent induire, outre le cortège de manifestations psychologiques, des symptômes multiples qui apparaissent un à deux jours après l'arrêt pour perdurer jusqu'à 4 à 6 semaines :

– troubles neurosensoriels : visuels, auditifs, troubles de la sensibilité;

– troubles neuromusculaires : maux de tête, douleurs musculaires, crampes, fasciculations, tremblements, incoordination motrice, convulsions;

– troubles digestifs : nausées, vomissements et modification du transit intestinal;

– troubles urinaires allant des mictions impérieuses à la pollakiurie et l'incontinence.

❐ Barbituriques

Les barbituriques sont consommés essentiellement en association avec l'alcool, les amphétamines ou l'héroïne (c'est un produit de coupe peu onéreux pour les trafiquants). Les pathologies rencontrées seront souvent des additions, superpositions, potentialisations de pathologies.

Dépresseurs du système nerveux central, ils induisent, à forte dose et par voie intraveineuse, après une phase décrite comme « ivresse barbiturique », un coma avec dépression cardio-respiratoire sévère, puis possibilité d'association avec une insuffisance rénale par rhabdomyolyse.

La forte dépendance physique induite par les barbituriques provoque insomnie, anxiété, souvent accompagnées de manifestations plus sévères comme des crises convulsives et un syndrome confusionnel.

❒ LSD et substances psychodysleptiques

Au côté des dangers majeurs liés aux effets psychiques, le LSD entraîne de très importantes manifestations sympathomimétiques : sensation de malaise avec nausées, tachycardie, hypertension, hypersalivation, sudation intense, mydriase, tremblements, ataxie. Il faut citer l'apparition de névrites optiques rétrobulbaires.

Ces produits ont été évoqués comme cause déclenchante de certaines pathologies psychiatriques majeures (PHC). Il semble toutefois difficile de savoir ce qui peut être directement mis en rapport avec les effets mêmes des produits, et ce qui doit évoquer la décompensation d'une fragilité psychique antérieure à la prise.

❒ Solvants, éther, colles

Les pathologies rencontrées sont toutes liées à l'effet du produit absorbé par inhalation et à sa grande liposolubilité qui le fait se fixer préférentiellement au niveau du cerveau :

– pathologie neurologique : atteintes centrales avec le toluène, neuropathies périphériques avec l'acétone ou les colles;

– pathologie pulmonaire : irritation des voies aériennes supérieures, toux, œdème lésionnel, œdème aigu;

– pathologie cardiaque : mort subite par arrêt cardiaque pour le trichloroéthylène;

– pathologie hépatique : cytolyse;

– pathologie rénale : néphropathies.

Pathologies liées au mode d'usage

❒ Héroïne

En France, son utilisation se fait majoritairement par voie intraveineuse, très accessoirement par voie intramusculaire ou sous-cutanée. Fréquemment « sniffée » (aspirée par le nez), elle est rarement fumée, parfois inhalée (« chasser le dragon »), accidentellement avalée (transport).

• **Par voie intraveineuse**

La préparation de l'injection et la pratique de l'injection contribuent, pour une large part, aux pathologies induites. Chaque stade de la préparation apporte son lot de bactéries, virus et particules insolubles responsables des pathologies décrites ci-après. Les mains sont loin d'être stériles, de même que le récipient utilisé pour le mélange (petite cuillère, fond de canette...); l'eau employée pour dissoudre est rarement de l'eau « pour préparation injectable ». L'acidifiant communément utilisé pour faciliter la dissolution de l'héroïne est le citron, pourvoyeur de mycose; l'acide citrique ou l'acide ascorbique — dont les effets restent d'ailleurs peu connus faute d'études fiables — ne sont que rarement utilisés. Le filtre (coton hydrophile, filtre de cigarette…), réutilisé et bien souvent conservé pour les restes de produit actif qu'il contient (« faire les cotons »), ajoute ses particules, bactéries et virus au liquide aspiré et laisse passer les impuretés des additifs.

Réutilisée et parfois échangée, la seringue va transporter virus et bactéries, tout comme le partage de la préparation (« faire tourner »), issue du même récipient par pompages successifs. La non-désinfection du point d'injection s'ajoute à toutes les autres opportunités d'injection de bactéries, virus ou particules étrangères dans l'organisme.

La voie intraveineuse, large porte d'entrée pour bactéries, virus et particules étrangères, est responsable essentiellement de pathologies infectieuses; elle majore les pathologies induites par le produit lui-même, et induit les pathologies liées aux additifs.

Pathologies infectieuses

Ce sont :

– septicémies : septicémies à staphylocoques, streptocoques et bacilles gram négatif, mais aussi septicémies à *candida* (citron);
– contaminations : la prévalence élevée du VIH, chez les usagers de drogues par voie intraveineuse, démontre le rôle de la voie intraveineuse dans cette contamination; il en est de même pour les virus de l'hépatite B, de son surinfecteur le virus Delta et, davantage encore, du virus de l'hépatite C;
– herpès et cytomégalovirus doivent être cités, ainsi que le tréponème, aussi exceptionnel soit-il;
– « poussière » : épisode de fièvre d'une durée variable (plusieurs minutes à deux ou trois heures), avec tremblements généralisés, dans les suites immédiates de l'injection; cette manifestation peut être la prémisse d'une septicémie suite à un embole septique, et/ou correspondre à une réaction de type anaphylactique.

Pathologies cardiaques

Citons :

– l'endocardite, qui est la pathologie cardiaque la plus importante; il est nécessaire de toujours y penser devant un toxicomane fébrile; endocardite droite avec atteinte tricuspidienne dans la majorité des cas, porte d'entrée oblige; endocardite gauche avec atteinte aortique ou mitrale non exceptionnelle;
– HTA pulmonaire.

Pathologies pulmonaires

On assiste à des :

– embolies pulmonaires septiques, pleurésies purulentes (septicémies, endocardites droites, injection de préparation septique);
– granulomes pulmonaires à corps étrangers (talc, amidon, fibre de coton) qui provoquent progressivement, de par leurs effets sur les artérioles pulmonaires, l'apparition d'une hypertension artérielle pulmonaire.

Pathologies hépatiques

Ce sont l'hépatite B, Delta et l'hépatite C.

La forte prévalence de ces hépatites, la fréquence des formes chroniques avec évolution vers l'insuffisance hépatique pour la Delta et surtout pour la C, l'association d'une toxicomanie à l'alcool font que ces pathologies hépatiques pèsent lourdement, avec le sida, sur l'état de santé des toxicomanes.

Pathologies dermatologiques

Il s'agit de pathologies au point d'injection et en périphérie :

– manifestations infectieuses : abcès, cellulite infectieuse, pyomyosite, lymphangites, pyodermites, nodules ; ces infections sont majoritairement à staphylocoques, streptocoques, fréquemment anaérobies seuls ou associés ;
– manifestations cutanées non infectieuses : traces d'injection, cicatrices atrophiques hyperpigmentées, nodules inflammatoires, nécroses lymphangites, purpura (vascularite infectieuse ou thrombopénie auto-immune).

Pathologies vasculaires

Ce sont les veinites, le plus souvent à composante mixte, infectieuse et inflammatoire, les phlébites superficielles, les thrombophlébites.

La multiplication des injections et leurs localisations particulières (extrémités des membres supérieurs, petites veines) vont participer à la fibrose du réseau veineux superficiel et au choix d'autres points d'injection de localisations à plus hauts risques : partie du corps au-dessous de la taille, région cervicale, en sous-lingual, parfois injections intra-artérielles.

Sur le plan artériel, plus rare mais non exceptionnel, il peut y avoir embole septique ou à particules étrangères des artères pulmonaires. (*cf. HTA pulmonaire*).

Pathologies neurologiques

Les complications infectieuses métastatiques du système nerveux central, au cours de septicémies, endocardites sont : abcès, méningite purulente, compression d'un tronc nerveux périphérique par abcès sous-cutané.

Pathologies ophtalmologiques

Apparaissent des endophtalmies mycosiques, plus rarement bactériennes, et des rétinopathies au talc : ischémie rétinienne consécutive aux multiples emboles.

Pathologies rénales

C'est la néphropathie d'origine infectieuse, immunologique.

• **Par voie nasale (« sniff »)**

Les principales pathologies rencontrées lors de l'usage d'héroïne par « sniff » sont, outre les effets inhérents à l'héroïne elle-même : irritation naso-pharyngo-laryngée, sinusites chroniques, point de départ d'infections bronchopulmonaires ; effet bronchoconstricteur de l'héroïne avec sa traduction parfois bruyante, l'asthme.

• **Par inhalation**

On dit « chasser le dragon » : inhaler les produits de consommation d'héroïne sur du papier d'aluminium chauffé, ou fumer l'héroïne (cigarettes) induit des pathologies liées à l'effet propre de l'héroïne mais d'intensité moindre. S'y ajoutent des manifestations d'irritation de la muqueuse nasale pharyngée et broncho-pulmonaire.

• **Par ingestion**

Les sachets (« bombonnes ») remplis d'héroïne peuvent être ingérés pour le transport et/ou se soustraire à un contrôle de police. La libération d'héroïne par déchirement ou diffusion au travers du sachet provoque l'apparition de signes d'intoxication aiguë, avec possibilité alors d'un tableau d'*overdose*.

❒ Autres produits opiacés

Pour les autres produits opiacés consommés en France (morphine sous forme de chlorhydrate, de sulfate), les pathologies rencontrées sont, d'une part, celles liées à l'opiacé citées précédemment (pathologies liées à l'héroïne), d'autre part celles liées au mode d'utilisation de ce produit.

• **Chlohydrate de morphine**

Il s'administre par voie intraveineuse. Les pathologies sont celles qui sont liées à l'héroïne, auxquelles viennent s'ajouter toutes les pathologies liées à la voie intraveineuse exceptées celles liées aux additifs.

• **Sulfate de morphine**

Les pathologies varient selon le mode d'administration :

– voie orale : *cf.* les pathologies associées à l'« Héroïne » (p. 241), moins celles liées aux additifs ;

– voie intraveineuse (mode d'utilisation fréquemment rencontré dans l'usage détourné) : pathologies citées précédemment, auxquelles il faut ajouter l'importance des pathologies induites par l'additif contenu dans ce produit, le talc entraînant notamment des granulomes pulmonaires avec l'hypertension artérielle pulmonaire secondaire ;

– voie nasale : idem héroïne et ses additifs.

• **Buprénorphine**

Son usage détourné de la voie d'administration usuelle (*per os*) est responsable de pathologies particulières.

Par voie intraveineuse :

– ce sont les pathologies habituellement rencontrées lors de l'usage de ce mode d'administration, avec majoration de celles liées directement aux additifs et particules étrangères ;

– une pathologie spécifique très fréquente consiste en une forte réaction de type inflammatoire (infection non associée) liée, semble-t-il, à l'agressivité directe ou indirecte (réaction de type allergique ?) de ce produit et/ou de ses excipients : veinite inflammatoire, nodule sous-cutané, paraphlébite, avec nécrose fréquente pouvant s'étendre à partir du point d'injection dans tout le territoire irrigué par le réseau veineux concerné.

Par voie nasale (« sniff ») : *cf.* pathologies déjà décrites p. 248, renforcées par la présence des excipients (amidon de maïs).

❐ Cocaïne

Par voie intraveineuse, les pathologies induites par la cocaïne sont encore intenses. S'y ajoutent toutes les pathologies infectieuses décrites dans le paragraphe « héroïne » (p. 241), plus fréquentes notamment en ce qui concerne celles au point d'injection : du fait de la demi-vie courte de la cocaïne, l'usager sera amené à multiplier les injections. D'autre part, l'effet vasoconstricteur de la cocaïne rend le produit encore plus agressif au niveau veineux, cutané et sous-cutané, même si, pour préparer l'injection, il n'est pas nécessaire (contrairement à l'héroïne) d'acidifier la solution de préparation.

Par voie nasale (« sniff »), ce sont sinusites et pneumopathies, tout comme avec l'héroïne.

Une pathologie classique et spécifique liée à la cocaïne est la nécrose et la perforation de la cloison nasale, de par l'effet fortement vasoconstricteur de ce produit.

Par inhalation (« chasse au dragon », ou cocaïne fumée dans une cigarette) : *cf.* les pathologies associées à l'« héroïne », p. 241.

Sous forme de crack (caillou, galette), les pathologies spécifiques liées à cette forme de présentation de la cocaïne (cristallisation par adjonction de bicarbonate le plus souvent) sont directement en rapport avec son mode de consommation :

– fumée dans des pipes ou « doseurs » : brûlures avec érosions et ulcérations des muqueuses buccales (gencives, joues), pathologies d'irritations bronchopulmonaires ;

– voie intraveineuse : pathologies induites par cette voie d'administration, déjà décrites dans le paragraphe concernant l'héroïne.

Cependant, l'effet vasoconstricteur important du produit, ainsi que l'acidification importante de la préparation injectée (dissolution du crack uniquement avec du citron pur) aggrave notablement les pathologies rencontrées à partir du point d'injection, tant en local qu'en loco-régional.

❐ Amphétamines, dérivés anorexigènes et psychostimulants

Par voie intraveineuse, ce sont toutes les pathologies liées à la voie veineuse citées préalablement.

Il existe des pathologies spécifiques, principalement neurologiques et ophtalmiques, par accidents vasculaires : accident cérébrovasculaire occlusion de l'artère centrale de la rétine, microanévrisme notamment dans l'utilisation IV de méthamphétamine.

❐ Benzodiazépines

Par voie intraveineuse, les pathologies sont : hypotension, arrêt cardiaque et respiratoire.

BIBLIOGRAPHIE

Chossegros P. Les complications somatiques de la toxicomanie. *Revue documentaire Toxibase*, 1995 (3).

Pesce A, Cassuto JP, Quaranta JF. *Pathologie somatique du toxicomane.* Paris : Masson, 1988.

TRAITEMENTS DE SUBSTITUTION

F. FARGES, M. HAUTEFEUILLE

Après des années de polémique et de réticence, la politique française en matière de drogue s'est désormais largement orientée vers les traitements de substitution. On assiste même à une véritable explosion de ce mode de prise en charge. Alors que la méthadone est disponible depuis 1995 et le *Subutex* depuis 1996, près de 65 000 toxicomanes (57 000 pour le *Subutex,* 7 400 pour la méthadone) étaient, fin 1998, en traitement de maintenance. Ce type de traitement consiste à remplacer l'héroïne par un médicament prescrit au long cours, durant des mois — voire des années — et à médicaliser ainsi les toxicomanes. La méthadone et le *Subutex* sont aussi des morphinomimétiques, induisant dépendance et syndrome de sevrage. Les bénéfices escomptés sont nombreux : réduction des risques liés aux injections intraveineuses (VIH, hépatites B et C) et au surdosage, diminution des actes de délinquance, suppression des symptômes de manque, stabilisation au plan psychique permettant un travail psychologique de renoncement à la toxicomanie et de réhabilitation sociale (professionnelle, familiale).

Agissant spécifiquement sur la dépendance biologique de l'héroïnomane, la substitution permet aussi de mieux appréhender la dimension psychopathologique : les pathologies anxieuses, dépressives ou schizophréniques se dévoilent au bout de quelques semaines de traitement, alors qu'elles étaient masquées par l'intoxication et les comportements de recherche de drogues. Grâce à leur longue durée d'action, ces médicaments sont peu euphorisants. Ils n'entraînent ni altération de la vigilance, ni déficit cognitif. Leur prescription a un intérêt dans le cadre d'une prise en charge pluridisciplinaire et globale, associant, suivant les cas, généralistes, psychologues, psychiatres, pharmaciens, éducateurs, assistants sociaux. Les traitements de substitution ne règlent pas le problème des autres produits (cocaïne, cannabis, alcool, ecstasy, benzodiazépines) ; il semble au contraire que certains toxicomanes sous substitution éprouveraient le besoin de consommer ces toxiques.

Subutex (buprénorphine)

C'est un agoniste morphinique mixte utilisé depuis des années comme analgésique sous le nom de *Temgésic*. Commercialisé sous forme de comprimés sublinguaux (dosage à 0,4 mg, 2 mg, 8 mg), les posologies efficaces vont de 4 à 16 mg en une prise quotidienne. Ce produit, présenté au moment de son lancement comme exempt d'effets secondaires graves, se révèle plus dangereux qu'on ne le croyait : des cas de décès par dépression respiratoire ont été observés (notamment lors d'association avec des benzodiazépines), ainsi que des atteintes hépatiques (cytolyse et hépatite ictérique). Chez les sujets dépendants, la buprénorphine produit essentiellement une sensation de bien-être, sans effet euphorisant ni sensation de «*flash*». Lors de l'induction du traitement, le *Subutex* est susceptible d'induire un syndrome de sevrage brutal chez les sujets dépendants aux opiacés; il faut donc respecter un délai minimal de transition (la première prise de *Subutex* ayant lieu, idéalement, aux premiers signes de manque) d'au moins 4 heures avec l'héroïne et la codéine, et de 24 heures avec la méthadone. En cas d'échec du traitement, son interruption peut être nécessaire en organisant un sevrage dégressif sur trois semaines; cependant, même en cas d'interruption brutale, les signes de sevrages sont différés et décrits comme faibles à modérés. La buprénorphine étant hydrosoluble, les comprimés peuvent être broyés et injectés en intraveineux; ce produit est donc détourné de son usage et fait ainsi l'objet d'un marché clandestin.

Sa prescription est relativement souple et peut être faite par tout médecin hospitalier ou de ville. Le *Subutex* s'adresse à des patients pour la plupart déjà suivis en médecine libérale, et est envisagé comme premier essai de traitement de substitution, chez des héroïnomanes dont la dépendance n'est pas trop ancienne. En pratique, ce sont des généralistes, formés à la prise en charge des toxicomanes, qui le prescrivent. L'ordonnance doit être sécurisée et établie pour une durée maximale de vingt-huit jours. Le médecin doit préciser s'il souhaite une délivrance fractionnée et, dans ce cas, à quel rythme (afin de limiter le risque d'utilisation détournée par voie intraveineuse). Le nombre d'abandons de traitement est plus élevé qu'avec la méthadone.

Méthadone

Présentée sous forme de sirop non injectable, c'est un antalgique d'action centrale qui reproduit les effets des opiacés. Sa demi-vie prolongée permet une seule prise quotidienne. Bien que, parmi les effets indésirables, la sudation soit le plus fréquent, le surdosage peut être mortel par dépression respiratoire. Les dosages optimaux chez les toxicomanes se situent entre 60 et 100 mg — voire 120 mg — par jour, et le traitement est initié à 20 ou 30 mg. La méthadone est particulièrement indiquée dans les dépendances de longue date, après l'échec de tentatives de sevrage.

Il faut se méfier des médications associées qui peuvent potentialiser les effets : les effets sédatifs sont majorés par les anxiolytiques, les neuroleptiques, certains antidépresseurs, l'alcool, tandis que les inhibiteurs enzymatiques (*Dépamide, Tagamet*, certains antibiotiques) et les agonistes morphiniques (codéine, *Moscontin, Antalvic*) favorisent une dépression respiratoire. En revanche, les inducteurs enzymatiques *(Gardénal, Laroxyl, Tégrétol)* peuvent diminuer les taux sanguins avec risque de sevrage.

L'usage prolongé de méthadone crée un état de dépendance, avec apparition d'un syndrome de sevrage sévère et retardé lors de l'arrêt brutal. Pour être bien supportées, les tentatives de réduction doivent se réaliser de façon très progressive, par paliers de 5 mg. La méthadone provoque des effets morphiniques, mélange d'euphorie et de détente, ce qui explique qu'elle soit bien acceptée par les héroïnomanes.

La méthadone peut se révéler d'utilisation intéressante chez les femmes héroïnomanes enceintes (les opiacés passent la barrière placentaire, d'où un effet toxicomanogène pour l'enfant). Le maintien de la toxicomanie par l'héroïne fait subir au fœtus des sevrages et des surdosages successifs du fait des apports irréguliers (avec augmentation du risque de fausse couche). La toxicité fœtale et périnatale de la méthadone semble inférieure à celle de l'héroïne. Elle permet ainsi de protéger le fœtus de la consommation d'héroïne et de diluants toxiques, et prévient les effets néfastes de sevrages réitérés. La morbidité infantile paraît diminuée et la méthadone n'est ni tératogène ni mutagène.

La tolérance à la méthadone est croisée avec les autres opiacés, ce qui explique qu'un héroïnomane, auquel on administre à dose suffisante ce médicament, ne puisse plus ressentir les effets euphorisants d'une prise d'héroïne. La tolérance étant moindre qu'avec les autres opiacés, son activité clinique se maintient sans nécessité d'augmenter les doses.

Les modalités de prescription et de délivrance sont strictes. La prescription initiale est réservée aux médecins exerçant en centre spécialisé de soins aux toxicomanes, avec une limite de sept jours. Dans un premier temps, le traitement est délivré cinq fois par semaine sous contrôle médical ou infirmier. Par la suite, le rythme des venues au centre peut s'espacer, sans toutefois excéder sept jours. Des contrôles urinaires permettent de s'assurer qu'un même patient ne bénéficie pas de deux suivis dans des centres différents, et ne consomme pas d'autres toxiques (héroïne, cocaïne, amphétamines, LSD, etc.) Si le sujet est bien stabilisé (conditions sociales favorables, autonomie dans la gestion du traitement, posologie adaptée), il pourra être éventuellement orienté vers un médecin de ville pour la poursuite du traitement. La délivrance du médicament aura lieu dans une pharmacie choisie par le patient, le généraliste contactant le pharmacien pour recueillir son accord. La dispense pourra être quotidienne et n'excédera, en aucun cas, sept jours de traitement.

L-alpha-acétyl-méthadol (LAAM)

C'est un dérivé à demi-vie longue de la méthadone. Il s'agit d'un agoniste morphinique pur, ayant obtenu son autorisation européenne de mise sur le marché, et commercialisé sous le nom d'*Orlaam*. Son cadre d'utilisation devrait être plus rigoureux que celui de la méthadone, avec délivrance réservée aux centres de soins spécialisés en toxicomanie. Ses propriétés pharmacocinétiques permettent d'espacer les prises et de délivrer le produit trois fois par semaine (lundi, mercredi, vendredi). Malgré un maniement plus délicat en raison de ses effets indésirables et des dangers lors d'association médicamenteuse, l'intérêt de ce produit réside dans un meilleur contrôle de sa délivrance, ou chez des sujets mauvais répondeurs à la méthadone.

Codéine

La codéine et ses dérivés ne sont pas officiellement des produits de substitution, bien que reconnus comme tels par les pouvoirs publics et les toxicomanes. En vente libre en pharmacie, la codéine — qui figure dans les médicaments antitussifs *(Néocodion, Nétux, Dinacode)* — permet une substitution sauvage : 11 millions de boîtes de *Néocodion* sont vendues chaque année, et l'on estime que 95 % le sont hors du champ d'indication médicale de ce produit. Peu onéreux, ces produits ont une action analgésique et sédative, mais sont peu euphorisants. Leur action, courte, dure trois heures, ce qui nécessite une prise répétée au cours de la journée.

La codéine est principalement utilisée par les héroïnomanes lors d'un syndrome de sevrage pour en atténuer les effets. Elle représente également, pour certains usagers, un mode de passage vers un abandon définitif de l'héroïne. La prise de codéine réalise, dans ce cas, à la fois une rupture avec la spirale de l'injection et une rupture avec le milieu de la toxicomanie. C'est en raison de ce constat qu'à plusieurs reprises, la Commission des stupéfiants et des psychotropes a jugé préférable de ne pas classer la codéine sur la liste des stupéfiants.

Certains sujets développent une authentique dépendance primaire à la codéine, les amenant alors à suivre un traitement de substitution (par méthadone ou *Subutex*) ou une démarche de sevrage.

Distribution contrôlée d'héroïne

Des programmes expérimentaux de distribution contrôlée d'héroïne ont été mis en place en Suisse depuis 1992, et plus récemment aux Pays-Bas. Rappelons qu'à la fin du siècle dernier, l'héroïne fut proposée dans le traitement des morphinomanies. Les données scientifiques concernant cette expérience restent encore fragmentaires, mais les bénéfices attendus seraient de plusieurs ordres : meilleure rétention dans le système sanitaire, meilleure assimilation des messages préventifs, délinquance d'acquisition du produit au marché noir en diminution, amélioration de la santé physique et psychosociale. Les résultats de ces prises en charge seront comparés aux résultats de traitements à la méthadone. Indépendamment d'une efficacité restant à prouver, cette approche « thérapeutique » pose bien sûr de nombreuses questions. Celles-ci sont avant tout d'ordre éthique, quant à la pertinence de voir confier au pouvoir médical la remise de ce type de produit, attitude pouvant apparaître comme une légalisation qui ne dirait pas son nom. Elles le sont également d'un point de vue médical : ce type de prescription ne semble rien régler en termes de dépendance — qu'elle soit physique mais aussi psychique — et paraît fondé sur des critères relevant davantage du social et de l'économique que du médical. Au-delà du simple problème de la toxicomanie, celui de la médicalisation des comportements individuels se pose également.

CONSULTATION DU TOXICOMANE EN VILLE : RÔLE DU MÉDECIN GÉNÉRALISTE

J.-P. LHOMME

La majorité des toxicomanes consultent un médecin après un certain temps de « galère », et leur demande n'est pas toujours claire. Bien souvent, il ne s'agit que d'une demande de médicament, pouvant être maladroitement camouflée, présentée comme un désir de sevrage ou une plainte somatique. Le toxicomane vient parfois consulter à l'occasion d'une infection fortement invalidante, ou simplement à cause d'une inquiétude vis-à-vis d'un symptôme souvent indûment rapporté à l'effet du produit consommé. En fait, « tout est dit » à la fois si l'on veut bien l'entendre.

Chez le toxicomane, les difficultés s'entremêlent : les abcès qui traînent leurs suppurations jusque dans les septicémies, les hépatites, le sida peut-être, le manque bien sûr, les douleurs, les sueurs, les frissons, le désir vrai (dans l'instant) de sortir de l'addiction, confondu avec celui de ne plus vivre la galère, mais aussi le plaisir qu'il éprouve peut-être encore avec le produit; la couverture sociale qu'il ne possède plus, le travail qu'il n'a pas — ou ne peut assurer —, le logement perdu, la famille en rupture (pour beaucoup), avec souvent la délinquance, la prison d'où il sort. Enfin, cette différence incompressible entre le *dire* et le *faire* : toutes ces tentatives de sevrage, réussites transitoires devenues échecs, venant renforcer la nouvelle « défonce » dans la dépendance. Cette substitution qu'il veut, qu'il ne veut pas, qu'il espère peut-être malgré tout pour souffler un peu, comme ultime espoir d'un calme; calme certes difficile à gérer, mais dont il souhaiterait pouvoir bénéficier afin de reconstruire un espace de liberté face à cette dépendance dévorante pour laquelle il a déjà trop donné.

Tout cela permet au médecin de préciser la situation du patient au regard de sa toxicomanie, le moment de sa trajectoire dans l'addiction, le type de produit consommé, l'ancienneté de cette consommation ou d'une autre plus ancienne. L'ensemble de ces éléments permet au médecin de tenter d'évaluer au plus près la situation : attitude, comportement lors de la consultation, type de la demande effective, parfois décalée du motif initial de la consultation. Enfin, à partir de cet entretien et de l'examen physique (qui sera peut-être plus approfondi lors de la consultation suivante), le médecin évalue l'état de santé de ce patient, notamment les problèmes infectieux auxquels il faut répondre rapidement, et ceux qu'il faut commencer à aborder pour organiser les examens complémentaires nécessaires. Si ces deux objectifs principaux sont menés à bien, ils permettent alors de définir un cadre pour les prochaines consultations éventuelles, et d'apporter une réponse adaptée à cette première consultation si déterminante.

Il existe tant de questions posées et de réponses à proposer, qu'il importe de planifier davantage encore que dans d'autres consultations.

Certes, il faut donner au patient des réponses immédiates : soigner l'abcès, répondre à ses questions implicites sur l'hépatite C chronique qui s'active, lui expliquer la trithérapie s'il doute de son efficacité; il faut aussi comprendre l'inopportunité de lui proposer une sérologie, un bilan... aujourd'hui, là, maintenant, alors que ce sera plus facile un autre jour. Il faut le convaincre de l'obligation d'une hospitalisation lorsque la fièvre brûle tout son corps, que le bruit de galop a remplacé les sons habituels de l'auscultation cardiaque. Puis il faut organiser cette hospitalisation (alors que le manque se fera sentir dans les heures qui viennent), de telle manière que le compte rendu d'hospitalisation ne se résume pas à : « Sorti par évasion ».

Mais que pourra faire le médecin si le patient n'a plus de couverture sociale, si la galère continue, si l'on ne prend pas davantage de temps pour parler de ce plaisir géré jusque dans la souffrance? D'ailleurs, est-ce maintenant qu'il faut en parler, est-ce vraiment de cela dont il faut parler? Il est essentiel que le médecin sache entendre, chez le patient, ce qu'il est possible de faire ou non, que la sortie de l'addiction ne sera pas là, à coup sûr, au bout du parcours initié, et que la seringue reprendra peut-être le chemin de ces veines qui, déjà, ne sont plus que de sinueux petits chemins emplis de pointillés.

Impossible de répondre sans tenir compte de la globalité de la prise en charge médico-psychosociale qui s'impose face à cette situation complexe où tout s'enchevêtre. Impossible de répondre seul à tous ces problèmes, au risque de se laisser déborder et de ne plus effectuer son travail de médecin généraliste.

Si l'on décide d'aller plus loin que la réponse immédiate, facile, rapide et donc incomplète, on sait que l'accompagnement sera long et qu'il va falloir s'entourer d'autres acteurs de santé, trouver des appuis pour soutenir toutes les démarches nécessaires.

« L'état des lieux » dressé au cours des premières consultations le laissait bien présager; la progression dans la résolution d'objectifs élaborés, réajustés, renégociés à la mesure des avancées et des reculs mis en évidence au fil des consultations le confirme : ce sera long et complexe.

Face à cette nécessité de prise en compte globale de toutes les facettes du sujet toxicomane, le colloque singulier — aussi riche et indispensable soit-il — doit être alimenté, complété, déparasité par un colloque pluriel. Face à des besoins aussi variés et fluctuants, nécessitant des réponses d'acteurs multiples, le médecin généraliste va travailler tout naturellement en réseau, association pluridisciplinaire, où tous les acteurs potentiels de la prise en charge se retrouveront.

Le médecin généraliste prend alors sa place en complémentarité avec les intervenants indispensables à cette prise en charge, dans le cadre d'un accompagnement au long cours qui se doit d'être tant médical, psychologique que social.

GROSSESSE ET TOXICOMANIE

En ce qui concerne les conséquences obstétricales d'une toxicomanie, il est souvent difficile de faire la part des choses entre les différents facteurs qui interviennent : conditions de vie, produits, additifs, mode d'administration. De plus la méconnaissance exacte de la nature des produits utilisés, leurs associations, tout comme le statut des toxicomanes sont autant d'obstacles pour la réalisation d'études exemptes de biais et d'imprécision. Là est la limite de toute tentative d'écriture sur « grossesse et toxicomanie ».

Suivi de grossesse

La fréquence des troubles du cycle menstruel, notamment chez les héroïnomanes, les préoccupations du corps passées au second plan, le mode de vie, les difficultés d'accès au système de soins sont autant de causes qui expliquent le suivi tardif et irrégulier de la grossesse. La toxicomanie non avouée lors d'un suivi de grossesse, par peur de stigmatisation et/ou du placement de l'enfant à venir, est une situation non exceptionnelle.

Pathologies rencontrées

Avortements spontanés

Lors de l'usage d'héroïne, la variation de la consommation ou de la qualité induit des états de manque à répétition. Ce syndrome de manque est responsable d'hypercontractibilité utérine avec risque d'avortement spontané. L'effet tératogène de l'héroïne n'est pas reconnu, contrairement à celui de la cocaïne fortement suspecté.

La fréquence des avortements spontanés, d'ordinaire de 15 à 30 %, est plus élevée lors de l'usage du LSD (l'effet tératogène est largement incriminé).

Accouchements prématurés

Essentiellement chez les héroïnomanes, le sevrage tout comme les variations de quantité et de qualité consommées sont responsables d'accouchements prématurés. Les conditions de vie participent à ce risque.

Autres pathologies

Il s'agit essentiellement de :

– retard de croissance, souffrance fœtale liée tant aux syndromes de manque qu'aux surdoses répétées, en rapport avec la variabilité de la qualité et de la quantité de produit consommé;

– hémorragie par placenta *praevia* et hématome rétro-placentaire essentiellement chez les cocaïnomanes (HTA et vasoconstriction).

Pathologies à l'accouchement

Elles sont liées directement à la souffrance fœtale chronique (liquide amniotique teinté). Infections néonatales, présentation par le siège (petit poids) et accouchement rapide sont généralement cités.

Le syndrome de sevrage est présent tant chez la mère que chez l'enfant, qui nécessite une prévention par prescription d'opiacés chez la mère et d'élixir parégorique chez l'enfant.

Sevrage et substitution

Les différentes pathologies rencontrées chez les héroïnomanes posent le problème de l'indication et des modalités du sevrage ou de la substitution lors de la grossesse.

Le sevrage est fortement déconseillé lors du premier trimestre de la grossesse du fait du risque induit d'avortement spontané. Lors du dernier trimestre, le bénéfice du sevrage semble très aléatoire du point de vue obstétrical (accouchement prématuré, syndrome de sevrage chez le nouveau-né pas forcément supprimé). La mise en place d'une substitution est donc prioritaire tant au premier qu'au dernier trimestre de la grossesse.

Au cours du deuxième trimestre, du point de vue obstétrical, le sevrage peut tout à fait être envisagé mais à condition d'être pratiqué par prescription dégressive d'opiacés et avec surveillance du rythme cardiaque fœtal. Du point de vue de la dépendance, on doit s'interroger sur les chances de succès de ce sevrage. Une reprise de la toxicomanie serait alors non sans dommages tant du point de vue obstétrical que du point de vue de la relation mère-enfant. Il faut cependant savoir prendre en compte le désir de la femme quand le sevrage est souhaité.

7 | CONTEXTES D'USAGE

STRATÉGIE DE RÉDUCTION DES RISQUES ET DES DOMMAGES

J.-P. LHOMME, M. HAUTEFEUILLE

Face à deux « épidémies », celles du VIH et de la précarité grandissante, et malgré une politique fortement marquée par son volet répressif, des changements radicaux se sont imposés dans la politique française en matière de toxicomanie.

Ces changements sont profonds, incontestables et primordiaux. Ils semblent faciliter l'accès aux soins et à la prévention aux usagers de drogues, en particulier ceux qui, atteints par la paupérisation, sans insertion, sans statut social ni avenir, vivant entre la marge et sa limite, gomment leur insupportable réalité dans l'addiction.

Nous exposerons ici les principales étapes de la mise en place de cette politique de réduction des risques.

Jusqu'en 1987, la France se singularise par l'absence de politique en matière de réduction des risques, liés à l'usage des drogues. Depuis plusieurs années, l'épidémie à VIH se répand, le sang contaminé est enfin proscrit des circuits de distribution. Malgré sa réaction organisée, la communauté homosexuelle continue à payer un lourd tribut à ce virus. Tous les acteurs de santé voient le virus du sida se propager chez les usagers de drogue et leurs proches.

Alors que certains intervenants en toxicomanie s'interrogent sur la nécessité d'intégrer la dimension du sida dans la prise en charge des usagers de drogues, et continuent à centrer leur action sur la seule prise en charge psychothérapeutique de ceux-ci, d'autres commencent à faire de la prévention/information à ce sujet. Face à cette période de silence et de frilosité de l'État, le monde associatif (notamment les associations de lutte contre le sida) et certains professionnels de santé avancent sur le terrain de la réduction des risques : ils mettent en exergue des messages explicites, « une seringue, ça ne se partage pas », et osent parler du « shoot propre ».

1987 : seringues en vente libre

Le 13 mai 1987, un décret autorisant la vente libre des seringues en pharmacie vient dissoudre la chape de plomb et rompre les réticences : après une « prévention » d'un style presque incantatoire et sans aucun moyen pratique, on semble découvrir les toxicomanes et l'on commence à s'en préoccuper même s'ils continuent leur addiction. Premier maillon d'une véritable politique de réduction des risques, ce décret a su ralentir la propagation vertigineuse du virus du sida chez les usagers de drogues. L'efficacité est toutefois limitée par les difficultés auxquelles se heurte alors son application :

nombre restreint de pharmaciens acceptant de vendre des seringues, conditions de ventes contraignantes (par le prix ou les quantités proposées) et bien sûr l'éternelle assimilation — si chère aux policiers — du port de la seringue à la présomption d'usage simple. Autant de faits et d'attitudes qui invalident en partie l'efficacité de cette décision capitale. Les possibilités d'accès au matériel d'injection restent donc restreintes et inadaptées.

La majorité des usagers de drogues intègrent la nécessité de ne pas échanger leurs seringues, mais se trouvent dans l'incapacité de mettre en pratique cet objectif de prévention. Pour répondre à cet impératif de l'accès à la prévention et aux soins, il faut innover, inventer de nouveaux lieux, écouter les usagers de drogues; certains d'entre eux s'organisent, notamment grâce à la substitution pratiquée par certains médecins de ville, en groupes d'autosupport. Il s'agit alors d'instaurer une véritable stratégie visant à limiter les risques et les dommages liés à l'usage des drogues. Nouvelle idée? Pas vraiment : le corps du toxicomane a toujours existé, mais depuis les années quatre-vingt, le virus du sida nous a hélas crûment rappelé ce que les virus des hépatites et bon nombre de staphylocoques ou autres bactéries en tout genre montraient déjà depuis longtemps.

1989 : premier programme d'échange de seringues

Le principe, sous-tendant ces programmes à bas seuil d'exigences à l'entrée, est que de nombreux toxicomanes ne peuvent ou ne souhaitent pas, pour un temps donné, arrêter leur consommation. Il faut alors trouver des moyens de les aider à réduire les risques infectieux, pour eux-mêmes et pour les autres. Cette action de prévention est potentialisée par le contact, lors de l'échange de seringues, avec les professionnels de santé. Ce type de programme de proximité permet d'entrer en relation étroite avec une population de toxicomanes marginalisés et précarisés, dont le recours aux soins (tant somatiques qu'en toxicomanie) reste sporadique et s'effectue bien souvent dans l'urgence. Le bon fonctionnement de ce type de programme ne peut se concevoir sans un travail en collaboration avec les autres structures et institutions, afin d'offrir en aval un réseau de possibilités aux usagers désirant approfondir leur demande médico-sociale : sevrage, substitution, suivi psychologique, démarches visant une réinsertion sociale, soins médicaux, etc.

D'autres initiatives voient le jour durant les mois suivants, dans les domaines de l'accès aux seringues, à la substitution ou à des services sanitaires et sociaux de première intention. Des « boutiques », lieux d'accueil ouverts sur la rue, sont créées, ainsi que des structures d'accueil de nuit (*sleep-in*). Les groupes d'autosupport des usagers de drogues se développent, réalisent leurs propres publications et actions de réduction des risques; après une genèse militante et difficile, ils sont souvent soutenus par les pouvoirs publics. Ils se créent sur le modèle des *junkiebond* qui se sont imposés aux Pays-Bas au début des années quatre-vingt, puis ont évolué, notamment au Royaume-Uni avec l'apparition du sida. Leur postulat est que les usagers sont les plus à même d'identifier leurs besoins et de s'auto-organiser (groupe de pairs) pour résoudre leurs problèmes et s'entraider. En France, l'autosupport s'est développé à partir de 1992 avec la mise en œuvre des dispositifs de réduction des risques.

La pratique de la substitution s'installe, d'abord par l'engagement de quelques médecins généralistes au sein de réseaux; le débat sur la méthadone est bousculé par les initiatives de professionnels, qui ouvrent des centres méthadone hors du cadre confidentiel des 52 places existant alors.

Au débat idéologique, rude et passionné suscité par ces nouvelles pratiques s'ajoute le contexte répressif de l'usage de drogue; cette période persiste pendant trois/quatre ans. Malgré ce climat difficile, initiatives et expériences vont se développer. Elles démontrent leur bien-fondé et acquièrent une reconnaissance tout d'abord sur le terrain, par les usagers de drogues eux-mêmes : en fréquentant et respectant ces lieux où l'on reconnaît leur existence, ils manifestent leurs préoccupations de la prévention et des soins, pourvu qu'on leur en donne les moyens. Cette démonstration et cette reconnaissance s'opèrent dans le cadre d'une assistance diffuse de la part de l'État.

L'État va ensuite s'impliquer progressivement dans la prise en compte de ce problème majeur de santé publique qu'est la santé des toxicomanes, implication en partie contrainte et forcée par l'ampleur et la résonance de l'épidémie du sida. Il aura cependant fallu attendre près de quatre ans pour que ces actions de prévention et de soins soient reconnues sans ambiguïté comme significatives en termes de santé publique, et sortent du statut de projet pilote — projet expérimental dans lequel elles restaient confinées. Grâce à la reconnaissance de la validité de ces démarches, la réduction des risques obtient un droit d'existence et un cadre légal. La politique de réduction des risques prend racine et marque une évolution dans la politique en matière de toxicomanie en France, avec la parution de circulaires et décrets qui lui confèrent une légitimité et lui assurent une relative pérennité.

Depuis 1993

De nouveaux centres « méthadone » s'ouvrent, on passe de 269 places fin 93, à 1 695 places fin 94.

En 1994, les kits de prévention créés et distribués depuis trois ans par les associations (Apothicom pour le Stéribox, MDM pour le KAP) sont reconnus et soutenus par la direction générale de la santé. Le Stéribox est enfin accepté par le Conseil de l'ordre des pharmaciens, ce qui permet sa commercialisation dans le circuit pharmaceutique.

En mars 1995, les programmes d'échange de seringues sortent de l'illégalité dans laquelle ils se trouvaient depuis 1989. Un décret et un arrêté leur donnent un cadre légal.

L'autorisation de mise sur le marché de la buprénorphine à haut dosage *(Subutex)* vient compléter la possibilité de prescription de méthadone concédée aux médecins généralistes, sous couvert d'une primo-prescription dans un centre agréé.

En dix ans, la politique de soins en toxicomanie s'est enrichie de nombreux outils, en complémentarité avec le dispositif spécialisé préexistant qui, depuis quelques années et tout naturellement, intègre ces stratégies de réduction des risques. La palette d'outils de prévention et de soins doit toutefois être encore plus large, au regard des multiples situations dans lesquelles se trouvent les toxicomanes : l'augmentation de la consommation de crack et de cocaïne, l'hépatite C qui continue à se répandre…

L'expérimentation de projets innovants devrait être encouragée, notamment en direction des jeunes et des plus précarisés, peu touchés par les mesures de prévention et de soins actuels. Cette cohérence se doit d'être affirmée dans les filières de soins usuelles, notamment hospitalières, avec un accès effectif à tous les traitements, entre autre les trithérapies.

La prévention doit aussi s'affirmer auprès des plus jeunes, en particulier dans les « raves » : ici, le mode d'approche est déterminant si l'on veut parvenir au contact effectif avec ces usagers de drogues, d'habitude si difficiles d'accès.

Il faut développer l'accès à la substitution pour ces « intouchables », exclus, précarisés, par la mise en place de « programmes méthadone » à la mesure de leurs possibilités du moment : des programmes aisément accessibles, ces « bus méthadone » que MDM se propose d'ouvrir. Enfin, dans les prisons, le développement d'actions de soins et de prévention, encore trop rudimentaires, est indispensable.

BIBLIOGRAPHIE

Erit, Morel A, Morales L. *Études sur les pratiques professionnelles en matière de réduction des risques en Europe.* Paris : ERIT, 1998.

Wieviorka S. La réduction des risques. *Revue documentaire Toxibase*, 1996 (3).

DROGUES EN MILIEUX SCOLAIRE ET UNIVERSITAIRE

Entre dramatisation et banalisation

P. ANGEL

L'inquiétude des parents, à laquelle font largement écho les médias, concerne bien souvent la circulation de « la drogue » à l'école. À en croire les informations les plus alarmantes, la drogue serait omniprésente dans les salles de classe, les cours de récréation, au point qu'envoyer son enfant au collège ou au lycée équivaudrait à prendre le risque d'une contamination.

Cliniciens, chercheurs et enseignants tentent, depuis plus de vingt ans, de cerner l'importance du phénomène, en évitant, autant que possible, d'adopter des positions passionnelles. Dans le cadre de l'Institut national de recherche pédagogique (INRP), Christine de Peretti et Nelly Leselbaum ont mené, en 1991, une étude auprès de 2 335 lycéens scolarisés à Paris, Lille et Nice. Les auteurs ont montré que 22,4 % de ces jeunes ont expérimenté des drogues illicites (presque exclusivement du cannabis). En 1993, Marie Choquet et Sylvie Ledoux, chercheurs à l'Inserm, ont effectué des recherches sur plus de 12 000 collégiens et lycéens scolarisés dans huit académies métropolitaines :

la prévalence de l'expérimentation de drogues illicites, chez les lycéens, est égale à 25 %. Christine de Perretti a mené, en 1995, une recherche auprès de lycéens scolarisés dans les zones sensibles des banlieues de la région parisienne : des chiffres similaires ont été obtenus avec, de la part de cette population, une longue expérimentation de drogues illicites (22,6 %). Dans toutes ces études, l'expérimentation de substances illicites autres que le cannabis apparaît beaucoup moins fréquente. Les enquêtes qualitatives permettent d'obtenir plusieurs types d'information : si certains chefs d'établissements font état de problèmes de drogue, on leur reproche en général de fermer les yeux sur ce sujet. Les responsables scolaires oscillent entre la dramatisation et la banalisation : la dramatisation est entretenue par une confusion portant sur les produits utilisés, et la banalisation résulte habituellement d'une incapacité à repérer des signes d'alarme. Trop souvent, les enseignants font figure « d'accusés » : ils manqueraient d'autorité et de discernement, se désintéresseraient des questions de santé.

La collaboration régulière des intervenants en toxicomanie avec les professeurs et les autres membres de la communauté scolaire (assistants sociaux, conseillers d'éducation, infirmiers, médecins, proviseurs) a fait prendre conscience des difficultés majeures auxquelles ceux-ci sont confrontés : effectifs surchargés, programmes scolaires trop lourds, horaires inadaptés pour les enfants, insuffisance de formation sur la psychologie de l'adolescent, manque de temps et de lieux pour les réunions. Ces problèmes ont fait l'objet de maints rapports au sein de l'Éducation nationale, et ces données ont conduit le ministère à définir une politique de prévention dans ses circulaires successives. Des actions de santé sont menées dans les établissements scolaires : elles comportent à la fois une éducation à la santé prise dans le sens global et positif du terme « santé/bien-être », des actions ponctuelles de lutte contre la toxicomanie et le VIH, ainsi que des interventions visant à prévenir les conduites à risque des adolescents (comme l'abus d'alcool et la consommation excessive de tabac). Des actions d'éducation à la santé sont élaborées en concertation avec les partenaires (justice, police, santé, action sociale), au sein des établissements scolaires. Le plus souvent, ces interventions sont menées en étroite collaboration avec les fédérations de parents d'élèves, des organisations syndicales et des partenaires de l'environnement. Certains adultes motivés, formés à l'éducation à la santé, assument le rôle de personnes-ressources : ce sont des « adultes relais » qui interviennent pour soutenir des élèves en grande difficulté et se tiennent informés des problèmes les plus aigus recensés dans les établissements scolaires. Les partenaires sociaux de l'environnement de l'établissement mènent des actions concertées au sein des comités d'environnement social.

Dans le cadre de la Commission européenne, l'Union internationale de promotion et d'éducation pour la santé a observé, à partir de 200 études concernant l'efficacité d'actions de promotion de la santé, qu'elles contribuent globalement à :

– faire progresser les connaissances des individus, leur faire prendre conscience des enjeux des comportements à risque;

– mobiliser des décideurs qui sont en mesure d'ajuster le cadre législatif;

– améliorer l'état de santé de certaines populations en diminuant la prévalence de pathologies spécifiques;

– réduire les coûts des dépenses de santé en développant des comportements de responsabilisation (par exemple vis-à-vis des médicaments) et en mettant en place des programmes de prévention primaire, qui ont des incidences sur la prévalence d'un type particulier de pathologies.

Les évaluations montrent ainsi que l'éducation à la santé est efficace dans des secteurs où l'approche curative est insuffisante. L'évolution de l'efficacité des programmes de prévention en matière de toxicomanies pose des problèmes méthodologiques délicats. Les campagnes médiatiques induisent des changements à court terme, et seules des actions de proximité répétées agissent à long terme sur le comportement des jeunes. Cependant, peut-il y avoir prévention d'un phénomène aussi grave que la toxicomanie, sans une réflexion renouvelée sur les finalités ou les méthodes de l'éducation et de l'enseignement? Sans doute pas, mais le fond de la question se situe vraisemblablement ailleurs; si l'on veut essayer d'y répondre, il vaut mieux prendre en compte les inquiétudes des 12-18 ans et examiner soigneusement les objectifs à leur proposer : ce n'est pas l'école seule qui est en jeu, mais tout l'environnement social effectif des jeunes qui la fréquentent.

BIBLIOGRAPHIE

Peretti (de) C, Leselbaum N. *Les lycéens parisiens et les substances psychoactives : évolutions.* Paris : OFDT; INRP, 1999.

Usages de produits psychoactifs de la population étudiante

F. Beck, S. Legleye, P. Peretti-Watel

Les niveaux d'usages de substances psychoactives des étudiants scolarisés dans l'enseignement supérieur sont encore mal connus, notamment parce qu'il est difficile d'enquêter dans cette population (diversité des filières, fort taux d'absentéisme en cours…). Certaines enquêtes ont été menées, mais elles se focalisent en général sur une filière particulière, par exemple les étudiants en sport (Lorenté *et al.*, 2003). Le Baromètre santé 2000 de l'INPES permet toutefois, grâce un échantillon de grande taille, de contourner cette difficulté (Guilbert *et al.*, 2001) (tableau 7.I). Il comprend, en effet, un nombre relativement conséquent d'étudiants (n = 645), ce qui autorise une description de leurs usages de produits psychoactifs et une comparaison avec ceux des jeunes du même âge, qui ne suivent pas d'études supérieures (n = 1 166). Ces études supérieures renvoient souvent à un mode de vie à part, susceptible de correspondre à des profils d'usage spécifiques, dans la mesure où il constitue en quelque sorte un prolongement de l'adolescence généralement marqué par une autonomie accrue (accès à la majorité légale, décohabitation, indépendance financière relative) et le report des contraintes de la vie « adulte » (activité professionnelle, parentalité).

Tableau 7.I. *Niveaux d'usages de produits psychoactifs par statut et par sexe (% en colonne)*

	Étudiants			*Non étudiants*		
	Hommes	*Femmes*	*Total*	*Hommes*	*Femmes*	*Total*
Alcool régulier	21,1	9,6	14,9	**30,7****	10,7	**21,2*****
Alcool quotidien	2,4	0,7	1,5	**6,4****	0,8	**3,8****
Ivresse au cours de l'année	54,1	25,8	38,8	50,5	17,2**	34,7
Ivresses régulières	17,1	4,2	10,3	11,2*	1,3*	6,7*
Usage problématique d'alcool (test DETA)	8,3	4,8	6,4	10,3	3,0	6,8
Tabagisme quotidien	32,1	35,4	33,8	46,4	37,9	**42,3*****
Forte dépendance au tabac (mini-test de Fagerström)	6,4	9,2	7,9	**18,9*****	12,6	**16,0*****
Cannabis expérimentation	59,2	35,7	46,5	57,4	29,4	44,1
Cannabis occasionnel	38,3	22,3	29,7	28,7**	11,6***	20,6***
Cannabis régulier	10,2	2,5	6,0	8,2	3,5	5,8
Médicaments psychotropes au cours de l'année	6,4	21,0	11,5	8,0	15,5*	14,3

Source : Baromètre santé 2000, INPES, exploitation OFDT

*Lecture : *, **, *** : test du Chi^2 significatif au seuil 0,05 — 0,01 — 0.001, pour la comparaison d'une prévalence mesurée (par sexe ou non) entre les étudiants et les non étudiants. En gras figure le pourcentage le plus élevé lorsque la différence est significative entre les étudiants et les non étudiants.*

Usage régulier d'alcool : au moins trois fois au cours de la semaine.

Ivresse régulière : plus de dix ivresses au cours des 12 derniers mois.

Expérimentation de cannabis : au moins une fois au cours de la vie.

Usage occasionnel de cannabis : au moins une fois au cours des 12 derniers mois.

Usage régulier de cannabis : au moins 10 fois au cours des 30 derniers jours.

***Exemple de lecture** : parmi les étudiants, 21,1 % des hommes déclarent un usage régulier d'alcool, contre 30,7 % chez les non étudiants, la différence est significative au seuil 0,01.*

Alcool : des usages moins importants mais des ivresses plus fréquentes

Comparés au reste de la population des 18-25 ans, les étudiants du supérieur s'avèrent un peu moins souvent consommateurs réguliers d'alcool : 15 % contre 21 %. Il en va de même pour la consommation quotidienne, au cours des sept derniers jours, en particulier chez les hommes. Les quantités déclarées par les étudiants sont moindres, en moyenne : la quantité moyenne s'élève à 2,5 verres contre 3,0 la veille, et à 3,3 contre 4,5 le samedi précédant l'enquête. En revanche, ils sont légèrement plus nombreux à déclarer avoir été ivres au cours de l'année (39 % *vs* 35 %) ou à l'avoir été de façon régulière (10 % contre 7 %). Les étudiants restent toutefois aussi peu nombreux que les autres jeunes du même âge (6 %) à avoir une consommation potentiellement problématique d'alcool (repérée grâce au test DETA).

Des usages de cannabis plus répandus mais une moindre consommation de tabac

En ce qui concerne le cannabis, les étudiants s'avèrent un peu plus souvent consommateurs occasionnels (30 % contre 20 %), au moins dix fois au cours de l'année (17 % contre 12 %). L'usage régulier n'est toutefois pas plus répandu parmi eux. Pour l'usage de tabac, les étudiants apparaissent à la fois moins souvent fumeurs quotidiens, en particulier les hommes (32 % contre 46 %), et deux fois moins souvent dépendants, selon le mini-test de Fagerström (8 % contre 16 % parmi leurs homologues ne suivant pas d'études supérieures).

Médicaments psychotropes et autres drogues illicites : des usages relativement similaires

Si les étudiants de sexe masculin ne déclarent pas plus que les autres avoir pris de médicaments psychotropes au cours de l'année, une différence significative existe pour les femmes : un cinquième des étudiantes déclare une prise de médicaments, au cours des douze derniers mois, contre une fille sur six parmi les non étudiantes. Pour les autres drogues illicites, les niveaux d'usages s'avèrent faibles et aucune différence significative n'est mesurable entre les deux sous populations : l'expérimentation d'une autre substance illicite que le cannabis concerne moins de 5 % des jeunes de 18-25 ans, étudiants ou non; l'expérimentation de cocaïne concerne 1,4 % des étudiants et 2,9 % des non étudiants, mais la différence n'est pas significative de justesse. Enfin, l'expérimentation d'ecstasy ou d'amphétamines est déclarée par 2,6 % des jeunes, étudiants ou non. Les autres expérimentations (héroïne, crack, LSD, etc.), qui sont encore plus rares, ne montrent aucune différence significative.

Le profil de consommation étudiant se caractériserait ainsi plutôt par des usages davantage tournés vers l'ivresse, qu'elle soit cannabique ou alcoolique. Le tabac, produit licite très courant mais moins psychotrope, s'avère moins consommé par les étudiants que par les actifs de la même génération. Pour la plupart des usages de produits psychoactifs, le *sex ratio* calculé, comme le rapport des prévalences masculines et féminines, apparaît plus faible parmi les étudiants que dans le reste de la population. Par exemple, il est de 2,9 pour l'usage régulier d'alcool en milieu non étudiant, contre 2,2 en milieu étudiant. Les étudiants semblent donc constituer une sous-population relativement homogène du point de vue des déclarations d'usages de produits psychoactifs. Ce pourrait être ici le contexte de la vie étudiante et non le niveau d'études proprement dit qui serait discriminant dans la dynamique des consommations.

Les nombreux travaux menés à l'étranger fournissent certains résultats ou des pistes de réflexions, pour mieux comprendre les particularités des usages étudiants, en particulier sur l'alcoolisation. Par exemple, l'utilité sociale de l'alcool, telle que rapportée par les étudiants eux-mêmes, est avant tout de faciliter les relations sociales, de créer une atmosphère de convivialité (Leclef et Philippot, 1999), notamment lors de jeux au cours desquels l'alcool occupe une place centrale et qui s'avèrent plus souvent pratiqués dans les premières années de l'université (Newman *et al.*, 1991). Globalement, les étudiants associent plutôt l'usage d'alcool au plaisir et à des images positives. Une revue de la littérature anglaise sur une vingtaine d'études, menées en population étudiante, montre encore que les pratiques d'alcoolisation ponctuelle massive (*binge drinking*[1]) sont plus courantes chez les étudiants, ceci étant peut-être lié à des normes propres au milieu étudiant, incompatibles avec les critères ordinaires de dangerosité liée à l'alcoolisation (Gill, 2002).

Les particularités rencontrées chez les étudiants renvoient très vraisemblablement à une approche festive, en particulier dans l'usage des boissons alcoolisées : il semble exister un réel « profil étudiant d'usage d'alcool » qui se dessine lors des sorties entre amis. Il serait caractérisé par une fréquence d'usage et des quantités moyennes absorbées plus modestes que celles du reste de la population, mais par un rapport plus étroit à l'ivresse. Au contraire, les « non-étudiants » du même âge ont un comportement d'usage qui apparaît proche de celui des générations plus âgées. Une autre particularité des étudiants est qu'ils présentent une alcoolisation moins sexuellement différenciée que celles des autres jeunes. Il est probable que le départ pour l'université et les autres structures d'enseignement du supérieur constitue une opportunité de consommation pour les jeunes filles, en rupture avec un cercle familial, au sein duquel l'alcoolisation reste généralement plus masculine.

Au final, on peut retenir que les étudiants rapportent des usages d'alcool moins réguliers mais des ivresses alcooliques plus fréquentes, des usages occasionnels de cannabis également plus fréquents. En revanche, parmi eux, le tabagisme et les signes de dépendance au tabac s'avèrent moins répandus que parmi les jeunes sortis du système scolaire. Aucune différence significative n'apparaît pour les autres drogues illicites. En outre, la différenciation sexuelle des usages apparaît nettement atténuée parmi les étudiants. D'autres recherches seraient nécessaires pour mieux cerner les déterminants de ce profil d'usage, concernant aussi bien l'origine sociale que les spécificités du mode de vie étudiant.

BIBLIOGRAPHIE

Beck F, Legleye S, Guilbert P, Peretti-Watel P. Les usages de produits psychoactifs des étudiants. *Psychotropes, revue internationale des toxicomanies,* 2005, Vol. 11.

1. Boire au moins six verres d'alcool en une même occasion.

Gill JS. Reported levels of alcohol consumption and binge drinking within the UK undergraduate student population over the last 25 years. *Alcohol & Alcoholism, 2002;* 37 : 109-20.

Guilbert P, Baudier F, Gautier A. *Baromètre santé 2000,* Paris : CFES, 2001.

Leclef H, Philippot P. La Consommation d'alcool en Milieu étudiant : une enquête épidémiologique. *Alcoologie*, 1999 ; 21 : 421-428.

Lorenté F, Peretti-Watel P, Griffet J, Grélot L. Alcohol use and intoxication among sport university students. *Alcohol & Alcoholism*, 2003 ; 38 (5) : 427-430.

Newman IM, Crawford JK, Nellis MJ. The role and function of drinking games in a university community. *Journal of American College Health*, 1991 ; 39 : 171-175.

LES USAGES EN POPULATION ADOLESCENTE

F. Beck, S. Legleye, S. Spilka

L'adolescence est l'âge de l'expérimentation des substances psychoactives et parfois de l'entrée dans un usage plus régulier. Menée par questionnaire auto-administré et strictement anonyme, l'Enquête sur la santé et les consommations lors de l'Appel de préparation à la défense (ESCAPAD) permet de faire annuellement le point sur les niveaux de consommation de substances psychoactives des jeunes de 17-18 ans et de présenter les évolutions récentes de ces pratiques à la fin de l'adolescence (Beck *et al.*, 2004). L'enquête *European School Survey Project on Alcohol and Other Drugs* (ESPAD) permet, pour sa part, d'observer les usages des jeunes gens scolarisés (Choquet *et al.*, 2004), en particulier ceux âgés de 12 à 16 ans qui restent très majoritairement scolarisés. Ces deux enquêtes permettent donc d'observer la diffusion des usages tout au long de l'adolescence, entre 12 et 18 ans, notamment les usages réguliers de tabac, d'alcool et de cannabis (fig. 7.1, 7.2, 7.3 et tableaux 7.II, 7.III, 7.IV). Toutefois, c'est à la fin de l'adolescence (17-18 ans) que l'observation des comportements permet le mieux de distinguer les individus qui sont réellement engagés dans les consommations de ceux qui n'ont pas fait un tel choix.

Les consommations de tabac et d'alcool apparaissent relativement rares avant 14 ans et celle de cannabis est exceptionnelle avant l'âge de 15 ans. Ensuite, leurs usages réguliers augmentent avec l'âge, le tabagisme quotidien devançant toutefois nettement la consommation régulière d'alcool et de cannabis. Ainsi, la proportion de fumeurs quotidiens de tabac passe de 7 % à 43 % entre 14 et 18 ans chez les garçons et de 6 % à 42 % chez les filles. On observe également une tendance à la hausse avec l'âge pour l'alcool et le cannabis, notamment chez les garçons et, dans une moindre mesure, chez les jeunes filles.

L'usage récent des différentes substances psychoactives s'observe en interrogeant les adolescents sur leurs consommations durant le mois précédant l'enquête. Au cours des 30 derniers jours, c'est l'alcool qui apparaît le plus

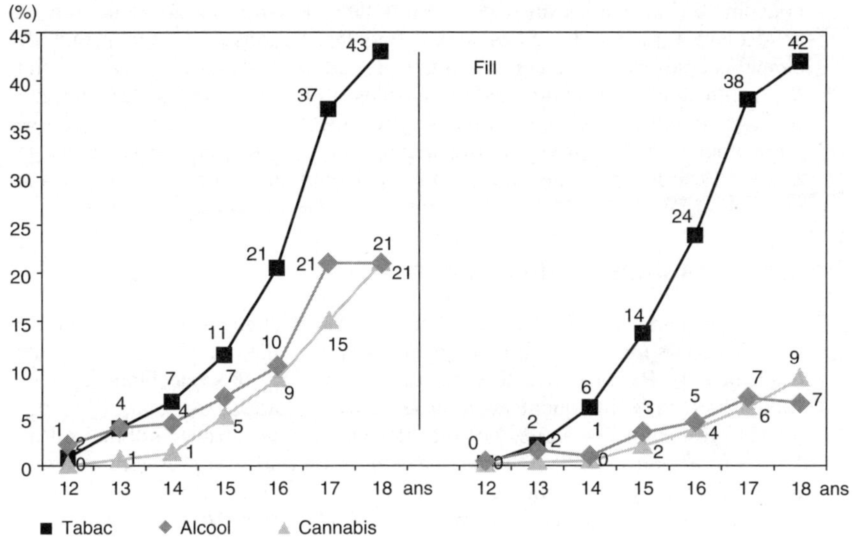

Fig. 7.1. *Usages réguliers* de tabac, d'alcool et de cannabis, par âge et par sexe entre 12 et 18 ans en 2003.*

** usage au moins dix fois au cours des 30 derniers jours pour alcool et cannabis; quotidien pour le tabac*

Tableau 7.II. *Usage au cours du mois de produits psychoactifs à 17-18 ans (% en ligne)*

	30 derniers jours		
	Filles	*Garçons*	*Total*
Alcool	76	84	80
Tabac	48	47	48
Cannabis	26	38	32
Médicaments	18	6	12
Ecstasy	1,0	2,2	1,6
Champignons	0,6	1,4	1,0
Poppers	0,7	1,3	1,0
Amphétamines	0,6	1,2	0,9
Cocaïne	0,6	1,2	0,9
Produits à inhaler	0,5	0,9	0,7
LSD	0,3	0,7	0,5
Héroïne	0,3	0,5	0,4
Crack	0,2	0,4	0,3

Source : ESCAPAD 2003, OFDT

consommé (huit jeunes sur dix) devant le tabac (environ la moitié des jeunes se déclare fumeurs, les filles autant que les garçons). L'usage récent de cannabis concerne, pour sa part, un tiers des adolescents de 17-18 ans et celui des médicaments psychotropes un peu plus d'un jeune sur dix. Les niveaux d'usage de toutes les drogues illicites autres que le cannabis s'avèrent très bas. Expérimenter de tels produits reste un comportement rare et en avoir un usage courant l'est d'autant plus, concernant à peine un jeune sur cent, sauf dans le cas de l'ecstasy.

Baisse du tabagisme des jeunes

Près d'un jeune de 17-18 ans sur deux (48 %) déclare avoir consommé du tabac au cours des trente derniers jours (48 % des filles et 47 % des garçons) (tableau 7.II). Parmi l'ensemble des adolescents, 4,3 % se déclarent anciens fumeurs et 25 % indiquent avoir juste essayé le tabac. Au total, 12 % des jeunes présentent des signes de forte dépendance au tabac (combinaison du fait de fumer plus de 20 cigarettes par jour et de fumer sa première cigarette dès le réveil ou avant de quitter son domicile). Il s'agit un tout petit peu plus souvent de garçons que de filles (respectivement 13 % et 10 %).

L'usage quotidien, chez les filles de 17 ans, a baissé de 40 % à 37 %, entre 2000 et 2003, celui des garçons passant de 42 % en 2000 à 40 % en 2002 et 38 % en 2003 (fig. 7.2). Le tabagisme actuel, qui regroupe le tabagisme quotidien et occasionnel, est, comme en 2002, à la baisse. Son niveau chez les filles atteignait 51 % en 2000 et 47 % en 2003; chez les garçons, il est passé de 50 % à 45 %. Rappelons que ces reculs ont été mesurés quelques mois après la hausse des prix du tabac de mars 2003 mais avant celle d'octobre 2003. Ces augmentations participent d'autant plus à la baisse que les capacités financières de la plupart des jeunes sont limitées. Mais la baisse du tabagisme s'inscrit également dans un contexte de stigmatisation des fumeurs : il est, par exemple, de plus en plus incongru de fumer dans des lieux couverts non autorisés.

Alcool : usage régulier en hausse

À 17-18 ans, l'alcool est de très loin la substance psychoactive la plus consommée au cours des 30 derniers jours. Son usage récent concerne 8 jeunes sur 10 (76 % des filles et 84 % des garçons) (tableau 7.II). Ce décalage garçons/filles s'accentue dès lors que le niveau de consommation s'élève. Ainsi, près de trois fois plus de garçons (21 % contre 8 % de filles) déclarent dix consommations, au cours du dernier mois. Une telle consommation régulière d'alcool semble être en augmentation : 15 % en 2003 contre 11 % en 2000 (fig. 7.2). Les enquêtes en milieu scolaire, menées ces dernières années, observent pour leur part une certaine stabilité de la consommation, parmi les élèves de collège et de lycée (Choquet *et al.*, 2004). Quoi qu'il en soit, les usages quotidiens sont encore très rares à la fin de l'adolescence (seuls 1 % des 17 ans sont concernés en 2003). De plus, les jeunes interrogés en 2003 ne déclarent pas davantage que leurs homologues des années précédentes avoir été ivres au cours de l'année. Ainsi, si les déclarations d'usage d'alcool apparaissent plus nombreuses qu'en 2000 parmi les jeunes, les modes de consommation ne semblent pas avoir sensiblement évolué.

Le niveau des ivresses régulières, mesuré entre 2001 et 2003, est pour sa part stable. Des trois produits les plus diffusés (alcool, tabac et cannabis), l'alcool est celui pour lequel, en matière d'usage régulier, la différence est la plus marquée entre les sexes.

Cannabis : baisse récente du niveau d'usage après une forte hausse depuis le début des années 1990

Un tiers des adolescents de 17-18 ans interrogés (26 % des filles et 38 % des garçons, soit 32 %) confient avoir consommé du cannabis au cours du dernier mois (tableau 7.II). Ces consommations ont principalement lieu le *week-end*, c'est aussi à ces moments-là qu'elles sont les plus intenses : parmi ceux qui ont consommé, au cours du dernier mois, plus de neuf consommateurs sur dix disent en général fumer du cannabis le *week-end* (lorsqu'ils en consomment), contre sept sur dix en semaine. Il existe également un lien entre fréquence et intensité de l'usage : si 45 % des jeunes usagers réguliers révèlent avoir fumé au moins trois joints la dernière fois, ils sont 60 % parmi les usagers quotidiens.

L'expérimentation de cannabis a légèrement augmenté entre 2000 et 2003 (fig. 7.2). Elle concerne aujourd'hui 50 % des jeunes de 17 ans contre 46 % en 2000. Toutefois un examen plus précis comparant 2002 et 2003 fait apparaître

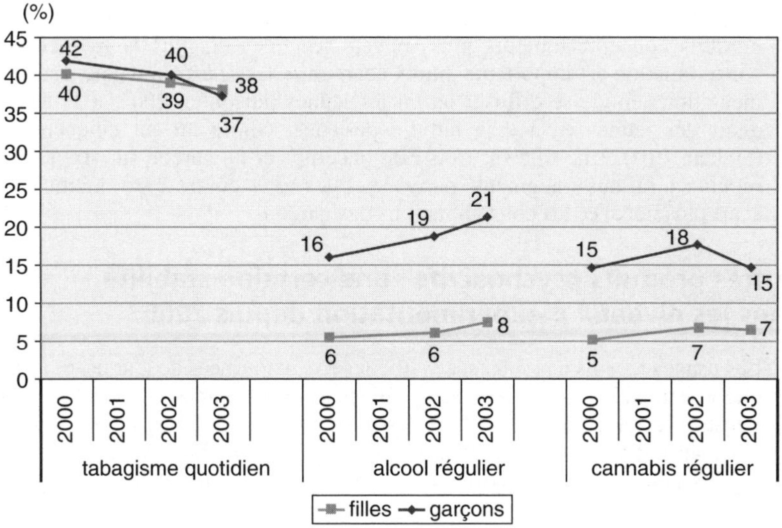

Fig. 7.2. *Évolution 2000-2003 du niveau d'usage régulier de tabac, d'alcool et de cannabis par sexe, à 17 ans (%).*

Source : ESCAPAD 2003, OFDT

que, si le mouvement de hausse se poursuit encore faiblement chez les filles, une très légère baisse s'amorce concernant les expérimentations des garçons. Cette baisse du cannabis intervient après une assez longue période de diffusion de ce produit depuis le début des années quatre-vingt-dix. Quant aux usages réguliers des garçons et des filles de 17 ans, ils se situent en 2003 au niveau de l'année 2000, soit un léger recul par rapport à 2002.

Il est possible que la diffusion de ce produit ait amené *in fine* à un certain désintérêt des jeunes, comme ce fut le cas, il y a quelques années en Hollande. Une des difficultés de la communication publique au sujet du cannabis est que les consommateurs semblent plus sensibles aux représentations de ce produit au sein des groupes de pairs qu'à celles qui imprègnent le discours classique décrivant ses méfaits et ses usagers, ainsi qu'à la législation en vigueur. Toutefois, la tonalité du discours public est en train de changer ces dernières années : abandonnant l'idée que le cannabis est immédiatement très dangereux, il permet sans doute aux jeunes de mieux entendre que certains comportements (fumer très souvent, fumer avant d'aller en cours ou avant de conduire) peuvent se révéler problématiques. Il montre ainsi aux jeunes une image plus nuancée du rapport à ce produit, qu'ils pensent connaître généralement bien pour le côtoyer au quotidien.

Médicaments psychotropes : augmentation des consommations

La prise de médicaments psychotropes au cours des 30 derniers jours (sans qu'il soit précisé s'il s'agit d'usages prescrits ou non[1]) est déclarée par un peu plus d'un jeune de 17-18 ans sur dix (tableau 7.II). La consommation de ces produits concerne toujours plus souvent les filles et, plus la fréquence de consommation est importante, plus l'écart entre les sexes augmente. L'expérimentation semble se diffuser parmi les jeunes puisqu'en 2003, à 17 ans, un quart des jeunes en a déjà fait l'expérience, contre un sur cinq en 2000 (tableau 7.III). Une fille sur trois est concernée et un garçon sur six. L'usage régulier a lui aussi augmenté parmi les filles (5 % contre 3 %), marquant un écart plus net avec les consommations des garçons.

Autres produits psychoactifs : une certaine stabilité dans les niveaux d'expérimentation depuis 2000

Les usages récents des substances illicites (ou détournées de leur usage) autres que le cannabis sont extrêmement faibles chez les jeunes de 17-18 ans; seul l'ecstasy dépasse les 1 % (1,0 % des filles et 2,2 % des garçons), soit 1,6 %. Au plan des évolutions, à 17 ans, on observe, entre 2000 et 2003, un léger développement de l'expérimentation de certaines substances. Il s'agit du

1. Mais la distinction peut être faite dans certains travaux : à 16-17 ans, 18 % des jeunes ont déjà pris des tranquillisants ou des somnifères sur ordonnance, 13 % sans ordonnance, cette proportion croissant avec l'âge à l'adolescence, surtout parmi les filles (Choquet *et al.*, 2004).

poppers (de 2,4 % à 3,3 %), de l'ecstasy (de 2,1 à 3,2 %), des amphétamines (de 1,0 à 1,8 %) et de la cocaïne (de 1,0 % à 1,6 %) (tableau 7.III). Les autres produits (produits à inhaler, champignons hallucinogènes, LSD, héroïne, crack) ne sont pas en hausse. Enfin, trois substances apparaissent très faiblement expérimentées : la kétamine, le *Subutex* (buprénorphine haut dosage) et le GHB (gamma-hydroxybutyrate), dont les niveaux respectifs sont de 0,3 %, 0,6 % et 0,3 %.

Tableau 7.III. *Évolution 2000-2003 du niveau d'usage au cours de la vie de substances psychoactives par sexe, à 17 ans (% en ligne)*

	Filles 2000	*Filles 2003*	*Garçons 2000*	*Garçons 2003*	*Total 2000*	*Total 2003*
Alcool	-	94	-	95	-	95
Tabac	79	79	76	75	78	77
Ivresse	50	48	63	62	56	55
Cannabis	40	47***	50	**53****	46	50***
Médicaments psychotropes	29	36***	11	14***	20	25***
Produits à inhaler	3,3	4,0	4,9	4,7	4,1	4,4
Champignons hallucinogènes	1,6	2,0	4,5	4,9	3,1	3,5
Poppers	1,3	2,4***	3,4	4,1	2,4	3,3***
Ecstasy	1,4	2,4**	2,8	4,1***	2,1	3,2***
Amphétamines	0,6	1,1*	1,4	2,4***	1,0	1,8***
Cocaïne	0,6	1,1*	1,3	2,0	1,0	1,6***
LSD	0,8	0,6	1,6*	1,1	1,2	0,9
Héroïne	0,4	0,7	0,9	1,0	0,7	0,8
Crack	0,2	0,5	0,9	0,6	0,6	0,6
Subutex	-	0,4	-	0,9	-	0,6
Kétamine	-	0,2	-	0,5	-	0,3
GHB	-	0,3	-	0,3	-	0,3

Source : ESCAPAD 2003, OFDT

*Lecture : *, **, *** : évolution 2000-2003 significative au seuil 0,05 — 0,01 — 0.001; les pourcentages sans astérisque décrivent des évolutions non significatives au seuil 0,05. Les pourcentages en gras indiquent les prévalences significativement plus élevées.*

En 2003, à 17 ans, 14 % des filles et 11 % des garçons n'ont consommé ni alcool, ni tabac, ni cannabis au cours des trente derniers jours, ces pourcentages étant stables depuis 2000. L'abstinence totale au cours de la vie est un comportement qui s'avère rarissime à la fin de l'adolescence.

L'âge d'entrée dans les consommations

Au cours de l'adolescence, les expérimentations surviennent en moyenne à des âges différents selon les produits. Observées de façon rétrospective à 18 ans, les plus précoces sont, dans l'ordre, quel que soit le sexe, celle de l'alcool, de la cigarette (avant 14 ans) suivie des produits à inhaler et de l'entrée dans le tabagisme quotidien (à peine avant 15 ans), puis des médicaments psychotropes, du cannabis et de l'ivresse alcoolique (juste après 15 ans). Viennent ensuite les autres drogues illicites, aux alentours de 16 ans, toujours en moyenne.

Les polyconsommations

À 17 ans, environ un garçon sur cinq et une fille sur dix se déclarent consommateurs réguliers d'au moins deux produits parmi l'alcool, le tabac et le cannabis. La moitié des filles concernées l'est pour le tabac et le cannabis, environ un quart pour l'alcool et le tabac et 15 % pour les trois produits. Les garçons se répartissent plus équitablement entre ces trois profils de consommation : un tiers se déclare usager régulier de tabac et de cannabis, un tiers d'alcool et de tabac et un quart des trois produits, cette répartition s'expliquant notamment parce qu'ils sont nettement plus souvent que les filles consommateurs réguliers d'alcool ou de cannabis. Ces profils apparaissaient en légère baisse parmi les garçons, dans la continuité de la baisse récente de l'usage du cannabis et de tabac.

L'usage concomitant (prise en une même occasion ou simultanée) de plusieurs substances psychoactives est un comportement déclaré par environ quatre jeunes sur dix, au cours de la vie. Il s'agit, dans la très grande majorité des cas, (plus du tiers des enquêtés) de l'association alcool — cannabis, le tabac ayant été exclu de la question. Le second type d'usage concomitant déclaré est l'association alcool — médicaments psychotropes (un enquêté sur dix); les autres apparaissent beaucoup plus rares et concernent des contextes particuliers mieux décrits par les approches qualitatives et les statistiques sanitaires et répressives. Si les polyusages concomitants rencontrés à l'adolescence sont plutôt des pratiques de circonstance (plusieurs produits sont disponibles et consommés en même temps, lors des soirées par exemple), ils peuvent parfois relever d'un désir de potentialiser, maximiser ou prolonger les effets d'un des produits (alcool + médicaments psychotropes, ecstasy + LSD, etc.), mais quasiment jamais d'un besoin de « gérer la descente », c'est-à-dire d'amoindrir ou d'accompagner les effets négatifs et indésirables de la cessation des effets d'un produit en en prenant un autre.

Les dépenses relatives aux achats d'alcool, de tabac et de cannabis

L'analyse des consommations des trois produits les plus largement diffusés peut être complétée par une estimation des sommes dépensées pour les achats de ces substances par les 17-18 ans. Les jeunes ont, en effet, répondu aux trois questions suivantes : « Au cours de la semaine passée, combien d'argent environ avez-vous dépensé pour acheter du tabac ? », « Au cours de la semaine passée, combien d'argent environ avez-vous dépensé pour acheter de l'alcool », « Au cours des 30 derniers jours, combien d'argent environ avez-vous dépensé pour acheter du cannabis ? ». Ces sommes peuvent être mises en regard des ressources déclarées par les jeunes (argent de poche, salaire et rémunération, dons et autres revenus). Cette étude est exploratoire : devant la variété des contextes d'usage et d'achat, les sommes obtenues ne doivent être lues que comme des ordres de grandeur. Elle fait apparaître que les garçons, d'une façon générale plus consommateurs que les filles, déclarent également des dépenses plus élevées, et ce à fréquences d'usages comparables.

En 2003, les sommes mensuelles dépensées par les filles et les garçons pour leurs achats de tabac s'élevaient en moyenne à 8 euros par mois pour les fumeurs occasionnels et 58 euros pour les fumeurs quotidiens, elles atteignent 88 euros pour ceux qui consomment plus de dix cigarettes par jour (ce qui dans ce dernier cas, représente environ 40 % de leurs « revenus »). Pour l'alcool, les sommes varient en moyenne de 26 euros mensuels pour les buveurs au cours du mois, à 65 euros pour les buveurs réguliers et à près de 130 euros pour les garçons qui déclarent boire de l'alcool tous les jours (ce qui, pour eux, représente environ 38 % du « revenu »). Enfin, pour le cannabis, les sommes varient de 27 euros parmi les usagers au cours du mois, à 54 euros parmi les usagers réguliers, et atteignent près de 80 euros parmi les consommateurs quotidiens (ce qui dans ce dernier cas représente environ 33 % de leur « revenu »).

Selon les hypothèses retenues, les sommes dépensées mensuellement par l'ensemble des 17-18 ans en 2003 se situeraient donc entre 26 et 42 m € (millions d'euros) pour l'alcool, 35 et 53 m € pour le tabac et 12 et 21 m € pour le cannabis. Si l'on convient de prendre la moyenne des estimations basse et haute, l'ensemble des jeunes de cet âge dépenserait une somme proche de 94 m € par mois pour assurer leur consommation de ces trois produits.

Des usages de substances psychoactives fortement liés à la situation scolaire

Les jeunes inscrits en filière générale présentent généralement des niveaux d'usages plus faibles que ceux des jeunes inscrits en filière professionnelle, en apprentissage ou en formation alternée. Il faut noter que ces deux dernières formations se déroulent plus en entreprise que dans un cadre scolaire. Les jeunes sortis du système scolaire, actifs occupés ou chômeurs, présentent également des niveaux d'usage très élevés, mais qui ne dépassent ceux mesurés parmi les jeunes en apprentissage ou en formation alternée que pour l'usage régulier de cannabis parmi les garçons, les apprentis présentant au contraire le plus fort taux d'ivresse au cours de l'année.

Les jeunes présentant un risque d'usage problématique de cannabis

Le questionnaire *Cannabis Abuse Screening Test* (CAST) permet de compléter sommairement la description des contextes d'usage en montrant que l'usage avant midi et l'usage en solitaire sont très répandus, parmi les jeunes ayant déjà fumé du cannabis au cours de leur vie (respectivement six et quatre sur dix disent avoir déjà fumé dans ces circonstances), surtout parmi ceux qui déclarent fumer souvent du cannabis. Il permet aussi, pour la première fois, de fournir une estimation de la proportion de jeunes de 17-18 ans présentant des signes d'usages problématiques. Une telle caractéristique est partagée par 9 % des filles et 18 % des garçons. Ces chiffres apparaissent en légère augmentation par rapport à 2002, ce qui tranche avec la relative baisse des usages de cannabis. Selon le CAST, 14 % des jeunes de 17-18 ans présenteraient ainsi des signes suggérant un risque élevé d'usage problématique, tandis que 6 % seraient engagés dans une consommation présentant un risque plus modéré de dériver vers un usage problématique.

Si les problèmes rencontrés sont plus fréquents parmi les gros fumeurs, ils ne sont pas absents des déclarations d'usagers moins intensifs. Les problèmes les plus fréquents sont les problèmes de mémoire, durant les épisodes de consommation (environ trois expérimentateurs sur dix en ont déjà rencontré). Les reproches de l'entourage et les autres problèmes sont moins courants (environ deux expérimentateurs sur dix). Enfin, les tentatives d'arrêt infructueuses concernent 15 % des expérimentateurs. Toutefois, pour la très grande majorité des usagers, ces problèmes restent rares. Les jeunes concernés par ces signes d'usage problématique semblent se distinguer des autres par une scolarité un peu plus difficile, des consommations de soins plus importantes dans le domaine de la santé psychologique, et par un milieu social légèrement plus favorisé.

Les usages dans les Départements d'Outre-Mer (DOM)

Les pourcentages observés à la Réunion, en Guadeloupe et en Martinique[1], pour différents niveaux d'usage du tabac, d'alcool et du cannabis, s'avèrent toujours très nettement inférieurs à ceux mesurés en métropole (tableau 7.IV). L'usage de médicaments psychotropes est également inférieur en Guadeloupe et en Martinique, mais pas à la Réunion où le niveau d'expérimentation est stable et proche de celui de la métropole. Les consommations des autres substances psychoactives à 18 ans sont très rares dans les DOM.

Entre les trois DOM étudiés, certaines disparités apparaissent également, confirmant celles observées en 2001 et en 2002. Le tabagisme quotidien est nettement plus fréquent à la Réunion, les usages récent et régulier d'alcool sont plus répandus aux Antilles et en particulier en Martinique, bien que dans

1. En Guyane, les effectifs de l'enquête étaient trop faibles pour en autoriser une exploitation statistique fiable.

ces deux départements, les ivresses soient un peu plus rares qu'à la Réunion. Les expérimentations et les usages récents de cannabis s'avèrent également un peu plus répandus à la Réunion.

Par rapport à 2002, les usages d'alcool, de tabac et de cannabis sont globalement à la hausse dans les trois DOM, alors que la baisse de certains de ces usages en métropole contribue aussi à diminuer les écarts avec les départements d'Outre-Mer. Le tabagisme quotidien progresse de deux ou trois points en Martinique et à la Réunion, mais baisse légèrement en Guadeloupe ; l'usage régulier d'alcool progresse de deux points dans les trois DOM ; enfin, l'usage régulier de cannabis augmente de quatre points en Guadeloupe et à la Réunion, mais apparaît stable à la Martinique.

Les usages dans les Collectivités d'Outre-Mer (COM)

Les usages d'alcool, de tabac et de cannabis, déclarés en Nouvelle-Calédonie, se révèlent globalement un peu inférieurs à ceux mesurés en Polynésie, à l'exception de la consommation de tabac et des ivresses, aussi fréquentes dans les deux territoires (tableau 7.IV). Comparé à la métropole, le tabagisme se révèle presque aussi répandu, les usages récents d'alcool plus rares, surtout parmi les garçons, alors que les ivresses y sont aussi fréquentes. L'expérimentation de cannabis est d'un niveau comparable à celui observé en métropole dans les deux territoires, mais les usages réguliers y sont un peu plus rares, surtout parmi les filles, et les écarts entre les sexes plus importants. Enfin, toujours par rapport à la métropole, l'expérimentation d'autres substances psychoactives apparaît d'un niveau comparable en Polynésie et inférieur en Nouvelle-Calédonie. Les résultats observés dans les COM devront être confirmés par les enquêtes ultérieures, notamment pour la Polynésie dont l'échantillon est de taille modeste (n = 354).

Les jeunes Français au sein de l'Union européenne

En 2003, la France, avec un taux d'expérimentation de tabac de 68 % contre 66 % au niveau européen, se situe à la dixième place au sein des 35 pays européens ayant participé à l'enquête ESPAD (Hibell *et al.*, 2004) (fig. 7.3). Le tabagisme actuel concerne, pour sa part, 33 % des jeunes adolescents français de 16 ans, situant la France dans la moyenne européenne. Les évolutions entre les deux dernières enquêtes montrent que les chiffres du tabagisme présentent une tendance relativement stable dans la majorité des pays participants. On observe principalement des augmentations dans les pays d'Europe de l'Est et des diminutions dans les nations occidentales.

Avec 7 % d'usagers réguliers d'alcool, la France se situe dans le dernier tiers des pays européens, l'usage régulier d'alcool variant entre 25 % (Pays Bas) et 3 % (Finlande).

Concernant l'ivresse, la France est au 32e rang européen, avec 43 % pour l'expérimentation (le 1er pays étant le Danemark avec 85 %). Pour les ivresses plus récentes, la proportion d'élèves âgés de 16 ans, déclarant avoir été ivres au moins une fois au cours des 12 derniers mois, est nettement plus faible que l'ensemble

Tableau 7.IV. *Usages de tabac, d'alcool et de cannabis des 18 ans interrogés dans les DOM-COM* (% en ligne)*

	Tabac		*Alcool*		*Cannabis*	
	Expérimentation	*Usage quotidien*	*Expérimentation*	*Usage régulier*	*Expérimentation*	*Usage régulier*
Réunion	71 %	26 %	90 %	5 %	41 %	7 %
Guadeloupe	64 %	11 %	95 %	7 %	32 %	7 %
Martinique	63 %	12 %	95 %	7 %	31 %	3 %
Nouvelle Calédonie	78 %	39 %	91 %	8 %	51 %	8 %
Polynésie française	76 %	36 %	90 %	11 %	47 %	9 %
Métropole	78 %	42 %	92 %	14 %	56 %	15 %

** Le nombre de présents en Guyane est trop faible pour pouvoir être analysé; dans les TOM, la tranche d'âge est 17-18 ans.*

Source : ESCAPAD 2003, OFDT

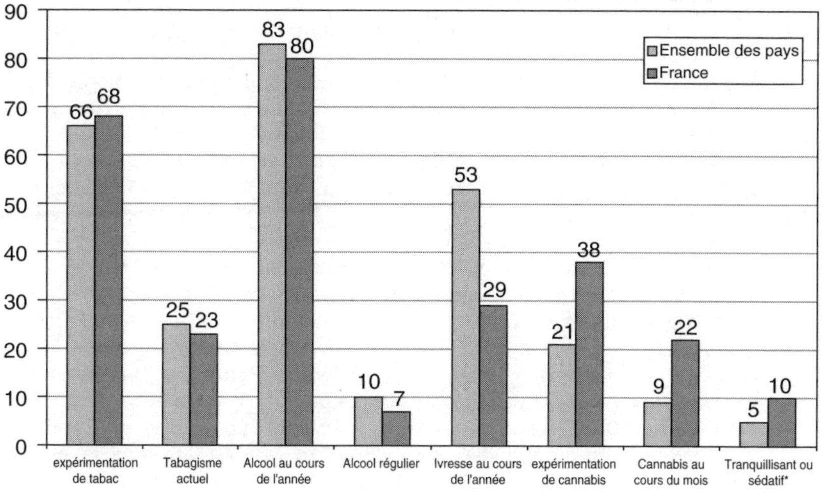

Fig. 7.3. *Comparaisons des niveaux d'usage de différentes substances psychoactives par sexe, à 16 ans.*

Source ESPAD 2003, CAN (Hibell et al.*, 2004)*
** Consommation sans prescription médicale*

des pays européen (29 % contre 53 % en moyenne). Finalement, deux profils se distinguent au niveau européen pour les consommations d'alcool :

– l'un, nordique (avec des usages réguliers plutôt faibles mais des épisodes d'ivresse plus importants);

– l'autre, latin (avec des usages réguliers plus importants mais peu d'épisodes d'ivresse).

Pour le cannabis en revanche, la proportion d'élèves, qui déclarent en avoir déjà consommé au moins une fois, est, en France, environ deux fois supérieure à la moyenne de l'ensemble des pays (38 % contre 21 %). Le premier pays pour l'usage au cours de la vie (expérimentation) est la République Tchèque, avec un taux de 44 %, mais des taux élevés sont également rapportés en Irlande, au Royaume-Uni ou encore en Suisse (38 – 40 %). À l'opposé, des pays comme la Grèce, la Roumanie ou encore la Suède, par exemple, rapportent des taux extrêmement faibles (de 3 % à 7 %). Les jeunes Français sont aussi parmi les premiers consommateurs de cannabis au cours du mois (22 % *vs* 9 %).

L'expérimentation des autres produits psychoactifs reste marginale dans la majorité des pays. Toutefois, en France, si, pour la plupart des produits (LSD, cocaïne, crack, ecstasy, héroïne, amphétamine), les niveaux d'usage au cours de la vie sont inférieurs à 4 %, ceux concernant les médicaments psychotropes pris en dehors d'une prescription médicale, les produits à inhaler et les champignons hallucinogènes se révèlent relativement élevés (respectivement 10 %, 11 % et 7 % contre 5 %, 10 % et 3 % pour l'ensemble des pays).

L'ENQUÊTE ESCAPAD

Mise en oeuvre par l'Observatoire français des drogues et des toxicomanies (OFDT), en partenariat avec la Direction centrale du service national (DCSN), l'Enquête sur la santé et les consommations lors de l'Appel de préparation à la défense (ESCAPAD) a remplacé les enquête du Service de santé des armées, menées au cours du service national jusqu'en 1996. Cette enquête annuelle consiste en un questionnaire proposé à l'ensemble des jeunes, présents lors d'une seule journée d'Appel de préparation à la défense (JAPD), soit environ 17 000 hommes et femmes de 17 à 18 ans interrogés chaque année. L'apport de cette enquête est de renseigner sur les tendances émergentes en termes de produits et d'offrir un suivi très réactif des évolutions sur cette population particulièrement concernée. Elle présente l'avantage d'interroger tous les jeunes Français, y compris ceux qui sont déscolarisés ou qui travaillent. Depuis 2001, cette enquête a été étendue aux DOM. L'enquête a obtenu l'avis d'opportunité du Conseil national de l'information statistique (CNIS), et s'est vue attribuer le label d'intérêt général par le Comité du label, ainsi qu'un avis favorable de la Commission nationale de l'informatique et les libertés (CNIL).

L'ENQUÊTE ESPAD

Espad (*European School Survey Project on Alcohol and Other Drugs*) est une enquête en milieu scolaire quadriennale, initiée pour la première fois en 1995 par le Conseil suédois pour l'information sur l'alcool et les autres drogues (CAN), avec le soutien du Conseil de l'Europe (Groupe Pompidou). Le dernier exercice, qui s'est déroulé en 2003, a réuni 35 pays, dont la France qui participait pour la seconde fois. L'enquête a été menée selon une même méthodologie standardisée et une même procédure, à partir d'un questionnaire commun auto-administré dans l'ensemble des pays participants. Chaque échantillon national était composé d'au moins 2 400 élèves. Elle offre ainsi une très bonne comparaison des habitudes de consommation de tabac, d'alcool et de drogues des jeunes Européens âgés de 15-16 ans. En France, l'enquête est effectuée sous la responsabilité scientifique de l'OFDT et de l'équipe « santé de l'adolescence » de l'INSERM, en partenariat avec le ministère de la Jeunesse, de l'Éducation Nationale et de la Recherche (MJENR).

BIBLIOGRAPHIE

Beck F, Legleye S. Évolutions récentes des usages de drogues à 17 ans : ESCAPAD 2000-2002. *Tendances* n 29, OFDT, mai 2003.

Beck F, Legleye S, Spilka S. Cannabis, alcool, tabac et autres drogues à la fin de l'adolescence : usages et évolutions récentes. *Tendances,* 2004 ; n° 39, 4 p.

Beck F, Legleye S, Spilka S. Drogues à l'adolescence. Niveaux et contextes d'usage de substances psychoactives à 17-18 ans en France : ESCAPAD 2003.

Choquet M, Beck F, Hassler C, Spilka S, Morin D, Legleye S. Les substances psychoactives chez les collégiens et lycéens : consommations en 2003 et évolutions depuis dix ans. *Tendances,* 2004; n 35, 6 p.

Hibell B, Andersson B, Ahlström S, Balakireva O, Bjarnasson T, Kokkevi A, Morgan M. *The 1999 ESPAD Report, Alcohol and Other Drug Use Among Students in 30 European Countries.* Stockholm : CAN, 2000, 362 p.

Hibell B, Andersson B, Bjarnasson T, Ahlström S, Balakireva O, Kokkevi A, Morgan M. *The ESPAD Report 2003. Alcohol and Other Drug Use Among Students in 35 European Countries.* Stockholm. The Swedish Council for Information on Alcohol and Other Drugs, CAN, 2004, 450 p.

Rapport OFDT, 2004; 251 p. disponible sur : http://www.ofdt.fr/BDD/publications/fr/escap03.htm

DROGUES DANS L'ENTREPRISE

P. ANGEL

L'usage des drogues licites ou illicites en milieu professionnel pose de multiples problèmes : il peut en effet modifier l'aptitude des employés, en particulier en abaissant le seuil de vigilance, ce qui influe notablement sur la sécurité. Entre 10 % et 25 % des personnes en activité professionnelle consomment des substances psychotropes. Ces chiffres varient suivant les pays, l'âge et le sexe.

Les principaux produits consommés sont l'alcool, le cannabis, les opiacés et la cocaïne. Le dépistage des toxicomanies ou de l'usage de drogues en milieu professionnel pose de délicates questions éthiques, car il existe un réel danger de discrimination et d'exclusion. Ainsi, on ne peut pratiquer un examen systématique à l'embauche des salariés, quel que soit l'emploi concerné. La jurisprudence précise qu'un employeur peut demander à un candidat (par entretien, questionnaire, tests divers) uniquement des renseignements présentant un lien direct et nécessaire avec l'emploi auquel celui-ci postule. Un dépistage biologique effectué par le médecin du travail ne peut donc être pratiqué que dans les très rares cas où un usage de drogue constituerait un motif avéré d'inaptitude. Dans tous les cas, la fiche d'aptitude établie par le médecin ne doit mentionner que l'aptitude, ou l'inaptitude partielle ou totale, du candidat ou du salarié. Elle ne doit comporter aucun renseignement confidentiel, tel que le diagnostic, la nature ou l'origine de l'inaptitude. Il n'appartient pas à l'employeur de fixer de manière unilatérale la liste des emplois nécessitant un dépistage. Cette liste devrait être définie dans le cadre du ministère du Travail, et, en particulier, par le Conseil supérieur de prévention des risques professionnels. Si le dépistage est justifié, l'intéressé doit être averti du test auquel il est soumis; ce test ne peut en aucun cas être effectué à son insu.

Allan Hanson, dans un article intitulé « Le dépistage des drogues : contrôle des drogues ou des esprits ? », effectue une synthèse des études sur le dépistage, qui a connu une large expansion aux États-Unis au cours des dix dernières années. La plupart des recherches montrent que l'usage des drogues « n'a pas un effet aussi massif qu'on le craint en termes de sécurité et de productivité ». Dans cette perspective, si le dépistage des drogues en entreprise devient extensif, il se transforme en mécanisme du contrôle social. Aux États-Unis, la plupart des organismes effectuant le dépistage des drogues chez leurs employés ont opté pour une méthode qui vise à modifier les comportements déviants. Un résultat positif n'entraîne généralement pas le licenciement. La direction signale au salarié la nécessité de changer sa conduite. En réponse à toute injonction, un organisme spécialisé intervient dans la vie privée de l'employé. Au tout début, l'intervention peut être relativement bénigne, telle qu'une rencontre avec un conseiller en matière de drogues. Quelle que soit l'importance de l'intervention initiale, la survenue d'un premier contrôle positif sanctionne alors le droit de l'employeur, ou d'autres instances compétentes, à procéder à de nouveaux tests chez l'intéressé à tout moment et sans préavis. Cela se poursuit pendant une période prédéterminée — en général un an —, pour revenir ensuite à une situation de dépistage normal.

Dans les pays anglo-saxons et de plus en plus en Europe, se développe une politique de prévention de l'usage de substances psychotropes en milieu professionnel. La prévention prend généralement en compte les substances illicites mais aussi licites, comme l'alcool et les médicaments. Les interventions préventives en entreprise comportent habituellement un volet informatif et pédagogique qui présente les différentes drogues et leurs dangers. En général, une réflexion est engagée sur les conséquences de l'abus de substance en milieu professionnel : productivité, risque pour la sécurité et la sûreté dans l'entreprise.

BIBLIOGRAPHIE

Bureau international du travail. *Prise en charge des questions d'alcoolisme et de toxicomanie sur le lieu de travail.* Genève : BIT, 1996.

Maxence JL, Trarieux R. Toxicomanies et milieu de travail. *Revue documentaire Toxibase*, 1998 (3).

USAGES DE PSYCHOTROPES CHEZ LES PERSONNES ÂGÉES

La consommation de drogues licites chez les seniors

P. ANGEL

Chez les personnes âgées, la consommation excessive de médicaments prescrits et non prescrits est un problème de santé publique préoccupant. Tandis que les drogues récréatives sont de moins en moins utilisées avec l'âge, les drogues licites — et particulièrement les médicaments — sont davantage consommés.

Les effets indésirables sont plus marqués chez les sujets âgés. La cinétique de l'élimination des drogues est modifiée avec le vieillissement, de même que l'on observe des modifications de la sensibilité des récepteurs. En général, on constate une hausse de la sensibilité à la plupart des drogues, corrélée à l'avancée en âge : plus les gens vieillissent et plus leurs réactions aux drogues se diversifient.

La plupart des études épidémiologiques révèlent une diminution de la consommation d'alcool avec l'âge. La moins bonne tolérance et certains biais méthodologiques (réticence des personnes à divulguer leur consommation) représentent des facteurs explicatifs. Pour certains auteurs, l'abus d'alcool et l'alcoolisme s'observent chez les personnes âgées en situation d'anomie, qui subissent un contexte social qui les isole. Dans cette perspective, l'alcool possède une dimension fonctionnelle en réduisant l'angoisse liée aux multiples stress éprouvés par ces sujets : mort du conjoint, d'un membre de la famille, blessure ou maladie, changements de conditions de vie, soucis financiers, etc.

Les cliniciens constatent qu'il est très difficile de diagnostiquer un problème d'alcoolisme chez les personnes âgées. Plusieurs symptômes qui caractérisent la dépendance alcoolique résultent également du processus de vieillissement; citons comme exemples les tremblements, les pertes de mémoire et les confusions. Les personnes âgées boivent souvent de façon solitaire, ont peu de contacts avec des amis ou leur entourage familial, et le diagnostic est donc souvent posé tardivement. Suivant les études en population générale, on dénombre de 2 % à 15 % de personnes âgées ayant un problème d'alcool. La prévalence est plus marquée dans les institutions médicales et dans les maisons de retraite et hospices (18 % à 44 %).

L'abus des drogues illicites est fort rare chez les personnes âgées. Les données épidémiologiques sont très pauvres sur ce sujet. Les produits consommés par ces usagers sont pour l'essentiel le cannabis, les opiacés, la cocaïne et parfois des hallucinogènes. La plupart de ces consommateurs ont présenté, au cours de leur vie, un épisode psychopathologique.

En ce qui concerne les médicaments, plusieurs sortes de mauvais usages possibles par les personnes âgées ont été identifiées :

– mauvais usage ou abus actif, provoqué par une prescription excessive ou injustifiée;

– mauvais usage ou abus passif, résultant d'une absence de réévaluation de la nécessité du traitement;

– non recours à d'autres thérapeutiques non médicamenteuses possibles.

Les médecins devraient prendre plus attentivement en considération la pharmacocinétique différente des psychotropes chez les personnes âgées. L'abus porte essentiellement sur les anxiolytiques et les hypnotiques; la consommation excessive de psychotropes est d'ailleurs souvent associée à l'abus d'alcool.

Quant aux médicaments en vente libre, une étude canadienne montre que les personnes âgées en consomment quatre fois plus que les gens plus jeunes. Un usage trop régulier de psychotropes peut conduire ces consommateurs à une pharmacodépendance. Une sensibilisation des médecins, des pharmaciens et des usagers à ce problème de santé publique a révélé son efficacité.

Usages de substances psychoactives au delà de 60 ans

F. Beck, S. Legleye, P. Peretti-Watel

Des usages restreints aux produits licites

Les drogues illicites ne sont quasiment plus consommées à partir d'un certain âge, pour des raisons qui tiennent à la fois à des effets de cycle de vie et de génération. En effet, d'une part, les usages de drogues illicites sont étroitement associés à des modes de vie, à des activités de loisirs, à des modes de sociabilité particuliers, qui sont l'apanage des plus jeunes. D'autre part, la diffusion de ces produits est relativement récente, en particulier pour les nouvelles drogues de synthèse, de sorte que les générations les plus anciennes ont eu beaucoup moins d'opportunité d'en consommer. Cet effet de génération est illustré par les variations, selon l'âge, de l'expérimentation (avoir déjà consommé un produit au cours de sa vie) : en 2000, parmi les 18-60 ans, près d'un quart avait déjà consommé du cannabis au cours de sa vie, contre moins de 2 % parmi les plus de 60 ans (Beck *et al.*, 2001). L'effet du cycle de vie est, quant à lui, illustré par la proportion de consommateurs récents parmi les expérimentateurs : parmi les 18-60 ans ayant déjà fumé du cannabis, un tiers en avait fait usage au cours des douze derniers mois, contre 2 % parmi les expérimentateurs de plus de 60 ans.

En revanche, l'alcool, le tabac et les médicaments psychotropes font encore largement partie des usages courants, dans la population française âgée de plus de 60 ans. L'alcoolisation des personnes âgées est même une question de santé publique cruciale aux États-Unis (Hanson et Li, 2003). Des études récentes, menées outre-Atlantique auprès des plus de 60 ans, ont ainsi observé des prévalences d'usage important d'alcool (plus d'un verre par jour) de l'ordre de 10 % parmi les hommes et 2 % parmi les femmes (Breslow *et al.*, 2003) ; en Grande-Bretagne, parmi les plus de 75 ans, les prévalences d'usage excessif au sens de l'OMS (plus de 21 verres par semaine pour les hommes, plus de 14 pour les femmes) atteignent 5 % parmi les hommes et 2 % parmi les femmes (Hajat *et al.*, 2004).

Ces taux assez bas s'expliquent en partie par le mode de vie et la sociabilité des personnes de cet âge, mais aussi en partie par des décès prématurés survenus parmi les usagers. En effet, lorsque l'on observe les usages d'alcool et de tabac parmi les plus âgés, il ne faut pas perdre de vue ce biais de sélection : une personne qui a bu beaucoup d'alcool ou beaucoup fumé, au cours de sa vie, a plus de chances d'échapper à une enquête en population générale, car elle a plus de risques d'être déjà décédée ou hospitalisée ou encore résidente dans une institution spécialisée, des suites d'une pathologie causée par sa consommation (cancer, maladies cardiovasculaires, troubles de l'humeur…).

Variations, selon l'âge, des usages de tabac, d'alcool et de médicaments psychotropes

Le tableau 7.V présente les variations observées en France en 2000 pour les usages de tabac, d'alcool et de médicaments psychotropes, selon l'âge et le sexe. Entre 60 et 75 ans, près d'un homme sur cinq et une femme sur dix fument; plus des deux tiers des hommes et plus d'un tiers des femmes boivent de l'alcool régulièrement; enfin un homme sur cinq et une femme sur quatre ont pris, dans l'année, des antidépresseurs, des somnifères ou des tranquillisants. La baisse du tabagisme avec l'âge traduit un effet du cycle de vie (les arrêts devenant plus fréquents avec l'âge), ainsi qu'un effet génération pour les femmes, dans la mesure où, par le passé, il n'était pas ou peu admis qu'elles fument (Peretti-Watel, 2005).

L'augmentation de l'usage régulier d'alcool renvoie sans doute également à des effets de cycle de vie (la consommation quotidienne modérée, lors des repas, est typique de l'âge adulte, par opposition aux usages des plus jeunes, moins réguliers mais davantage marqués par les excès) et de génération (les générations les plus anciennes ont plus souvent tendance à considérer l'alcool comme un aliment).

Le phénomène d'augmentation de consommations de médicaments psychotropes avec l'âge renvoie à un effet de cycle de vie (dans le cadre de soins médicaux consécutifs à des problèmes de santé) et aux pratiques prescriptives des médecins. L'effet génération irait plutôt ici dans le sens de prescriptions de plus en plus fréquentes de tels médicaments (Ehrenberg, 1998), tandis que la consommation plus élevée observée parmi les femmes s'avère culturellement construite (Le Moigne, 1999).

Typologie des usages de tabac, d'alcool et de médicaments psychotropes des seniors

La diversité des usages de tabac, d'alcool et de médicaments psychotropes des 60-75 ans (les seniors) peut être résumée par cinq profils assez contrastés, construits à partir des indicateurs d'usage présentés précédemment (Beck *et al.*, 2001). Ces profils sont issus d'une classification ascendante hiérarchique, procédure statistique qui consiste à agréger les individus les plus semblables selon ces indicateurs, afin de former des grands « profils type ».

❐ Usage régulier, mais modéré, d'alcool

Ce profil, majoritaire, réunit 63 % des seniors (à peu près autant d'hommes que de femmes). Leur usage d'alcool est souvent quotidien (pour 42 % d'entre eux) ou hebdomadaire (28 %), mais modéré : ils boivent en moyenne moins de 2 verres à chaque occasion et aucun ne présente de signes de dépendance. Cet usage est caractéristique de cette génération, qui conçoit l'alcool comme un aliment. Les usages des autres produits sont rares : seuls 5 % fument quotidiennement (sans signe de dépendance), 6 % prennent occasionnellement des tranquillisants et aucun n'a pris d'antidépresseurs au cours de l'année.

Tableau 7.V. *Usages de substances psychoactives licites chez les 18-75 ans, par sexe et âge (% en ligne)*

	Usage actuel de tabac	*Positif au mini-test Fagerström*	*Usage régulier d'alcool*	*Positif au test Deta*	*Usage récent de médicaments psychotropes*	*Usage régulier de somnifères ou de tranquillisants*
Hommes						
18-25 ans	50,3	13,5	25,8	9,3	8,3	1,6
26-34 ans	51,9	21,9	30,3	12,3	8,8	2,9
35-44 ans	45,9	17,9	42,2	16,2	14,5	5,1
45-59 ans	32,3	12,9	58,6	19,2	16,2	7,0
60-75 ans	18,4	5,5	67,6	12,4	19,8	12,4
Total hommes	38,6	14,2	47,1	14,6	14,1	6,1
Femmes						
18-25 ans	44,6	10,2	9,1	3,6	18,2	2,9
26-34 ans	42,5	15,2	11,4	4,4	16,6	5,0
35-44 ans	38,6	14,9	17,2	4,9	23,7	9,4
45-59 ans	23,6	10,3	24,9	5,2	29,7	15,2
60-75 ans	9,2	3,9	37,0	1,8	33,9	23,0
Total femmes	30,3	10,9	21,0	4,1	25,3	12,0
Total	34,3	12,5	33,8	9,2	19,7	9,1

Source : Baromètre santé 2000, CFES, exploitation OFDT

Exemple de lecture : 38,6 % des hommes déclarent fumer actuellement (au moment de l'enquête).

Usage actuel de tabac : *se déclarer fumeur, même occasionnel.*

Positif au mini test de Fagerström : *fumer au moins 20 cigarettes par jour ou fumer la première dans les 30 minutes suivant le réveil. Ce test repère les dépendances potentielles.*

Usage régulier d'alcool : *avoir bu de l'alcool au moins trois fois au cours de la semaine.*

Positif au test Deta : *répondre par l'affirmative à au moins deux de ces questions :*

– Avez-vous déjà ressenti le besoin de diminuer votre consommation de boissons alcoolisées ?

– Votre entourage vous a-t-il déjà fait des remarques au sujet de votre consommation ?

– Avez-vous déjà eu l'impression que vous buviez trop ?

– Avez-vous déjà eu besoin d'alcool dès le matin pour vous sentir en forme ?

Le test Deta, repère les signes de dépendance à l'alcool, présents ou passé.

Usage récent de médicaments psychoactifs : avoir consommé, au cours de l'année, des antidépresseurs, des somnifères ou des tranquillisants.

Usage régulier de somnifères ou de tranquillisants : en avoir pris au moins une fois par semaine au cours du mois précédent l'enquête.

❐ Signes de dépendance à l'alcool

Le deuxième profil réunit 11 % des seniors, 9 fois sur 10 des hommes. Leur consommation d'alcool est élevée (en moyenne près de 5 verres à chaque occasion) et quotidienne pour les trois quarts d'entre eux. Ils sont positifs, pour la moitié d'entre eux (49 %), au test Deta. Leur usage de tabac est dans la moyenne des 60-75 ans (12 % fument quotidiennement), mais plus de la moitié représente d'anciens fumeurs quotidiens. Ce profil très masculin correspond à des usages de médicaments psychotropes assez rares.

❐ Signes de dépendance au tabac

Le troisième profil est le plus minoritaire, avec 6 % des seniors, en majorité des hommes (6 fois sur 10). Tous fument quotidiennement, en moyenne 20 cigarettes par jour, et ils présentent, pour la plupart (84 %), des signes de dépendance au tabac. Plus des trois quarts ont commencé à fumer régulièrement avant 25 ans. Ces individus se distinguent aussi par une consommation d'alcool relativement élevée : buvant en moyenne plus de 3 verres à chaque occasion, 59 % déclarent un usage quotidien et 16 % sont potentiellement dépendants. Dans une certaine mesure, ces individus tendent donc à cumuler les usages de tabac et d'alcool. En revanche, leurs consommations d'antidépresseurs et de tranquillisants se situent dans la moyenne de leur classe d'âge.

❐ Prise régulière de tranquillisants

Le quatrième profil regroupe 10 % des seniors, avec une large majorité de femmes (7 fois sur 10). Ces personnes n'ont pas pris d'antidépresseurs au cours de l'année, mais consomment toutes des tranquillisants au moins une fois par semaine (72 % quotidiennement ou presque). Seules 5 % fument quotidiennement, 39 % boivent de l'alcool tous les jours (en moyenne 1,5 verre à chaque occasion).

❐ Cumul des médicaments psychotropes

Le dernier profil réunit également 10 % des seniors, avec encore une fois 7 femmes sur 10. Toutes ces personnes ont pris des antidépresseurs au cours de l'année et la plupart ont également pris des tranquillisants, 57 % d'entre elles en consommant chaque jour ou presque. Seule 1 femme sur 3 boit de l'alcool tous les jours (un verre en moyenne à chaque occasion), mais 9 % fument quotidiennement.

Les plus âgés, souvent délaissés dans les études épidémiologiques au profit des adolescents et des jeunes adultes, sont donc malgré tout concernés par les usages de substances psychoactives licites et leurs conséquences pour la santé, en raison d'une plus grande vulnérabilité et du fait que leurs consommations déclarées prolongent souvent des habitudes déjà anciennes.

BIBLIOGRAPHIE

Beck F, Legleye S, Peretti-Watel P. Alcool, tabac et psychotropes chez les seniors : les usages de substances psychoactives licites entre 60 et 75 ans. *Tendances,* 2001 ; n° 16, 4 p.

Breslow RA, Faden VB, Smothers B. Alcohol consumption by elderly Americans. *J Stud Alcohol*, 2003; 64 : 884-892.

Ehrenberg A. *Drogues et médicaments psychotropes, le trouble des frontières*. Paris : Éditions Esprit, 1998.

Guilbert P, Baudier F, Gautier A. *Baromètre santé 2000*. Paris : CFES, 2001.

Hanson GR, Li TK. Public Health implication of excessive alcoholic consumption. *JAMA*, 2003; 289 : 1031-1032.

Hajat S, Haines A, Bulpitt C, Fletcher A. Patterns and determinants of alcohol consumption in people aged 75 and older. *Age and ageing*, 2004; 33 : 170-177.

Le Moigne P. Anxiolytiques, hypnotiques : les facteurs sociaux de la consommation. *Documents du Groupement de Recherche « Psychotropes, politique et société »*, 1999, n° 1.

Peretti-Watel P. Pricing policy and some other predictors of smoking behaviours : an analysis of French retrospective data. *International Journal of Drug Policy*, 2005; 16 (1) : 19-26.

PRATIQUE SPORTIVE ET USAGES DE SUBSTANCES PSYCHOACTIVES

Sports et drogues : le dopage

F. Aissi, P. Angel

Depuis les temps les plus anciens, les hommes organisent des compétitions de toutes sortes, et la pratique du sport a été vivement encouragée tout au long de l'histoire. Le sport incarnait alors une éthique individuelle exprimant la valorisation de l'effort et le respect de l'adversaire. Outre les bienfaits reconnus d'une activité physique régulière, le sport a toujours été considéré comme un moyen de prévenir les tendances «antisociales» ou «déviantes», fréquemment à l'origine du recours aux drogues. En France, 60 % des jeunes de 16 à 25 ans sont membres d'une association sportive; les associations sportives représentent parfois le refuge et l'ultime rempart pour des jeunes en voie d'exclusion et de marginalisation. Malheureusement, le sport d'aujourd'hui apparaît davantage comme une grande réussite commerciale, où les athlètes se retrouvent prisonniers d'un système dans lequel il faut gagner à tout prix. L'influence des médias et l'inefficacité des mesures de lutte contre le dopage ont largement contribué à la propagation de celui-ci, d'abord chez les sportifs de haut niveau, puis chez les amateurs et les sportifs de loisir. De fait, le dopage ne constitue que le sommet hypermédiatisé d'un *iceberg* chimique qui a envahi toutes les strates de la société moderne.

Âge d'or du dopage

❐ Motivations

Les spécialistes sont unanimes pour reconnaître la généralisation du dopage, et ce dans tous les sports. Le niveau élevé des records, l'appât du gain, l'attrait du vedettariat, la multiplication excessive des compétitions, la pression de l'encadrement sportif et la nécessité d'honorer des contrats sont autant de facteurs incitatifs. Dans certains sports, la programmation horaire des épreuves et le temps de récupération sont soumis aux impératifs de la retransmission médiatique. La durée de vie professionnelle de l'athlète, souvent très brève, et le désir de s'assurer un avenir socioprofessionnel, grâce à ses titres sportifs, le poussent à rentabiliser au maximum sa carrière. Le sentiment (souvent subjectif) d'un gain de performance et la nécessité d'être à armes égales avec l'adversaire (« qui, de toute façon, se dope lui aussi »), sont également des facteurs pouvant inciter un sportif à se doper à un moment ou l'autre de sa carrière.

❐ Principaux produits et modes d'utilisation

Les méthodes de dopage évoluent sans cesse, au rythme des progrès technologiques. Bien qu'ils n'aient donné lieu qu'à 23 contrôles positifs de 1968 à 1992, chacun s'accorde à dire que les stéroïdes androgènes anabolisants (qui facilitent la prise de muscle) sont les produits les plus utilisés. L'érythropoïétine (version moderne du dopage sanguin, qui permet d'accroître l'endurance) et l'hormone de croissance (qui apparaît comme une alternative à l'usage des anabolisants) arrivent aussi en tête de liste, notamment du fait qu'elles présentent l'avantage d'être indécelables.

De nouvelles substances à l'avenir « prometteur » sont apparues plus récemment, comme le perfluorocarbone (ou PFC) qui permet de fixer l'oxygène dans le sang sans augmenter le taux de globules rouges, contrairement à l'EPO. Des produits plus « classiques », tels que les analgésiques, les glucocorticoïdes, les bêtabloquants et les amphétamines, sont utilisés, respectivement pour combattre la douleur (notamment en cas de blessure), augmenter la résistance à l'effort, atténuer les effets du stress de performance et augmenter la compétitivité. Diverses substances sont employées pour induire artificiellement la synthèse d'hormones naturellement présentes dans l'organisme, masquer la présence de produits dopants, lors des contrôles antidopage, ou faciliter la perte pondérale dans les disciplines sportives où des catégories de poids ont été instituées.

Citons également un ensemble de substances ou procédés qui, bien que ne faisant pas l'objet d'une réglementation par le Comité international olympique (CIO), vont à l'encontre de l'éthique sportive : le bicarbonate de sodium (*soda loading*) est utilisé afin de retarder la survenue de la fatigue, l'électromyostimulation permet de faire travailler les muscles par excitation électrique ; plus anecdotique, la réhydratation par perfusion intraveineuse de sérum physiologique ou glucosé permet de compenser la sudation et de diminuer le temps de récupération. Citons aussi les techniques chirurgicales d'amélioration anatomique, comme les opérations destinées à améliorer le flux aérien à travers le nez. Enfin, l'utilisation plus récente d'antidépresseurs, comme le *Prozac*, a ouvert la voie du dopage psychologique.

❐ Filières d'approvisionnement

Qu'elles soient licites ou illicites, les substances dopantes sont relativement faciles d'accès : le scandale du Tour de France cycliste 1998 (affaire Festina) n'a fait que confirmer la complicité fréquente de l'encadrement sportif. Des médecins complaisants font aussi un usage détourné de la justification thérapeutique, qui leur donne le droit de prescrire des substances soumises à restriction ; ainsi, des sportifs de plus en plus nombreux souffrent curieusement d'asthme d'effort. Les sportifs de haut niveau peuvent également consulter un ou plusieurs médecin(s) généraliste(s) indépendant(s) de leur fédération, et profiter de leur laxisme et/ou de leur manque d'information pour leur demander plus ou moins ouvertement un « petit coup de pouce ». Il en est de même pour les pharmaciens d'officine, qui, d'après certains sportifs repentis, délivrent assez facilement des produits vétérinaires qui seront ensuite détournés de leur usage. Enfin, certains produits proviennent à la fois de laboratoires clandestins et de réseaux de détournement au sein même des firmes pharmaceutiques.

Le trafic de substances dopantes est très lucratif, puisque 1 kg de matières premières (amphétamines, stéroïdes, etc.) acheté 380 euros permet de produire 10 000 comprimés dosés à 100 mg et revendus aux alentours de 15 euros l'unité. David Jenkins, ancien double champion d'Europe du 400 m — mais aussi ingénieur chimiste —, possédait d'ailleurs son propre laboratoire avec un chiffre d'affaires annuel de 70 millions de dollars. Certains sportifs vont également s'approvisionner à l'étranger, dans des pays où certaines substances dopantes sont en vente libre.

Dopage et société

❒ Dopage amateur

De nombreuses études établissent de manière alarmante la propagation du dopage au sport de loisir, chez les jeunes en particulier. En 1992, une enquête, effectuée auprès de 2 425 élèves de 12 à 20 ans, révélait que 2,2 % d'entre eux s'étaient déjà dopés (la moitié seulement dans un contexte sportif) ; 7,7 % des élèves ont reconnu l'avoir fait sans connaître l'efficacité réelle du produit. Cette étude indique également une certaine banalisation de la démarche, puisque 8,9 % des jeunes disaient être éventuellement tentés par le dopage ; 7,7 % s'étaient déjà vu présenter des produits plus ou moins licites, et 10,4 % affirmaient avoir des amis qui se dopent.

C'est sans doute aux États-Unis que ce phénomène a été le plus étudié, notamment en ce qui concerne l'usage d'anabolisants en milieux scolaire et universitaire. Une récente étude de 1994, effectuée auprès de 3 047 lycéens et étudiants de première année, rapporte que 3 % des garçons et 0,9 % des filles utilisaient des anabolisants ; 21 % ont commencé à 15 ans, et 7 % avant l'âge de 10 ans. Plus inquiétant encore, seuls 64 % des utilisateurs pratiquaient un sport et, pour 21 % d'entre eux, c'était le professeur de sport ou l'entraîneur qui les avait « initiés » aux produits. Les motivations avancées par ces étudiants ne concernaient pas uniquement l'amélioration de la performance sportive, mais aussi celle de la performance sexuelle (à travers l'augmentation de la taille du pénis) et celle de leur apparence physique.

❐ Risques

Sous l'influence de faits anecdotiques, de rumeurs ou de pairs aussi mal informés qu'eux, certains sportifs élaborent eux-mêmes leurs protocoles. Les risques de ces protocoles hasardeux sont énormes, surtout lorsqu'ils sont pratiqués hors de tout contrôle médical, notamment chez les amateurs. Dans bon nombre de cas, l'efficacité des produits utilisés est pourtant loin d'être démontrée scientifiquement, et certaines substances actuellement en vogue (comme le PFC) sont encore au stade expérimental dans les hôpitaux. Par ailleurs, pour des raisons éthiques, les doses utilisées dans le cadre des recherches scientifiques n'ont souvent rien à voir avec les surdosages auxquels se livrent les sportifs; en conséquence, la liste des effets secondaires rattachés à l'emploi d'une substance n'est jamais exhaustive, surtout sur le long terme. Par exemple, les anabolisants sont utilisés à des doses croissantes depuis plusieurs décennies : il a pourtant fallu la mort, en 1992, de Lyle Alzado, *star* du football américain, pour constater le pouvoir tumorigène de ces substances.

L'usage combiné de plusieurs substances est également devenu la règle, que ce soit pour bénéficier d'une synergie des effets, masquer l'usage d'une substance par une autre ou atténuer des effets secondaires gênants. La combinaison d'anabolisants et d'hormone de croissance, par exemple, permet de diminuer les doses tout en augmentant la performance sportive; chez les cyclistes amateurs, le « pot belge » désigne un cocktail explosif et artisanal composé d'amphétamines, de cocaïne, d'héroïne et de caféine. Certaines associations médicamenteuses peuvent pourtant générer des accidents graves : une substance aussi courante que l'éphédrine voit, par exemple, ses effets potentialisés par la prise simultanée d'antidépresseurs, et peut provoquer la mort en cas d'insuffisance coronarienne méconnue du sujet.

❐ Dopage ou toxicomanie?

À l'heure actuelle, la frontière entre dopage et toxicomanie apparaît de plus en plus factice, et les sportifs de haut niveau constituent une population particulièrement à risque. La première explication provient de la nature même des substances dopantes : par exemple, de nombreux sportifs continuent de s'administrer des anabolisants, non seulement pour améliorer leurs performances, mais surtout pour éviter la dépression inhérente au sevrage. À l'inverse, des substances dopantes comme la cocaïne, les amphétamines ou la codéine sont traditionnellement classées parmi les substances toxicomanogènes. L'association fréquente de produits interdits et le détournement d'usage de certains médicaments renvoient respectivement aux définitions de la polytoxicomanie et de la toxicomanie médicamenteuse. De nombreuses études ne font que confirmer l'existence d'un *continuum* entre dopage et toxicomanie et ce sur tous les plans : ainsi, chez les étudiants américains, on a démontré que l'usage d'anabolisants était étroitement corrélé à la polytoxicomanie; 25 % de ces jeunes partageraient des seringues usagées, et des cas de transmission du virus VIH ont été rapportés. De plus, une enquête relativement récente, effectuée à Portland, a révélé que 50 % des produits vendus dans la rue sous l'étiquette « anabolisant » étaient en réalité des produits frelatés.

L'usage de substances par le sportif n'est pas seulement destiné à l'amélioration des performances. Les athlètes de haut niveau sont également susceptibles de recourir à des substances plus « traditionnelles », afin de se soustraire à la pression énorme qu'ils subissent : l'usage de *Prozac* par des coureurs de fond désirant retrouver « l'envie de courir » est révélateur du mode de vie auquel sont astreints de nombreux athlètes.

Dans certaines disciplines sportives, les enfants prometteurs sont rapidement repérés et soumis à un entraînement intensif. Ces enfants doivent à la fois répondre aux attentes de l'entraîneur et à celles des parents, qui investissent tout dans leur enfant prodige. La précocité de cet entraînement, souvent accompagné d'un « régime de famine », peut avoir des conséquences désastreuses sur la croissance, mais aussi sur le développement psychologique de l'enfant.

Enfin, la reconversion du sportif professionnel en fin de carrière est un problème de plus en plus évoqué. Le sportif de haut niveau a vécu un certain nombre d'années coupé du monde, dans un environnement régi par ses propres lois. Faute de prise en charge, l'arrêt de toute activité sportive peut s'accompagner d'un sentiment de vide et de désorientation, susceptible de l'inciter à fuir une réalité à laquelle il n'a pas été préparé. Ainsi, en France, 20 % environ des patients du « centre méthadone » de Monte-Cristo sont d'anciens grands sportifs ; pour ces jeunes, le sport a été la première drogue dure.

Lutte contre le dopage

❒ Dispositifs de lutte

La lutte contre le dopage s'est organisée tardivement. L'usage massif de stimulants au cours des Jeux olympiques d'hiver en 1952 et de stéroïdes androgènes anabolisants, lors de ceux de l'été 1954, a focalisé l'attention sur le dopage dans le sport de haut niveau. Ce n'est qu'en 1967, devant la recrudescence du nombre d'accidents, que le Comité international olympique s'est décidé à mettre en place une commission médicale, interdisant, du même coup, l'usage de certaines substances stimulantes. Les moyens de contrôle sont restés très sommaires jusqu'à la mise au point, au milieu des années quatre-vingt, de la chromatographie gazeuse couplée à la spectrométrie de masse (GC/MS). L'ère du contrôle antidopage moderne est donc apparue très récemment, mais semble aujourd'hui encore en décalage avec la réalité du dopage.

Avec la loi n° 65-412 du 1er juin 1965, la France a été le premier pays à prendre des mesures législatives à l'encontre du dopage. L'exemple français a été suivi par la Belgique en 1965, puis l'Italie et la Turquie en 1971. Aujourd'hui, les dispositifs internationaux de lutte contre le dopage se caractérisent par leur manque d'homogénéité. La France est ainsi l'un des seuls pays à disposer d'une législation spécifique élaborée au niveau gouvernemental, le ministère de la Jeunesse et des Sports étant chargé de coordonner les actions. Dans les autres pays, les règlements émanent des institutions sportives, mais seuls certains d'entre eux disposent d'une réglementation harmonisée, applicable à l'ensemble des fédérations nationales par l'intermédiaire d'un organisme central représentatif du mouvement sportif (CONI en Italie, ASDA en Australie, etc.).

❐ Dispositif français

Devant la persistance du phénomène du dopage et son retentissement médiatique, la loi n° 89-432 du 28 juin 1989, votée à l'unanimité par le Parlement, a succédé à celle de 1965. Cette loi interdit à toute personne d'utiliser « au cours des compétitions [...] ou en vue d'y participer » des substances et procédés de nature à modifier artificiellement les capacités, ou à masquer l'emploi de substances ou procédés ayant cette propriété. Depuis 1992, la France effectue environ 8 000 contrôles par an, soit près d'un dixième du nombre mondial. Des contrôles inopinés peuvent aussi avoir lieu pendant les périodes d'entraînement (15 % des contrôles effectués en 1995).

La Commission nationale de lutte contre le dopage, mise en place par le décret n° 30-440 du 29 mai 1990, occupe une place prépondérante dans le dispositif de lutte français ; cette commission a trois fonctions principales :

– instance consultative en formation plénière, elle a un rôle de conseil, en proposant, au ministre, des programmes de lutte et de prévention ;

– instance disciplinaire en formation restreinte, elle peut être saisie par le ministre — ou se saisir elle-même — si la sanction prononcée à l'encontre d'un sportif convaincu de dopage est considérée comme insuffisante ; elle joue également un rôle dans l'harmonisation des législations entre fédérations ;

– elle prend obligatoirement part à l'élaboration des projets de texte concernant le dopage ; elle est notamment responsable, conjointement aux ministères chargés des sports et de la santé, de l'élaboration de la liste française de substances et procédés interdits (arrêté du 7 octobre 1994).

La liste exhaustive des substances interdites est disponible sur demande auprès du ministère de la Jeunesse et des Sports ; elle est remise à jour chaque année, en collaboration avec l'Agence du médicament (banque de données LIBRA), afin de suivre l'évolution du marché pharmaceutique.

❐ Substances interdites

Traditionnellement, les mesures de réglementation et de lutte contre le dopage ont principalement porté sur la mise au point de méthodes de détection, le contrôle antidopage étant considéré comme le meilleur moyen de pression sur les sportifs tentés par le dopage. Les stratégies de contrôle officiellement approuvées, de même que les lignes directrices pour la création de programmes de lutte antidopage, sont regroupées dans la Charte internationale olympique contre le dopage de 1988. Le CIO représente d'ailleurs l'instance internationale de référence en la matière, et il se dessine une tendance vers une harmonisation réglementaire calquée sur son modèle. Les classes de substances et procédés interdits sont définies dans le tableau 7.VI.

Le CIO réactualise périodiquement la liste des agents dopants qui entrent dans chacune des classes de substances. Cette liste n'est pas exhaustive, mais comporte la mention « et substances apparentées », incluant ainsi automatiquement tous les nouveaux produits potentiellement dopants qui apparaissent sur le marché.

Tableau 7.VI. *Substances et procédés interdits*

I. Classes de substances dopantes	*II. Méthodes de dopage*	*III. Classes de substances soumises à certaines restrictions*
A — stimulants	A — dopage sanguin	A — alcool
B — narcotiques analgésiques	B — manipulation pharmacologique, chimique ou physique	B — marijuana
C — agents anabolisants		C — anesthésiques locaux
D — diurétiques		D — corticostéroïdes
E — hormones peptidiques et glycoprotéiniques et analogues		E — bêtabloquants

❐ Déroulement des contrôles antidopage

En France, les contrôles antidopage s'effectuent en présence d'un délégué officiel (désigné par les fédérations) et d'un médecin préleveur, spécifiquement formé à cette tâche et porteur d'un ordre de mission. Le contrôle a lieu dans des locaux fournis par les organisateurs de la manifestation sportive. Le mode de désignation des athlètes est défini avant la fin de la compétition par le délégué fédéral, en concertation avec le médecin-contrôleur. Les athlètes sélectionnés doivent répondre dans l'heure à la convocation écrite qui leur est remise à la fin de l'épreuve. Tout sportif concerné est en droit d'être accompagné par une personne de son encadrement médico-technique, et la présence d'un témoin visualisant l'émission d'urine est obligatoire. L'échantillon (70 ml) est alors partagé entre deux flacons marqués A et B, le second étant conservé dans la perspective éventuelle d'une contre-expertise. Le médecin préleveur remplit ensuite le procès-verbal de contrôle antidopage, qui comporte un certain nombre de renseignements sur la compétition et le sportif, et notamment sur les traitements thérapeutiques en cours. Le sportif peut également faire part de ses remarques, dans une rubrique prévue à cet effet.

Les analyses des échantillons sont confiées au laboratoire national de dépistage du dopage de Chatenay-Malabry. Les échantillons sont criblés par des tests rapides mais très sensibles (*screening* par des méthodes de chromatographie ou de titrage immuno-enzymatique). Les échantillons présumés positifs sont ensuite soumis à second criblage (« confirmation » par GC/MS), permettant d'identifier et de quantifier précisément les substances détectées. Parmi les produits interdits, seules la caféine et la testostérone font l'objet d'une recherche quantitative.

Les résultats sont transmis, dans les meilleurs délais, au secrétariat d'État chargé de la Jeunesse et des Sports, au président de la fédération concernée et à la Commission nationale de lutte contre le dopage. Chaque résultat positif fait l'objet d'un procès-verbal individuel, et la fédération en informe le sportif concerné par lettre recommandée. Une contre-expertise est de droit, mais elle doit faire l'objet d'une demande officielle effectuée dans les délais requis (huit jours après réception de la notification fédérale). Le dossier est alors instruit sous l'autorité d'une commission disciplinaire de première instance (décret du 1er avril 1992), qui décide de la sanction. Au préalable, l'intéressé devra obligatoirement avoir fourni ses explications, assisté du défenseur de son choix.

❒ Sanctions

D'après le règlement du CIO, un athlète convaincu de dopage encourt une interdiction de compétition de deux ans, et risque l'interdiction à vie en cas de récidive. Cependant, il existe encore des disparités entre les mesures disciplinaires de certaines fédérations nationales et internationales : les listes varient, et la durée de suspension dépend de la nature de la substance utilisée. En cas de contrôle positif d'un sportif étranger lors d'une manifestation sportive, le procès-verbal d'analyse est transmis à la fédération internationale intéressée. Celle-ci applique sa réglementation spécifique et assure, le cas échéant, la transmission à la fédération nationale dont dépend le sportif.

En France, les sanctions sont prévues par le décret du 1er avril 1992. En cas de première infraction ou de refus de se soumettre à un contrôle, un sportif reconnu coupable de dopage encourt une sanction allant jusqu'à trois ans de suspension. En cas de récidive dans un délai de cinq ans, la sanction peut aller jusqu'à cinq ans. En cas de troisième infraction, il peut y avoir radiation du sportif. Les sanctions doivent être exécutées en période de compétition, et le sportif doit subir un nouveau contrôle à l'issue de la suspension.

Ce n'est qu'en cas d'infraction à l'interdiction de participer à une compétition, ou en cas d'opposition à un contrôle, que le sportif pourra faire l'objet d'une sanction pénale (peine d'emprisonnement de six mois à deux ans, et amende de 75 euros à 15 000 euros). Quant aux pourvoyeurs, ils font l'objet de mesures administratives et de sanctions pénales directes, alourdies notamment en cas d'incitation d'un sportif mineur (de six mois à dix ans de prison et/ou amende de 750 euros à 750 000 euros).

Tout sportif sanctionné a le droit de recourir à une commission disciplinaire d'appel. Si l'infraction est confirmée, la sanction de suspension devient applicable, avec effet à la date à laquelle le contrôle a été effectué.

Cependant ces différentes sanctions, tant au niveau français qu'international, sont amenées à évoluer, comme le montre l'actualité récente. De par l'internationalisation des sports, il conviendra d'aboutir à une uniformisation des sanctions entre les différents pays, mais aussi à une uniformisation entre les différentes fédérations sportives.

Prévention

Le retentissement médiatique de la disqualification du *sprinter* canadien Ben Johnson, aux Jeux de Séoul en 1988, a suscité la création de nombreuses commissions et enquêtes nationales. Par la suite, un certain nombre de programmes nationaux ont été institués, mettant désormais l'accent sur les mesures préventives. Des programmes de coopération internationale ont également été mis en place. Ces ententes mutuelles ont notamment pour but de sensibiliser l'opinion et de pouvoir procéder à des échanges (informations, recherches, personnel spécialisé dans les contrôles, etc.), dans la finalité de définir les grandes lignes des programmes d'action. En Europe, la plupart des nations (dont la France) ont signé, en 1990, la Convention contre le dopage émanant du Conseil de l'Europe, qui constituait le premier accord international en matière de dopage; cette action concertée des gouvernements européens répondait plus particulièrement au désir de lutter contre les conséquences du dopage chez les jeunes.

En France, l'élaboration de programmes de lutte est prévue par la loi de 1989. Le désir de renforcer les actions préventives s'est concrétisé, en 1995, par la création d'un groupe de réflexion réunissant des experts médicaux, sociologues, psychologues, et médecins du sport. Ce groupe s'est donné pour but « l'élaboration d'un programme éducatif visant à créer les conditions nécessaires pour modifier les comportements à risque de prise de produits dopants ».

Les programmes préventifs varient en fonction de leur portée, de leur structure et de leurs rapports avec les institutions gouvernementales et les autres organismes sportifs nationaux et internationaux. Certains projets, subventionnés par l'État, concernent l'éducation pour la santé et la prévention primaire. Les jeunes constituent une cible privilégiée, dans la mesure où ils apparaissent de plus en plus précocement exposés aux problèmes de dopage et de toxicomanie. Les études montrent notamment que dans la plupart des cas, les sportifs dopés ont initié cette pratique dès le collège ou le lycée. La politique appliquée aux jeunes s'inscrit donc le plus souvent dans une approche globale de santé publique, visant non seulement le dopage, mais également le tabac, l'alcool, la drogue et le sida.

D'autres actions, avec un spectre d'action plus large, sont organisées par les fédérations et les commissions sportives de coordination. Le *US Olympic Committee*, par exemple, a mis en place une ligne téléphonique d'information à l'attention des sportifs; en association avec la *National Collegiate Athletic Association* (NCAA), il diffuse, depuis 1995, « *Athletic Drug Reference* », le seul ouvrage américain dressant la liste exhaustive des substances interdites; ce guide, disponible également sur disquettes, traite par ailleurs divers sujets, des risques du dopage à la nutrition sportive.

Enfin, d'autres mesures ont pour ambition de sensibiliser la médecine sportive et les professionnels de la santé à la prévention. En France, en particulier, certaines initiatives ont été prises, afin de faciliter la reconnaissance des médicaments soumis à restriction; les médicaments comportant des substances interdites sont identifiables sur la notice d'utilisation par la mise en garde « L'attention des sportifs sera attirée sur le fait que cette spécialité contient un principe actif pouvant induire une réaction positive des tests pratiqués lors des contrôles antidopage »; la liste officielle — déjà distribuée aux fédérations, médecins préleveurs et professionnels de la santé — est également consultable sur minitel (3 615 JS), sur Internet ou *Vidal*; deux listes indicatives de spécialités pharmaceutiques françaises (à visée ORL et antitussive), ne comportant pas de principes actifs proscrits, sont aussi disponibles; enfin, une liste à visée odontologique existe depuis la fin 1996. Par ailleurs, la France est l'un des seuls pays, avec la Belgique, à n'employer que des médecins pour la réalisation des contrôles antidopage. Les médecins-inspecteurs et médecins-préleveurs volontaires sont invités à suivre une formation complémentaire aux techniques de prévention et d'éducation pour la santé.

❐ Limites de la lutte contre le dopage

• Disparité des systèmes

Comme nous l'avons signalé, l'hétérogénéité des systèmes médico-juridiques, qui régissent le sport au niveau international, contribue largement au discrédit de la lutte contre le dopage. Les disparités de lois et de règlements sportifs génèrent en effet incohérences, conflits et injustices, aussi bien en ce qui concerne l'usage que la possession de produits dopants : ainsi, Ben Johnson, qui avait été suspendu pour deux ans par le CIO en 1988, n'aurait jamais pu courir à nouveau s'il avait été anglais; de la même manière, le haschisch est passible de sanctions, lors d'un championnat de France de football, mais reste toléré, lors des championnats du monde; certaines substances interdites dans certains pays sont en vente libre dans d'autres, ce qui ne fait que favoriser la mise en place de filières d'approvisionnement clandestines. Par ailleurs, bien que l'Organe international de trafic des stupéfiants (OICS) de l'ONU ait tiré la sonnette d'alarme à plusieurs reprises, devant l'ampleur que prenait le trafic de produits dopants, un manque de coopération à l'échelon international freine continuellement l'identification des réseaux de distribution.

• Inefficacité des contrôles

Les contrôles antidopage sont en grande partie responsables de l'échec de la lutte contre le dopage. Malgré l'importance des moyens accordés à leur fonctionnement (2,5 millions de dollars pour les seuls Jeux olympiques d'Atlanta de 1996), ils s'avèrent en réalité peu efficaces (0,41 % de contrôlés positifs aux Jeux olympiques d'été, entre 1968 et 1994). Un certain nombre de substances (EPO, corticostéroïdes, hormone de croissance notamment) restent indécelables lors des contrôles. Tenant compte du calendrier des manifestations sportives, les athlètes font des cures cycliques qui permettent d'éviter toute situation compromettante. L'association de faibles doses de plusieurs substances permet de passer sous les seuils de détection des appareillages, tout en bénéficiant (théoriquement) d'une synergie des effets. L'utilisation de procédés masquants ou de substances à demi-vie courte permet également de passer au travers des mailles du filet.

Paradoxalement, les méthodes de dosage actuelles sont pourtant jusqu'à 10 000 fois plus sensibles qu'il y a vingt ans. À titre anecdotique, il a été prouvé qu'un sportif ayant consommé du poulet aux hormones pouvait être déclaré positif lors d'un contrôle; de la même manière, les antitussifs dérivés de l'opium positivent la détection immunologique des opiacés pendant 3 à 4 jours après une seule prise thérapeutique de codéine, et pendant 15 à 20 jours après une seule prise de pholcodine. En conséquence, de nombreux sportifs sont déclarés positifs alors qu'ils tentaient seulement de se soigner. Ce paradoxe alimente le discours des détracteurs de la lutte contre le dopage, qui prônent la passivité plutôt que la remise en doute de l'honorabilité de l'athlète ; à quoi bon interdire la prise de substances qui, de toute façon, sont indécelables ? De plus, le *screening* de substances illicites, telles que le haschisch, pose aussi le problème de la liberté individuelle et du respect de la vie privée, dans la mesure où le pouvoir dopant de tels produits est aujourd'hui contesté.

L'efficacité des contrôles est également limitée par le manque de moyens. Les laboratoires doivent tester la présence de quelque 500 principes actifs, et ce à partir d'un échantillon biologique ponctuel de 40 ml, d'où un travail considérable qui nécessite un matériel de pointe. En particulier, la détection des stéroïdes emploie au moins un technicien qui s'y consacre entièrement, et l'interprétation des résultats doit être effectuée par des chimistes spécialement formés. En moyenne, le coût de l'analyse d'un échantillon s'élève à 150 euros. Le nombre de laboratoires antidopage est donc limité par l'importance des moyens (techniques et financiers) nécessaires à leur accréditation par le CIO et à leur fonctionnement. De même, les médecins préleveurs doivent en moyenne réaliser 4 à 8 prélèvements par session ; le manque d'effectifs ne leur permet pas toujours de remplir leur rôle en matière d'information et de prévention ; surtout, il devient difficile de respecter les normes définies pour chaque phase du protocole, d'où l'occurrence inévitable de vices de formes entraînant l'annulation pure et simple de la procédure.

• Laxisme et hypocrisie

À côté des difficultés juridiques, réglementaires et techniques, les acteurs mêmes de la lutte contre le dopage fragilisent parfois la cohérence et la crédibilité du dispositif. La responsabilité morale des États, des fédérations, des médecins sportifs et entraîneurs est fréquemment remise en question par la révélation d'« irrégularités » qui peuvent prendre différents aspects :

– dans certains États, des médecins préparent les athlètes « biologiquement », au sein même des structures officielles ;

– les fédérations sportives préfèrent parfois étouffer les affaires de dopage plutôt que de perdre leurs *sponsors* ; en conséquence, les médecins sportifs, bien qu'investis du droit de contrôler un sportif jugé suspect, sont parfois tiraillés entre le devoir de remplir leur fonction et la peur de perdre leur place ;

– depuis 1976, mais surtout depuis 1984, de nombreuses fédérations organisent des précontrôles avant les grands rendez-vous sportifs, les cas positifs étant parfois déclarés blessés afin d'éviter les retombées médiatiques nuisibles d'une disqualification ;

– enfin, certaines fédérations, « jugeant » que leur sport n'est pas touché par le dopage, ralentissent la mise en place d'un dispositif de lutte harmonisé ; ainsi, aux États-Unis, seules neuf fédérations pratiquent des contrôles inopinés.

❐ Conclusions et perspectives

L'harmonisation des législations internationales et des règlements sportifs, ainsi que la standardisation des procédures de contrôle antidopage, constituent les prérequis d'une véritable lutte contre le dopage dans le sport de haut niveau. Concernant les substances indécelables par des moyens traditionnels, les recherches s'orientent actuellement vers l'identification de marqueurs biologiques indirects (exemple : mesure de la concentration en récepteurs à la transferrine, dont le nombre augmente suite à l'administration d'EPO). Néanmoins, seule la mise en place d'un suivi médical individualisé, où l'athlète deviendrait son propre témoin, permettrait de mettre un terme à l'hypocrisie qui règne aujourd'hui dans le milieu sportif.

Il semble extrêmement urgent de ne plus simplement viser les symptômes, mais également les causes du dopage. Les mesures préventives envisageables peuvent revêtir des formes multiples, en fonction de la population cible et de son degré d'exposition aux problèmes de drogue et de dopage : bandes dessinées pour les enfants, intervention de sportifs universitaires comme éducateurs et modèles dans des lycées, mise en place d'un programme d'échange de seringues pour les usagers d'anabolisants au sein des campus universitaires américains... Cependant, pour les pays signataires de la Convention contre le dopage, la prévention passe avant tout par une réhabilitation de l'authentique esprit sportif : en effet, une victoire obtenue à l'aide d'une aide chimique n'en est pas une, et représente une tricherie envers soi-même. Cette approche apparaît essentielle chez les sportifs de loisir et les jeunes, qui sont à la fois soumis à leur libre arbitre et à l'influence directe de leur entourage. Sur le plan pratique, la prévention concerne donc tous les acteurs impliqués dans le sport, à quelque niveau que ce soit. Les parents doivent aussi reconsidérer leur vision du sport, et examiner les motifs réels qui les ont incités à « pousser » leurs enfants dans cette voie.

Une enquête effectuée auprès de sportifs de haut niveau établissait que 82 % d'entre eux étaient d'accord avec cette affirmation : « le dopage est une forme de drogue ». Le Conseil de l'Europe préconise d'ailleurs l'emploi de la terminologie « dopage » pour les sportifs de haut niveau, et « usage de drogue » pour les autres. Aujourd'hui, dopage et toxicomanie entrent donc en résonance, aussi bien pour ceux qui en sont victimes que pour les acteurs de la lutte. Si l'on s'octroie le droit d'effectuer des investigations pouvant aboutir à l'exclusion d'un sportif de son activité professionnelle, ce dernier devrait logiquement se voir proposer — tout comme le toxicomane — une prise en charge par le système sanitaire : or les textes du CIO et des fédérations sportives semblent se limiter aux sanctions disciplinaires.

Le dopage est un fait social : il n'est pourtant prohibé que chez le sportif, car la société refuse à la fois d'assumer et de respecter des règles qu'elle a fixées elle-même : le dopage sportif doit donc être considéré comme une forme de toxicomanie, et chaque fédération doit admettre son existence en son sein. Compte tenu de son impact sur la société en général et sur les jeunes en particulier, la déferlante du dopage ne saurait être endiguée sans la mise en œuvre d'une véritable politique globale de prévention primaire et d'éducation pour la santé, ainsi qu'une profonde remise en question des valeurs qui sous-tendent le sport actuel.

BIBLIOGRAPHIE

Aissi F. Le dopage. *Revue documentaire Toxibase*, 1996 (4).

Sport et substances psychoactives : des relations complexes

F. BECK, S. LEGLEYE, P. PERETTI-WATEL

Une relation complexe qui dépend de plusieurs facteurs

Le sport est généralement considéré comme un moyen de forger son caractère, de développer et entretenir son corps, d'acquérir de l'estime de soi ou encore de faire des rencontres amicales. À ce titre, il est associé à des valeurs positives en termes de santé, d'intégration sociale et de bien-être, de sorte que la pratique sportive et les usages de drogues ont longtemps été considérés comme antinomiques, certaines actions d'éducation pour la santé misant même sur la première pour prévenir les seconds. Cependant, des études réalisées ces dernières années remettent en cause cette idée couramment admise : la pratique sportive n'exclut pas la consommation de substances psychoactives et même parfois l'encourage. Cette relation s'avère en fait complexe, et dépend tout à la fois du contexte de la pratique sportive (encadrée ou non par des adultes), de l'investissement sportif (simple loisir ou compétition) et de la discipline pratiquée (individuelle ou collective, sport de glisse, de vitesse...).

Ainsi, à l'adolescence, parce qu'elle constitue une occasion de fréquenter ses pairs en dehors du domicile en échappant au contrôle parental, la pratique sportive fournit indirectement des opportunités de consommer des drogues, en marge de la pratique elle-même, surtout si celle-ci n'est pas encadrée par des adultes (Peretti-Watel *et al.*, 2002). Par ailleurs, parmi les compétiteurs, l'usage de drogues peut viser à améliorer les performances, soit par l'usage de produits habituellement considérés comme dopants (stéroïdes anabolisants par exemple), soit par une instrumentalisation des drogues habituellement consommées dans un cadre récréatif, par exemple en fumant du tabac ou du cannabis pour gérer le stress avant une compétition (Lorenté *et al.*, 2005).

Plus tard, les athlètes qui arrêtent leur carrière se trouvent souvent dans une situation soudaine de rupture, de désintégration sociale, susceptible de les fragiliser sur le plan psychologique et de les inciter à des abus de substances psychoactives (Lowenstein *et al.*, 2000). Enfin, à certaines disciplines sportives, peuvent correspondre des usages de drogues spécifiques :

– soit parce qu'elles transmettent une sous-culture qui valorise certains comportements, comme l'alcoolisation massive lors de la troisième mi-temps pour certains sports collectifs, ou la résistance à l'alcool comme écho à la résistance physique (Dunning et Maguire, 1995);

– soit parce que la discipline et le produit constituent en fait deux moyens complémentaires de susciter les mêmes sensations de griserie, de perte et de reprise du contrôle de soi dans les sports de vitesse, sports de glisse, et lors des ivresses alcooliques ou cannabiques (Caillois, 1967; Beck *et al.*, 2002).

Pratique sportive et usages de drogues à la fin de l'adolescence

L'examen de la relation entre sport et usages de drogues nécessite que l'on contrôle les effets de l'âge et du sexe, car ces deux caractères sont étroitement corrélés aux deux termes de la relation. Les données de l'enquête ESCAPAD 2000 permettent de détailler cette relation, parmi les garçons et les filles âgés à l'époque de 17 ans, pour le tabac, l'alcool et le cannabis, en prenant en compte le contexte (pratique en club, seul ou entre copains) et l'intensité (0, 1 à 3, 4 heures et plus par semaine), tout en contrôlant l'effet de la sociabilité, qui est par ailleurs très liée aux usages de produits psychoactifs et peut introduire de la confusion dans l'analyse.

Pour les garçons de 17 ans, une fois contrôlés les effets de la sociabilité, le sport va de pair avec un moindre tabagisme, sans variation selon l'intensité de la pratique : en club ou seuls ou entre copains, les sportifs fument moins que les non sportifs, qu'ils pratiquent modérément (1 à 3 heures par semaines) ou beaucoup (4 heures et plus par semaine). En revanche, quel que soit le contexte, un effet en U apparaît pour les filles : celles qui pratiquent 1 à 3 heures par semaine fument moins souvent plus de 10 cigarettes par jour que les non sportives et les plus sportives. Cet effet est plus net en club : ce serait la pratique modérée en club qui « protégerait » le mieux les filles. Concernant l'alcool, aucune relation significative n'est à noter pour les garçons. En revanche, les filles qui font au moins 4 heures de sport hebdomadaires hors club ont deux fois plus de chances de rapporter un usage régulier d'alcool (au moins 10 fois dans le mois) : pour les filles, davantage que pour les garçons, une pratique sportive intensive hors club pourrait constituer un marqueur de sorties fréquentes, donc d'opportunités de consommer. Enfin, pour le cannabis, seul apparaît un usage régulier plus rare chez les garçons pratiquant modérément en club.

Outre le contexte, la discipline pratiquée a également une certaine importance : une pratique intensive des sports de glisse (*surf, roller, skate*) entre 14 et 18 ans semble, par exemple, aller de pair avec des usages festifs ou récréatifs plus répandus de produits psychoactifs, notamment des expérimentations de stimulants ou d'hallucinogènes (amphétamines, ecstasy, cocaïne, LSD et champignons hallucinogènes). Les proportions d'usagers parmi les jeunes varient en effet du simple au triple (5 % à 14 %), entre les non pratiquants et les pratiquants intensifs ou compétiteurs. Les résultats diffèrent pour la pratique du cyclisme ou de l'athlétisme, où les proportions de fumeurs quotidiens de tabac ou d'usagers réguliers de cannabis sont trois à quatre fois plus faibles parmi les pratiquants intensifs et surtout les compétiteurs. Pour ces deux disciplines, les usages de produits dopants sont au contraire plus fréquents parmi les pratiquants intensifs ou les compétiteurs (Beck *et al.*, 2002).

L'enquête ESCAPAD 2002 permet par ailleurs de préciser, dans une certaine mesure, la nature des produits « dopants » déclarés par les jeunes. Moins de 5 % des jeunes de 17-19 ans déclarent avoir déjà pris au moins une fois un tel produit. Les produits les plus couramment consommés pour améliorer des performances sportives semblent être les stimulants (amphétamines, caféine à haut dosage…), suivis des compléments alimentaires, de vitamines, oligo-éléments ou des broncho-dilatateurs. À cet âge, en population générale, les usages dopants de corticoïdes ou d'anabolisants restent rarissimes (respectivement 0,6 % et 0,1 %).

Pratique sportive et usages d'alcool et de tabac à l'âge adulte

Le Baromètre santé 2000 comporte un module sur l'activité physique (Guilbert et Lefèvre, 2000), qui permet de s'intéresser à la relation entre pratique sportive et usages d'alcool et de tabac, pour une tranche d'âge complémentaire (les 18-75 ans), avec une analyse plus fine des usages grâce à des indicateurs repérant des signes de dépendance pour le tabac et l'alcool (Beck *et al.*, 2001) : pour le tabac, fumer quotidiennement au moins 20 cigarettes ou fumer la première dans la demi-heure suivant le réveil (mini-test de Fagerström); pour l'alcool, avoir répondu par l'affirmative à au moins deux des quatre questions du test DETA[1].

Pour les deux sexes, la fréquence des signes de dépendance au tabac est significativement plus élevée pour les non sportifs, sans varier avec l'intensité de la pratique : 16 % des non sportifs présentent des signes de dépendance tabagique, contre 10 % des sportifs modérés (de 3 à 8 heures hebdomadaires) et 11 % des sportifs intensifs (plus de huit heures hebdomadaires). En revanche, pour l'alcool les résultats sont sexuellement différenciés : pour les hommes, les signes de dépendance à l'alcool sont moins fréquents lorsque la pratique sportive augmente (des non sportifs aux sportifs intensifs : de 16 % à 12 %), mais s'accroît pour les femmes (respectivement de 4 % à 7 %), sachant que, pour celles-ci, ces signes de dépendance sont également étroitement corrélés à la sociabilité et aux sorties de loisirs.

Comme pour les adolescents, l'analyse doit cependant tenir compte, outre des effets de l'âge, des effets de la sociabilité. Or, une fois contrôlés ces deux paramètres, les résultats précédents sont confirmés pour les deux sexes. Les non sportifs présentent plus souvent des signes de dépendance au tabac que les sportifs, sans différence entre modérés et intensifs. Pour l'alcool, le contraste entre hommes et femmes perdure également : les hommes, qui ont une activité sportive, ont plus rarement des signes de dépendance à l'alcool, en particulier les plus sportifs, tandis que la relation est inverse pour les femmes. Au final, l'effet de la sociabilité apparaît faible pour les hommes, mais très significatif pour les femmes : celles qui déclarent beaucoup de sorties présentent plus souvent des signes de dépendance.

À la fin de l'adolescence, la relation entre pratique sportive et usage de substances psychoactives dépend donc du sexe, du produit considéré mais aussi du contexte de la pratique. En club, les usages s'avèrent plus rares parmi les sportifs modérés. Hors club, les filles les plus sportives sont les plus consommatrices d'alcool. En population adulte, les non sportifs des deux sexes présentent plus souvent des signes de dépendance tabagiques que les sportifs. Concernant l'alcool, la prévalence des signes de dépendance diminue avec la pratique sportive parmi les hommes, mais augmente parmi les femmes.

---

1. Avez-vous déjà ressenti le besoin de diminuer votre consommation de boissons alcoolisées? Votre entourage vous a-t-il déjà fait des remarques au sujet de votre consommation? Avez-vous déjà eu l'impression que vous buviez trop? Avez-vous déjà eu besoin d'alcool dès le matin pour vous sentir en forme?

Les résultats observés pour l'alcool, chez les adolescents comme chez les adultes, soulignent donc la nécessité de prendre en compte le contexte de l'activité sportive et son articulation avec d'autres formes de sociabilité, en particulier pour mieux comprendre les déterminants des consommations féminines.

BIBLIOGRAPHIE

Beck F, Legleye S, Peretti-Watel P. *Sport et usages de produits psychoactifs dans les enquêtes quantitatives auprès des jeunes scolarisés : quelles interprétations sociologiques ? In :* Faugeron C, Kokoreff M. Société avec drogue. Enjeux et limites. Ramonville-Ste-Agne : Erès, 2002, p. 99-125.

Beck F, Legleye S, Peretti-Watel P. Pratique sportive et usages de produits psychoactifs, de l'adolescence à l'âge adulte. OFDT. *Tendances*, 2001, n° 13.

Caillois R. *Les jeux et les hommes. Le masque et le vertige*. Paris : Éditions Gallimard, 1967.

Dunning E, Maguire J. Rôle des processus sociaux dans le sport, les relations entre les sexes et le contrôle de la violence. *Sociologie et sociétés*, 1995; XXVII (1) : 117-137.

Guilbert P, Lefèvre B. *Activité sportive et comportements de santé. In* : Guilbert et al. Baromètre Santé *2000*. Vanves : CFES, 2001.

Lorenté F, Peretti-Watel P, Grélot L. Cannabis use to enhance sportive and non-sportive performances among French sport students. *Addictive Behaviors*, 2005 (sous presse).

Lowenstein W, Arvers P, Gourarier L, Porche AS, Cohen JM, Nordmann F, Prevot B, Carrier C, Sanchez M. Activités physiques et sportives dans les antécédents des personnes prises en charge pour addictions. *Annales de Médecine Interne*, 2000; 151, suppl. A : A18-A26.

Peretti-Watel P, Beck F, Legleye S. Beyond the U-curve : the relationship between sport and alcohol, cigarette and cannabis use. *Addiction*, 2002; 97 : p X-X.

DROGUES ET SEXUALITÉ

J. PAGÈS-BERTHIER, M. HAUTEFEUILLE

Incidence des psychotropes sur le fonctionnement sexuel

Les effets des psychotropes sur la sexualité dépendent des propriétés de la substance, des caractéristiques de l'usager (sexe, âge, état de santé…) et du contexte. Il est impossible d'affirmer que tel produit aura toujours le même effet sur le fonctionnement sexuel, car l'on observe des variations extrêmement importantes selon la dose et la durée de l'intoxication. Cependant, nombre d'études, concernant l'effet de certaines substances psychoactives sur l'activité sexuelle, n'ont pas été réalisées : ainsi nous ne disposons pas de travaux sur l'effet au long cours de l'utilisation du LSD, de la psilocybine ou de la mescaline. D'autre part, pour certains produits, les études sont elles-mêmes contradictoires, par exemple en ce qui concerne le LSD ou la méthadone. Il semble pourtant pertinent de différencier la conséquence de l'utilisation de psychotropes sur la sexualité en fonction de la dose et de la durée d'utilisation.

À faible dose et à court terme

L'effet des psychotropes sur la sexualité est dans ce cas la désinhibition, avec pour conséquences :

– une augmentation du désir sexuel (alcool, amphétamines, PCP, mescaline, cocaïne);

– une stimulation de l'imaginaire érotique (amphétamines, cocaïne);

– une modification des « performances » physiques... :

  – soit vécue positivement : augmentation de l'excitation sexuelle et de la qualité du plaisir sexuel avec les dérivés du cannabis, orgasmes plus fréquents avec les amphétamines, voire orgasmes multiples avec la cocaïne, possibilité de prolongation de la période d'excitation avec les tranquillisants,

  – soit vécue négativement : éjaculation précoce lors de certains sevrages d'héroïne, angoisse dissociative avec les psychodysleptiques, voire le haschich notamment à haute teneur en THC (Niederwiet).

Il faut probablement mettre à part les nouvelles drogues de synthèse dites empathogènes, telle l'ecstasy : ces drogues favoriseraient le contact et la relation interpersonnelle, bien que leur action se traduise plutôt par un certain platonisme. Enfin, dans le cas d'absorption d'une dose complète de MDMA, on signale une impossibilité d'aboutir à une éjaculation et, par voie de conséquence pour l'homme, à un orgasme.

À fortes doses et à long terme

On observe généralement une diminution de l'attirance sexuelle : la sexualité passe au second plan. On note l'apparition de certains dysfonctionnements sexuels, qui correspondent globalement à l'inverse des effets cités ci-dessus :

– diminution, voire disparition complète du désir sexuel : alcool, dérivés du cannabis, amphétamines, cocaïne (même si l'imaginaire continue à être stimulé), héroïne, méthadone;

– diminution des « performances » physiques, se traduisant notamment par :

  – une difficulté ou une diminution de l'érection (opiacés, méthadone, tranquillisants, PCP, et plus rarement dérivés du cannabis);

  – un retard ou une difficulté à atteindre l'orgasme (tranquillisants, amphétamines, MDA-MDMA et opiacés, dont la méthadone).

Nous constatons que la méthadone a une action inhibitrice concernant la sexualité; des études ont montré, par exemple, qu'elle entraînait une diminution de 50 % du volume des sécrétions. Il semble important de tenir compte de ces effets secondaires qui devraient faire l'objet d'une information systématique auprès des patients, ce qui n'est pas toujours réalisé.

La drogue comme substitut à la jouissance sexuelle

Indépendamment de ces phénomènes objectifs, les liens entre la sexualité et la consommation de psychotropes présentent, d'évidence, une variabilité certaine d'un sujet à l'autre. Il faut tenir compte de l'organisation de la personnalité de l'individu et de ses attentes propres par rapport au produit, du poids de son histoire et de son éducation, ainsi que de son environnement. Ces liens dépendent aussi du type de produit, du dosage et du mode de consommation, du contexte et du style de vie. Il serait donc hasardeux de faire des généralités concernant l'ensemble des toxicomanes.

Néanmoins, depuis l'Antiquité, on a toujours associé la prise de psychotropes et l'expression de la sexualité. Dans les représentations collectives, les drogues sont liées à l'excès, la licence, la facilitation de la transgression des interdits. La psychanalyse voit même, dans la prise de drogue, un substitut à la jouissance sexuelle. Pour Freud, les besoins d'alcool, de morphine ou de tabac ne sont que des substituts à la jouissance sexuelle manquante. Dans l'enfance, la première grande accoutumance est la masturbation, et les addictions qui vont suivre ne feront que remplacer ce besoin sexuel primitif. Freud affirme que lorsqu'une vie sexuelle normale ne peut plus s'instaurer, on doit s'attendre à un retour vers des accoutumances antérieures.

On a souvent comparé l'orgasme sexuel et le «*flash*» procuré par l'injection, ce dernier étant décrit comme beaucoup plus intense. La pénétration de soi par soi (la seringue) constituerait un acte auto-érotique, dans un dispositif autarcique de recherche de plaisir. Dans cette optique, le plaisir du toxicomane sur son propre corps serait de type régressif immature.

Certains psychanalystes contemporains, rejoignant la nosographie psychiatrique, voient dans la toxicomanie une maladie de l'acte sexuel proche de la perversion, notamment au niveau de l'anticipation du plaisir, qui conduit à un état d'excitation sexuelle.

Il existe également une charge érotique liée au partage de la défonce. Lorsque l'usager atteint un stade où ses activités sexuelles diminuent de plus en plus, ses conduites comme ses préoccupations érotiques se concentrent autour de la défonce. Au sein des couples, cette centration commune peut apparaître comme une métaphore de la relation sexuelle. Le besoin de rapports sexuels et de contacts se transforme en simple relation entre les partenaires d'intoxication. Enfin, le partage du matériel d'intoxication revêt aussi un sens érotique important avec la seringue comme équivalent phallique (par exemple injection faite par un membre du couple à l'autre).

La toxicomanie traduit un trouble de la relation d'objet, au sens où elle peut être vue comme un écran entre soi et l'autre, un bouclier pour se protéger des blessures venues de l'objet aimé. Pour Claude Olievenstein, la drogue est choisie en tant que substance inerte «qui ne pose pas de questions et qui, surtout, n'est pas, comme un partenaire sexuel, une sorte de miroir». La toxicomanie permet donc de garder en suspens la question de la différence des sexes.

Identité sexuelle et toxicomanie

Dans sa quête d'absolu et de perfection, le toxicomane cherche à recréer l'unité fusionnelle perdue : c'est le mythe de l'androgyne primitif. Claude Olievenstein décrit cette androgynie comme un facteur essentiel dans la recherche passionnée du bonheur, dès l'adolescence.

C'est le « rêve hédoniste » du toxicomane, témoignant d'une angoisse de frustration devant l'incomplétude.

Le narcissisme cherche à tout prix à retrouver le même — ou le semblable homosexuel —, comme si le changement d'objet comportait un risque de perte. Les inconvénients de la différenciation sexuelle doivent être supprimés par l'autosuffisance, ou par l'homosexualité. Dans le comportement dépendant, on constate fréquemment cette indifférenciation sexuelle, ce fantasme de bisexualité étant surtout présent chez les filles toxicomanes. Dans leur quête bisexuelle, elles aspirent plus ou moins consciemment à un idéal hermaphrodite. On peut mesurer le poids du discours familial sur ces choix identificatoires : dans certains cas, on sait que la fille peut être désignée comme fils par sa famille; cela va souvent de pair avec une confusion des rôles sexuels de chacun.

Ces incertitudes parentales pèsent tout aussi lourdement sur les enfants de sexe masculin. Chez le consommateur homme, on a pu décrire la relation au *dealer* en termes d'amour et de haine, le toxicomane mettant dans cette relation toute l'ambivalence de sa relation au produit. La violence du lien au *dealer* est d'une telle intensité qu'elle évoque l'attente érotique dans la passion amoureuse. Dans une certaine mesure, ce type de relation pourra d'ailleurs se retrouver dans la relation qui s'établira entre un toxicomane et son thérapeute.

Cette violence se retrouve également dans les relations sexuelles de type mercantile, auxquelles se soumettent certains usagers pour se procurer leur produit. La prostitution fait partie des problématiques sexuelles reliées à la toxicomanie, de même que la question des traumatismes subis par le sujet. Une forte proportion de toxicomanes rapporte en effet avoir été victimes d'inceste ou d'abus sexuels dans l'enfance. Le recours aux psychotropes pourra alors être vu comme une stratégie d'adaptation et de protection, l'addiction leur permettant ainsi de survivre.

DROGUES, ADDICTION ET CRÉATIVITÉ

M. VALLEUR

Rencontre de deux mystères

Culminant avec la figure écrasante du génie, les notions de créativité, de création artistique ou scientifique fascinent le public et interrogent les philosophes comme les savants depuis l'Antiquité, en ce qu'elles impliquent un rapport spécifique de l'homme créateur à son œuvre, à son milieu et, finalement, à lui-même.

La création se distingue de la fabrication, de la production — et même de la découverte ou de l'invention — par l'engagement total de l'être du créateur, et par le fait que celui-ci s'abîme dans une œuvre qui en quelque sorte lui échappe, grâce à l'autonomie qu'il lui aura lui-même conférée.

La création est tension, contradiction intime, entre le labeur nécessaire de l'artisan, fruit d'un long apprentissage, et le travail douloureux — mais spontané — d'un accouchement. En littérature par exemple, nombre d'auteurs entretiennent ainsi une relation tendue avec leurs personnages, auxquels ils ont su apporter densité et profondeur, et, partant, une forme de vie propre qui permet une résistance au projet initial, ou à la volonté de maîtrise de l'artiste.

Les abords philosophiques sur la nature même de la créativité abondent ; celle-ci échappe cependant à toute définition simple, intéresse des champs divers, de la sociologie à la biologie, et semble irréductible à une analyse psychologique.

La psychanalyse est, certes, devenue un outil incontournable de la critique, de la compréhension des œuvres dans les diverses formes d'expression artistique. Mais les relations entre l'art et l'inconscient, les parentés entre l'acte créateur et la « névrose » éclairent le contenu de nombreuses œuvres, la genèse de certaines vocations, la récurrence de quelques thèmes, sans expliquer la différence entre le banal et le génial : il ne suffit pas de traiter du parricide ou de l'inceste pour devenir Sophocle, Shakespeare ou Dostoïevski…

À ce propos, Freud renonce ainsi d'emblée (in *Dostoïevski et le parricide*, 1928) à tenter de comprendre pourquoi et comment Dostoïevski, moraliste, pécheur et névrosé, est aussi l'un des plus grands écrivains de tous les temps, puisque l'auteur du roman le plus imposant qui ait jamais été écrit, avec « Les frères Karamazov ».

Les mystères de la création artistique et du génie gardent ainsi une dimension sacrée, comme si, même dans notre monde désenchanté, toute création ne pouvait que dépasser l'humain, l'artiste jouant le rôle de médiateur entre les hommes et des forces qui les dépassent. Ainsi « possédé », le créateur vit une situation schizophrénique : à la fois auteur, partenaire et produit de son œuvre ou de ses personnages. Depuis longtemps, tant dans les représentations populaires que dans les discours savants, le génie est apparenté à la folie.

En rupture avec la culture académique, officielle ou dominante (la création implique la nouveauté, donc une distance, même avec les matériaux dont elle se nourrit), le créateur apparaît souvent marginal, révolté ou rebelle, sinon rejeté, méconnu ou maudit. L'ivresse de l'inspiration, la possession par les muses, peut être vue comme une exploration de ses propres espaces intérieurs, l'accès à un « ailleurs », comparable aux effets de substances psychoactives. La marginalisation, mais aussi le fait de se trouver aux prises avec un processus d'abord décidé volontairement et ensuite devenu en partie autonome, peut faire comparer la situation de l'artiste ou du chercheur — mais également leur vie intime — à celle d'un toxicomane.

La question du possible lien entre usage de drogues, dépendance et création artistique est ancienne, et a fait l'objet d'une abondante littérature, trop souvent orientée ou teintée d'*a priori*. Trop de questions se posent ici en termes de morale : par exemple, s'il s'avérait aujourd'hui que l'usage de certaines drogues illicites favorise directement la création, la loi française interdirait purement et simplement de le déclarer : présenter les drogues sous un jour favorable est un délit, selon l'article L. 630 du Code de la santé publique.

La prohibition n'est cependant que l'un des éléments d'opacité dans ce débat. Les artistes eux-mêmes, quand ils sont suspectés de recourir à l'usage de drogues, sont rarement d'un grand secours : la plupart nient tout lien entre drogue et création, évidemment dans le but de préserver l'image de leur talent, de leur travail, sinon dans celui d'éviter le prosélytisme. D'autres arborent la panoplie du drogué, de l'alcoolique, du marginal, se permettant ainsi une attitude de rebelle, s'attribuant un peu de la trouble fascination pour les paradis artificiels.

Savoir si tel créateur est — ou a été — alcoolique ou toxicomane ne présente en soi d'intérêt que pour le biographe, et n'a pas forcément de congruence avec l'analyse d'une œuvre. Par ailleurs, les représentations de l'alcool ou des drogues dans les productions de divers genres artistiques offrent un intérêt culturel, historique, voire épistémologique, par exemple à travers la comparaison avec les discours médicaux et scientifiques.

Il convient ici de nous cantonner à certains exemples, pour tenter de cerner l'interaction entre l'usage de drogues et la créativité.

De l'écriture à la toxicomanie?

Coleridge et De Quincey

Le premier texte médical décrivant la trajectoire d'ivrognes comme un processus morbide est probablement l'article « *Upon the effects of ardent spirits upon the human body and mind* », rédigé en 1785 par le médecin américain Benjamin Rush : c'est en corollaire de la modernité, de la démocratie et de la liberté individuelle que commence l'étude de ce qui deviendra la maladie alcoolique, puis la toxicomanie, enfin les addictions.

Mais le texte le plus important dans la genèse des toxicomanies modernes est sans conteste une œuvre littéraire autobiographique : « Les confessions d'un mangeur d'opium anglais », publiée en 1822 par Thomas De Quincey (1785-1859). L'auteur de ce texte, à la fois dense, intimiste et érudit, s'interroge sur l'ensemble de sa vie et tout d'abord sur sa jeunesse d'orphelin de père, sa résistance à une forme d'éducation, sa tentation pour la dérive, la marginalité…

L'opium lui est conseillé par un ami, comme médicament, pour soulager des névralgies faciales. Le remède est alors banal : De Quincey raconte que c'est par manque de moyens, en remplacement de la bière ou des spiritueux, que bien des Anglais utilisent le *laudanum*, teinture d'opium aqueuse ou alcoolisée. Pour De Quincey, ce produit si répandu est à l'origine d'une « rencontre », une véritable révélation; il soulage non seulement la douleur physique, mais aussi les maux de l'âme et, surtout, ses effets « négatifs » sont noyés dans l'importance du plaisir, des effets positifs : « Le résultat négatif était perdu dans l'immensité des effets positifs qui s'étaient réalisés devant moi, dans l'abîme de volupté divine qui s'était soudain révélé. C'était bien une panacée, un pharmakon népenthès (remède qui efface toute trace de souci) pour toutes les souffrances humaines; c'était le secret du bonheur, et ce secret, sur lequel les philosophes ont discuté pendant tant de siècles, se dévoilait tout à coup. Désormais le bonheur s'achèterait pour un penny; on le transporterait dans une poche de son habit; des extases portatives pourraient être enfermées dans une bouteille d'une pinte et la paix de l'esprit s'expédierait par la diligence ».

La révélation tourne à la conversion, au culte de l'opium : « O juste, subtil et puissant opium! toi qui, au cœur du pauvre comme du riche, pour les blessures qui ne cicatriseront jamais, et pour les angoisses qui induisent l'esprit en rébellion, apportes un baume adoucissant; éloquent opium! toi qui, par ta puissante rhétorique [...] »

Aux pages dédiées aux plaisirs de l'opium, De Quincey fait suivre un chapitre sur « les tortures de l'opium ». La toxicomanie est manifeste, dans la mesure où le *laudanum* est devenu « le soleil central » de l'existence, et que c'est au prix de souffrances assumées, de phases de désintoxication auto-imposées, qu'un certain équilibre apparaît possible. Mais l'ambivalence reste toujours présente, notamment quant aux dangers de cet usage : De Quincey s'étonne que les assureurs considèrent l'opiomanie comme dangereuse, alors qu'ils ne tiennent pas compte des risques — à l'évidence plus importants — de l'abus de brandy. La description des effets de la drogue, puis celle de l'installation de l'addiction, vont donc déjà de pair avec une polémique sur la liberté d'user de telles substances. Avant même les grandes lois prohibitionnistes (et avant la guerre de l'opium), le regard moral de la société sur les adeptes d'extases chimiques est ici interrogé.

L'idée même des « extases portatives » est d'une étonnante modernité, dans ce texte contemporain d'un rapport nouveau du sujet à son espace privé, au droit au plaisir, et préfigure sans doute le passage d'une société « victorienne » privilégiant le « maintien » (De Quincey appartient aussi à ce monde) à une société de consommation : *les Confessions* redeviennent de nos jours un texte à la mode, comme précurseur des mouvements anti-prohibitionnistes...

Surtout, pour ce qui concerne notre propos, la question du lien entre usage de drogues et créativité est centrale dans les préoccupations de De Quincey. Dans son œuvre, c'est à ce sujet qu'il aborde à plusieurs reprises l'opiomanie de son aîné en littérature, Samuel Taylor Coleridge (1772-1834). Coleridge, lui aussi orphelin de père, commence également à utiliser l'opium de façon « thérapeutique » pour soulager des douleurs rhumatismales. Il se défend d'être un hédoniste et nie toute importance de l'opium sur son œuvre. Nombre d'auteurs continuent cependant de s'interroger sur la genèse de son poème « Kubla Khan », qui a pu passer pour la traduction d'un rêve opiacé, sinon pour un exemple d'écriture sous l'effet de l'opium.

Les dénégations ambiguës de Coleridge, quant à son opiomanie, se retrouvent dans son introduction à cette œuvre, qu'il prétend d'ailleurs n'estimer que modérément. Il s'agirait d'une tentative de retranscription après-coup d'une rêverie issue d'un sommeil induit par la prise d'un médicament; une curiosité à l'usage des médecins, plus qu'une œuvre de littérature. Mais l'ambivalence de cette présentation ne fait qu'augmenter l'intérêt du lecteur, fasciné par l'idée d'une transcription automatique de visions extraordinaires, dignes d'un voyage chamanique.

Si, à la suite du poète romantique, les exégètes tendent à réduire à néant la part de l'opium dans la création, c'est que l'idée du simple « récit de voyage » réduit à presque rien la part de génie personnel. Il faut toutefois remarquer que la dynamique évoquée par Coleridge quant au processus créatif — rêverie, suivie d'un effort de translittération — est ici entière, mais implicitement placée sous le signe de l'intoxication.

La drogue, en soi, ne serait que le véhicule vers le rêve, et la création, l'effort de remémoration et de traduction de ce voyage vers la part ordinairement non consciente de la mémoire du sujet.

Décadence, exotisme, et explorations

Après Musset, auteur d'une traduction hâtive de De Quincey, Baudelaire (1821-1867) reprit le texte et l'intégra à ses « Paradis artificiels ». Comme ses prédécesseurs, Baudelaire oscille entre la dénonciation des méfaits de la drogue et le prosélytisme le plus enthousiaste.

De la même façon, il présente l'usage d'opium comme une tentative d'automédication, et non comme une aide à la création. Mais, accordant dans son œuvre une place importante aux drogues, aux effets de l'ivresse, il participe d'un mouvement qui en viendra à faire du « dérèglement des sens » une forme d'exploration, à la base de l'expérience créatrice... Le psychiatre Moreau (dit Moreau de Tours) fut à la fois le précurseur de la psychopharmacologie expérimentale et le conseiller des esthètes de l'exotisme comme Théophile Gautier ou Eugène Delacroix, qui fréquentaient l'hôtel Pimodan où se consommait le « Dawamesk », confiture à base de haschich. Pour Moreau, l'usage de cannabis est une manière d'expérimenter par soi-même les liens entre le rêve et les hallucinations de psychotiques : à la fascination pour le rêve, présente chez Coleridge et De Quincey, s'ajoute ici celle éprouvée pour la part de folie que la drogue permet de révéler en chaque être humain.

Bien des adeptes vont poursuivre ces explorations : certains comme de vrais expérimentateurs de l'âme, d'autres comme les témoins d'un « voyage aux enfers », suivi ou non de rédemption, d'accalmie après la souffrance.

Aldous Huxley (1894-1963) et Henri Michaux (1899-1984) peuvent être considérés comme les successeurs de ces expérimentateurs du psychisme : une expérience de mescaline pour l'auteur des « Portes de la perception », une utilisation plus systématique d'hallucinogènes pour celui de « Misérable miracle et de Connaissance par les gouffres », en écriture comme en peinture. Il ne s'agit nullement dans leur cas de toxicomanie avérée (Michaux se décrit comme « plutôt du type buveur d'eau »), mais d'une recherche active sur le processus créatif lui-même. Leur quête en fait des chercheurs de savoir — et non de plaisir — à travers les drogues. Ce savoir abordé par l'usage des drogues, cette connaissance autre du monde et de soi-même à travers les modifications d'états de conscience, devient à la fois objet et moyen de la création artistique.

Les surréalistes, dans une démarche proche puisqu'il s'agissait pour eux d'explorer les profondeurs de l'esprit, du désir, de l'inconscient, seront dans leur ensemble très réticents vis-à-vis de l'usage de drogues.

Ce sont, au contraire, la dérive et la marginalité sociale qu'évoquent les membres de la revue du « Grand jeu », particulièrement Roger Gilbert-Lecompte (1907-1943) et René Daumal (1908-1944). L'œuvre et la vie sont ici indissociables, et l'engagement dépasse l'idée de production d'une œuvre (ces deux auteurs sont d'ailleurs considérés comme mineurs). Avec eux, après Rimbaud et la recherche délibérée du dérèglement de tous les sens pour atteindre un état de « voyant », la drogue est encore véhicule d'une expérience ineffable; mais celle-ci s'effectue à travers la proximité de la mort, dans une démarche ordalique désespérée : l'épreuve ne révèle que l'absurde de la condition humaine, où la quête de sens serait vaine, sauf à se tourner, secondairement, vers des métaphysiques d'ordre mystique.

Éther et cocaïne

L'éther fut, au milieu du XIXe siècle, l'objet d'une importante polémique médicale, quant à l'opportunité de recourir à l'anesthésie, notamment lors de certaines opérations chirurgicales. Car avant de plonger le sujet dans l'inconscience, cet anesthésique procure aussi un vécu oniroïde, voire franchement hallucinatoire. Drogue de masse en Irlande, où il en vint à concurrencer les classiques boissons alcoolisées, il devint une drogue à la mode en France.

Guy de Maupassant, le maître de la nouvelle réaliste (sensuelle et désabusée) évolue dans la dernière partie de son œuvre vers un fantastique parfois halluciné : « Le Horla » passe pour un chef-d'œuvre du genre, et la montée de l'angoisse, qui y est décrite, peut être en relation avec l'évolution de la maladie neurologique de l'auteur, qui mourut de paralysie générale en 1893. L'hypothèse d'une source toxicomaniaque dans la genèse de son œuvre n'est cependant pas à exclure : Maupassant, libertin affirmé et syphilitique déclaré, a aussi goûté aux expériences de l'ivresse et de l'hallucination, à travers l'usage de l'éther.

Son contemporain Jean Lorrain (Paul Duval, 1855-1906) explore en dandy critique et sans espoir un univers fantastique, où le réel se mêle à l'hallucination; un recueil de ses nouvelles porte le titre de « Contes d'un buveur d'éther ». Un regard critique sur le monde, des perceptions aiguisées ou perturbées par les drogues : ce genre préfigure certain aspect de la science-fiction moderne, qui culmine avec les ouvrages de Philip K. Dick.

Sir Arthur Conan Doyle (1859-1930) est l'auteur d'une œuvre importante, sans doute (avec celle de Jules Verne) l'un des principaux pères de la science-fiction. Mais c'est dans le personnage de Sherlok Holmes, enquêteur extra-lucide, que culmine une littérature que l'on pourrait qualifier de « cocaïnique ». Comme Conan Doyle, Holmes est un adepte de la « solution à sept pour cent », solution de cocaïne utilisée par injections intraveineuses : nous sommes bien dans le cadre des toxicomanies modernes (la pratique des injections remonte au milieu du siècle), mais aussi, avec la cocaïne, de l'usage de drogue dans le but d'un accroissement des performances. À partir de détails insignifiants, Holmes parvient — grâce à de savantes et complexes déductions — à interpréter les faits et reconstruire l'histoire des personnages et des événements. Dans certains cas, l'intelligence et la capacité d'interpréter confinent à la paranoïa. Le docteur Watson — l'autre face de Conan Doyle, également médecin — ne peut que désapprouver l'usage de cocaïne, mais s'incliner (nous sommes dans des romans) devant la justesse des interprétations du détective.

Le même souci de la précision, de l'interprétation de faits de la vie quotidienne et de l'élaboration intellectuelle caractérise évidemment l'œuvre de Sigmund Freud, l'un des plus grands créateurs du siècle, dans un domaine où la science rejoint la création artistique. Sa carrière a été indéniablement marquée par ce qu'il est convenu d'appeler « l'épisode de la cocaïne », et, de fait, par une période non négligeable d'usage de cette substance par Freud. Après avoir prôné les vertus de ce qu'il considérait comme une véritable panacée, l'auteur de « Uber Coca » a été poursuivi jusque dans ses rêves par l'idée que l'aventure aurait pu briser sa carrière : d'abord parce qu'il passe à côté de la fonction d'anesthésique local de la cocaïne (c'est Koller qui fit la découverte) ; mais surtout, parce qu'ayant promu son emploi comme stimulant et euphorisant puis comme médicament de désintoxication (précipitant sans doute la mort de son maître et ami Ernst Von Fleichl-Marxow), Freud passa aux yeux de certains pour le prosélyte de ce qui allait devenir le « troisième fléau de l'humanité » (Erlenmeyer).

Le médicament miracle s'est transformé en monstruosité, et la tentative d'augmenter ses performances personnelles pour le bien commun peut déboucher sur la déchéance et la folie : c'est le thème de *L'étrange cas du Dr Jekyll et de M. Hyde* (1885) de Robert Louis Stevenson. Comme le soulignent C. Bachmann et A. Coppel, ce court roman condense toutes les angoisses soulevées, dans l'Angleterre victorienne, par l'avènement de nouvelles drogues et les progrès de la pharmacologie : l'intoxication, l'ivresse, l'accès à une part inconsciente de soi-même — bref ce qui pour nombre d'artistes est à la base de leur créativité — peut aussi, selon une ancienne tradition, être décrit en termes de possession démoniaque.

Burroughs et l'héroïne

William S. Burroughs (1914-1997) est l'écrivain par excellence de la toxicomanie. Dans son premier livre explicitement autobiographique, « Junky » (d'abord publié sous le nom de plume de William Lee), il décrit son entrée en toxicomanie comme une entrée en religion, et dépeint le monde des drogués marginaux d'Amérique du Nord et du Mexique dans les années quarante et cinquante.

Comme les œuvres ultérieures, « Le festin nu (Naked Lunch) » est un récit d'une écriture non linéaire, intrigue ou personnages n'étant avant tout qu'un moyen de rendre compte d'un état de conscience, d'éprouvés particuliers. L'héroïnomanie et la « décroche », après un traitement par l'apomorphine, y sont décrites de façon quasi hallucinatoire, dans un contexte de mal-être et de dérision. L'auteur lui-même admet parfaitement que la drogue est au centre de son œuvre, comme d'une bonne part de son existence; il serait ici difficile — comme d'ailleurs dans le cas de De Quincey — de soutenir qu'il n'est guère de lien entre usage de drogues et créativité. Mais si Burroughs décrit avec crudité les rituels intimes de la « défonce » ainsi que les effets de la drogue et les éprouvés du manque, il s'agit surtout d'un regard porté, après-coup, sur la vie du toxicomane, et d'une réflexion sur le désir réduit à « l'algèbre du besoin ». L'image du singe perché sur le dos, dont le junky ne parvient pas à se débarrasser, montre combien la toxicomanie est régression, possession, mais surtout simplification de l'existence : se droguer devient une forme paradoxale d'ascèse.

Théoricien de la toxicomanie, Burroughs se dit surtout préoccupé par les addictions au sens large : la drogue, mais aussi le sexe, l'argent, le pouvoir. Éclairée par l'expérience de l'héroïnomanie, la théorie du désir et du besoin devient celle de la condition humaine : le « junkie », le déchet, le rebut, devient le témoin et le juge d'une société où les modes de contrôle de soi peuvent faire place aux contrôles de toutes les sortes de *dealers*; les médecins se trouvent ainsi au centre d'une mythologie du pouvoir, où la science et la technologie tendent à contrôler les hommes, et à dégrader l'humanité.

L'humour de Burroughs provient du recul qu'il prend dans sa vision de lui-même, apporté par la dépendance à l'héroïne; ce sens de l'auto-dérision lui permet en retour de regarder les autres hommes avec une distance qui autorise la critique. De même Bukowski l'alcoolique se moque de lui-même, mais se permet une cruauté sans égale envers l'humanité. D'une certaine manière, l'écriture toxicomane — et non l'écriture liée à l'expérimentation de « voyages » ou de paradis artificiels — ressemble à la sagesse promise par les groupes d'Alcooliques anonymes ou Narcotiques anonymes : une vision de la condition humaine qui pourrait s'appliquer à l'ensemble des excès et des passions des hommes, mais qui n'aurait d'effet que pour ceux ayant éprouvé dans leur chair les affres de la dépendance.

Avec ses amis Jack Kérouac (1922-1969) et Allen Ginsberg (1926-1997), Burroughs fut, au milieu des années cinquante, le fondateur du mouvement « *beat* », des « foutus » (d'un terme issu du monde du jazz). « *On the road* » de Kerouac et « *Howl* » de Ginsberg participent de la remise en question de l'Amérique par le mouvement *beat*, qui précède le psychédélisme, mais dans lequel le dérèglement des sens par l'usage de drogues et d'alcool tient déjà une place essentielle.

Psychédélisme et contre-culture

❒ Écrits psychédéliques

Le terme psychédélique (en anglais : *psychedelic* ou *mind-expanding*) est utilisé pour désigner les caractéristiques de l'expérience due aux hallucinogènes, ainsi que les mouvements culturels ayant prôné l'usage de ces substances.

Dans les années soixante, aux États-Unis, le refus de la guerre et le conflit des générations devaient prendre la forme de mouvements contestataires (comme le mouvement « hippy »), qui poursuivent le mouvement « *beat* ». Dans ce cadre, l'utilisation de drogues hallucinogènes devait constituer la vogue du psychédélisme. Le sentiment de révélation extatique, d'expérience intime libérée des lois de la société et du langage, alors même que la vigilance est conservée, ont fait des hallucinogènes des drogues particulières : elles favorisent la recherche personnelle, le repli sur soi, s'opposant donc aux valeurs de combativité et d'action des sociétés actuelles, sans présenter de danger vital. L'usage rituel de plantes hallucinogènes dans le chamanisme et les religions primitives est un argument en faveur d'une interprétation mystique de ces révélations.

Thimothy Leary (1920-1996), psychologue à Harvard, devait incarner la prétention du psychédélisme à se constituer en nouvelle religion : le LSD y remplacerait l'hostie, la communion serait le partage de l'expérience hallucinogène… (Publiés en 1968, ses textes, réunis sous le titre « *The politics of ecstasy* », ont été édités en France sous le titre « La politique de l'extase », Paris, Fayard, 1979.) Selon Leary, les hallucinogènes, psylocybine, ou surtout LSD, permettent une ouverture vers des formes universelles d'accès au sacré, en effaçant tous les artifices de la civilisation européenne : d'une certaine manière, tout Américain peut ainsi redevenir un bon sauvage, accéder à une frontière qui n'est plus géographique mais située dans des espaces intérieurs. Les textes de Leary n'ont guère de valeur artistique, sa philosophie et ses théorisations sur les drogues n'apparaissent pas aujourd'hui très profondes; il reste toutefois le symbole d'un puissant mouvement contre-culturel.

D'autres, avec l'écrivain K. Kesey, se contentaient alors d'un usage hédonique, moins « théorisé », mais destiné à encourager la créativité, la recherche de formes de vie plus libérées… Parcourant les États-Unis avec son groupe de « joyeux lurons » (les *Merry Pranksters*), l'auteur de « Vol au-dessus d'un nid de coucous » participe d'une grande vogue où les hallucinogènes et le cannabis imprègnent l'écriture, la peinture, mais surtout la musique rock. La répression (Leary et Kesey connurent les rigueurs de la loi) et l'évolution sociologique devaient mettre fin au mouvement psychédélique dans les années soixante-dix.

Cependant l'influence de ce mouvement — notamment sur la musique pop (ulaire) — sera durable.

❒ Jazz, rock, pop, techno

Alfred Lindesmith (« *Opiate addiction* », 1947) est sans doute le premier auteur à avoir considéré la toxicomanie non comme une simple interaction entre un individu et une substance, mais aussi comme le fruit du contexte et d'un véritable apprentissage social. La sociologie interactionniste permettra par la suite d'envisager les trajectoires de déviants ou de toxicomanes en termes de « carrière », et non plus de simple maladie.

Dans ses essais de sociologie de la déviance (« *Outsiders* », 1963), Howard Becker en vient à décrire la trajectoire du fumeur de marijuana, en commençant par l'apprentissage de la « planète », des effets positifs de la drogue… Mais, de façon intéressante, son travail s'attache d'abord aux carrières des musiciens de jazz, très souvent marginaux. En quelque sorte ce sont la solitude du créateur, son isolement social, qui font le lien entre création et usage de drogues, et non seulement la nécessité d'explorer de nouveaux espaces intérieurs. Le paradoxe initial de ces musiciens — toujours présent (par exemple chez les rockers actuels) — est la contradiction entre la créativité, l'innovation qu'elle implique, et la reconnaissance du public. Un grand artiste est en avance et donc méconnu, sinon de ses pairs; le succès commercial est vécu comme un renoncement, un abandon de la recherche esthétique au profit du compromis avec le grand public. La marginalité et le fait de ne s'adresser qu'à un groupe restreint de connaisseurs s'ajoutent à un rythme de vie incompatible avec une vie de famille : il faut travailler la nuit, voyager, être disponible pour d'hypothétiques engagements. Dans ce contexte, l'usage de drogues (particulièrement de cannabis) devient l'instrument de nouvelles formes de socialisation, signe d'appartenance à un groupe marginal. Les destins tragiques de grands artistes héroïnomanes, tels Charlie «*Bird*» Parker (1920-1955) ou Billie Holiday (1915-1959), montrent que de graves toxicomanies ne sont pas incompatibles avec une réelle créativité.

Le mouvement psychédélique, à travers le rock et la musique pop, contribuera à rendre les drogues populaires au sein de la jeunesse : avec le fameux «*Sergent Pepper's*» des Beatles, 1966, on voit se répandre de véritables odes aux substances illicites. Mai 1968 n'est pas loin, et la vogue des toxicomanies de masse chez les jeunes en est à ses débuts. Les artistes rock deviennent les porteurs d'une contestation sociale et politique dans laquelle l'usage — voire l'abus — de drogues représente un mode d'être au monde, de même qu'une critique et une attaque du référentiel de valeurs communément admis. Dans cette «guerre» contre le «système», les artistes au destin tragique, tels Janis Joplin, Jimi Hendrix ou Brian Jones, se voient conférer un statut quasi mythique de héros modernes, de résistants tombés au champ d'honneur.

La sensualité de ces musiques nouvelles, le non conformisme ou la provocation des nouvelles idoles effrayaient alors les adultes, et la répression de l'usage fut renforcée : la loi de 1970 en France en est l'un des exemples.

Le fait que la répression n'ait rien empêché, que mai 1968 soit aujourd'hui fêté comme une grande avancée culturelle devrait orienter les politiques actuelles, devant des mouvements collectifs qui rappellent ceux d'il y a trente ans : les drogues sont bien sûr présentes dans la fête (avec l'ecstasy ou les hallucinogènes dans les «rave-parties») moyen de transe en lien avec la danse et la musique techno, musique de sensation pure sinon de «défonce».

Addictions, folie et création

La drogue crée-t-elle l'œuvre?

Les dénégations de la plupart des artistes, qui tendent le plus souvent à minimiser l'influence des drogues sur leur œuvre, tiennent au refus d'une explication «psychopharmacologique» de la création : dans une telle optique, la drogue engendrerait directement l'œuvre, le sujet n'étant que véhicule d'une expérience qui le dépasse. Ce modèle pourrait aussi être appelé «modèle chamanique», et la création y serait une forme de révélation.

Les expériences de création (écriture, peinture) automatiques — sous hallucinogènes par exemple — n'ont à vrai dire pas donné lieu à de grandes œuvres. Il faut souligner le fait que, si les drogues ne sont plus perçues comme capables d'engendrer directement des créations valables, leurs effets négatifs, leur dangerosité, sont aussi généralement abordés dans une optique complexe, où entrent les facteurs de personnalité, comme d'environnement social et culturel. Le modèle strictement psychopharmacologique est donc abandonné, tant en ce qui concerne d'éventuels effets positifs que les effets négatifs des substances psychoactives.

La drogue comme dopage ?

Les stimulants peuvent être utilisés pour aider l'artiste à « tenir » durant une phase intense de travail : ici, la drogue peut aider la création, comme toute forme de dopage aide à la réalisation de performances dans les domaines les plus divers. Ce n'est pas l'activité spécifiquement créatrice qui est ici concernée, mais le long labeur de mise en forme, le nécessaire artisanat qui complète le talent ou le génie.

Ainsi Balzac était-il, en vrai travailleur de force de l'écriture, un caféinomane invétéré.

Son « Traité des excitants modernes », à une époque où se construisaient l'alcoolisme et la toxicomanie, ne traite que du café, du thé, et du chocolat : manifestement, l'auteur hors norme de « La comédie humaine » n'imaginait les excitants que comme stimulants de la vigilance.

La drogue-expérience ?

Aldous Huxley et Henri Michaux sont des exemples de l'utilisation de la drogue en tant qu'expérience extraordinaire, suivie d'une transcription littéraire. Loin d'une « écriture automatique », il s'agit d'un récit de voyage intérieur, et d'une réflexion après-coup sur le fonctionnement des sens, du psychisme, et de la création elle-même.

Dans ces cas, les artistes insistent sur le décalage entre l'expérience immédiate, et le compte-rendu, différé, qui constitue la vraie création : l'ivresse et ses visions ne sont alors pas différentes du rêve. Nous avons vu que ce processus a souvent été évoqué à partir de l'analyse du « Kubla Khan » de Coleridge; ainsi, C.D. Kaplan propose en 1988 une curieuse théorie neurophysiologique de la création littéraire; celle-ci serait liée à la latéralisation des hémisphères cérébraux, et, plus particulièrement, à une alternance entre des phases de synchronisation et de désynchronisation de ceux-ci : la drogue jouerait alors un rôle direct de facilitation, de passage entre les dômes de plaisir et les cavernes de glace de « Kubla Khan ».

Pour un modèle intégratif

Cependant, nombre d'autres exemples nous ont montré que bien souvent, les artistes ne se contentaient pas de quelques expériences de prise de psychotropes : plutôt que l'usage expérimental de drogues, c'est la toxicomanie qu'il convient d'interroger dans ses liens à la créativité.

C'est d'abord en termes de causalité commune qu'il convient de réfléchir tant à la créativité qu'à la toxicomanie. Nous avons vu en effet que de nombreux éléments rapprochaient ces deux types de trajectoire, de carrière ou de destin, *a priori* si opposés : l'art, la création, le génie sont valorisés et exemplaires, alors que la toxicomanie (comme l'alcoolisme) est stigmatisée en tant que déchéance et perte d'humanité. Pourtant, au niveau individuel et social, l'image de l'artiste maudit, du génie solitaire et méconnu, correspond à une certaine réalité. L'exemple des *jazzmen* étudiés par Becker montre comment la carrière d'utilisateur de drogues illicites s'inscrit logiquement à l'intérieur de la carrière de musicien de jazz…

Avec F. Ferrero et S. Joliat-Du Berg, qui soulignent la fréquence des deuils précoces chez les grands écrivains (parmi bien des exemples, nous avons vu que De Quincey et Coleridge avaient perdu leur père très tôt), on pourrait voir dans la créativité une tentative de réparation ou d'automédication : donc une fonction psychique qui peut aussi être attribuée à l'usage de drogues et aux toxicomanies. Pour simplifier, nous pourrions soutenir que créer, comme se droguer, aurait — dans certains cas au moins — pour origine une insatisfaction fondamentale, et que ces deux conduites constitueraient des tentatives d'accéder à un « ailleurs », sinon de refaire le monde, sur le mode plus ou moins magique. Et ce qui est vrai pour la toxicomanie doit, du moins pour certains cas, s'appliquer également aux addictions au sens large : celles-ci (jeu pathologique, alcoolisme, etc.) comportent en effet à la fois un versant de dépendance et de perte de sens — voire de désubjectivation, d'anesthésie et de fuite de soi — et une quête de sens, une volonté de recréation, de renaissance, qui peut prendre la forme extrême des conduites ordaliques.

Dostoïevski représente le type d'un très grand créateur qui était également, à travers sa passion pour le jeu, l'image même d'un « toxicomane sans drogues ».

L'étude de Freud, qui s'intéresse au versant « névrotique » de Dostoïevski, est-elle aussi susceptible d'éclairer la créativité ?

Rappelons que selon Freud, la passion du jeu a la fonction psychique d'une conduite d'autopunition. Ainsi s'éclaire, chez Dostoïevski, la séquence cyclique et répétitive d'accès frénétique et ruineux au jeu, suivi d'une phase de remords et d'auto-flagellation, enfin de renouveau de la créativité littéraire.

Dans l'écriture, Dostoïevski explore donc, de façon créative, ce qu'il éprouve dans sa chair à travers le jeu et les crises d'épilepsie : la rencontre avec l'Autre, l'épreuve ordalique dont le verdict est le droit à la vie. Il faut imaginer que l'alternance de jeu — improductif — et d'écriture constitue chez lui un équilibre nécessaire ; sans les phases de « rencontre » et d'extase (de sortie de soi) permises par le jeu, le roman n'aurait pas toute sa force. Sans doute devrait-on dire des drogues, en matière de créativité, ce que Dostoïevski lui-même écrit à propos du jeu : « aussi ridicule que soit cet espoir que j'ai mis dans la roulette, je trouve plus ridicule encore l'opinion généralement admise, qui estime absurde d'attendre quoi que ce soit du jeu ».

BIBLIOGRAPHIE

Bachmann C, Coppel A. *Le dragon domestique*. Paris : Albin Michel, 1989.

Baudelaire Ch. *Les paradis artificiels*. Paris : Garnier-Flammarion, 1966.

Becker HS. *Outsiders* (1963). Paris : AM Métailié, 1985.

Burroughs W. *Junkie*. Paris : Pierre Belfond, 1972.

Ehrenberg A. *Individus sous influence*. Paris, Esprit éd., 1991.

Ferrero F, Joliat-Du Berg S. *Drogues et créativité littéraire*. Confrontations Psychiatriques, n° 34, 1992.

Kaplan CD. *The pleasure dome with caves of ice*. Psychiatric Clinics of North America, 1988, 11.

Leary T. *La politique de l'extase*. Paris : Fayard, 1979.

Moreau De Tours J. *Du hachisch et de l'aliénation mentale : études psychologiques*. Genève : Slatkine Reprints, 1980. Réimpression de l'édition de Paris, 1845.

Tsikounas M, Yvorel JJ, Nahoum-Grappe V. *Art sous dépendance (toxicomanies et création)*. Sociétés et représentations, Les cahiers du CREDHESS, n° 1, nov. 1995.

Valleur M, Bucher C. *Le jeu pathologique*. Paris : PUF (coll. Que sais-je?), 1997.

TOXICOMANIE ET DÉLINQUANCE

M. VALLEUR

Toute l'histoire des toxicomanies ou des addictions peut être lue comme une longue profanation, restée inachevée : les poisons sacrés des voyages chamaniques deviennent objets de consommation, mais les descriptions les plus actuelles des ivresses ou des dépendances ne sont pas toujours très éloignées des anciennes descriptions en termes de possession.

Selon Benjamin Rush, en 1785, si les intempérants sont des malades et non plus des criminels sacrilèges, les « esprits ardents » des boissons les transforment en possédés : l'homme ivre rugit comme un taureau fou, pue comme un bouc, est méchant comme un chien, lubrique comme un porc… La maladie est régression, retour à l'animalité, déshumanisation.

Avec Morel (1857) et les tenants de la dégénérescence, une place plus grande sera faite au sujet et non plus seulement au produit. Cependant, faiblesse à la fois transmise et acquise, la dégénérescence concerne le corps (stigmates, vulnérabilité aux maladies), l'intelligence (débilités, idioties), mais aussi la volonté et la morale : les dégénérés sont souvent des vicieux, des pervers autant que des malades.

Nous devrions aujourd'hui aborder les liens entre toxicomanie et délinquance dans une optique complexe et multivariée, en faisant une place aux interactions entre sujet, substances et contexte.

Or, trop souvent, le toxicomane est simplement regardé comme un coupable (et la loi punit encore l'usage simple de certaines drogues), ou comme victime (et il est un peu facile de rendre la prohibition responsable de tous les liens entre drogue, prostitution, délinquance, etc.).

Les spécialistes des toxicomanies, cliniciens, juristes, criminologues sont donc souvent irrités par le caractère simpliste des discours médiatiques, mais aussi politiques, quant aux liens entre délinquance et usage de drogues. Au sensationnalisme des médias qui se repaissent d'affaires de « drogue-parties » ou d'arrestations de drogués s'ajoute la démagogie des politiques, tentant de récupérer l'angoisse du public devant la drogue et la violence.

Pourtant, les discussions entre spécialistes n'échappent pas toujours aux visions réductrices, et prennent parfois pour vérité scientifiquement acquise des mythologies ou des représentations sociales. Dans les querelles entre prohibitionnistes et tenants de la légalisation des drogues, les lieux communs sont ainsi autant énoncés que des arguments scientifiques :

– pour les premiers, l'un des arguments serait le caractère « en soi » criminogène de l'usage de drogues, selon une vision simple : la drogue, quelle qu'elle soit, entraînerait une perte de contrôle, une facilitation du passage à l'acte; la meilleure stratégie de prévention de la délinquance est alors l'interdit pur et simple des substances en cause, et leur éradication : pensons par exemple aux discours récents sur le crack qui engendrerait à la fois dépendance instantanée et violence incontrôlable (comme avant lui, l'héroïne, la cocaïne, le PCP);

– pour les seconds, l'argument s'inverse : malades, les toxicomanes seraient simplement conduits à la délinquance par la nécessité impérieuse de se procurer leur drogue, provoquée par le contexte prohibitionniste d'un coût démesuré; le seul problème est alors la dépendance, et tout le mal, violence ou délinquance, résulte de l'interdit : la solution est la mise à disposition des usagers de produits à un prix accessible.

C'est, en ce cas, nier la réalité d'un recoupement retrouvé dans toutes les études statistiques : chez les usagers de drogues illicites — mais aussi chez les alcooliques et même chez les joueurs pathologiques —, il existe une proportion importante de « troubles de personnalité de type antisocial » ou de psychopathies. De même, les addictions sont régulièrement surreprésentées parmi les populations de délinquants.

Avec Serge Brochu, professeur de criminologie à Montréal (cf. *Drogue et criminalité, une relation complexe,* Presses de l'université de Montréal, 1995), il convient de s'inscrire dans une vision de la toxicomanie comme phénomène complexe et multivarié, plutôt « style de vie » au sens de Dollard Cormier ou « carrière » au sens de H. Becker, que maladie ou, bien sûr, délinquance. Se basant sur les données et les réflexions fournies par l'étude d'une très abondante littérature internationale, particulièrement nord-américaine, cet auteur tente une synthèse des questions posées tant au niveau de la description des populations en cause que des modèles explicatifs et du cadre historique, juridique, de la prohibition et de l'intervention en toxicomanies.

Après avoir souligné l'importance réelle de la consommation de drogues chez les jeunes contrevenants, Serge Brochu montre comme il serait réducteur de se contenter d'affirmer que « les criminels sont tous des drogués » (mais aussi qu'il existe une relation possible entre criminalité ou prostitution, et usage de drogues), ou que « les drogués sont tous des criminels » (mais sans nier l'existence d'une délinquance acquisitive chez les sujets dépendants). Il aborde ensuite les facteurs de risque d'adoption d'un mode de vie déviant, risque tant de délinquance que d'usage de substances illicites, avant de décrire les « carrières » de consommateurs d'héroïne ou de crack.

Il existe un lien entre usage de drogues et criminalité lucrative, domaine où il convient de faire la part des « crimes sans victimes » qu'est la vente de drogues, voire la prostitution. La question du lien entre usage et violence se pose à travers la désinhibition, la facilitation du passage à l'acte qui sont souvent mises en avant, par exemple pour le PCP ou la cocaïne, mais surtout, dans le cadre d'études sérieuses, pour l'alcool.

Les barbituriques, et aujourd'hui les benzodiazépines hypnotiques, sont souvent à l'origine d'ivresses avec amnésie antérograde, qui en font des outils de « soumission » ou d'« autosoumission » : dans le premier cas, il s'agit d'un usage nettement criminel, le sujet étant drogué à son insu avant d'être volé ou violé; dans le second cas, le sujet prend une drogue amnésiante pour se livrer à des actes qu'il ne parviendrait pas à commettre en toute lucidité.

Serge Brochu en arrive donc à l'utilisation de modèles de compréhension très différents de l'interaction drogues/crime :

– dans le « modèle psychopharmacologique », l'usage entraîne intoxication et violence;

– dans le « modèle économico-compulsif », l'usage entraîne la dépendance, puis le besoin d'argent, d'où la délinquance acquisitive;

– dans le « modèle systémique », le milieu en soi, le monde de la vente comme de l'achat de drogue favorise la délinquance ou la violence;

– le « modèle tripartite » intègre les trois modèles précédents;

– le « modèle causal inverse » est celui dans lequel l'implication criminelle, première, mène secondairement à l'abus de drogues;

– enfin, deux modèles tiennent compte de l'absence de causalité simple entre usage et délinquance :

  – le modèle psychopathologique (troubles de personnalité entraînant à la fois possibilités de délinquance et de prise de drogues),

  – le modèle psychosocial (des facteurs psychosociaux entraînent un « syndrome de déviance » qui précède toxicomanie et délinquance).

Serge Brochu propose un « modèle intégratif », basé sur le constat qu'aucun des autres modèles n'est totalement erroné sans pour autant être suffisant : celui-ci essaie donc de synthétiser l'ensemble des autres en les ordonnant selon un axe de facteurs de risques et un axe d'évolution du style de vie déviant, en fonction de facteurs d'évolution.

En France, les travaux du CESDIP (Centre de recherches sociologiques sur le droit et les institutions pénales) contribuent à montrer le bien-fondé d'une approche complexe. Marie-Danielle Barré et ses collaborateurs, par exemple, (cf. *Toxicomanies et délinquance,* Paris, novembre 1994) axent leur réflexion sur la notion de « bi-implication » : procédure concernant, d'une part, le délit d'usage de substance illicite, d'autre part, toute autre forme de délit. Ils notent que les dossiers permettent de séparer l'usage de cannabis de celui d'autres substances (majoritairement l'héroïne), bien que cette distinction ne soit pas faite par la lettre de la loi française. Ils font par ailleurs la distinction, dans les délits autres que celui d'usage, entre les « ILS » (infractions à la législation sur les stupéfiants, particulièrement trafic) et les autres délits :

– sur 1 000 personnes concernées par les procédures policières, 39 % sont aussi usagers de drogues illicites et 27 % sont « bi-impliquées » ;

– plus encore, seuls 13 % sont usagers de « drogue dure » (cannabis exclu).

Les chiffres permettent donc de relativiser des propos couramment admis (comme le fait que la moitié des délinquants serait toxicomane) et de mettre aussi en question l'importance de la « délinquance acquisitive », qui devrait logiquement concerner en premier lieu les usagers de la drogue la plus chère, c'est-à-dire l'héroïne.

BIBLIOGRAPHIE

Barré MD. *Toxicomanie et délinquance*. Paris : CESDIP, 1994.

Barré MD, Richard D, Senon J.-L. Délinquance et toxicomanie. *Revue documentaire Toxibase*, 1997 (2).

Brochu S. *Drogue et criminalité, une relation complexe*. Montréal : Presses de l'université de Montréal, 1995.

TOXICOMANES INCARCÉRÉS

P. ANGEL

La France dispose de réseaux spécifiques « d'antennes toxicomanie », qui ont pour mission de repérer, accueillir et accompagner les toxicomanes pendant leur incarcération en maison d'arrêt. Ce dispositif, mis en place à partir de 1987, est spécifique à la France. Les « antennes toxicomanie » deviennent en 1992 des « centres de soins spécialisés en toxicomanie ». L'articulation avec les différents services médico-psychologiques régionaux favorise une meilleure coordination des prises en charge avec les services sanitaires et sociaux. Pendant la détention, l'antenne toxicomanie propose une prise en charge individuelle aux toxicomanes et, parfois, d'autres types d'intervention comme des groupes de parole ou la relaxation.

Depuis plusieurs années, des « unités pour sortants » ont été mises en place afin de favoriser la réinsertion des usagers de drogues avant même leur sortie. Il s'agit de mettre à la disposition des détenus des dispositifs concrets : usage du téléphone, rencontre avec des intervenants extérieurs pour trouver un hébergement ou un travail. Depuis 1994, des conventions d'objectif ont été signées entre certains centres de soins spécialisés, les DDASS, et certaines maisons d'arrêt dans le cadre des mesures de lutte pour la prévention de la récidive. Ces interventions (se rapprochant des missions des antennes toxicomanie) sont destinées aux majeurs, mais se font également en direction des mineurs incarcérés, avec le développement d'outils nouveaux : atelier théâtre mené par le centre Imagine et les structures du département au sein de la maison d'arrêt du Val-d'Oise par exemple.

Les données des premières études épidémiologiques ont permis d'attirer l'attention des pouvoirs publics sur l'augmentation du pourcentage des personnes condamnées pour infraction à la législation sur les stupéfiants (ILS). Des enquêtes faisant appel à des questionnaires établis en commun avec des chercheurs et cliniciens des « antennes toxicomanie » ainsi que des responsables de santé publique ont été menées à partir des années 1989 et 1990.

Dirigée par Françoise Facy, la première enquête portait sur 4 585 toxicomanes, répartis sur les seize antennes toxicomanie existant alors. En 1994, une seconde recherche portait sur 2 175 sujets. Depuis plusieurs années, les caractéristiques démographiques des toxicomanes rencontrés dans les « antennes toxicomanie » évoluent : on observe un vieillissement, une augmentation du nombre des délits en relation avec la législation sur les stupéfiants, une augmentation de la proportion des étrangers.

Les détenus sont neufs fois sur dix des hommes. Sur le plan sanitaire, 14 % des hommes incarcérés se disent séropositifs à leur entrée, ce qui marque une diminution de 4 points depuis 1990; 78 % des sujets consomment l'héroïne comme produit principal, 8 % le cannabis et 5 % la cocaïne. Depuis 1993, on note une diminution de l'héroïne et une augmentation de la cocaïne, de l'alcool et des médicaments.

Plusieurs études psychopathologiques ont tenté de décrire certains aspects de la situation des toxicomanes incarcérés. Christian Sueur et ses collègues intervenants de l'antenne toxicomanie de Fleury-Mérogis ont décrit une clinique du toxicomane en prison : le sevrage forcé provoque parfois l'apparition de pathologies psychotiques ou le dévoilement d'organisations psychopathiques masquées jusqu'alors par la toxicomanie. On observe aussi des états dépressifs se manifestant par une sensation de vide, d'ennui, un apragmatisme et une anhédonie. L'incarcération a parfois été plus ou moins consciemment provoquée par le toxicomane pour prendre ses distances par rapport à la drogue et, d'une certaine façon, se protéger de ses usagers. Assidus aux consultations, les toxicomanes incarcérés profitent largement de l'espace de parole qui leur est proposé.

Jean-Paul Jean, magistrat, inspecteur des services judiciaires, a assuré entre 1996 et 1997 la présidence d'un groupe de travail créé à la demande du garde des Sceaux sur « l'amélioration de la prise en charge des toxicomanes incarcérés et la lutte contre l'entrée de drogue en détention ». Ce rapport fournit des données inédites sur l'usage de drogues en milieu pénitentiaire. Des saisies ont été effectuées par les agents de l'administration pénitentiaire dans nombre d'établissements, mais les quantités trouvées sont minimes; il s'agit pour l'essentiel de doses de cannabis, plus rarement de médicaments. Près d'une centaine de seringues sont saisies chaque année. Plusieurs décès par surdose sont à signaler, dont la moitié a lieu au cours de permissions.

Jean-Paul Jean rend compte du difficile débat relatif à la disposition du matériel stérile d'injection. Il lui semble aujourd'hui que la remise de seringues stériles aux détenus n'est pas opportune; toutes les autres mesures de prévention, notamment la mise à disposition de l'eau de Javel, doivent être effectives. Certaines actions de prévention peuvent être menées en milieu carcéral de la même façon qu'en milieu libre. Il s'agit d'informations sur les risques et les modes de désinfection et d'injection. Des groupes d'information ont été mis en place en direction des détenus. La formation des personnels des services pénitentiaires a été approfondie. Depuis quelques années, l'accès au traitement de substitution médicale s'est développé relativement vite. Les prescriptions ont été autorisées pour poursuivre des traitements initiés à l'extérieur.

8 | PRÉVENTION

P. ANGEL

PRÉVENTION DE L'USAGE ET DE L'ABUS DE DROGUES

Il est clair qu'une politique cohérente de lutte contre la toxicomanie doit intégrer de façon équilibrée toutes les actions de prévention, de répression et de soins. Au cours des trente dernières années, la prévention a fait l'objet d'efforts importants dans la plupart des pays concernés par les problèmes de drogue. La communauté internationale s'est préoccupée de définir les actions les plus pertinentes et d'évaluer l'efficacité des différents programmes.

En général, on distingue trois niveaux de prévention :

– *la prévention primaire* a pour objectif d'éviter l'apparition du phénomène en s'adressant à un public présumé non touché; elle vise à empêcher qu'un trouble, un processus ou un problème ne se produise;

– *la prévention secondaire* vise à reconnaître un trouble, un processus ou un problème, puis, le plus rapidement possible, à les supprimer ou à les modifier dans un sens positif; elle entend traiter les toxicomanes avérés pour réduire leur dépendance et éviter que ne se développent des complications;

– *la prévention tertiaire* vise à enrayer ou retarder le développement d'un trouble, d'un processus ou d'un problème et de leurs séquelles, alors même que persiste la situation qui l'a suscité; elle s'intéresse à la réinsertion des anciens toxicomanes en développant des stratégies de prévention des rechutes.

L'action préventive vise à réduire à la fois l'offre et la demande de produits licites et illicites.

Réduire l'offre

Tout doit être mis en œuvre afin d'éviter de commercialiser des produits susceptibles de se révéler toxicomanogènes. Citons l'exemple d'un médicament antidépresseur, qui s'est rapidement révélé doté de propriétés stimulantes excessives : la constatation de certains abus l'a fait retirer du marché.

En milieu scolaire, une recommandation a été faite aux professeurs de l'enseignement technique : éviter d'utiliser en classe des colles à base de solvants volatils.

Les médecins jouent un rôle important en tant que prescripteurs de médicaments psychotropes; des actions d'information et de formation ont été menées auprès d'eux, afin qu'ils modèrent leurs prescriptions de tranquillisants et d'hypnotiques, chez l'adulte, et de sédatifs, chez l'enfant : la effet le record mondial de la consommation de tranquillisan

En ce qui concerne les drogues illicites, plusieurs actio visent à favoriser la substitution de cultures vivrières à celles de pa cocaïer, mais beaucoup de ces projets se sont soldés par des échecs.

Réduire la demande

Les acteurs de la prévention privilégient cette démarche, qui doit s'inscrire dans le cadre d'une véritable éducation pour la santé : il s'agit de développer le sens des responsabilités des membres de la communauté, et de leur apprendre à faire face aux conflits et aux tensions qui sont nuisibles à sa santé.

LA PRÉVENTION : L'AFFAIRE DE TOUS

Toute stratégie de défense de la santé doit reposer sur un effort coordonné de l'ensemble des secteurs sociaux. L'une des nouvelles tâches se présentant dans le cadre de l'éducation sanitaire consiste à susciter et à soutenir des relations entre les structures sociales, qui contribuent à un comportement responsable par la prévention, telles que la famille, l'école, les groupes de pairs et le voisinage. La défense de la santé implique une participation de la collectivité, c'est-à-dire de plusieurs corps contribuant à informer l'opinion, tels que les médias, les syndicats, les mouvements familiaux, les associations de consommateurs et autres groupes de pression.

La prévention doit concerner, de façon privilégiée, les sujets à risques, mais aussi tous ceux qui constituent leur environnement affectif et social : les parents, les enseignants, les éducateurs. Beaucoup d'actions de prévention dépassent le cadre strict de la lutte contre la toxicomanie, en tentant de réduire les facteurs de risques :

– *facteurs de personnalité* : prise en charge précoce des difficultés psychologiques des enfants et des adolescents; la plupart des adolescents usagers de drogues ont présenté, dans leur enfance, des troubles du caractère et du comportement sans bénéficier d'aide;

– *facteurs familiaux* : soigner les parents, c'est prévenir l'apparition de troubles chez leurs enfants; rappelons deux formules abruptes mais exactes :

  – « lorsque les parents fument, les enfants toussent »,

  – « lorsque les parents boivent, les enfants trinquent »;

– *facteurs environnementaux et sociaux* : la multiplication des placements nourriciers de mauvaise qualité conduit à des carences affectives précoces qui favorisent la délinquance et la toxicomanie. C'est un truisme de déclarer que les cités sans âme de nos mégalopoles majorent la violence sociale et marginalisent de nombreux jeunes. Les difficultés d'intégration rendent plus vulnérables les adolescents des populations immigrées.

La montée du chômage au cours des dernières années s'est ajoutée à la liste déjà longue des handicaps qui pèsent sur les plus démunis.

ɩeurs de protection

Développer et renforcer les facteurs de protection est également un élément essentiel dans les actions de prévention; en donnant des repères aux jeunes, ils leur permettent d'acquérir estime de soi et respect d'autrui, la capacité à choisir, à « s'autonomiser », à mener sa vie : pouvoir résister à des sollicitations d'origines diverses, trouver le chemin d'une bonne gestion de sa santé ou être capable de prendre la décision d'arrêt de consommation de substances toxiques.

Facteurs de vulnérabilité

Parallèlement au travail concernant les facteurs de protection, une action doit être menée sur les facteurs de vulnérabilité et de risque. Leur identification pourra s'effectuer à partir des multiples comportements, permettant d'alerter les acteurs de la prévention, bien avant que n'apparaissent les premières consommations; cela entre dans un cadre de la prévention générale ou globale.

La démarche globale de prévention privilégie la personne, son environnement et sa motivation à consommer; elle n'est donc pas uniquement centrée sur le produit : deux approches de la prévention qui se côtoient et qui divergent profondément.

L'une tend à placer le produit au centre du problème; ainsi des expressions communément admises, comme « l'emprise de la drogue » ou « la drogue s'attaque aux jeunes », suggèrent que c'est la drogue qui crée le désir, et non le sujet demandeur qui cherche à se procurer de la drogue. Les produits psychotropes sont perçus comme étant à l'origine des troubles. Focalisée sur les produits psychotropes illicites, cette vision occulte toute une série de pratiques toxicomaniaques qui consistent, par exemple, à détourner de leur usage habituel des produits comme l'alcool, les médicaments, certains produits chimiques.

L'autre approche ne considère pas la substance consommée et ses effets comme base de référence, mais place, au centre de la démarche de prévention, les motivations de la consommation. Dans ce cadre, la prévention est envisagée de manière plus globale : elle vise à favoriser le dialogue, à mettre en lumière la nature des rapports sociaux, ainsi que les relations affectives régnant au sein de la famille. Elle joue sur les ressorts des comportements de prise de risques et des dépendances. Cette approche permet de sortir du débat drogue dure/drogue douce, sans retomber pour autant dans un amalgame ou une vision réductrice, qui aboutirait à banaliser et confondre tous les produits.

Si l'approche centrée sur les produits reste légitime, elle ne peut être que complémentaire de celle centrée sur les motivations d'un individu à consommer une substance psychotrope; cette dernière approche permet de mieux prendre en compte le consommateur dans la démarche de prévention. Il semble donc essentiel de conjuguer les deux.

Objectifs de la prévention

Éviter la consommation

Éviter la consommation, c'est « empêcher » la première prise de produit. Prévenir l'initiation est et doit rester un objectif prioritaire de la politique de prévention de la consommation de substances psychotropes. Il s'agit ici de rendre la personne capable de ne pas consommer, car l'usage de drogues représente des risques. Il s'agit de renforcer l'idée que l'on a toujours le choix d'accepter ou non la proposition que l'on vous fait, de responsabiliser chacun dans le cadre d'une démarche pédagogique.

Cette forme de prévention doit donc s'effectuer en direction des adolescents par un travail sur les compétences psychosociales, l'estime de soi, la possibilité de dire non et d'adhérer à des valeurs positives. Elle doit concerner également les adultes (professionnels et parents), chez lesquels il convient de restaurer une compétence, une capacité à reconnaître les facteurs de vulnérabilité chez les jeunes, de favoriser une prise de parole et un positionnement face à la prévention de l'usage de drogues chez les enfants et les adolescents.

Prévenir le passage de l'usage à l'abus et de l'abus à la dépendance

Les études épidémiologiques récentes montrent qu'une frange non négligeable de la population consomme des substances psychoactives telles que le cannabis. Cette consommation correspond à un usage occasionnel ou régulier. Il convient de prendre acte de cet état de fait et d'envisager une démarche, un discours spécifique en direction des usagers.

La prévention vise ici à encourager les consommateurs à abandonner leur pratique. Elle doit aussi aider chacun à repérer les difficultés et les motivations qui le poussent à consommer, en lui faisant également prendre conscience des risques qu'induit tout usage de produit.

Informer les usagers sur les risques d'une consommation abusive, d'une dépendance et les alerter sur les dangers des polyconsommations est au cœur de toute prévention constructive. Les messages doivent être adaptés en fonction des cibles, des comportements et des contextes de consommation. Il conviendra de diffuser une information visant à permettre que la prise de produit — si elle doit avoir lieu — se fasse en réduisant au maximum les méfaits sur la santé de l'usager : informer précisément sur les effets des différentes substances peut favoriser, dès lors, une gestion moins risquée des consommations. Ainsi, outre les effets inhérents aux substances psychotropes, les nuisances des produits sont abordées et donc les risques liés à l'usage de ces produits, dont les manifestations — tant physiques que psychologiques, durant et suivant leur consommation — restent souvent ignorées du consommateur.

BIBLIOGRAPHIE

OEDT (Observatoire européen des drogues et des toxicomanies). *Evaluating drug prevention in the European Union*. Lisbonne : OEDT, 1998.

Parquet PJ. *Pour une politique de prévention en matière de comportements de consommation de substances psychoactives.* Vanves : CFES, 1997.

BIBLIOGRAPHIE GÉNÉRALE

Aissi F. Le dopage. *Revue documentaire Toxibase*, 1996 (4).

Alcooliques anonymes. *Les Alcooliques anonymes.* 2e édition révisée du « Gros livre », le livre de base des A.A. Montréal : A.A. du Québec, 1985.

American Psychiatric Association. *DSM IV : manuel diagnostique et statistique des troubles mentaux.* 4e éd., version internationale, avec les codes CIM-10. Paris : Masson, 1996.

Angel P, Geberowicz B, Sternschuss-Angel S. *Toxicomanies et thérapies familiales.* Cahiers critiques de thérapies familiales et de pratiques de réseaux. Paris : Éditions universitaires, 1982.

Angel P, Angel S. *Familles et toxicomanies : une approche systémique.* Paris : Éditions universitaires, 1989.

ARMI (Association de recherche sur les marchés informels), Kopp P, Palle C. *Vers l'analyse du coût des drogues illégales.* Paris : OFDT, 1998.

Bachmann C, Coppel A. *La drogue dans le monde : hier et aujourd'hui.* Paris : Albin Michel, 1991 (Coll. Points actuels, A 106). Réédition de *Le dragon domestique ?*, 1989.

Baer JS, Marlatt GA, McMahon RJ. *Addictive behaviors across the life span : prevention, treatment and policy issues.* London : Sage, 1993.

Barré MD. *Toxicomanie et délinquance*. Paris : CESDIP, 1994.

Barré MD, Richard D, Senon J.-L. Délinquance et toxicomanie. *Revue documentaire Toxibase*, 1997 (2).

Bateson G. *La cybernétique du « soi ». In :* Bateson G. Vers une écologie de l'esprit. Paris : Seuil, 1977, p. 225-252.

Baudelaire Ch. *Les paradis artificiels*. Paris : Garnier-Flammarion, 1966.

Becker HS. *Outsiders* (1963). Paris, AM Métailié, 1985.

Bernat De Cêlis J. *Drogues : consommation interdite – la genèse de la loi de 1970 sur les stupéfiants.* Paris : L'Harmattan, 1996.

Brisson P. *L'usage des drogues et la toxicomanie.* Montréal : Gaëtan Morin, 1988.

Brisson P. *L'usage des drogues et la toxicomanie. Vol. 2*. Montréal : Gaëtan Morin, 1994.

Brochu S. *Drogue et criminalité, une relation complexe*. Presses de l'université de Montréal, 1995.

Bureau international du travail. *Prise en charge des questions d'alcoolisme et de toxicomanie sur le lieu de travail.* Genève : BIT, 1996.

Burroughs W. *Junkie.* Paris : Pierre Belfond, 1972.

Caballero F. *Droit de la drogue.* Paris : Dalloz, 1989.

Castel R. *Les sorties de la toxicomanie*. Fribourg, Suisse : Éditions universitaires, 1998.

Cattacin S, Lucas B, Vetter S. *Modèles de politique en matière de drogue : une comparaison de six réalités européennes.* Paris : L'Harmattan, 1996.

Cesoni ML *et al. Usage de stupéfiants : politiques européennes.* Genève : Georg éditeur, 1996.

Charles-Nicolas A, Valleur M. *Les conduites ordaliques. In :* Olievenstein Claude La vie du toxicomane. Paris : PUF, 1982, p. 82-99.

Chassaing JL, Balbure B, Dufour A, Farges F, Petit P. *Écrits psychanalytiques classiques sur les toxicomanies.* Paris : Association freudienne internationale, 1998.

Choiseul Praslin (de) Ch. *La drogue, une économie dynamisée par la répression : la marée blanche.* Paris : Presses du CNRS, 1991.

Chossegros P. Les complications somatiques de la toxicomanie. *Revue documentaire Toxibase*, 1995 (3).

Comité consultatif national d'éthique pour les sciences de la vie et de la santé. *Rapport du Comité consultatif national d'éthique pour les sciences de la vie et de la santé sur les toxicomanies.* Paris : CCNESVS, 1994.

Commission sociale de l'épiscopat. *Drogues, Église et société.* Paris : Bayard & Cerf, 1997.

Cormier D. *Toxicomanies : styles de vie.* Chicoutimi, Québec, Canada : Gaëtan Morin, 1984.

De Quincey T. *Les confessions d'un mangeur d'opium.* Paris : Gallimard, 1990 (1re éd. : 1822).

Domic Z. *L'État cocaïne : science et politique, de la feuille à la poudre.* Paris : PUF, 1992.

Domic Z, Richard D, Senon JL, Ingold R, Toussirt M. La cocaïne. *Revue documentaire Toxibase*, 1996 (2).

Dugarin J, Nomine P. *Toxicomanie : historique et classifications.* Confrontations psychiatriques, 1987 (28), p. 9-61.

Duprez D, Kokoreff M, Verbeke A. *Des produits aux carrières : contribution à une sociologie du trafic des stupéfiants.* Lille : CLERSE; IFRESI-CNRS, 1995.

Ehrenberg A. *Le culte de la performance*. Paris : Calmann-Lévy, 1991.

Ehrenberg A. *Individus sous influence*. Paris, Esprit éd., 1991.

Ehrenberg A. *La fatigue d'être soi : dépression et société.* Paris : Odile Jacob, 1998.

Erit, Morel A, Morales L. *Études sur les pratiques professionnelles en matière de réduction des risques en Europe.* Paris : ERIT, 1998.

Farges F. *Approche communautaire des toxicomanies*. Paris : PUF, 1998.

Felice (de) P. *Poisons sacrés, ivresses divines : essai sur quelques formes inférieures de la mystique.* Paris : Albin Michel, 1970. (1re éd. : 1936).

Ferrero F, Joliat-Du Berg S. *Drogues et créativité littéraire*. Confrontations psychiatriques, n° 34, 1992.

Freud S. *Malaise dans la civilisation.* Paris : PUF, 1972 (1re éd. : 1929).

Furst PT. *La chair des Dieux : l'usage rituel des psychédéliques.* Paris : Seuil, 1974.

Gauchet M, Swain G. *La pratique de l'esprit humain.* Paris : Gallimard, 1980.

Groupe de coopération en matière de lutte contre l'abus et le trafic illicite des stupéfiants (Groupe Pompidou). *Les femmes et la drogue.* Symposium du Groupe Pompidou, Gerzensee (Suisse), 12 au 12 avril 1988. Strasbourg : Conseil de l'Europe. Direction des Affaires sociales et économiques, 1993.

Hadengue T, Verlomme H, Michka. *Le livre du cannabis : le* XXe *siècle sera-t-il psychédélique ? Une anthologie.* Genève : Georg, 1999.

Haut comité de la santé publique. *La santé des Français.* Paris : La Découverte, 1998.

Henrion R. Rapport de la commission de réflexion sur la drogue et la toxicomanie. Paris : La documentation française, 1995.

Hervé F. Souffrance psychique et toxicomanies. *Revue documentaire Toxibase*, 1998 (4).

Inserm. *Ecstasy : des données biologiques et cliniques aux contextes d'usage.* Paris : Les Éditions Inserm, 1998 (Expertise collective).

IRS de Reims. Clinique psychanalytique et toxicomanie. *Revue documentaire Toxibase*, 1993 (3).

Joubert M. Trafic de drogues et modes de vie. *Revue documentaire Toxibase*, 1995 (4).

Kalant H, Corrigal W, Hall W, Smart R. The health effects of cannabis. Toronto : Addiction Research Foundation, 1999.

Kaplan CD. *The pleasure dome with caves of ice.* Psychiatric Clinics of North America, 1988, 11.

Kovess V, Mangin-Lazarus C. *La santé mentale des sans-abri de la ville de Paris.* Paris : L'Élan retrouvé, 1997.

Labrousse A, Koutouzis M. *Géopolitique et géostratégies des drogues.* Paris : Arnette, 1997.

Laure P, Richard D, Senon JL, Pirot S. Psychostimulants et amphétamines. *Revue documentaire Toxibase*, 1999 (1).

Leary T. *La politique de l'extase.* Paris : Fayard, 1979.

Le Moigne P. *Anxiolytiques, hypnotiques : les facteurs sociaux de la consommation.* Documents du GDR : Psychotropes, politique et société, 1999.

Lert F, Puech A *et al. Évaluer la mise à disposition du* Subutex *pour la prise en charge des usagers de drogue : synthèse rapide de la littérature et des données disponibles et propositions pour un programme de recherche.* Le Vésinet : Inserm, 1998.

Lewin L. *Phantastica : Drogues psychédéliques, Stupéfiants, Narcotiques, Excitants, Hallucinogènes.* Paris : Petite Bibliothèque Payot, 1970. (1re édition : 1927).

Marlatt GA, Gordon JR. *Relapse prevention : maintenance strategies in the treatment of addictive behaviors.* New York, London : The Guilford Press, 1985.

Marlatt A, Vandenbos GR. *Addictive behaviors : readings on etiology, prevention, and treatment.* Washington : American Psychological association, 1997.

Maxence JL, Trarieux R. Toxicomanies et milieu de travail. *Revue documentaire Toxibase*, 1998 (3).

Miermont J. *Dictionnaire des thérapies familiales : théories et pratiques.* Paris : Payot, 1987.

Ministère de l'Emploi et de la Solidarité. Secrétariat d'État à la Santé. *Rencontres nationales sur l'Abus de drogues et la toxicomanie : mieux prévenir, mieux soigner.* Actes des Rencontres nationales, Paris : 12 au 12 décembre 1997. Paris : ministère de l'Emploi et de la Solidarité, secrétariat d'État à la Santé, 1998.

Moreau De Tours J. *Du hachisch et de l'aliénation mentale : études psychologiques.* Genève : Slatkine Reprints, 1980. Réimpression de l'édition de Paris, 1845.

Morel A, Hervé F, Fontaine B. *Soigner les toxicomanes.* Paris : Dunod, 1997.

Nadeau L. *La crise paradigmatique dans le champ de l'alcoolisme. In :* Brisson P. L'usage des drogues et la toxicomanie. Montréal : Gaëtan Morin, 1988, p. 185-199.

Narcotiques anonymes. *Narcotiques anonymes.* Van Nuys CA. *Narcotics Anonymus, World Service Office inc., 5 th ed.,* 1989.

OEDT (Observatoire européen des drogues et des toxicomanies). *Evaluating drug prevention in the European Union.* Lisbonne : OEDT, 1998.

OEDT (Observatoire européen des drogues et des toxicomanies). *New trends in synthetic drugs in the European Union.* Lisbonne : EMCDDA, 1998.

Observatoire français des drogues et des toxicomanies. *Drogues et toxicomanies. Indicateurs et tendances*, 1999.

Olievenstein C. *La vie du toxicomane* : Séminaire de l'hôpital Marmottan. Paris : PUF, 1982.

Olievenstein C. *Destin du toxicomane.* Paris : Fayard, 1983.

OMS. *Classification internationale des maladies : 10e révision. Chapitre V (F) CIM-10 : Troubles mentaux et troubles du comportement – descriptions cliniques et directives pour le diagnostic.* Paris : Masson, 1992.

Padieu R, Beaugé F, Choquet M, Molimard R, Parquet P, Stinus L, Coppel A, Doray B, Ehrenberg A, Hervé F, Jeammet P, Jouvent R, Koob G, Le Houezec J, Nahoum-Grappe V, Ogien A, Pierson A, Simon H, Tassin JP, Widlöcher D, Yvorel J.-J. *Dépendance et conduites de consommation.* Paris : Les Éditions Inserm, 1997.

Pages-Berthier J. Psychanalyse et toxicomanie. *Revue documentaire Toxibase*, 1993 (2).

Parquet PJ. *Pour une politique de prévention en matière de comportements de consommation de substances psychoactives.* Vanves : CFES, 1997.

Peele S, Brodsky A. *Love and addiction.* New-York : Taplinger, 1975.

Peretti (de) C, Leselbaum N. *Les lycéens parisiens et les substances psychoactives : évolutions.* Paris : OFDT; INRP, 1999.

Pesce A, Cassuto JP, Quaranta J.-F. *Pathologie somatique du toxicomane.* Paris : Masson, 1988.

Pinoit JM, Francois I. *Les traitements de substitution dans les toxicomanies aux opiacés.* Paris : Masson, 1997.

Richard D. *Coca et cocaïne.* Paris : PUF, 1994 (Que sais-je ? n° 2920).

Richard D, Senon J.-L. *Le cannabis.* Paris : PUF, 1996 (Que sais-je ? n° 3084).

Richard D, Senon J.-L. *Dictionnaire des drogues, des toxicomanies et des dépendances.* Paris : Larousse, 1999.

Richard D, Senon JL, Hautefeuille M, Facy F. L'héroïne. *Revue documentaire Toxibase*, 1998 (1).

Roques BP. *La dangerosité des drogues.* Rapport effectué à la demande de M. B. Kouchner, secrétariat d'État à la Santé. Paris : Odile Jacob, 1998.

Rosenzweig M. *Les drogues dans l'histoire : entre remède et prison. Archéologie d'un savoir oublié.* Bruxelles : De Boeck, 1998.

Senon JL, Sechter D, Richard D. *Thérapeutique psychiatrique.* Paris : Hermann, 1995.

Simmat-Durand L, Rouault T. Injonction thérapeutique et autres obligations de soins. *Revue documentaire Toxibase*, 1997 (3).

Szasz T. *La persécution rituelle des drogués, boucs émissaires de notre temps : le contrôle d'État de la pharmacopée.* Paris : Éditions du Lézard, 1994 (1re éd. : 1974).

Touzeau D, Jacquot C. *Les traitements de substitution pour les usagers de drogues.* Paris : Arnette, 1997.

Touzeau D, Bouchez J. La méthadone. *Revue documentaire Toxibase*, 1998 (2).

Tsikounas M, Yvorel JJ, Nahoum-Grappe V. *Art sous dépendance (toxicomanies et création).* Sociétés et représentations, Les cahiers du CREDHESS, n° 1, nov. 1995.

Valleur M. *Jeunesse, toxicomanie et délinquance : de la prise de risques au fléau social. In :* Brisson P. L'usage des drogues et la toxicomanie. Montréal : Gaëtan Morin., 1988, p. 297-309.

Valleur M. *Drogues : plaisir, jeu, transgression. In :* Commission sociale de l'épiscopat Drogues, Église et société. Paris : Bayard/Cerf, 1997, p. 71-83.

Valleur M, Bucher C. *Le jeu pathologique.* Paris, PUF (Que sais-je ?), 1997.

Wetherington CL, Roman AB. *Drug addiction research and the health of women.* Rockville, MD : NIDA, 1998.

Wieviorka S. La réduction des risques. *Revue documentaire Toxibase*, 1996 (3).

Yvorel J.-J. *Les poisons de l'esprit : drogues et drogués au XIXe siècle.* Paris : Quai Voltaire, 1992.

Zinberg NE. *Drug, set, and setting : The basis for controlled intoxicant use.* New Haven, London : Yale University Press, 1984.

Zuckerman M. *Behavioral expressions and biosocial bases of sensation seeking.* New York : Cambridge University Press, 1994.

REVUES SPÉCIALISÉES

Psychotropes – Revue internationale des toxicomanies. Revue internationale francophone, Bruxelles : De Boeck Université

Revue documentaire Toxibase. Revue trimestrielle du réseau national de documentation sur les pharmacodépendances : 14, avenue Berthelot, 69007 Lyon. e-mail : nathalie-grumel@toxibase.org

Interventions. Revue de l'association nationale des intervenants en toxicomanie (ANIT) : 8, rue de l'Haye, 69 230 Saint-Genis Laval. e-mail : anit@wanadoo.fr

Alcoologie et Addictologie. Revue de la Société Française d'Alcoologie. Princeps Editions. 64, avenue Ch. de Gaulle, F-92130 Issy-les-Moulineaux

Tendances. Publication de l'observatoire français des drogues et des toxicomanies (OFDT). 105, rue de La Fayette, 75010 Paris

Addiction (ex British Journal of Addiction). Revue britannique de la Society for the Study of Addiction to Alcohol and Others Drugs. Éditeur : Basingstoke : Carfax Publishing, Taylor & Francis. Site web : www.carfax.co.uk

Research Monograph Series – National Institute on Drug Abuse (NIDA). Rapports de recherches effectuées par le ministère de la santé des États-Unis : 5 600 fishers Lane, Rockville, MD 20 857. Site web : www.nida.nih.gov

Journal of Drug Issues. Une publication nord-américaine de l'université d'État de Floride.

SITES WEB SPÉCIALISÉS

On trouvera sur le site de la mission interministérielle de lutte contre la drogue et la toxicomanie (MILDT) les sites de *Toxibase* (base de données bibliographiques, dossiers documentaires, adresses, etc.), de Drogues info-service (DIS) et de l'Observatoire français des drogues et des toxicomanies (OFDT).

http ://www.drogues.gouv.fr

Un annuaire des sites internet spécialisés en toxicomanie est accessible sur celui de la Fédération française de psychiatrie : http://www.psydoc-fr.broca.inserm.fr. Sa mise à jour est assurée par *Toxibase* et par le Dr Dan Velea.

INDEX

MASSON Éditeur
21, rue Camille-Desmoulins,
92789 Issy-les-Moulineaux cedex 9
Dépôt légal : octobre 2005

401897 - (I) - (1,8) - OSB-80° - SNEL

Achevé d'imprimer sur les presses de
SNEL Grafics sa
rue Saint-Vincent 12 – B-4020 Liège
Tél +32(0)4 344 65 60 - Fax +32(0)4 341 48 41
septembre 2005 – 35542

Imprimé en Belgique